U0246011

Rich 血管创伤外科学
Rich's Vascular Trauma

第3版

原著　Todd E. Rasmussen

Nigel R.M. Tai

主译　张福先　赵　珺　张鸿坤

人民卫生出版社
·北京·

ELSEVIER

Elsevier(Singapore) Pte Ltd.

3 Killiney Road, #08-01 Winsland House I, Singapore 239519

Tel: (65) 6349-0200; Fax: (65) 6733-1817

译者名录

译　者（按姓氏拼音排序）

成　龙　首都医科大学附属北京地坛医院

狄长安　北京市平谷区医院

冯亚平　首都医科大学附属北京世纪坛医院

高　峰　海口市人民医院（中南大学湘雅医学院附属海口医院）

何杨燕　浙江大学医学院附属第一医院

贺赟鋆　浙江大学医学院附属第一医院

蒋玉洁　上海交通大学附属第六人民医院

李　燕　北京健康促进会

李栋林　浙江大学医学院附属第一医院

厉祥涛　首都医科大学附属北京世纪坛医院

梁刚柱　首都医科大学附属北京世纪坛医院

刘　蒙　天津市第三中心医院

禄韶英　西安交通大学第一附属医院

罗小云　首都医科大学附属北京世纪坛医院

牛　帅　北京协和医院

牛鹿原　首都医科大学附属北京世纪坛医院

邱　涛　广州医科大学附属第二医院

商　弢　浙江大学医学院附属第一医院

田　路　浙江大学医学院附属第一医院

王晓辉　浙江大学医学院附属第一医院

吴子衡　浙江大学医学院附属第一医院

向一郎　浙江大学医学院附属第一医院

张　欢　首都医科大学附属北京世纪坛医院

张昌明　首都医科大学附属北京世纪坛医院

张福先　首都医科大学附属北京世纪坛医院

张鸿坤　浙江大学医学院附属第一医院

张明逸　重庆医科大学附属第二医院

赵　珺　上海交通大学附属第六人民医院

郑诚飞　浙江大学医学院附属第一医院

Aaron C. Baker, MS, MD
Clinical Fellow
Vascular and Endovascular Surgery
Mayo Clinic
Rochester, Minnesota

Lorne H. Blackbourne, MD
Attending Trauma Surgeon
San Antonio Military Medical Center
Joint Base San Antonio
Ft. Sam Houston, Texas

Kenneth Boffard, MB, BCh, FRCS, FRCS(Edin), FRCPS(Glas), FCS(SA), FACS
Professor Emeritus
Department of Surgery
University of the Witwatersrand;
Trauma Director
Milpark Hospital
Johannesburg, South Africa

Oswaldo Borraez, MD
Mayo Clinic
Vascular Surgery
Rochester Minnesota

Mark W. Bowyer, MD, FACS
Professor of Surgery
Chief of Trauma and Combat Surgery
Surgical Director of Simulation
The Norman M. Rich Department of Surgery
Uniformed Services University
Bethesda, Maryland

Karim Brohi, FRCA, FRCS
Professor of Trauma Sciences
Queen Mary University of London
Consultant Trauma and Vascular Surgeon
Royal London Hospital
Barts Health NHS Trust
London, United Kingdom

Frank K. Butler, MD
Chairman
Committee on Tactical Combat Casualty Care Director
Prehospital Trauma Care
U.S. Joint Trauma System
Defense Center of Excellence
U.S. Army Institute of Surgical Research
Joint Base San Antonio
Ft. Sam Houston, Texas

Jeremy W. Cannon, MD, FACS, SM
Chief, Trauma and Critical Care
Department of Surgery
San Antonio Military Medical Center
Joint Base San Antonio
Ft. Sam Houston, Texas;
Associate Professor of Surgery
The Norman M. Rich Department of Surgery
Uniformed Services University of the Health Sciences
Bethesda, Maryland

Ian D. Civil, MBChB, FRACS, FACS
Director of Trauma Services
Trauma Services
Auckland City Hospital
Auckland, New Zealand

Jon Clasper, MBA, DPhil, DM, FRCSEd(Orth)
Defence Professor Trauma and Orthopaedics
Visiting Professor in Bioengineering, Imperial College London
London, United Kingdom

Marcus Cleanthis, BSc(Hons), MBBS, MD, FRCS
Consultant Vascular Surgeon
Department of Vascular Surgery
Frimley Park Hospital
Surrey, United Kingdom

W. Darrin Clouse, MD, FACS
Professor of Surgery
The Norman M. Rich Department of Surgery
Uniformed Services University of the Health Sciences
Bethesda, Maryland;
Associate Visiting Surgeon
Division of Vascular and Endovascular Surgery
Massachusetts General Hospital
Boston, Massachusetts

Lazar B. Davidovic, MD, PhD, FETCS
Head of the Clinic
Clinic for Vascular and Endovascular Surgery
Clinical Center of Serbia
Full Professor of Vascular Surgery
Faculty of Medicine
University of Belgrade
Belgrade, Serbia

David L. Dawson, MD, FACS, RVT, RPVI
Professor of Surgery
University of California, Davis
Sacramento, California;
Special Clinical Consultant, Surgery
David Grant Medical Center
Travis Air Force Base
Fairfield, California

Demetrios Demetriades, MD, PhD, FACS
Professor of Surgery
University of Southern California;
Director, Acute Care Surgery
Los Angeles County and University of Southern California
    Medical Center
Los Angeles, California

Joseph J. DuBose, MD, FACS
Chief Vascular Fellow
University of Texas Health Science Center—Houston
Associate Professor of Surgery
The Norman M. Rich Department of Surgery
Uniformed Services University of the Health Sciences
Houston, Texas

Timothy C. Fabian, MD, FACS
Harwell Wilson Professor and Chairman
Surgery
University of Tennessee Health Science Center
Memphis, Tennessee

David V. Feliciano, MD, FACS
Battersby Professor and Chief, Division of General Surgery
Chief of Surgery
Indiana University Hospital
Department of Surgery
Indiana University Medical Center
Indianapolis, Indiana

Charles J. Fox, MD, FACS
Chief, Vascular Surgery
Denver Health Medical Center;
Associate Professor of Surgery
University of Colorado School of Medicine
Denver, Colorado

David L. Gillespie, MD, RVT, FACS
Chief, Department of Vascular and Endovascular Surgery
Cardiovascular Care Center
Southcoast Health System
Fall River, Massachusetts

Gabriel Herscu, MD
Fellow, Vascular Surgery
Division of Vascular Surgery and Endovascular Therapy
Keck Medical Center
University of Southern California
Los Angeles, California

Shehan Hettiaratchy, MA(Oxon), DM, FRCS(Plast)
Chief of Service
Plastic, Orthopaedic, ENT, and Major Trauma Services
Imperial College Healthcare NHS Trust
London, United Kingdom;
Senior Lecturer
Academic Department of Military Surgery and Trauma
Royal Centre for Defence Medicine
Birmingham, United Kingdom

Timothy Hodgetts, PhD, MMEd, MBA, MBBS, FRCP, FRCSEd, FCEM
Honorary Professor of Emergency Medicine
University of Birmingham
Birmingham, United Kingdom;
Medical Director
UK Defence Medical Services
Glouccester, United Kingdom

Aaron Hoffman, MD
Director
Department of Vascular Surgery and Transplantation
Rambam Health Care Campus;
Associate Professor
Rappaport Faculty of Medicine
Technion
Haifa, Israel

John B. Holcomb, MD, FACS
Center for Translational Injury Research
Division of Acute Care Surgery
Department of Surgery
University of Texas Health Science Center
Houston, Texas

Kenji Inaba, MD, FRCSC, FACS
Associate Professor of Surgery
University of Southern California;
Division of Acute Care Surgery
Director Surgical Critical Fellowship
Los Angeles County and University of Southern California
    Medical Center
Los Angeles, California

Donald H. Jenkins, MD, FACS
Consultant
Associate Professor of Surgery
Division of Trauma, Critical Care and General Surgery
Trauma Center Mayo Clinic
Rochester, Minnesota

Michael Jenkins, BSc, MS, FRCS, FEBVS
Consultant Vascular Surgeon
Chief of Service Vascular Surgery & Director of Trauma
Imperial College Healthcare NHS Trust
St Mary's Hospital
London, United Kingdom

Tony Karram, MD
Department of Vascular Surgery and Organ Transplantation
Rambam Health Care Campus
Haifa, Israel

Brian S. Knipp, MD
Lieutenant Commander
Medical Corps, U.S. Navy
NMC Portsmouth
Staff Vascular Surgeon
Portsmouth, Virginia

Neil G. Kumar, MD
Resident, Vascular Surgery
Department of Surgery
Division of Vascular Surgery
University of Rochester Medical Center
Rochester, New York

Ari K. Leppäniemi, MD, PhD
Chief of Emergency Surgery
Abdominal Surgery
University of Helsinki
Meilahti Hospital
Helsinki, Finland

Zvonimir Lovrić, PhD, MD
Professor
Chief Surgeon of Traumatology Division
Department for Surgery
University Hospital Dubrava
Zagreb, Croatia

Mark Midwinter, MB BS, BMedSci(Hons), MD, FRCS
Defence Professor of Surgery
Academic Department of Military Surgery and Trauma
Royal Centre for Defence Medicine
Birmingham, United Kingdom

Luis A. Moreno, MD
Medical Doctor and Surgeon General
National University
Vascular Surgeon
Bosque University
Bogota, Columbia

Jonathan J. Morrison, MB ChB, MRCS
Surgical Registrar, West of Scotland Surgical Rotation
Research Fellow
Academic Department of Military Surgery & Trauma,
Royal Centre for Defence Medicine,
Birmingham, United Kingdom

Rossi Murilo, MD
Professor of Surgery
University of Valença
School of Medicine;
Director of IECAC (State Institute of Cardiology Aloísio de Castro)
Master's Degree in Vascular Surgery
Federal University of Rio de Janeiro (UFRJ)
Rio de Janeiro, Brazil

Samy Nitecki, MD
Director
Peripheral Vascular Surgery Unit Vice Chair
Department of Vascular Surgery and Organ Transplantation
Rambam Health Care Campus
Haifa, Israel

David M. Nott, OBE, OStJ, DMCC, BSc, MD, FRCS
Consultant General Surgeon
Department of Surgery
Chelsea and Westminster Hospital
Consultant Trauma and Vascular Surgeon
Department of Surgery
St Mary's Hospital
London, United Kingdom

Chirag M. Patel, BSc (Hons), MBBS, MRCP, FRCR
Department of Diagnostic and Interventional Radiology
Barts and the London NHS Trust
London, United Kingdom

Predrag Pavić, MD
Vascular Surgery
University Hospital Dubrava
Zagreb, Croatia

Michael A. Peck, MD
Peripheral Vascular Associates
San Antonio, Texas

Rina Porta, MD
Doctorate in Vascular Surgery—FMUSP (Federal University of São Paulo)
Vacular Surgery of Emergency Unit of USP
São Paulo, Brazil

Alexander A. Pronchenko, MD, PhD
War Surgery Department
Kirov Military Medical Academy
Saint-Petersburg, Russia

Reagan W. Quan, MD
Chief of Vascular Surgery
Wellspan Heart and Vascular Center
York, Pennsylvania

Dinesh G. Ranatunga, MBBS(Hon), FRANZCR
Specialist Registrar
Department of Diagnostic and Interventional Radiology
The Royal London Hospital
Barts Health NHS Trust
London, United Kingdom

Todd E. Rasmussen, MD, FACS
Colonel USAF MC
Director, U.S. Combat Casualty Care Research Program
Fort Detrick, Maryland;
Harris B Shumacker, Jr. Professor of Surgery
The Norman M. Rich Department of Surgery
Uniformed Services University of the Health Sciences
Bethesda, Maryland;
Attending Vascular & Trauma Surgeon
Veterans Administration Medical Center & University of Maryland
Shock Trauma Center
Baltimore, Maryland

Amila S. Ratnayake, MBBS, MS
Lieutenant Colonel
Consultant General & Trauma Surgeon
Army Hospital
Colombo 05
Sri Lanka

Ian Renfrew, MRCP, FRCR
Consultant in Interventional Radiology
Department of Diagnostic and Interventional Radiology
The Royal London Hospital
Barts Health NHS Trust
London, United Kingdom

Viktor A. Reva, MD
Fellow
Department of War Surgery
Kirov Military Medical Academy
Saint-Petersburg, Russia

Norman M. Rich, MD, FACS, DMCC
Leonard Heaton and David Packard Professor
The Norman M. Rich Department of Surgery
F. Edward Hébert School of Medicine
Uniformed Services University of the Health Sciences
Bethesda, MD

Bandula Samarasinghe, MBBS, MS
Senior Lecturer
University of Peradeniya
Peradeniya, Sri Lanka

Igor M. Samokhvalov, MD, PhD, Prof.
Colonel M.C. (Ret)
Chief Surgeon of the Russian Army
Ministry of Defense of the Russian Federation
Moscow, Russia
Professor and Chair
Department and Clinic of War Surgery
Military Medical Academy named after S.M. Kirov
Saint-Petersburg, Russia

Stephanie A. Savage, MD, MS, FACS
Associate Professor of Surgery
University of Tennessee Health Science Center
Memphis, Tennessee

Hannu Savolainen, MD, PhD
Professor of Vascular Surgery
University of the West Indies
Academic Department of Surgery
Queen Elizabeth Hospital
Bridgetown, Barbados

Daniel J. Scott, MD
General and Peripheral Vascular Surgery Resident
San Antonio Military Medical Center
Joint Base San Antonio
Ft. Sam Houston, Texas

Sherene Shalhub, MD, MPH
Assistant Professor
Cardiothoracic and Vascular Surgery
The University of Texas Medical School
Houston, Texas

Abdul H. Sheriffdeen, MBBS(Ceylon), FRCS(Eng)
Emeritus Professor of Surgery
University of Colombo
Colombo, Sri Lanka

Niten Singh, MD, FACS
Associate Professor of Surgery
Vascular Surgery
University of Washington
Seattle, Washington;
Associate Professor of Surgery
Uniformed Services of Surgery
Bethesda, Maryland

Michael J. Sise, MD, FACS
Clinical Professor
Surgery
UCSD Medical Center
Medical Director
Division of Trauma
Scripps Mercy Hospital
San Diego, California

Benjamin Starnes, MD, FACS
Chief, Vascular Surgery Division
Department of Surgery
University of Washington
Seattle, Washington

Nigel R.M. Tai, QHS, MS, FRCS(Gen)
Colonel, L/RAMC
Clinical Director, Trauma Services
Royal London Hospital
Barts Health NHS Trust
London, United Kingdom;
Senior Lecturer
Academic Department of Military Surgery and Trauma
Royal Centre for Defence Medicine
Birmingham, United Kingdom;
Consultant Surgeon
16 Medical Regiment
Colchester, Essex, United Kingdom

Peep Talving, MD, PhD, FACS
Assistant Professor of Surgery
University of Southern California
Division of Acute Care Surgery
Keck School of Medicine
Los Angeles, California

Jorge H. Ulloa, MD, FACS
Director
Venous Surgery
Clinica de Venas
Associate Professor
Vascular Surgery
Universidad El Bosque
Bogota, Columbia

Carole Y. Villamaria, MD
Surgical Resident
Department of Surgery
University of Texas Health Sciences Center at San Antonio
San Antonio, Texas

Alasdair J. Walker, OBE, QHS, MB ChB, FRCS
Medical Director and Consultant Vascular Surgeon
Joint Medical Command
Ministry of Defence
Birmingham, United Kingdom

Fred A. Weaver, MD, MMM, FACS
Professor and Chief
Division of Vascular Surgery and Endovascular Therapy
Keck School of Medicine, University of Southern California
Los Angeles, California

Mandika Wijeyaratne, MBBS, MS(Surg), MD(Leeds UK), FRCS(Eng)
Professor of Surgery
Department of Surgery
University of Colombo
Colombo, Sri Lanka

序　言

美国和英国 21 世纪前十年的军事医学经验，促使血管创伤的处理方面取得了显著进展[1]。战争中空运的优势，以及医疗快速反应团队的发展，使受伤人员能得到更快和更先进的医疗后送服务。战争中许多血管创伤的患者受伤后，在更前沿的Ⅱ级或Ⅲ级外科机构中就能得到快速的治疗。随后，先进的危重医疗空中运送团队（CCATT）可在最短的时间内将受伤人员进行跨洋空中医疗后送，并同时进行更高水平的监护和治疗。

许多现代身体护具和新型止血带的有害性使用在战争中得到了见证。临时血管转流管的作用，复苏液体的最佳种类和比例，局部血管替代的管道类型得到重新认识。随着越来越多血管和腔内血管外科医师参与前线战伤手术，这些年他们见证了腔内治疗方法在一些血管创伤患者中的应用，重新认识了腔内主动脉球囊阻断处理出血性休克方法。尽管有这样和那样的进展，但更多新的问题不断地出现，包括如何保证军事外科医师在血管创伤相关的复杂外伤处理方面得到足够的培训和准备[2]。

空军上校 Todd E. Rasmussen 在梅奥医学中心的学习经历以及在沃尔特•里德军事医学中心和统一服务大学的工作经历，使其成为该领域卓有成效的领导者、楷模和受尊敬的导师。他成功结交并受益于一些有经验的朋友，如 Nigel R.M. Tai 和 Michael E. Debakey，Carl W. Hughes，以及 Norman M. Rich。他们在 2007 年均强调了 Rasmussen 及其同事的贡献，赞扬了他们对血管创伤学的影响[3]。

《Rich 血管创伤外科学》第 3 版由血管外科学会组织，指定 Todd E. Rasmussen 担任主编，是一本全面综合性的参考书。该书不仅作者队伍为知名专家，章节内容深入浅出，而且还新增了国际视角部分。Rasmussen 和 Tai 联合了血管创伤领域的权威专家共同编写了此书。新增的国际视角部分由从事血管创伤治疗的外科医师们撰写，里面涵盖了他们丰富的个人和区域经验，这部分内容未来也会继续得到高度重视。血管创伤作为全球健康问题，包括外伤的治疗，已成为世界医护人员关注的焦点。

最后，我要感谢 Frank Spencer, Kenneth Mattox, Asher Hirschberg，他们为血管创伤治疗建立了扎实的基础。在此基础上，Todd E. Rasmussen, Nigel R.M. Tai 及他们的同事、学员和学生才得以继续发扬光大。

Norman M. Rich，MD

参考文献

1. Pruitt BA, Rasmussen TE: Vietnam (1972) to Afghanistan (2014): the state of military trauma care and research, past to present. J Trauma Acute Care Surg 77(3 Suppl 2):S57–S65, 2014.
2. Rasmussen TE, Woodson J, Rich NM, et al: Vascular injury at a crossroads. J Trauma 70(5):1291–1293, 2011.
3. Rich NM, Hughes CW, DeBakey ME: Recognition of Air Force surgeons at Wilford Hall Medical Center-supported 332nd EMDG/Air Force Theater Hospital, Balad Air Base, Iraq. J Vasc Surg 46:1312–1313, 2007.

前 言

第 3 版《Rich 血管创伤外科学》修订自 Rich，Mattox 和 Hirshberg 编写的前两个版本。前两版确定了血管损伤的模式和处理方式，具有全球性意义。与前两个版本来源于战时环境一样，新版内容也来自临床实践[1, 2]。现代研究重新定义并强调了血管损伤对外伤人员的重要性。外伤的流行病学研究已非常清楚地表明了血管破裂以及随后的出血是导致死亡的主要原因，而且血管损伤造成缺血也是截肢和残疾的主要原因[3]。现代研究已明确有组织的创伤处理体系可改善生存和减少并发症。

为提供一个更广阔的视角，在第 3 版中不仅探讨了血管损伤在手术室中的临床意义，而且探讨了在血管创伤处理所有时期的临床意义[4, 5]。不像其他创伤，从受伤场地到院前的设施、医院急救中心、手术室和重症监护病房，血管创伤可直接危及生命和肢体。未能涉及患者的系统性处理的任何关于血管创伤的论文都是不完整的。本书主要阐述血管创伤的系统性处理方法，为外科医师和所有提供这方面服务的供应商提供信息和工具。

为提供更广泛的视角，第 3 版《Rich 血管创伤外科学》的编者联合了来自世界各地的权威专家共同参与编写了以下章节：背景、诊断和早期治疗、最终治疗、血管损伤和处理的热门话题。为呈现不同的观点，本书内容还包括院前急救、急诊医学、外伤系统、重症监护，以及由普通外科、创伤外科、血管外科、骨科和整形外科不同背景的专业人士撰写的章节。编者们对新版的总体希望是不仅提供寻求解决这些问题的重要信息，也为个人拓宽实践提供可读性很高的知识。

最后，考虑到血管创伤的全球性，在正文和外伤模式中，第 3 版以一个原始的国际视角部分结束。在这些章节中，编者们着重呈现来自世界各地的杰出外科医师对血管损伤的见解。这一部分也比其他部分更多地体现了与本书同名的外科医师、绅士和大使——Norman M. Rich 医学博士的学术传承。

Todd E. Rasmussen, MD
Nigel R.M. Tai, QHS, MS, FRCS(Gen)

参考文献

1. Stannard A, Brown K, Benson C, et al: Outcome after vascular trauma in a deployed military trauma system. Br J Surg 98(2):228–234, 2011.
2. White JM, Stannard A, Burkhardt GE, et al: The epidemiology of vascular injury in the wars in Iraq and Afghanistan. Ann Surg 253(6):1184–1189, 2011.
3. Eastridge BJ, Mabry RL, Seguin P, et al: Death on the battlefield (2001–2011): implications for the future of combat casualty care. J Trauma Acute Care Surg 73(6 Suppl 5):S431–S437, 2012.
4. Rasmussen TE, Gross KR, Baer DG: Where do we go from here? J Trauma Acute Care Surg 75(2 Suppl 2):S105–S106, 2013.
5. Bailey JA, Morrison JJ, Rasmussen TE: Military trauma system in Afghanistan: lessons for civil systems? Curr Opin Crit Care 19(6):569–577, 2013.

献　词

感谢家人，他们的爱和牺牲使一切努力成为可能。

感谢老师对我们的教育和培养；感谢朋友和同事们——不论远近亲疏——他们的努力成果激励、支持和成就了我们；感谢患者，信任我们给予他们关心和照顾。

目 录

第一部分

背　景

1

第 1 章　血管外伤的历史

NORMAN M. RICH, ALASDAIR J. WALKER

摘要

在 2 000 多年的时间里，对战场出血的控制依赖于压迫包扎。除此之外，还使用了烧灼、止血剂、滚烫的油以及其他一些部分有效的辅助剂。在 2 000 年前的罗马，盖伦提倡结扎出血的血管。然而，直到 16 世纪，当 Ambroise Paré 用的油耗尽时，他才"重新发明"血管结扎。他第一个发明了用于抓住血管以协助结扎的器械（包括 bec de corbin）。在 20 世纪之交，与血管外科相关的临床和实验的概念取得了较大的进展，20 世纪 50 年代成功地修复了受伤的动脉和静脉。在过去的 50 年里，无论是在民事还是在军事方面，在血管创伤的处理方面取得了更多的进展。

关键词：血管损伤，动脉损伤，静脉损伤，动脉和静脉的损伤，血管修复，血管移植，血管腔内手术

　　尽管第一例动脉缝合术在 250 多年前就实施了，但仅仅是在过去的 50 年里，血管外科才得到广泛应用并持续获得预期的良好结果。从历史上看，非常有趣的是在 20 世纪初的时候，许多现代血管外科技术通过广泛的实验和早期的临床应用得到发展。因此，回想起来让人吃惊的是，人们对接受 Murphy，Goyanes，Carrel，Guthrie 和 Lexer 这些先驱者的工作并应用于血管外伤的治疗也花了将近 50 年的时间。然而，接受这些外科医生先进的思想和实践受到时代与技术的限制，直到 20 世纪 50 年代之后，移植材料和成像技术的巨大进步才推动了创伤血管外科的极大发展 [1, 2]。

　　自 16 世纪中期的 Ambroise Paré 时代以后，因发生武装冲突大量严重受伤的患者需要治疗，这时创伤外科手术才得到大的发展。但效果远不理想，血管损伤尤其如此。

　　虽然德国外科医生早期完成了动脉修复，但直到 20 世纪 50 年代早期，主要动脉的结扎——动脉损伤的标准治疗才被放弃。DeBakey 和 Simeone 在 1946 年的经典著作中详细记录了创伤后主要动脉结扎的结果，2 471 次动脉损伤中只有 81 次得到修复 [3]。除 3 例外，所有的动脉修复都是横向缝合完成的。在近 50% 的患者中，动脉结扎后出现坏死和截肢，许多人得到同样悲观的结果。James Learmonth 爵士认为，在战争中伤口几乎无法进行动脉修复。

　　然而，几年后在 Hughes，Howard，Jahnke 和 Spencer 等的努力下得到实施。1958 年，Hughes 在回顾战争经历时强调了这一贡献的重要性。他指出，早期截肢率约为 49%，20 世纪 50 年代截肢率下降到约 13%[4]。20 世纪 60 年代，500 多名年轻的美国外科医生，治疗了超过 7 500 例血管损伤。1969 年 Rich 和 Hughes 报道了越南血管外伤注册研究的初步统计结果。该研究于 1966 年在沃尔特里德总医院实施并对血管外伤军人进行了随访 [5]。中期报告显示 1 000 例主要急性动脉损伤的变化与初步报告的结果变化不大 [6]。对于所有主要的肢体动脉，截肢率仍接近 13%。尽管高速导弹在越南造成了更多的软组织破坏，但稳定的医院环境和迅速的人员后送的结合使得动脉得到成功修复。然而，腘动脉的损伤仍然是一个谜，截肢率保持在 30% 左右。在过去的 50 年里，比战场治疗条件更好的民事血管创伤治疗发展更迅速，治疗效果更好。

控制出血的原始方法

　　受伤后对出血的控制一直是人们关注的首要问题。控制方法包括使用各种动物和蔬菜组织、烧灼、煮沸的沥青、冷的手术器械、止血剂、绷带和压迫治疗。Schwartz 在 1958 年的一份历史回顾中描述了这些方法 [7]。公元 25 年，Celsus 详细记录了结扎用于止血。在最初的 3 个世纪里，Galen，

Heliodorus，Ephesus of Rufus 和 Archigenes 提倡结扎或压迫血管来控制出血。大约公元前 1600 年埃及人使用的古老的止血方法被记录在爱柏纸草本上，由 Ebers 1873 年在 Luxor 发现[7]。由矿物或植物制备的止血剂，包括硫酸铅、锑和硫酸铜等都很流行。在欧洲中世纪之后几百年，硫酸铜再次流行，被称为止血按钮。在古代印度，压迫法、降温法、抬高肢体法、热油等被用来控制出血。大约公元前 1000 年，中国人使用绷带扎紧和止血剂来止血。

在公元 1、2 世纪，Celsus 的著作提供了许多止血方法的知识[7]。当对坏死部位进行截肢手术时，流行的外科手术是在坏死分界处截除，以防止出血。在公元 1 世纪，Archigenes 第一个在肿瘤和坏死的分界处进行截肢，结扎动脉来控制出血。

Ephesus of Rufus（公元 1 世纪）指出，当部分割断时，动脉会继续流血，但在完全切断时，它会收缩并在短时间内止血[7]。Galen 是公元 2 世纪罗马的一位杰出医生，他建议将一根手指放在出血的浅血管上压迫一段时间，以启动血栓的形成和止血。然而，他注意到，如果血管更深，就要确定出血是来自动脉还是静脉。如果来自静脉，压迫或止血剂通常足够，但动脉损伤需要亚麻线结扎。

在 Celsus，Galen 和他们同时代人的最初贡献之后，在西方医学发展的近 1 200 年里，结扎基本被遗忘了。传统教会教义与开明思想之间的紧张关系阻碍了西方医学、外科的发展。在活体组织上使用刀是错误的，截肢应该在缺血分界线以上进行。Abu al-zahrawi 是来自摩尔西班牙（公元 10 世纪）的著名阿拉伯医生，在他的伟大作品 *Kitab al-tasrif* 中他倡导结扎，先于 Paré 600 年[7]。

在中世纪，控制出血几乎全用烧灼。Brunswick of Jerome，一位阿尔萨斯的陆军外科医生，继承了 Paré 的方法，认为结扎是止血的最好方法[7]。他的推荐被记录在 1497 年出版的一本教科书中，并详细描述了枪伤的治疗。Ambroise Paré 在创伤外科手术上有广泛的经验，牢固地建立了结扎控制出血的方法。1552 年，他在分界线上切断了一条腿，使外科手术界震惊，验证了 1 400 年前 Archigenes 的观点。他建议用亚麻线结扎血管，末端要留足够长。此外，Paré 还发明了现代血管钳的前生——bec de corbin，在结扎之前用于抓住血管（图 1-1）[7]。以前，人们用各种钩或助手的手指来抓住血管。他设计了假肢和先进的穿戴技术。1536 年，传统

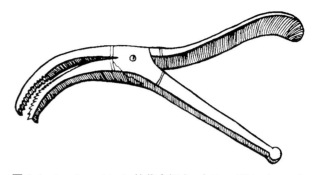

图 1-1　bec de corbin de 的艺术概念，由 Paré 和 Scultetus 在 16 世纪中叶发明的，用于结扎血管前抓住血管（From Schwartz AM：The historical development of methods of hemostasis. Surgery 44：604，1958.）

用来烧灼止血的油用完后，Paré 把蛋黄、玫瑰油和松节油混合在一起，发现这种调料的止血效果比油好。

在 17 世纪，Harvey 对血液循环的不朽贡献极大地促进了对血管损伤的理解[7]。尽管 Ephesus of Rufus 在公元 1 世纪就探讨过动静脉交通，但直到 1757 年，William Hunter 才首次将动静脉瘘描述为一种病理疾病[8]。而早在公元 2 世纪，Antyllus 就曾描述过侧支循环的物理特征、临床治疗（近端和远端结扎）和临床意义[9]。

止血带的发展是在控制出血方面的另一个具有重要作用的进步。从古代，绷带一直被应用，但后来止血带的发展缓慢。最后，在 1674 年，一位名叫 Morel 的军医将一根棍子插入绷带中，并将其扭转，达到阻断动脉血流的作用[7]。在那之后不久，螺旋止血带就开始使用了。这种临时控制出血的方法，为随后血管结扎提供了足够的时间，也促进了结扎的广泛应用。1873 年，Langenbeck 的一名学生 Freidrich von Esmarch 介绍了他在战场上用弹性止血带急救[10]。以前人们认为这种压迫会导致血管不可逆转地损伤。他的这个发现使外科医生可以有选择性地在一个干燥、不流血的区域进行手术。

结扎并不是没有并发症。英国海军上将 Horatio Nelson 在 Tenerife 因战斗右臂被截肢，当时觉得“手术时，一根神经被结扎了”，而且引起了相当重的疼痛，并减慢了他的恢复速度[11]。此外，长期的结扎也意味着伤口愈合的延迟。Haire 是皇家海军医院的一名助理外科医生，他冒着风险剪短缝合线（而不是留长一点），以减少化脓、坏死和促进肉芽生长。他观察到，“结扎有时会变得很麻烦，会妨碍愈合”，而把它们剪短可让残肢在 10 天后愈合。

除了在受伤时控制出血，几个世纪以来关注的另一个主要领域是预防继发性出血。由于继发性出血发病率高，受伤的血管结扎后使用止血剂、压迫的方法应用了几个世纪。毫无疑问，结扎后继发性出血的高发生率是由伤口感染引起的，通常是由包扎和护理人员交叉感染所致。虽然 John Hunter 在 1757 年证实近端结扎术可用于控制假性动脉瘤，但不能控制继发性出血，结扎不能应用于截肢残端的继发性出血[12]。随后，Bell（1801）和 Guthrie（1815）将近端和远端结扎术应用于动脉创伤，其效果优于先前获得的结果[13, 14]。

在 19 世纪，一些关于主要动脉结扎的记录被清晰地记载下来，而且特别有趣。1803 年，Fleming 首次结扎颈总动脉止血成功，但 Fleming 在手术完成后不久死亡，直到 14 年后 Coley（1817 年）才给予报道[15]。一位在皇家海军 HMS Tonnant 号上服务的仆人割喉自杀。当 Fleming 看到这名患者时，他的血似乎快流干了。手腕没有脉搏，瞳孔散大。两侧甲状腺上动脉和一侧颈内静脉可结扎。颈动脉的外层和肌肉层的撕裂，以及甲状腺与环状软骨之间的气管的割裂，导致伤口液体进入气管，引发剧烈的咳嗽，尽管患者似乎在好转。约受伤后的 1 周，Fleming 记录道："17 号晚上，在一阵剧烈的咳嗽声中，动脉破裂了，我可怜的患者立刻被鲜血淹没了[15]"。

外科医生的困境得到了如下的表述："在这种可怕的情况下，我得出结论，无任何其他成功的希望，只有一个办法就是结扎伤口以下的颈动脉减少出血。虽然我从来没有听说过这样的手术，但是在这种情况下，它的效果可能不像出血未减少那么可怕[15]。"颈动脉结扎后伤口迅速愈合，患者恢复了。

Ellis（1845）报道了一名 21 岁的患者成功结扎双侧颈动脉的惊人经历。1844 年，患者在密歇根州 Grand Rapids 附近的树林中设置陷阱时，不幸被同伴误认为熊，颈部受到枪击[16]。大约 1 周后，由于出血，Ellis 不得不将患者的左颈动脉结扎。作为一名外科医生对问题的理解可通过 Ellis 对手术的描述体现："我们把他放在一张桌子上，在 Platt 医生和一名学生的帮助下，我在肩胛舌骨肌下结扎了左颈动脉。由于组织肿胀，局部需要持续按压，又必须保持嘴在一定的位置以防止窒息，而且在烛光下操作，手术非常困难。"[16]

"事故发生后的第 11 天再次出血，需要右侧颈

动脉压迫帮助控制失血。因此，在左颈动脉结扎后 4 天半后，有必要结扎右颈动脉。Ellis 说："为了方便起见，我们让他在手术中坐着。当我们收紧结扎线时，没有不好的效果，没有晕倒，头部没有异常感觉，所有可察觉的变化仅是轻微的苍白，双侧颞动脉搏动停止，血也止住了。"[16]

患者恢复得很快，伤口愈合良好，恢复了正常的日常活动。双侧颞浅动脉搏动均不能触到[16]。

结扎后侧支循环在维持肢体存活能力方面的重要性已经有几个世纪的历史了。在 2 000 年前 Antyllus 就发现了[9]。侧支需要时间来建立已得到公认。Halsted（1912）报道在近心端应用铝带治疗髂股动脉流，没有严重影响下肢的血流和功能[17]。无菌术得到公认后，结扎后继发性出血和坏死的发生率随着对细菌的感染的了解以及 Pasteur 和 Lister 发明的处理方法而减少。随后，Halsted（1912）通过银或铝带逐渐阻断狗的主动脉和其他大动脉的实验证实了侧支循环的作用[18]。

早期的血管外科手术

大约在 Paré 发明结扎术的 2 个世纪后，才完成第一例受伤动脉的直接修复。250 多年前的这一事件被认为是第一次有记载的血管修复术。Hallowell 于 1759 年根据 Lambert 的建议，修复了肱动脉的一个伤口，在动脉壁上放置一根针，并通过针行 8 字形缝合来保持边缘的位置（图 1-2）[19]。这项技术（被称为蹄铁匠针法）兽医使用过，但随着实验失败而摈弃。

表 1-1 列出了早期血管技术。

不幸的是，其他人不能复制 Hallowell 的成功经验，大多是由于感染和缺乏麻醉等多重原因。

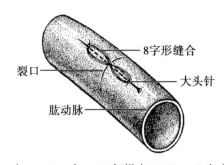

图 1-2 由 Lambert 在 1759 年提出，Hallowell 完成的第一例动脉修复。这项技术被称为蹄铁匠针法，在修复肱动脉的过程中，通过将一根针穿过动脉壁，并以 8 字形的缝线将其边缘固定住（Guthrie GC: Blood vessel surgery and its applications, New York, 1912, Longmans, Green and Co.）

图中标注：8字形缝合；裂口；大头针；肱动脉

表1-1	1900年之前的血管修复术*	
技术	年份	外科医生
大头针和线	1759	Hallowell
小象牙夹	1883	Gluck
精美的针和丝绸	1889	Jassinowsky
连续缝合	1890	Burci
套叠缝合	1896	Murphy
缝合全层	1899	Dördfler

*Adapted from Guthrie GC: Blood vessel surgery and its applications, New York, 1912, Longmans, Green and Co.

Broca（1762）的一份报告显示动脉的纵向切口可成功缝合[20]。然而在127年之后，根据Shumacker（1969）的说法，在Hallowell-Lambert动脉修复法之后Posemski于1886年进行了第二例动脉修复[20]。

随着麻醉和无菌技术的联合发展，19世纪晚期出现了一些动脉修复的报告。有记载Jassinowsky于1889年通过实验证明动脉的伤口可以在保持管腔的情况下进行缝合。

后来在1897年Murphy也证实这点，这是当时报道的最好的实验工作[21, 22]。1865年，伦敦的Henry Lee试图不用缝线修复动脉裂伤[23]。1883年，Gluck报道了19次动脉缝合的实验，因缝合针所造成的孔洞出血导致所有的实验都失败了[24]。他还设计了铝夹和象牙夹，将血管纵向切口联合，并记录了象牙夹在一只大狗的股动脉上做的实验。维也纳的Von Horoch报告了6个实验，包括一例端端联合，均有血栓形成[23]。在1889年，Bruci将6条狗的动脉纵向剖开并进行缝合，4例取得了成功[20]。在1890年，Muscatello成功地缝合了部分横断的狗的腹主动脉[20]。1894年，Heidenhain用肠线缝合1cm的腋动脉伤口并同时切除黏附的癌腺体[25]。患者康复时没有出现任何循环障碍。1883年，以色列的Glück在1篇文章中描述了成功地关闭因盲肠周围脓肿手术导致髂动脉的裂伤[24, 26]。手术由5根丝线缝合完成。然而，Murphy（1897）从他个人的观察看，他不相信这种动脉修复可能成功[22]。在1896年，Sabanyeff成功地缝合了股动脉的小裂口[20]。

芝加哥的J.B. Murphy的经典研究（1897）对动脉修复的发展做出了很大的贡献，他在1896年成功进行了动脉端端吻合[22]。在这之前。Murphy

仔细地回顾了一下早期的动脉修复的临床和实验研究，在实验室研究中对不同的技术进行了评估。他试图通过实验来确定多长的动脉切除后仍然允许吻合。他发现1英寸（1英寸约为2.54cm）的小牛颈动脉可以切除，其末端由于动脉的弹性，仍然可以通过套叠缝合。他的结论是，除了在某些部位，如腘窝或腋窝，四肢可通过活动来缓解修复的张力，只要不超过3/4英寸，动脉可以安全修复。他还得出结论，当超过1/2的动脉被破坏时，最好是通过套叠进行端端吻合，而不是试图修复裂口。这种修复是在缝合近心端动脉时，只包括两层外膜，并用三针缝线将近心端动脉套入远心端动脉，间断缝合加强闭合（图1-3）[22]。在1896年，Murphy无法找到关于完全分离后动脉的缝合的患者的记录，因此他报告了他的经验（1897），并进行了一系列的实验，以确定他的手术的可行性。Murphy的患者是一名29岁的男子，一颗子弹射进了股三角。该患者大约在受伤2小时后于1896年

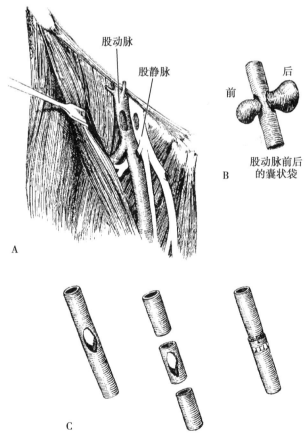

图1-3 1896年成功进行的端端动脉吻合。吻合在近心端动脉外两层进行，缝合三针（来自Murphy JB: Resection of arteries and veins injured in continuity—end-to-end suture-experimental clinical research. Med Record 51: 73, 1897.）

9 月 19 日被收治于芝加哥的库克县医院。当时并没有出现出血或心跳加快。Murphy 第一次见到这位患者是 15 天后，也就是 1896 年 10 月 4 日，当时他发现受伤部位有一个较响的杂音，远端脉搏几乎摸不到。两天后向学生们展示这个患者时，发现了震颤，于是决定进行手术修复。

由于该手术报告具有历史意义，引用如下：

手术，1896 年 10 月 7 日。从腹股沟韧带沿股动脉行径做 5 英寸（1 英寸约为 2.54cm）纵向切口。在腹股沟韧带上方 1 英寸处很容易暴露出动脉，把它和鞘分开，套带不收线，然后沿着血管壁向搏动点血块进行仔细分离，暴露破裂口下 1 英寸的动脉并套带，再向上仔细分离到搏动血块处。然后，在上下端轻柔地夹持动脉并提起，这时静脉破口有大量出血。在动脉的后部有一个与榛子大小差不多的腔，与动脉腔相连。在动脉穿孔处的前表面发现了一个大小相同的小动脉瘤囊。静脉的出血量非常大，用手指进行压迫。发现动脉外壁仅 1/8 英寸残存，在穿孔的内侧，只有 1/16 英寸的外膜是完整的。除了上述部分，子弹穿过动脉的中心，几乎破坏了所有的管壁，然后向下、向后，在静脉的后部和外部于股深静脉连接处上方形成一个大洞。控制静脉出血很困难，在破裂口上下分离静脉后，在股深静脉处临时结扎，从而控制住出血，进行静脉缝合。在缝合后，静脉直径减小，当去除钳夹时，直径恢复到正常静脉直径（上、下静脉）的 1/3。当去除钳夹后，静脉没有出血。然后我们的注意力转向了动脉。两英寸的空间被暴露出来，并从周围组织中分离出来。动脉伤口的长度是 1/8 英寸，切除 1/2 英寸血管，近心端套叠入远心端 1/3 英寸。4 个双针线穿过动脉全层。套叠部分外膜剥去 1/3 英寸；一排缝合线沿重叠的远心端边缘排列，缝合线只穿透近心端动脉的中层。外膜覆盖结合部并缝合。松钳后，缝线处无血渗出。缝合下方动脉搏动立刻恢复。可触及胫后动脉和足背动脉的轻微搏动。羊肠线缝合血管鞘和周围结缔组织以支撑动脉壁。整个腔用 5% 的石炭酸冲洗，伤口用蚕肠线缝合。无引流。手术的时间大约为两个半小时，大部分时间都花在缝合静脉上。动脉容易被固定和缝合，随后出血也易于控制。患者卧床，棉布包扎并抬高肢体。

损伤的解剖位置、所涉及的大体病理以及仔细的修复，都有助于 Murphy 动脉吻合的历史性成功。Murphy 提到，手术后 4 天足背动脉可扪及搏动。患者 3 个月内无水肿，无血液循环障碍。随后，Murphy（1897）在世纪之交前回顾了大动脉结扎的结果。他发现 10 例腹主动脉结扎，只有 1 例患者存活了 10 天。Lidell 报道，68 例髂总动脉结扎，只有 16 例存活，死亡发生率为 77%。Balance 和 Edmunds 报告了在 31 例股动脉结扎后，死亡发生率为 40%。Billroth 报告 50% 的大动脉结扎有继发性出血。Wyeth 收集近心端结扎颈动脉治疗颈动脉瘤 106 例，死亡发生率为 35%。

1897 年，Murphy 总结了他的动脉缝合技术。与现今遵循的原则相似。

1. 完整的无菌。
2. 暴露血管时尽可能地减少损伤。
3. 暂时阻断血流。
4. 缝合时控制血管。
5. 精确地对合血管壁。
6. 撤钳后，正确压迫止血。
7. 伤口冲洗。

Murphy 还指出，Billroth、Schede、Braun、Schmidt 和其他人均成功地缝合了静脉伤口。他用五针丝缝合一个 3/8 英寸长的颈总静脉裂口。在接下来的几年里，血管外科取得了几项重大成就。在 1903 年，Matas 描述了他的动脉瘤内缝缩术，这是其后 40 多年来动脉瘤的标准技术[27]。在 1906 年，Carrel 和 Guthrie 进行了经典的实验研究，并取得了许多重要成果[28]，其中包括对动脉、静脉移植，血管以及器官和四肢的直接缝合修复。1912 年，Guthrie 独自出版了他关于血管外科的持续研究[14]。继 Murphy 在 1896 年成功的案例 10 年后，Goyanes 在 1906 年使用静脉移植修复动脉[22,29]。在马德里工作时，Goyanes 切除了腘动脉动脉瘤并使用腘静脉修复动脉（图 1-4）[29]。他使用了 Carrel 和 Guthrie 发明的三点缝合技术，每边再连续缝合。1907 年，德国的 Lexer 在腋动脉瘤切除后首次应用自体大隐静脉替代动脉恢复血流[29]。在 1969 年的回顾中，Shumacker 指出在 20 世纪的头几年里，Carrel（1902）的三点缝合法，Frouin（1908）的四点缝合方法，以及 1914 年的 Mourin 改进法（1914）都得到了发展[20]。

到 1910 年，Stich 报告了超过 100 例通过侧缝进行动脉重建的患者[30]。包括 46 次端端吻合或静脉移植[31]。虽然这是个有希望的开始，令人感到奇怪的是，在血管外科手术被广泛应用前的三十多年，修复早期失败率高，通常有血栓形成；以至于

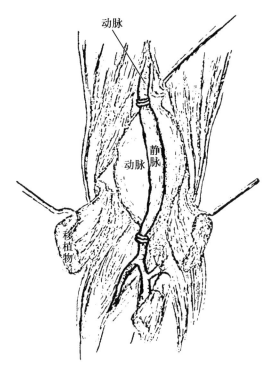

动脉

静脉

动脉

移植物

图 1-4　第一例成功使用静脉移植物修复动脉的案例。采用 Carrel 的三点缝合技术进行内皮对接，利用相邻段腘静脉修补腘动脉（来自 Goyanes DJ：Nuevos trabajos chirugia vascular. El Siglo Med 53：561，1906.）

很少有外科医生相信修复动脉是值得的。在 1913 年，Matas 指出血管损伤，尤其是动静脉瘘动脉瘤，已经成为现代军事外科的显著特征。他认为，这类伤害必须得到现代军事外科医生的密切关注："最及时和最有价值的对血管手术的贡献，大多是从战争创伤中得到。现很少有机会观察到现代军事武器导致的血管损伤……在近距离接触到设备齐全的外科中心时，将为血管损伤治疗方法的研究提供一个难得的机会[27]。"

在 1913 年的伦敦国际会议上，Matas 描述了 Soubbotitch 在塞尔维亚军事外科的经历[27]。他报告了 77 例假性动脉瘤和动静脉瘘的治疗。有 45 例结扎，但有 32 支血管被修复，其中包括 19 个动脉修补，13 个静脉修补和 15 个端端吻合（11 条动脉和 4 条静脉）。令人印象深刻的是，避免了感染和继发性出血。1915 年，在讨论 Soubbotitch 的报告时，Matas 强调，一个值得注意的特征是血管的缝合（环形和侧缝）更频繁地使用[27]。他还指出，除了 Kikuzi 报告的结果，从 Soubbotitch 的统计数据来看，贝尔格莱德塞族军队医院的外科医生取得的成功远远超过了其他之前的军事外科医生的成就。

20 世纪 20 年代

早期，随着新的血管外科技术的建立，德国外科医生尝试修复严重受伤的动脉，并在 100 多个患者中取得成功[31]。

1920 年，Bernheim 带着修复动脉损伤的特殊意图去了法国[32]。尽管有先前的经验和设备，但是，他的结论是修复血管并不明智。他写道："实施更现代化的修复或重建受损血管的机会很少，因为在最近的军事战斗中均未应用。并不是说血管不受伤，也不是动脉静脉受伤后没有精细的缝合或吻合术的需求。他们需要，而且大量需要，但他可能变成一个有勇无谋的人。因为在几乎所有的战争中会在感染的情况下缝合动脉或静脉的主干[32]。"

继发性出血的高发生率几乎排除了动脉修复。此外，结扎后坏死发生率的统计资料不足，初步报告证实过于乐观。1927 年，Poole 评价到，坏死是动脉结扎后的最严重并发症，初次缝合后要仔细观察患者。

尽管在此期间急性动脉损伤的治疗进展不大，但一些外科医生对大量的假动脉瘤和动静脉瘘进行了修复。这些患者在急性损伤期后进行治疗，这时侧支循环随着时间的推移而逐渐形成并可保证四肢的生存能力。在 1921 年，Matas 记录了这些修复大部分是侧缝或环形缝合，同时切除了动脉瘤囊或行动脉瘤内缝缩术[33]。

1919 年，英国外科医生 Makins 建议，在有必要结扎一条大动脉时，要结扎伴随的静脉[34]。他认为这样可更长时间地保留侧支循环提供的少量血液，从而减少坏死的发生。这个假设被争论了 20 多年才最终被放弃。

1900 年，Payr、Carrel 和法国外科医生 Tuffier 发明了用银和玻璃管进行临时性的动脉吻合，并通过 Makins 和其他军事外科医生取得一些成功，但通畅时间仅有 4 天，只有一小部分侧支能形成[20, 34]。

20 世纪 40 年代

1946 年 DeBakey 和 Simeone 在回顾中共分析了 2 471 例动脉损伤[3]，几乎所有患者都接受结扎治疗，随后截肢率接近 49%。只有 81 例尝试了修复，78 例侧缝，3 例端端吻合，截肢率约为 35%。静脉移植的使用更令人失望；他们尝试了 40 例，截肢率接近 58%。

同期结扎静脉仍然存在争议，很少有人相信这一方法可促进血液循环。Linton 在 1949 年总结了不同的观点[35]。

在结扎和坏死方面，一个令人振奋的例外是 Allen M. Boyden 医生的手术，股血管的急性动静脉瘘的修复。以下是 Boyden 从他自己的原始笔记（1970 年，大约 26 年后）所作的评论，强调了充分记录的价值。

1944 年 6 月 14 日 22 时，左腹股沟高爆炸伤。急性股动静脉瘘动脉瘤。

术前血压 140/70mmHg；脉搏 104 次 /min。

操作：1944 年 6 月 16 日，氧化亚氮和氧。

手术时间：19:10—19:22。

手术期间输血一个单位。

与股深动脉相连部位的动静脉瘘动脉瘤。

相当多的出血。

动脉和静脉的裂口都用细丝线缝合。

术后血压 120/68mmHg；脉搏 118 次 /min。

在后送之前，肢体的循环仍然完好。

这个案例显示了 Boyden 对血管外科的兴趣，外科顾问医生为他提供了后面一半的血管仪器和材料，包括两组 Blakemore（Vitallium）管、两只哈巴狗钳和 2ml 安瓿肝素注射液。

在 1946 年，DeBakey 和 Simeone 得出了结扎是治疗受伤动脉的首选的结论："很明显，除了结扎之外，没有任何其他的治疗方法适用于大多数的血管损伤。这不是一个选择的过程。这是一种严格的必要程序，以控制大出血为基本目的，以及由动脉的大部分创伤的位置、类型、大小和特征所决定。"[3]

在此时期，创伤和手术治疗之间的平均时间间隔超过 10 个小时，这几乎阻止了大多数患者成功进行动脉修复，历史上有意义的是动脉修复的非缝合方法（图 1-5）。

20 世纪 50 年代

在此期间，血管外科技术方面有了长足的进展，同时麻醉、输血和抗生素方面也在改进。最重要的可能是迅速后送受伤人员，通常用直升机，在受伤后 1～2 小时内，他们能接受外科治疗。此外，彻底了解了清创的重要性，延迟关闭伤口和抗生素的使用极大地减少了感染的危险。Hughes 在

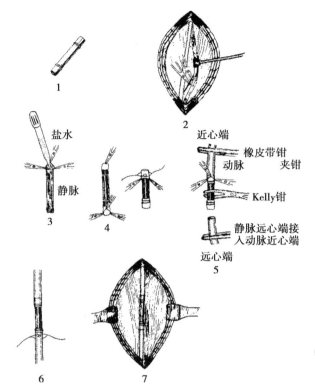

图 1-5 动脉缺损的非缝合方法的步骤。①有两个脊的 Vitallium 管（有时是凹槽）。②暴露的股动脉和静脉，与静脉牵开，分支钳夹。③切除的静脉部分用生理盐水冲洗。④静脉通过 Vitallium 管，两端反折覆盖管的末端，用一根或两根细丝线固定。⑤静脉段远端置入动脉近端，由两根细丝结扎。⑥在 Vitallium 管末端附近的紧致结扎线收紧使动脉和静脉的位置一致。⑦完成手术，显示股动脉 2cm 的缺损的桥接（改编自 Blakemore AH, Lord JW, Jr., Stefko PL: The severed primary artery in war wounded. Surgery 12：488, 1942.）

1959 年报告了一所外科医院 8 个月的经验，1951 年 9 月至 1952 年 4 月期间，在 40 例动脉修复中只有 11 例成功[36]。在 29 例端端吻合中，只有 6 例成功，6 例静脉移植失败。在另一份类似的报告中，18 次修复中只有 4 次成功。1952 年，Warren 强调，需要采取一种积极的方式，建立一支由具有血管移植经验的外科医生领导的研究团队[37]。到 1952 年，成立了 37 个外科研究小组，血管修复的结果有所改善。相继有学者发表了重要的文章：Jahnke 和 Seeley 在 1953 年；Hughes 在 1955 年和 1958 年；Inui, Shannon 和 Howard 在 1955 年[4, 38~40]。1952 年和 1953 年在海军中进行了类似的工作，由 Spencer 和 Grewe 完成，并在 1955 年报道[41]。考虑到他们在一个区域，这些外科医生在相当稳定的条件下在专业研究小组中工作。1950 年担任沃尔特里德陆军医院外科主任的 Sam Seeley，有远见地将沃尔特里德陆军医院建立为一个血管外科中心，这使

得血管损伤的患者可以在以后的研究中回访。总共有 304 例动脉损伤，269 例修复，35 例结扎[4]。

据 Hughes 在 1958 年的报道，结扎的截肢率是 13%，这与 20 世纪 40 年代约 49% 的截肢率形成了鲜明的对比。因为截肢率是决定动脉修复最终成败的方法之一，需要重点强调的是，Jahnke 在 1958 年发现，除了降低截肢率外，当动脉修复成功时，肢体功能恢复正常[42]。

20 世纪 50 年代末期至 70 年代

由于直升机的后送和外科医生在血管外科手术方面的广泛应用，使得受伤和治疗之间的时间差距进一步缩小。Hughes 在 1968 年的一项研究中，750 例受伤的患者中，有 95% 的人乘坐直升机到达了医院[43]。然而，后送的迅速产生了对整体结果的不利影响，因为受到高速度导弹的严重伤害的患者能够活到医院，但在最初的治疗中常常死亡。在 1965 年 10 月 1 日至 1966 年 6 月 30 日期间，据 Heaton 和他的同事报告，在美国人的伤亡中，有 177 例有已知的血管损伤，不包括那些有创伤性截肢的人[44]。在 106 例患者中，对 108 个血管损伤进行了 116 例手术。报告的结果包括 7～10 天的短期随访。108 个血管损伤中只有 9 例需要截肢——比率约为 8%。随后在 1969 年和 1970 年，Rich 和他的同事对越南血管注册研究进行了详细

的分析之后，发现截肢率大约为 13%[5, 6]。几乎所有的截肢手术都是在受伤后的第一个月内完成的。越南血管注册研究于 1966 年在沃尔特里德总医院实施，用于记录和分析在越南军队医院治疗的所有血管损伤。Rich 和 Hughes 在 1969 年的一份初步报告完成了 718 例血管损伤中 500 例患者的随访（表 1-2）[5]。

1967 年，Fisher 收集了 1965—1966 年在越南的 154 例急性动脉损伤[45]。在陆军医院的初步回顾中，有 108 例动脉损伤的重要信息。1967 年，Chandler 和 Knapp 报道了在越南的美国海军医院治疗急性血管损伤的结果[46]。虽然这些患者未列入最初的越南血管注册报告，但是在 1967 年之后，所有在越南有血管创伤的军事人员均包括在内，这包括在大约 25 个陆军医院、6 个海军医院和 1 个空军医院接受治疗的美国武装部队现役军人。与任何注册中心一样，越南血管注册研究的成功依赖于数百名军人和民间社区的合作。在注册研究的初步报告中，20 名做过 5 次以上血管修复手术的外科医生被确认。在这本书的第一版封面和封底的 500 多名外科医生的名单中可以看到，在美国的每一个培训项目中接受培训的许多外科医生都为创伤救治成功做出了贡献[5]。

除了已经提到的外科医生之外，已经有数百人直接通过注册中心建立联系。已取得的合作努力不仅为外科医生提供了长期的后续随访资料，

表 1-2	越南血管注册研究中越南受伤人员中动脉损伤治疗的初步报告*					
动脉	端端吻合	静脉移植	侧缝	人工血管	取栓	结扎
颈总动脉	2	6（2）	3		（2）	1
颈内动脉			2			1
锁骨下动脉	1					
腋动脉	6（3）	12（3）	2（3）	（1）	（3）	（1）
肱动脉	57（8）	32（10）	2（1）		1（9）	1（2）
主动脉			3（1）			
肾动脉						1
髂动脉	1	1		1（1）	（1）	（1）
股总动脉	4	11（1）	4（1）	1（2）	（2）	（4）
股浅动脉	63	37（14）	7（7）	（4）	2（6）	（4）
腘动脉	31	28（13）	6（4）		（10）	2（4）
总计	165	127（43）	29（17）	2（8）	3（33）	6（16）

改编自 Rich NM, Hughes CW: Vietnam vascular registry: a preliminary report. Surgery 65（1）: 218-226, 1969.
*括号内的数字表示在越南初次修复后的再次手术和在越南最初没有治疗的主要动脉损伤。

而且还提供了以前被遗漏的其他患者的姓名，个别患者增加了具体的资料。注册研究的一个主要成功是 1970 年在芝加哥的美国外科医生临床大会上，当时有 110 名曾在越南从事过动脉修复工作的外科医生在越南注册研究展览中集体签名。展览再现了一些活动并展示了所有外科医生共同努力的一些中期结果。

这是所有外科医生共同努力的结果。Cohen 和他的同事在 1969 年发表的一篇总结了越南地区 6 个月临床经验的报告强调，血管损伤仍然是外科医生面临的巨大挑战[47]。以下列出一些仍然存在的主要问题：

1. 主动脉损伤合并软组织大面积损伤。
2. 主要静脉阻塞。
3. 肢体存活依赖于反复血管手术。
4. 合并不稳定性骨折。
5. 组织清创不完全。
6. 伤及小血管的小腿创伤。

通过越南血管疾病注册机构，身份卡已被发送至大多数接受长期随访的患者中[1,2,5]。个别患者通过媒体的回应令人鼓舞，最常收到的典型回应是患者认为"仍有人在关心"。在过去 10 年中，沃尔特里德陆军医疗中心外周血管外科门诊和注册处的 1 名学者对将近 1 500 名患者进行了评估。目前正在制定初步计划来持续进行长期随访。该研究结果对于证实年轻患者中血管修复术后长期疗效及评估血管修复部位早期动脉硬化发生率至关重要。另外，在越南有约 300 名开展血管修复手术的非血管专业外科医生通过注册处对患者进行随访，这些外科医生被邀请支持长期随访工作。

自 20 世纪中期以来，世界范围内发生了许多小规模冲突，但血管相关的手术患者相对较少，没能促进军事血管外科的发展。目前 Stannard，White 等的研究表明，现代战争所带来的损伤发生率为 7%～12%，远高于之前战争的相关报道。血管创伤发生率增加的原因将在第 2 章讨论[48,49]。

民用经验

在过去的 10 年里，人们日常生活中动脉损伤的发生率明显增加。这是由于交通事故、枪伤及刺伤的明显增加以及主干动脉相关的诊断及治疗技术的不断进步所致。直到 1950 年，大部分普通外科医生对于动脉修复仍缺乏相关经验及信心。血管外

科技术在外科医生中的广泛普及使得在 1950—1960 年动脉修复术明显增加。这一变化在 Ferguson 等于 1961 年发表的文章中首次被阐述。该文章对自 1950 年以来 10 年间亚特兰大治疗的 200 例动脉损伤进行了总结[50]。接受动脉修复术的患者比例在 1950 年仅为 10%，而 1959 年上升至 80% 以上。在研究的后半部分，结扎手术仅用于小动脉（如桡动脉或尺动脉）或某些内脏动脉损伤。动脉修复成功率从 36% 上升至 90%。

1964 年，Patman 等报道了达拉斯地区 271 例动脉损伤修复术的相关经验[51]。在过去 10 年中，来自美国各大城市的一系列相关报道证实了目前动脉修复技术的有效性。这些报道将在后面的章节中进行具体讨论。两项近期的大型研究结果分别是由新奥尔良的 Drapanas 和达拉斯的 Perry 等报道，两项研究分别纳入 226 例及 508 例动脉损伤患者[52,53]。

1974 年，Smith 等报道了一项纳入 268 例底特律地区肢体或颈部穿透伤患者的研究结果[54]，其中确诊的外周动脉损伤有 127 例。1975 年，Cheek 等对孟菲斯地区的 200 例手术治疗主要血管损伤的患者进行了总结，其中 155 例为动脉损伤[55]。1975 年，丹佛的 Kelly 和 Eiseman 发现 175 例创伤患者中主要血管损伤有 143 例，其中动脉损伤有 116 例[56]。1975 年，Hardy 等对杰克逊地区 353 例患者 360 处动脉损伤进行了总结[57]。1975 年，Bole 等的一项研究报道了 1968—1973 年纽约 122 例患者 126 处动脉损伤的相关经验[58]。

在 20 世纪 70 年代至 80 年代贝尔法斯特动乱期间，Baros D'Sa 结合民用和军用血管外科技术，在复杂的血管损伤患者中首先使用转流技术，赢得了国际声誉[59,60]。

总结

尽管战争中血管创伤治疗的细节超出了本章节的讨论范围，然而局部止血剂、止血带、临时血管转流，更合理的输血及复苏策略，甚至导管介导的腔内血管技术将作为重点贯穿整本书。最后，这些战争出现的棘手的损伤类型，即血管损伤所导致的不可压迫性出血将被重新定义，需制订新的治疗策略。

战争推动了血管损伤治疗技术的进步。现在的进步不亚于中世纪时期。在过去的 50 年中，民

用的复苏、麻醉和放射技术的互相促进对血管损伤治疗技术进步起到了进一步的推动作用。动脉修复的时机，如何修复，血管手术的创伤管理、截肢的时机等难点问题将在之后的章节中讨论。

（罗小云　邱涛 译　张福先 校）

参考文献

1. Rich NM, Spencer FC: Vascular trauma, Philadelphia, 1978, WB Saunders.
2. Rich NM, Mattox KL, Hirshberg A: Vascular trauma, ed 2, Philadelphia, 2004, W.B. Saunders Company.
3. DeBakey ME, Simeone FA: Battle injuries of the arteries in World War II: an analysis of 2471 cases. Ann Surg 123:534–579, 1946.
4. Hughes CW: Arterial repair during the Korean War. Ann Surg 147(4):555–561, 1958.
5. Rich NM, Hughes CW: Vietnam vascular registry: a preliminary report. Surgery 65(1):218–226, 1969.
6. Rich NM, Baugh JH, Hughes CW: Acute arterial injuries in Vietnam: 1000 cases. J Trauma 10(5):359–369, 1970.
7. Schwartz AM: The historical development of methods of hemostasis. Surgery 44(3):604–610, 1958.
8. Hunter W: The history of an aneurysm of the aorta, with some remarks on aneurysms in general. Med Obs Soc Phys Lond 1:323, 1757.
9. Antyllus: Oribasius 4: 52 (Daemberg Edition). Cited by Olser in Lancet 1:949, 1915.
10. Esmarch F: The surgeon's handbook of the treatment of the wounded in war, New York, 1878, LW Schmidt.
11. Owen E: Nelson as a patient. The Lancet 3856:195–197, 1897.
12. Hunter J: Cited in Power, D-Arcy. Hunter's operation for the cure of aneurysm. Brit J Surg 17:193–196, 1929.
13. Bell J: Principles of surgery. Discourse 9:4, 1801.
14. Guthrie GJ: On gun shot wounds to the extremities, requiring the different operations of amputation with their after treatment, London, 1815, Longman and Others.
15. Coley RW (Translation for Fleming J): Case of rupture of the carotid artery and wound of several of its branches successfully treated by tying off the common trunk of the carotid itself. Med Chir J (Lond) 3:2, 1817.
16. Ellis J: Case of gunshot wound, attended with secondary hemorrhage in which both carotid arteries were tied at an interval of four and a half days. NY J Med 5:187, 1845.
17. Halsted WS: The effect of ligation of the common iliac artery on the circulation and function of the lower extremity. Report of a cure of iliofemoral aneurysm by the application of an aluminum band to the vessel. Bull Johns Hopkins Hosp 23:191–220, 1912.
18. Halsted W: Discussion in Bernheim, BM. Bull Johns Hopkins Hosp 27:93, 1916.
19. Hallowell (1759): Extract of a letter from Mr. Lambert, surgeon at Newcastle upon Tyne, to Dr. Hunter, giving an account of new method of treating an aneurysm. Med Obser Inq 30:360, 1762.
20. Shumacker HB, Jr, Muhm H: Arterial suture techniques and grafts: past, present and future. Surgery 66(2):419–433, 1969.
21. Jassinowsky A: Die arteriennhat: eine experimentelle studie. Inaug Diss Dorpat 1889.
22. Murphy JB: Resection of arteries and veins injured in continuity end-to-end suture. Exp Clin Res Med Rec 51:73–104, 1897.
23. von Horoch C: Die gefässnaht. Allg Wien Med Ztg 33:263–279, 1888.
24. Glück T: Uber zwei fälle von aortenaneurysmen nebst bemerkungen uber die naht der blutgefässe. Arch Klin Chir 28:548, 1883.
25. Heidenhain L: Über naht von arterienwunden. Centralbl Chir 22:1113–1115, 1895.
26. Israel: Cited in Murphy, JB. Resection of arteries and veins injured in continuity—end-to-end suture—experimental clinical research. Med Rec 51:73, 1897.
27. Matas R: An operation for radical cure of aneurysm based on arteriography. Ann Surg 37:161–196, 1903.
28. Carrel A, Guthrie CC: Uniterminal and biterminal venous transplantations. Surg Gynecol Obstet 2:266–286, 1906.
29. Lexer E: Die ideale operation des arteriellen und des arteriell-venosen aneurysma. Arch Klin Chir 83:459–477, 1907.
30. Stich R: Ueber gefaess und organ transplantationen mittelst gefaessnaht. Ergeon Chir Orth 1:1, 1910.
31. Nolan B: Vascular injuries. J Roy Coll Surg 13(2):72–83, 1968.
32. Bernheim BM: Blood vessel surgery in the war. Surg Gynecol Obstet 30:564–567, 1920.
33. Matas R: Military surgery of the vascular system, Philadelphia, 1921, W.B. Saunders Co.
34. Makins GH: Gunshot injuries to the blood vessels, Bristol, England, 1919, John Wright and Sons.
35. Linton RR: Injuries to major arteries and their treatment. NY J Med 49:2039, 1949.
36. Hughes CW: Vascular surgery in the armed forces. Milit Med 124(1):30–46, 1959.
37. Warren R: Report to the surgeon general, Washington, DC, 1952, Department of the Army.
38. Jahnke EJ, Jr, Seeley SF: Acute vascular injuries in the Korean War: an analysis of 77 consecutive cases. Ann Surg 138(2):158–177, 1953.
39. Hughes CW: The primary repair of wounds of major arteries; an analysis of experience in Korea in 1953. Ann Surg 141(3):297–303, 1955.
40. Inui FK, Shannon J, Howard JM: Arterial injuries in the Korean conflict: experiences with 111 consecutive injuries. Surgery 37(5):850–857, 1955.
41. Spencer FC, Grewe RV: The management of arterial injuries in battle casualties. Ann Surg 141(3):304–313, 1955.
42. Jahnke EJ, Jr: Late structural and functional results of arterial injuries primarily repaired. Surgery 43(2):175–183, 1958.
43. Rich NM: Vietnam missile wounds evaluated in 750 patients. Milit Med 133(1):9–22, 1968.
44. Heaton LD, Hughes CW, Rosegay H, et al: Military surgical practices of the United States Army in Vietnam. In Current problems in surgery, Chicago, 1966, Year Book Medical Publishers, Inc.
45. Fisher GW: Acute arterial injuries treated by the United States Army Medical Service in Vietnam, 1965–1966. J Trauma 7(6):844–855, 1967.
46. Chandler JG, Knapp RW: Early definitive treatment of vascular injuries in the Vietnam Conflict. JAMA 202(10):960–966, 1967.
47. Cohen A, Baldwin JN, Grant RN: Problems in the management of battle-field vascular injuries. Am J Surg 118(4):526–530, 1969.
48. Fox CJ, Gillespie DL, O'Donnell SD, et al: Contemporary management of wartime vascular trauma. J Vasc Surg 41(4):638–644, 2005.
49. Stannard A, Brohi K, Tai N: Vascular injury in the United Kingdom. Perspect Vasc Surg Endovasc Ther 23(1):27–33, 2011. [Epub 2011 Aug 1].
50. Ferguson IA, Byrd WM, McAfee DK: Experiences in the management of arterial injuries. Ann Surg 153:980–986, 1961.
51. Patman RD, Poulos E, Shires GT: The management of civilian arterial injuries. Surg Gynecol Obstet 118:725–738, 1964.
52. Drapanas T, Hewitt RL, Weichert RF, III, et al: Civilian vascular injuries: a critical appraisal of three decades of management. Ann Surg 172(3):351–360, 1970.
53. Perry MO, Thal ER, Shires GT: Management of arterial injuries. Ann Surg 173(3):403–408, 1971.
54. Smith RF, Elliot JP, Hageman JH: Acute penetrating arterial injuries of the neck and limbs. Arch Surg 109(2):198–205, 1974.
55. Cheek RC, Pope JC, Smith HF, et al: Diagnosis and management of major vascular injuries: a review of 200 operative cases. Am Surg 41(12):755–760, 1975.
56. Kelly GL, Eiseman B: Civilian vascular injuries. J Trauma 15(6):507–514, 1975.
57. Hardy JD, Raju S, Neely WA, et al: Aortic and other arterial injuries. Ann Surg 181(5):640–653, 1975.
58. Bole PV, Purdy RT, Munda RT, et al: Civilian arterial injuries. Ann Surg 183(1):13–23, 1976.
59. Barros D'Sa AAB: Management of vascular injuries of civil strife. Injury 14(1):51–57, 1982.
60. Barros D'Sa AAB: The rationale for arterial and venous shunting in the management of limb vascular injuries, Belfast, Northern Ireland, 1989, Grune & Stratton Ltd.

2

第 2 章　血管创伤的流行病学

NIGEL R.M. TAI, TODD E. RASMUSSEN

摘要

虽然医学上对普通创伤的流行病学特点了解得越来越多，但对血管创伤的流行病学特点却不那么明朗，特别是在普通民众生活领域。导致这种后果的因素包括：缺乏国家、区域或机构的数据信息，风险人群的界定不清，以及研究人员更多地关注某一特定的创伤亚型，而忽视了普遍性问题。在最近的军事行动中，血管创伤的发生率可能高达 12%，是之前的 5 倍，这可能与士兵防护能力的提高，积极的战场急救演习和医疗运输速度的提高有关，这几乎能确保所有肢体创伤的伤员能活着到达战地医院。普通民众血管创伤的发生率低得多，但存在很大的地区差异，普通民众更常见的是躯干伤，由于大多数国家没有规范的登记制度，所以这类血管创伤的医疗现状仍未可知。在许多发达国家，医源性血管创伤的比率较高，越来越多的慢性病的老年患者选择血管腔内治疗，这也造成血管创伤发病率的持续增加。

关键词：血管创伤，创伤，流行病学

简介

流行病学（epidemiology，来源于希腊语）是研究特定人群中疾病、健康状况的分布及其决定因素，并研究疾病的防治，促进健康的科学[1]。在全球范围内，创伤已经成为人类死亡或致残的重要因素并日益突出（表 2-1）。虽然各个地区都有血管创伤发病率的散在报告，但血管创伤的流行病学研究仍然是一片空白[2]。造成这种现象的原因可能包括：①造成血管创伤的原因有多种多样；②在某些特定环境里有高风险的血管创伤；③各种复杂的直接或间接性血管创伤；④缺少适宜的现代创伤评分方法来评估患者血管创伤的预后。虽然如此，仍然有必要了解一下血管创伤的流行病学

发展史。框 2-1 列出了流行病学的通用参数。说到创伤的救治，就离不开对普通民众的安全教育，就要设计相应的创伤及血管创伤救治流程，以实现医疗资源的合理利用。总的来说，有了对创伤机制的详尽描述，以及疾病的卫生经济学和人口统计学资料的完善，使得对创伤进行适当的分层研究成为可能，这些参数可用于对医疗机构内部或不同医疗机构之间的比较研究，也可以用于预后随访。这些参数既可以帮助积极地建立公正的医院支付体系，帮助人们认识现实生活中对这些决策的影响因素，也有助于建立公共卫生预防体系，制定相关政策。临床医师如何能预见到创伤造成的伤害，并帮助人们如何提前采取相应措施来避免或缓解即将造成的伤害，这就是本研究的现实意义。

本章的目的是从流行病学的角度，概述血管创伤的一般情况、发生率和人口因素，以便为本文其他地方出现的相关内容提供更详细的说明。

血管创伤的背景与分类

正如之前所解释的那样，试图直接比较和对比血管损伤的流行病学，受到创伤的多元性以及决定预后的多重相关因素（如合并重要软组织以及骨骼和神经系统的共同损伤等）的阻碍。由于缺少理想的创伤描述、预后评估以及随访参数的统一标准，使这一困难更加凸显。军事及民用领域的大多数研究，都较为详尽地描述了特定机体区域（如肢体）或特定解剖区域（如足部）的血管创伤，但忽略了流行病学参数。不同文献血管损伤的发生率，因使用不同的高风险人群定义、不同对比基数，而大相径庭。参数的定义不同，结果的准确性也就不同。例如，有些文献里死亡率可能定义为住院后死亡，而忽略那些在到达医院前就已死亡的伤员。流行病学是基于数据的科学，狭义而言，

表2-1	总结：死亡(000s)原因，地区(a)，2008 预测							
死因	合计(b)		非洲	美洲	地中海东部	欧洲	东南亚	西太平洋
人口	6 737 480		804 865	915 430	580 208	889 170	1 760 486	1 787 321
(000)	(000)	%	(000)	(000)	(000)	(000)	(000)	(000)
死亡总数	56 888	100.0	10 125	6 170	4 198	9 223	14 498	12 674
伤害	5 129	9.0	687	594	445	664	1 552	1 187
意外伤害	3 619	6.4	445	355	293	487	1 132	908
交通事故	1 209	2.1	168	148	124	108	309	351
中毒	252	0.4	39	35	15	84	31	48
坠落伤	510	0.9	19	48	24	66	211	142
火器伤	195	0.3	39	8	28	20	84	16
溺水	306	0.5	42	20	22	27	96	98
其他意外伤害	1 146	2.0	136	96	79	181	401	252
故意伤害	1 510	2.7	242	239	152	177	420	280
自伤	782	1.4	51	72	32	126	274	226
暴力伤	535	0.9	162	157	22	46	102	47
战伤	182	0.3	29	8	96	5	40	3

World Health Organization Global Health Observatory Data Repository（http://apps.who.int/ghodata/?vid=10012），accessed September 2011.

具有成熟的创伤救治系统的国家，拥有较准确的数据库信息，提供的创伤发病率和致伤因素也较准确。战时通常较和平时期有更多的血管损伤发生率，但其数据信息的可信度同军方医疗部门是否采用类似的创伤数据收集方法直接相关。公正地说，没有设立创伤救治系统的国家，无论是在军队还是民间，通常都不能准确地记录风险人群的血管创伤。由于大多数发展中国家就是这种现状，因此从全球范围看，血管创伤造成的流行病学资料是不确定的。

血管损伤分类大致如下：根据致伤机制分医源性、钝性、穿透性、爆炸、复合性损伤；根据解剖部位进一步细分为可压迫治疗的出血伤和不可压迫治疗的出血伤；更广义的可分为战伤、非战伤。

框2-1	流行病学核心用途程序（1）

确定疾病、伤害和死亡的危险因素
描述疾病的自然史
确定患病风险最高的个体和群体
确定公共卫生问题最严重的地区
监测疾病与健康事件的时间相关性
评估预防和治疗的效果及效率
为制定优先卫生规划与决策提供有价值的信息
协助公共卫生政策的实施

战伤又可细分战斗员伤，非战斗人员伤；根据冲突类别又可分为内战伤，反叛乱战伤，运动战伤。非战伤可能受到当地具体情况的影响而有所不同，如城市创伤、农村创伤。本章的目的是阐述战伤和非战伤的血管损伤。

血管创伤与军事冲突

战争是国与国之间工业竞争的结果，战火可以在任何有人类的地方燃起，参战人员和平民都可能受到伤害。第一次世界大战、第二次世界大战、朝鲜及越南战场上，都有大量的人员遭受血管创伤带来的痛苦。战争已经过去 20 多年了，许多当年的名词已不再使用[3]。

参战人员的血管创伤

当代及最新的数据显示，失血是造成受伤士兵死亡的主要原因[4~7]。第 1 章回顾了不同时期战争中，军人和普通民众血管创伤的变化特点，发现近一个世纪以来，其流行病学特征似乎也发生了显著变化。20 世纪 20 年代总的血管损伤率为 0.4%～1.3%[8]。DeBakey 认为，20 世纪 40 年代血管损伤的发生率为 0.96%；然而，20 世纪 50 年代至 70 年代血管损伤的发生率被认为高达 2%～3%[9~13]。

现代部队在创伤登记方面做了大量工作，以便获取各类创伤的详细数据，这些数据资料可用于指导防弹衣、装甲车辆的设计，也能够使治疗方案不断地完善，并与现代医学水平保持一致。需要引起关注的是，现代战争中血管损伤的发生率较以往有了显著升高[14~18]。White 等总结了美军2002—2009 年战区创伤登记处（JTTR）的血管创伤相关病例[14]。该报告将那些在战斗中受伤且不能重返战场的伤员人数定义为分母，计算出血管创伤的发生率为 12%（1 570/13 076），接受手术治疗的伤员占 9%（1 212/13 076），该报告还发现部署在伊拉克的军队和阿富汗的军队血管损伤的发生率有显著的差异性，分别为 12.5% 和 9%。两个战区战伤的发生率同作战节奏密切相关，2004 年，伊拉克战伤率为 15%；2009 年，阿富汗战伤率为11%。致伤机制在这两个战区也是有差异的，爆炸伤在伊拉克和阿富汗战区分别为 74% 和 67%（总平均为 73%）；两个战区间没有创伤的解剖学部位差异，也没有因伤致死率的差异（DOW），均为6.4%；创伤的解剖学部位分布分别是，肢体 79%，躯干 12%，颈部 8%；在躯干，最常伤及的血管是髂动脉（3.8%），其次是主动脉（2.9%）和锁骨下动脉（2.3%），下腔静脉（1.4%）；在颈部的战伤中，颈动脉损伤 109 例，占受伤人数的 7%。值得注意的是，四肢部位的血管损伤情况同 DeBakey 的报道非常接近，尽管颈动脉和主动脉损伤在当代战伤中有较高的发生率，但由于能够获得及时的战场救助，因此有较高的存活率。

总之，作者得出的结论，在上述两场战争中血管损伤的发生率是之前的 5 倍。值得一提的是，这个数字远远高于 4.4%～4.8% 的早期公布的数据[15, 16]。然而，必须指出，这些报告不包括非手术患者，而且通常仅限于战场上发生的血管损伤，当分析包括这些非手术患者时，总的血管损伤发生率会上升。Fox 等通过随访返回到美国大陆的伤者，并统计了待诊筛查发现的未被确认的血管损伤患者，发现血管损伤的发生率为 7%[16]。

与早期的记录相比，现代文献所记录的血管损伤发生率显著上升，这是惊人的，其原因尚未明确。除了伤员的存活率提升之外，其他原因可能包括：①现代战争爆炸伤的比率很高；②早期的报告中高估了危险的人群的数量（分母扩大化）；③包括更"轻微"的非手术血管损伤病例（分子数增加）。

英国的一项类似但规模较小的研究中，Stannard等仔细分析了 1 203 例在 2003—2008 年间战时受伤的英国军人的记录[18]。与美国战区创伤登记处（JTTR）不同，英国 JTTR 收集的数据还包括在战斗中死亡的人员，即在到达战地医院之前死亡的人[19]，美国的相关研究中没有收录这部分数据。一组来自临床和尸检的统计数据表明，该研究中有 110 例（9.1%）有明确的血管损伤，其中四肢血管损伤占2/3。爆炸伤造成的颈 - 躯干部和四肢创伤患者的比例分别为 54% 和 76%。伴有血管损伤的 110 例患者中，66 例在手术前死亡，这表明此类创伤具有高致死性。遭受颈、躯干、肢体一个部位以上的血管损伤患者，没有一个抢救成功的。另一个显而易见的区别是，手术后存活下来的患者，都没有明确的胸 / 腹部血管损伤，而那些死亡的患者则不然。颈部血管损伤也是高致死性的，17 例患者中有 13 例死亡。另一方面，在 76 例肢体血管损伤患者中，37 例手术存活，1 例术后死亡，38 例手术治疗的患者中，19 例行损伤控制性手术（截肢 15 例，血管结扎 4 例），19 例行肢体血运重建术（静脉移植术 11 例，直接修复 8 例），保肢率为 84%。本研究的结论是，虽然能够承受血运重建的患者可以获得较好的保肢率，但伴发躯干血管损伤的患者通常耐受不了外科手术治疗。

普通民众的血管创伤

战争给平民带来的血管损伤鲜有报道。军队创伤登记系统只偏重收集所在部队的信息，或者收录了顺带信息，但缺少长期随访数据。Clouse等报告说，美国在伊拉克的三级（主要的创伤急救中心）医院收治了约 30% 的平民血管损伤和 24% 的军人血管损伤[15]。在四肢血管损伤方面，军人 vs平民为 81% vs 70%；发生在躯干的血管损伤军人要少得多，为 4% vs 13%；而颈部血管损伤的发生率两者相差不多，为 14% vs 17%，这可能与平民缺少防弹衣的保护有关。另一个值得注意的事件是，当地平民可能更容易受到血管损伤，因为虽然到医院就诊的平民占 40%，但他们却占全部血管损伤患者总数的 51%。

在一份伊拉克巴拉德空军战区医院的补充报告中记录[20]，该院接诊了 4 323 名当地平民，其中血管损伤的发生率为 4.4%，研究人员重点记录了肢体血管损伤的患者，这类患者占全部血管损伤患者的 70%，其伤口愈合的平均时间为 11 天；平均每人接受 3 次手术治疗，患者的年龄 4～68 岁，包括 12 名儿童，死亡率为 1.5%，并发症发生率为 14%，保肢率为 95%。

这一报告与以前的记录相符。Sfeir 等研究了黎巴嫩内战期间，包括军人和平民在内的 366 个下肢血管损伤的患者，枪伤占 2/3，其中腘动脉损伤 118 例，股动脉损伤 252 例，胫（前、后）动脉损伤 16 例；死亡率为 2.3%，其中，腘动脉和胫（前、后）动脉损伤组没有死亡患者，股动脉损伤死亡 9 例；截肢率为 6%（腘动脉损伤组 11.7%）。这也反映了当时的治疗水平，作者认为造成截肢的原因与患者病情不稳定，救治延迟（超过 6 小时）以及伴发长骨骨折相关。

血管创伤和人口

如果没有大数据资料，平民群体的血管损伤事件是很难统计的。以美国为例，即便设立了国家创伤数据库（NTDB，由美国外科医师学会负责全国创伤登记，可以从全国 900 多个创伤救治机构获得数据），也同样缺少大规模的调查研究。2010 年，Demetriades 等对 NTDB 系统中血管创伤患者的病例资料进行统计，得出血管损伤的总发生率为 1.6%。该研究分析了（2002—2006 年）超过 180 万份患者资料，其中有 22 089 名血管创伤患者（包括儿童），男性占 4/5，平均年龄为 34 岁，穿透伤占 51%；前四位的致伤原因分别是车祸伤、火器伤、刀伤和高空坠落伤；近 1/4 的患者入院时伴有休克，超过 50% 的患者创伤评分（Injury Severity Score）超过了 15 分；腹部创伤 24.8%，胸部创伤 23.8%，上肢创伤 26.5%，下肢创伤 18.5%，成人死亡率为 23.2%；上肢血管损伤（腋动脉）的截肢率为 6.3%，下肢血管损伤（腘动脉）的截肢率为 14.6%[21]。虽然这是一组令人震惊的全国流行病学数据，但创伤患者和血管外科医师所关注的则是其所属区域的流行病学信息，因为这些和医师的工作量、病例汇总和患者预后密切相关。当然，这类回顾性研究会存在一定的偏差。

城市人口

美国和南非等国的中心城区暴力冲突时有发生，衍生出大量火器伤和刀具伤。南非故意杀人的犯罪率为 0.032%，美国为 0.004 8%，英国为 0.001 7%[22~24]。然而，即便是在暴力事件司空见惯的区域，暴力发生率也有很大的地理差异。把一个地区凶杀案的数量

占人口基数比作为衡量参数，以南非为例，Limpopo（一个人口 550 万的边远地区）2009—2010 年为 0.014%，而同期 Gauteng（一个包括约翰内斯堡在内的城区）为 0.039%[22]。在美国，这一参数，城区是郊区的两倍[25]。当然，城市化程度与单位人口凶杀案发生率之间的关系并不一定平行。以澳大利亚为例，其全国总的凶杀案发生率为 0.001 2%，人口稀少的北部地区为 0.003 96%，而维多利亚州则为 0.000 8%[26]。在任何一个国家或城市，都很难确定凶杀案同血管损伤的相关性，但有一点可以确定，目前已有的详细记录血管创伤的文献（包括创伤类型和预后），大部分都来自为城市平民和贫民服务的机构。如上所述，来自美国国家创伤数据库的资料显示，血管损伤的总体发生率为 1.6%[21]。然而，在纽约一家一级创伤救治中心提供的数据是 2.3%[27]，得克萨斯的一家二级中心则为 3.4%[28]。这些报告中的伤者几乎都是年轻男性，血管损伤患者的死亡率约为非血管伤的两倍[27]，穿透性创伤占多数，后一家的记录里，血管损伤患者的穿透伤达 40%，而一般创伤患者的穿透伤仅为 10%[28]。迄今，美国最大的单中心血管创伤研究来自休斯敦，发表于 1988 年[29]，代表了许多大型创伤救治中心的观点，其流行病学结论用于指导创伤救治和卫生保障。这项研究涵盖了 30 年时间，5 760 例患者中有 4 459 例血管损伤，研究者们关注了全部血管损伤事件，而不是某一特定血管；使用了多个确凿的资料来源，而不是仅仅查阅登记本。该研究证实，城市血管创伤患者主要为年轻男性，占 86%，平均年龄 30 岁，90% 的患者被火器或刀具致伤，具体为火器伤（枪伤 51.5%，猎枪伤 6.8%），刀伤（31.1%）。这项研究再次表明，即使在平民中，枪弹伤也极为普遍，但又有别于战地伤。平民的血管创伤中躯干和颈部占 2/3，而下肢损伤（包括腹股沟）仅占 1/5。战场上腹部大血管受伤的士兵很少见，而休斯敦的资料中腹部大血管损伤占血管损伤患者总数的 33.7%，这归因于城市急救医疗的成熟。报告也对流行病学趋势的演变做了详细描述，包括当地人口的变化、犯罪模式的变化（由毒品犯罪而引发的创伤在增加），以及医疗基础设施投入的变化。作者们在报告中还提到血管损伤呈现的 6 倍激增的趋势，前 5 年收治 163 例血管损伤的患者，最后的 5 年则收治了 1 069 例；由于报告中未提及相应的人口基数，所以并不能作为客观地评估血管损伤趋势的证据。此外，由于这份

报告中缺少创伤评分、生理学描述以及诸如死亡率等预后信息，限制了其在病例汇总或比较研究中的应用。尽管如此，这项经典研究还是为其他研究者提供了参考方向[30]。

南非的城市中心已经报告了大量与个体血管和身体区域有关的血管损伤事件[31]，尽管总体负担带来的影响还不太清楚。在澳大利亚，悉尼和珀斯报道的血管损伤率为1%~1.8%，其中穿透性创伤占42%[32,33]。来自英国个别中心的报告强调，在一般的大学医院中，非医源性血管损伤相对罕见[34~36]；然而，在某些核心城市人群中，血管创伤的发生率可能接近北美中心的人群。2011年，伦敦著名创伤中心的一项为期6年的研究表明，在5 823例创伤患者中，有256例患者（4.4%）持续存在血管损伤（个人通信，Zane Perkins，皇家伦敦医院）。其中穿透性创伤引起135例血管损伤（53%），与穿透性损伤（中值ISS 11）相比，其他损伤更为严重的人群的血管损伤是由钝性伤导致[中位数损伤严重度评分（ISS）29]，其死亡率（26% vs 10%）和截肢率（12% vs 0）更高。这些差异在比较每个解剖区域的损伤时仍然存在。与穿透性血管损伤的患者相比，钝性血管损伤患者需要大量输血（47% vs 27%），住院时间（35天 vs 7天）也延长了5倍。最近，英国国家医疗服务中心的国家创伤登记处和创伤系统方法的发展，将有助于更好地描绘血管创伤的影响，尤其是在市中心的"热点地区"。

乡村人群

大型的血管系列由城市中心控制，但非城乡居民的流行病学损伤专业人士和有定制需求的患者不连续，特别是在及时的血管护理方面。北美研究人员对农村人口创伤系统的研究，揭示了这些更孤立环境中的损伤模式。

1982年，Koivunen等对密苏里州89个患者进行了调查，发现其中1/3的损伤是与农场有关的，且损伤后到达中心的间隔时间平均为3.4小时。他们的研究还发现，82%的损伤涉及四肢，35%的损伤被结扎，整体截肢率为16.4%，死亡率为5.6%。与血管修复相关的并发症发生率为12.4%。作者指出，大多数并发症以及所有的死亡和截肢都来自遭受农场、工业和机动车事故的创伤的患者[38]。12年后，同一组人研究了210例主要来自农村地区的患者的治疗结果[37]，提到在他们接受直升机援救服务前6个小时，以及入院后4个小时内截肢

率从18%下降到7%。在迄今为止最大的北美系列研究中，Oller研究了978例患者的1 148例血管损伤，这些患者来自8个创伤中心，主要分布在农村地区。在研究过程中，血管创伤占创伤登记注册的所有创伤患者的3.7%。肢体损伤患者的截肢率为1.3%，而肢体损伤的患者占整个队列的47%。作者对密苏里州的农村血管性损伤患者的结论大致相似，其中4/5是由周边机构转移来的，这些患者年龄较大，有较高的钝性创伤发生率，住院时间较长，死亡率较高（14.2%）。他们认为，为了达到最佳的治疗效果，针对那些有血管损伤的农村患者的创伤服务必须符合他们的系统，使他们能够及时得到诊断和复苏以及较早地运输至主要的创伤中心进行明确治疗[39]。

血管创伤和患者年龄

儿童和老年人血管创伤的发生率和影响是重要的。小儿血管损伤是一种罕见的现象，但具有长期的功能影响；任何外科手术或保守治疗都需要外科医师考虑孩子的发展需要。老年人群的血管损伤发生在原发性闭塞性血管疾病的背景下，比如老龄、硬化的脉管系统和缺乏弹性的生理学基础上。

许多研究表明，在儿科创伤患者中，血管损伤的发生率非常低[40~45]——没有精确的年龄来定义儿童群体。儿童血管损伤中穿透性创伤是一种常见的病因，与非血管损伤相比，和成人血管损伤一样，穿刺性损伤被过高地视为创伤的原因[44,45]。例如，在Klinker等的一项长达12年的研究中，对9 108个人中106名年龄在18岁及以下的血管损伤患者进行研究，这些患者在一家儿童专科医院接受治疗，1.1%的创伤与血管损伤有关。钝性损伤的血管损伤发生率为0.4%，而穿透性创伤的血管损伤发生率为4.5%。值得注意的是，玻璃损伤造成的伤口和枪击事件一样多（每个患者中都有24处）。作者提及四肢血管创伤的影响——总体截肢率为10.7%（大多数患者肢体损伤率仅次于火车或割草机事故），死亡率接近10%（经常与头部受伤有关）——这一人群中实际上没有胸主动脉损伤[43]。

Barmparas和同事对美国国家创伤数据库的251 787例小儿血管损伤患者的分析支持了这些发现[21]。15岁或更年轻的儿童患者与成人血管损伤患者同期比较，儿童血管损伤的发生率为0.6%，而

人群总体发生率为 1.6%。儿科患者的 ISS 评分较低，但穿透性损伤发生率较高（41.8% vs 51.2%）。损伤模式有明显差异。与成人相比，儿科患者表现出明显的钝性和穿透性上肢血管损伤，但胸部和腹部穿透性血管损伤较少。上臂是小儿血管损伤的主要部位，其血管损伤占 13.2%，前臂血管损伤占 22%。在儿童中，钝性胸主动脉损伤的发生率要低得多，包括儿童钝性血管损伤为 8.9%，而成人钝性伤则占 26.1%，年龄与主动脉损伤的发生率呈线性关系。与成人（13.2% vs 23.2%）相比，儿科队列的死亡率显著降低（13.2%）——即使在纠正了例如 ISS、低 GCS 和病因等混合性差异后，这种差别仍然存在。有下肢血管损伤的成人和儿科患者的下肢截肢发生率没有明显差异（9.1% vs 7.5%）。作者提醒需要注意的事实是，尽管观察到儿科患者有生存优势，但穿透性损伤的发生率是值得令人警醒的，受枪击的儿童中 1/5 的人群死于损伤。

老年患者血管损伤的流行病学研究较少。2011 年，对 NTDB 数据的进一步研究（基于 Demetriades 的儿科研究小组使用的相同的人口数据）被报道[46]。他们对 64 岁以上患者的血管创伤进行了定性分析。研究显示，64 岁以上的患者中血管损伤发生率为 0.7%，16~64 岁年龄组血管损伤的发生率为 2%。年龄较大的组与较年轻组的性别分布差异（60.8% vs 82.1%）、损伤严重程度评分（26.6 vs 20.9）、穿透损伤的发生率（16.1% vs 54.1%）差异显著。值得注意的是，胸主动脉——钝性创伤人群中最常见的损伤血管——在老年人群中比在年轻人群中更易受损（38.9% vs 24.2%）。其他不同的损伤模式包括高发生率的穿透性颈部和手臂损伤，以及更多的胸部和腹部钝性血管损伤。作者描述了随着年龄的增长，胸主动脉损伤的线性增加，以及前臂血管和股腘血管损伤的相应减少。有趣的是，在整体、上肢或下肢损伤中，老年人（2.5%）和较年轻（3.0%）的患者组在截肢率上没有显著差异。较年轻的患者群体明显更容易接受筋膜切开术（9.6% vs 2.8%），尽管作者无法解释这一点。与较年轻的成年人相比，老年人群的总体死亡率明显较高（43.5% vs 21.6%）。64 岁以上的人群在调整性别、ISS、低 GCS、休克、受伤机制和受伤部位后，死亡概率比为 3.9。没有意外的是，老年患者的 ICU 住院时间更长，尽管整体的平均住院时间 10.2 天与较年轻患者相比并无明显差异。

医源性血管创伤

许多血管外科医师不会因意外或刑事攻击而受到血管损伤，但会因为意外事故，使得血管在手术或血管内操作时受损。这些伤害通常发生在有多种并发症的老年患者身上，如他们正在接受慢性心血管疾病治疗时。医源性病因可能是发达国家血管损伤的主要原因，在这些国家中，经皮的心脏、神经系统和腔内治疗方法都是普及的治疗措施。欧洲一项对医源性血管损伤的回顾性分析中报道发病率为 35%~42%[47]。然而，即使在不发达国家，医源性创伤也可能是血管损伤工作负荷的重要部分[48]。在瑞典，对血管损伤的修复占所有急诊和择期血管工作的 1.3%，国家血管登记数据的回顾显示，医源性病因占所有血管损伤的 48%，穿透性创伤和钝性创伤分别占 29% 和 23%[49]。最常见的损伤血管为右股动脉，与血管内介入治疗的并发症保持一致。正如预期的那样，医源性人群年龄偏大，年龄中位数为 68 岁，并发心脏病（58%）和肾功能不全（18%）的发生率高于非医源性病因。死亡率约为非医源性患者的两倍（4.9% vs 2.5%）。作者指出，在对 1993—2004 年病例的研究中，医源性血管损伤增加 150%，并将其归因于腔内治疗手段的增加。在对英国省级三级转诊血管中心的两项最新研究发现，所有的血管损伤中有 71%~73% 是医源性的[36, 50]，与这些结果相吻合。这两项研究都发现，与非医源性队列相比，医源性人群预后较差。在发生医源性损伤后经历非心脏或周围血管介入治疗的患者预后最差。

血管创伤，生活方式和社会经济因素

几名调查人员集中研究了一种血管损伤模式，以研究在一般创伤人群中已知的各种流行病学变量对预后的影响。例如，肥胖（发达国家的一个日益严重的问题，与多创伤患者的不良预后有关）[51~53] 是如何影响血管损伤患者的？Simmons 和他的同事研究了 115 例下肢血管损伤的患者，他们在 2005 年结束了 5 年的研究，并以体质指数（BMI）31kg/m² 或以上对其进行了分类[54]。有趣的是，他们发现，肥胖患者在截肢率和死亡率上没有差别，BMI 大于 40kg/m² 与良好的预后没有关系。

在北美地区，贫困和种族问题正日益影响着创伤的预后[55~57]。不清楚这些因素在多大程度上是结果的内在驱动因素，以及它们在多大程度上代表了多重竞争和复合性子因素，为了回答这个问题，Crandall 找到了一个更同质的创伤分组，进而研究了下肢血管损伤患者的预后，以调查种族和保险状况的影响[58]。使用 NTDB 的 4 928 名大样本人群，作者发现拉丁美洲人、非裔美国人、亚裔美国人或印第安人血统的人的死亡比率（1.45）明显高于未参加保险的人群（1.62）。非裔美国人和拉丁美洲人的人群分别占穿透性血管损伤的 51.1% 和 19%，但这些群体在钝性伤队列中分别只占 12.1% 和 10.5%。当按照损伤的机制分层时，无论他们的保险状况或种族差异，在钝性伤的患者中，死亡率都没有差别。虽然那些没有医疗保险的穿透伤患者有明显的高死亡率，但是在研究的预测模型中，种族只倾向于统计数字。作者得出结论，通过研究一种损伤模型，他们观察到损伤异质性的复合效应的减少，指出基因型差异对穿透伤、供者因素或较差能力标准测量来描述穿透伤的影响都可能引起残余可观察的差异。

当然，仍不能确定，目前的创伤评分系统是否能真实地评估血管创伤对人群的影响。这不足为奇，因为在构建指数模型时，为增强预测水平所纳入的人群中，血管创伤患者占的比率很低。Loh 和他的同事在 50 例严重程度评分为 25 分的血管创伤患者和 50 例非血管创伤患者的小系列研究中，探讨了这个问题[24]。使用 ISS 评分、修正后的创伤评分（RTS）、急性生理和慢性健康评分Ⅱ（APACHE Ⅱ）、创伤评分 - 损伤严重程度评分（TRISS），对血管损伤组预测的死亡率分别为 14.3%、4%、15.1%、18.9%，而队列的实际死亡率为 24%。作者发现，这些评分系统在预测无血管损伤患者的死亡率时更为准确（ISS、APACHE Ⅱ和 TRISS 预测的死亡率分别为 15.6%、9.6% 和 15.8%，实际死亡率为 11.8%），同时传统的创伤评分系统低估了血管损伤对死亡率的影响。

总结

现代的一般创伤流行病学研究表明，损伤仍然是全球性的疾病。目前，道路交通事故每年造成 130 万人死亡，而据估计，到 2030 年它将从第 9 大死亡原因上升到第 5 位[59]。在世界范围内，暴力事件每年也造成 52.6 万人死亡，其中约 10% 是由武装冲突造成的[60]。血管损伤对死亡率和发病

率的贡献在特殊人群中相对好理解，尤其在阿富汗和伊拉克，血管损伤的患病率是 12%，这远高于朝鲜和越南的数据——可能是由于描述水平较低以及没有系统收集和分析导致平民中损伤数据的大量缺失。这类人群中血管损伤的发生率没有得到很好的调查，现有数据分析却发现，似乎在平民人群中血管创伤的发生率更低，而且表现的损伤特点也不一样，躯干损伤的比例更大。医源性创伤是一种重要的因素，随着腔内治疗在发达国家越来越多地应用于满足老年人群的健康需求，这种创伤越来越普遍。如果血管和创伤外科医师想以整体思维处理血管损伤的后果，那么只有理解血管创伤流行病学的局部情况，才能更好地投放外科力量、医院资源和预防措施。在地方、区域和国家风险人群中进行良好的数据采集和分析，保证了流行病学数据的可靠性，在建立和实施对血管损伤患者的创伤救治系统时，也必须考虑到这一点。

（刘蒙　厉祥涛　李燕 译　张福先 校）

参考文献

1. Merrill RM: Introduction to epidemiology, 5th ed, London, 2010, Jones and Bartlett Publishers.
2. Caps MT: The epidemiology of vascular trauma. Semin Vasc Surg 11:227–231, 1998.
3. Smith General Sir Rupert: The utility of force, London, 2005, Allen Lane. ISBN 0-7139-9836-9.
4. Holcomb JB, McMullin NR, Pearse L, et al: Causes of death in U.S. Special Operations forces in the global war on terrorism 2001–2004. Ann Surg 245:986–991, 2007.
5. Champion HR, Bellamy RF, Roberts CP, et al: A profile of combat injury. J Trauma 54:S13–S19, 2003.
6. Kelly JF, Ritenour AE, McLaughlin DF, et al: Injury severity and causes of death from Operation Iraqi Freedom and Operation Enduring Freedom: 2003–2004 versus 2006. J Trauma 64:S21–S26, 2008.
7. Bellamy RF: The cause of death in conventional land warfare: implications for combat casualty care research. Mil Med 149:55–62, 1984.
8. Bowlby A, Wallace C: The development of British surgery at the front. Brit Med J 1:705–721, 1917.
9. DeBakey ME, Simeone FA: Battle injuries of the arteries in World War II: an analysis of 2471 cases. Ann Surg 123:534–579, 1946.
10. Hughes CW: The primary repair of wounds of major arteries: an analysis of experience in Korea in 1953. Ann Surg 141:297–303, 1955.
11. Hughes CW: Arterial repair during the Korean War. Ann Surg 147:555–561, 1958.
12. Rich NM, Hughes CW: Vietnam vascular registry: a preliminary report. Surgery 65:218–226, 1969.
13. Rich NM, Baugh JH, Hughes CW: Acute arterial injuries in Vietnam: 1,000 cases. J Trauma 10:359–369, 1970.
14. White JM, Stannard A, Burkhardt GE, et al: The epidemiology of vascular injury in the Wars in Iraq and Afghanistan. Ann Surg 253:1184–1189, 2011.
15. Clouse WD, Rasmussen TE, Peck MA, et al: In-theater management of vascular injury: 2 years of the Balad vascular registry. J Am Coll Surg 204: 2007.
16. Sohn VY, Arthurs ZM, Herbert GS, et al: Demographics, treatment, and early outcomes in penetrating vascular combat trauma. Arch Surg 143: 783–787, 2008.
17. Fox CJ, Gillespie DL, O'Donnell SD, et al: Contemporary management of wartime vascular trauma. J Vasc Surg 41:638–644, 2005.
18. Stannard A, Brown K, Benson C, et al: Outcome after vascular trauma in a deployed military trauma system. British Journal of Surgery 98:228–234, 2011.
19. AAP-6, NATO Glossary of terms and definitions 2010. North Atlantic

Treaty Organisation NATO Standardisation Agency, 2010.

20. Peck M, Clouse D, Cox M, et al: The complete management of extremity vascular injury in a local population: a wartime report from the 332nd Expeditionary Medical Group/Air Force Theater Hospital, Balad Air Base. J Vasc Surg 45:1197–1205, 2007.

21. Barmparas G, Inaba K, Talving P, et al: Pediatric vs adult vascular trauma: a National Trauma Databank review. J Pediatr Surg 45:1404–1412, 2010.

22. http://www.saps.gov.za/statistics/reports/crimestats/2011/categories/murder.pdf. Accessed November 2011.

23. http://www.fbi.gov/about-us/cjis/ucr/crime-in-the-u.s/2010/crime-in-the-u.s.-2010/tables/10tbl01.xls. Accessed December 2011.

24. http://www.unodc.org/unodc/en/data-and-analysis/homicide.html. Accessed November 2011.

25. http://www.fbi.gov/about-us/cjis/ucr/crime-in-the-u.s/2010/crime-in-the-u.s.-2010/tables/10tbl17.xls. Accessed November 2011.

26. Recorded crime victims. 4510.0. Australian Bureau of statistics 2009.

27. Loh S, Rockman C, Chung C, et al: Existing trauma and critical care scoring systems underestimate mortality among vascular trauma patients. J Vasc Surg 53:359–366, 2011.

28. Galindo RM, Workman CR: Vascular trauma at a military level II trauma center. Curr Surg 57:615–618, 2000.

29. Mattox K, Feliciano DV, Burch J, et al: Five thousand seven hundred sixty cardiovascular injuries in 4459 patients: epidemiologic evolution 1958 to 1987. Ann Surg 209:698–705, 1989.

30. Bongard F, Dubrow T, Klein S: Vascular injuries in the urban battleground: experience at a metropolitan trauma center. Ann Vasc Surg 4:415–418, 1990.

31. Bowley D, Degiannis E, Goosen J, et al: Penetrating trauma in Johannesburg, South Africa. Surg Clin N Am 82:221–235, 2002.

32. Gupta R, Rao S, Sieunarine K: An epidemiological view of vascular trauma in Western Australia. Aust NZ J Surg 71:461–466, 2001.

33. Sugrue M, Caldwell E, D'Amours S, et al: Vascular injury in Australia. Surg Clin N Am, 82:211–219, 2002.

34. Golledge J, Scriven MW, Fligelstone LJ, et al: Vascular trauma in civilian practice. Ann R Coll Surg Engl 77:417–420, 1995.

35. Magee TR, Collin J, Hands LJ, et al: A ten year audit of surgery for vascular trauma in a British teaching hospital. Eur J Vasc Endovasc Surg 12:424–427, 1996.

36. De'Ath HD, Galland RB: Iatrogenic and non-iatrogenic vascular trauma in a district general hospital: a 21-year review. World J Surg 34(10):2363–2367, 2010 Oct.

37. Stannard A, Brohi K, Tai N: Vascular injury in the United Kingdom. Perspect Vasc Surg Endovasc Ther 23:27–33, 2011.

38. Koivunen D, Nichols WK, Silver D: Vascular trauma in a rural population. Surgery 91:723–727, 1982.

39. Oller D, Rutledge R, Thomas C, et al: Vascular injuries in a rural state: a review of 978 patients from a state trauma registry. Journal of Trauma 32:740–746, 1992.

40. Whitehouse WM, Coran AG, Stanley JC, et al: Pediatric vascular trauma: manifestations, management, and sequelae of extremity arterial injury in patients undergoing surgical treatment. Arch Surg 111:1269–1275, 1976.

41. Meagher DP, Jr, Defore WW, Mattox KL: Vascular trauma in infants and children. J Trauma 19:532–536, 1979.

42. Myers SI, Reed MK, Black CT, et al: Noniatrogenic pediatric vascular trauma. J Vasc Surg 10:258–265, 1989.

43. De Virgilio C, Mercado PD: Noniatrogenic pediatric vascular trauma: a ten-year experience at a level I trauma center. Am Surg 63:781–784, 1997.

44. Linda M, Harris MD, Hordines John: Major vascular injuries in the pediatric population. Ann Vast Surg 17:266–269, 2003.

45. Klinkner DB, Arca MJ, Lewis BD, et al: Pediatric vascular injuries: patterns of injury, morbidity, and mortality. J Pediatr Surg 42(1):178–182, discussion 182–3, 2007.

46. Konstantinidis A, Inaba K, Dubose J, et al: Vascular trauma in geriatric patients: a national trauma databank review. J Trauma 71(4):909–916, 2011.

47. Fingerhut A, Leppaniemi AK, Androulakis G, et al: The European experience with vascular injuries. Surg Clin North Am 82:175–188, 2002.

48. Igun GO, Nwadiaro HC, Sule AZ: Ramyil VM, Dakum NK. Surgical experience with management of vascular injuries. West Afr J Med 20:102–106, 2001.

49. Rudström H, Bergqvist D, Ogren M, et al: Iatrogenic vascular injuries in Sweden. A nationwide study 1987–2005. Eur J Vasc Endovasc Surg 35:131–138, 2008.

50. Bains SK, Vlachou PA, Rayt HS, et al: An observational cohort study of the management and outcomes of vascular trauma. Surgeon 7(6):332–335, 2009.

51. Brown CV, Neville AL, Rhee P, et al: The impact of obesity on the outcomes of 1153 critically injured blunt trauma patients. J Trauma 59:1041–1052, 2005.

52. Byrnes MC, McDaniel MD, Moore MB, et al: The effect of obesity on outcomes among injured patients. J Trauma 58:232–237, 2005.

53. Hoffmann A, Lefering R, Gruber-Rathmann M, et al: The impact of BMI on polytrauma outcome. Injury 2011. doi: 10.1016/j.injury.2011.05.029.

54. Simmons JD, Duchesne JC, Ahmed N, et al: The weight of obesity in patients with lower extremity vascular injuries. Injury 2010. doi: 10.1016/j.injury.2010.04.025.

55. Rosen H, Saleh F, Lipsitz S, et al: Downwardly mobile: the accidental cost of being uninsured. Arch Surg 144:1006–1011, 2009.

56. Dozier KC, Miranda MA, Jr, Kwan RO, et al: Insurance coverage is associated with mortality after gunshot trauma. J Am Coll Surg 210:280–285, 2010.

57. Maybury RS, Bolorunduro OB, Villegas C, et al: Pedestrians struck by motor vehicles further worsen race- and insurance-based disparities in trauma outcomes: the case for inner-city pedestrian injury prevention programs. Surgery 148:202–208, 2010.

58. Crandall M, Sharp D, Brasel K, et al: Lower extremity vascular injuries: increased mortality for minorities and the uninsured? Surgery 150:656–664, 2011.

59. World Health Organization: Decade of Decade of Action for Road Safety 2011–2020: saving millions of lives. http://www.who.int/violence_injury_prevention/publications/road_traffic/saving_millions_lives_en.pdf. Accessed 6th Nov 2011.

60. Geneva Declaration Secretariat: Global Burden of Armed Violence: Lethal Encounters http://www.genevadeclaration.org/measurability/global-burden-of-armed-violence/global-burden-of-armed-violence-2011.html. Accessed 6th Nov 2011.

第 3 章　血管损伤管理系统

DONALD H. JENKINS, NIGEL R.M. TAI, KARIM BROHI

摘要

在北美和澳大利亚,创伤中心系统可以减少受伤患者的死亡率和发病率。这些系统依赖于医疗基础设施,可以迅速将患者的需求匹配到合适的医疗水准,将患者转运到正确的医疗设施处,可以确定在整个过程中设备的无缝对接。为了保证正常运转和水平上的进步,创伤系统依赖于被授权的反馈机制回报的结果和进程数据的不断分析。血管创伤患者是否初期采用系统救治取决于国家和当地的情况。血管外科医师应确定处理退行性和慢性血管病的原则同样被应用在血管损伤患者身上。创伤外科医师有义务不断地将领域内以及腔内技术充分利用。为了实现这种意愿,外科医师可以不断地完善创伤患者的医疗系统化并不断地在结果上有所突破。

关键词:创伤系统,质量改善,血管网络,性能显示,联合创伤系统

简介

尽管训练有素的外科应急处理是血管创伤患者获得最佳预后的关键,但临床如果不给予治疗,如果没有系统化的途径和建立临床网络保证"在正确的时间、正确的地点获得正确的治疗",那么外科医生的作用就会减弱。本章将探讨当代创伤系统的功能和特点,以强调在寻求为血管损伤患者提供最佳护理时,基于系统的方法的必要性。

创伤管理系统概述

严重创伤管理需要跨越临床路径的多学科团队的及时干预。从根本上说,创伤救助系统通过在最佳条件下迅速将严重受伤的患者送到专业手术团队处来挽救生命,与非专业中心相比,死亡率降低了 10%～20%[1]。

血管损伤患者是有组织的创伤转运系统的主要受益者。早期将存在活动性出血或肢体缺血的患者送到多学科血管创伤服务机构,可以挽救生命、保存肢体。由于主要创伤中心也可能与区域性血管中心在同一单位,因此在提供复杂创伤救治和复杂血管疾病治疗所需的人员、专业知识、资源和基础设施方面存在相当大的重叠。这些因素的协同作用可以改善创伤和非创伤性急诊血管患者的预后。

区域创伤系统是一个公共卫生模型,用以管理特定人群的损伤[2]。该系统将创伤作为一个整体疾病进行管理。该系统涵盖了从院前救助到急性管理,再到重建和康复阶段的整个临床路径。把损伤预防的职责纳入到公共卫生系统中的目的是切实减轻民众的疾病负担。至关重要的是,要努力致力于全系统的数据收集和分析,这些数据被用作提高系统处理能力的核心推动因素。

建立创伤中心并不是简单的把伤员转运到这个初级救助中心,认识到这一点非常重要。尽管在这些中心救治重伤患者改善了预后,但却可能使那些伤得并不严重的患者预后变差。轻微或中等程度损伤占全部患者的 85%,这部分患者在超负荷的医院中遭到了"忽视"。全面满足特定区域内患者需求的系统(即所谓的"包容性创伤系统")包括了一个区域内的所有急救医院,并已证明能为患者群体带来更好的预后[3,4]。包容性创伤系统中的医院是根据其能力和机构承诺来确定的。在英国,中心被划分为主要创伤中心(MTC)和创伤单元(TU)两部分。其中,MTC 负责管理严重受伤的患者,TU 负责管理轻度和中度受伤的患者(图 3-1)。在美国,创伤救治体系中的医院依据救治能力划分了更多的级别(从 1 级到 4 级);其他国家也有类似的分级。

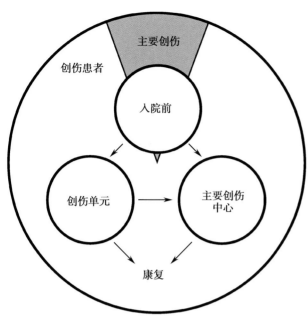

图 3-1　地区创伤中心概况

创伤系统的关键组成部分

区域创伤系统的核心目的是减少受伤后的死亡和残疾。然而，系统还必须有效地利用资源，并且必须在财务和后勤保障上都是有保障的。并非所有的医院都能配备人员和设备来治疗所有的创伤。严重创伤患者必须在其临床过程中尽早确定，并在灵活和"容错"的系统中进行联合的多专业护理，以提供高质量的临床救治。因此，创伤系统的关键点包括：

- 一个整合了医院和院前救治的区域性系统，以快速、安全地识别患者并将其送到最终治疗地点；
- 一个专门的区域创伤中心，负责管理该地区所有受伤的患者；
- 与创伤系统紧密结合的院前救治系统，具有明确的分流和疏散流程；
- 医院网络，具有确定的救治能力和容量，并具有预定的转诊协议，以优化伤员救治流程；
- 紧急康复服务，以改善预后，并使伤员做好回归社会的准备；
- 通过网络，进行持续的系统评估、管理和效率提高；
- 对参与伤者救治的所有医护人员进行持续的教育和培训；
- 一项有效的预防伤害计划，旨在减轻网络所服务人群的创伤救治负担。

- 有责任研究创伤及其效率，不断地改善创伤治疗和效果。
- 广泛地对灾难和大量意外事故应答。

创伤系统的第一个功能是对每个患者尽快做出应答，提出合适的治疗方案，快速将患者转运到合适的医疗中心。对于主要的创伤，可以帮助患者从受伤地点直接转运到最近的创伤中心。然而，对于严重损伤患者，因为他们通常是被朋友或路人转移，或因为当地住院前的协议不够完善或功能缺陷，或因为患者过度代谢失调以至于不能耐受更长路途的转运，因此这个系统必须保证这群人被转运到小一点的创伤单元以保证损伤的最小化。创伤单元必须保证早期复苏处置的能力和技术以及损伤控制，快速安全地将患者二次转运到大的创伤中心。系统最重要的一个特点是严重损伤的患者应转运到大型创伤中心。大型创伤中心有责任将患者从小的创伤单元转运到大型创伤中心（通常不考虑床位数），或者将患者安排到附近的大型创伤中心（如果那里有额外的能力处置）。患者在转运途中可能情况不稳定，系统就必须有专业的技能保证医疗。

大型创伤中心必须有专业的创伤诊治的制度。基础的设施主要有专业的设备、专家带领的创伤团队以及处理不断进展的病情的服务，还有不断改善的结构。大型创伤中心要有对整个系统的患者的快速反应，而不只是对于身体层面。大型创伤中心保证了整个网架以领导者为中心，提供教育、研究以及预防机制。

系统也包括急性和慢性复苏设备。在大型创伤中心治疗的患者在得到确切的治疗后要尽快送回当地医院。大型创伤中心可以确保患者能获得合适的医疗团队。复苏设备贯穿整个区域使得患者的整个转运途中无缝对接。

整个系统被医疗监督和质量改善（QI）监测。QI 定义：这是一个评估和改善医疗进程的方法，强调解决问题的多原则方法，不仅集中于个人，也集中于整个医疗系统。QI 由有组织的活动、政策、进程、绩效的评估来确定最好的办法以改善所需要的政策[5]。

创伤质量监测不仅仅局限于资源好的地区。这个原则同样应用在低中收入国家。

关键要素是通过一系列的性能指标监测系统的医疗[6, 7]。通过合适的患者分层，性能反馈可以在区域和国家内比较[8, 9]。系统的缺点可以被识别，资源、路径、培训或其他干预方法不断地发展和实施。这种进程不仅发生在区域水平，而且发生在每个大型创伤中心、创伤单元和救护车上。更重要的是，地区系统提供了以特定地理、资源、能力为基准的创伤治疗[10]。质量医疗是与指定水平和金融赔偿相关的。如果他们的医疗质量没能不断地改善，MTC 可能会失去它的地位，TU 可能会成为二流创伤中心。

有大量证据表明区域创伤系统可以快速改善创伤患者的治愈结果，降低大约 40% 的死亡率，使死亡数低于 1%，同时优化资源的使用，降低费用。创伤系统已经在全世界多个地区实施，包括美国、加拿大、澳大利亚、荷兰、德国的部分地区。仅大型创伤中心就可以使得严重创伤患者死亡率降低 20% 左右。除了在服务配置上有累积效应，大型创伤中心每年使得 650 个重大创伤患者获益。创伤机制配合大型创伤中心降低了 20% 的死亡率。这个系统的好处不仅是对于大型创伤中心的患者，也是对于整个区域的患者而言。

澳大利亚的维多利亚创伤系统报道了它们处置 500 万患者的经验，包括每年 1 400 个重大创伤患者[3]。

1 家儿童医院和 2 家成人医院被指定为 MTC，18 家医院被指定为 TU，其余 117 家医院也被纳入系统中承担救治任务。在 3 年内，这个系统将能够保证把创伤救治系统中患者的死亡率降低 38%。

在当代卫生保障体系中，建立区域性创伤救治中心所需要的保障和供给相对于其他的干预方法来说更加经济。每年由于创伤救治系统改善伤者的功能障碍所节省的花费大约为 2 500 美元，而与此对比，如对 50 岁以上患者为预防心血管疾病服用阿司匹林（22 000 美元）或他汀类药物（245 000 美元）；终末期肾病患者行血液透析（50 000 美元）或肾移植（10 000 美元）；乳腺癌患者服用三苯氧胺（124 000 美元）或赫赛汀（210 000 美元）[11]。此外，事实已经证明，建立一个优化的创伤救治体系对急诊患者减少在急诊科等待时间，改进入手术室流程，减少住院时间，改善预后等方面都具有非常明显的益处。

创伤中心的职能

当一所医院被指定作为区域性的创伤救治中心时，那它就有责任对生活或工作在其服务范围 /

区域内的人员创伤提供转运和护理。创伤中心有责任确保受伤患者在最合适的医院及时得到高质量的创伤救治和护理。此外，它负责治疗过程的持续性追踪，从第一次院前急救直到完成康复，其中包括在区域内其他创伤接收医院获得的救治和护理质量。中心还具有公共卫生的职责，通过对群众的创伤预防教育活动来减少创伤事件的发生。

创伤中心的救治工作量和疾病种类是非常重要的，必须经过细致地规划和监测。在创伤救治工作量和救治的结果之间有很强的关联，据观察在救治量最大的中心治疗效果较好，最高可以减少 50% 的死亡率。因此基于人口规模建立的区域性中心的服务量必须足够大。建议最低限度上，创伤中心每年至少能接受 250 例重症创伤患者（最好能达到 400~600 例）。这相当于每个创伤中心服务 300 万~400 万人，这取决于伤害负荷和具体地理问题的区域差异。在美国和澳大利亚几个城市中，有很多中心收治患者很少，这对创伤救治体系和患者的预后是非常不利的[12]。

与此相反，有些创伤中心可能并不能完全担负起救治其区域内的所有受伤患者的任务。大多数被收治的伤者并不属于严重创伤或多系统创伤，会使单一的中心超负荷运转，并降低总体的救治效率。这些患者本可以在次级创伤接收单位（TRU）中获得更有效的治疗。这些 TRU 是区域创伤救助系统的一部分，并且保持了相同的救治标准，但可能不完全具备所有专业的人员及专门的创伤救治服务。在同一区域内的专业创伤中心与次级创伤中心之间的联系必须是稳固可靠的，能够确保患者在当地接受救助、教育和临床管理。向上一级医院转运患者应该基于患者病情的紧急程度，而不能因为 TU 的临床资源紧张（比如重症加护病床数）。无论何时，转运创伤患者的责任都在于区域治疗单位。

创伤专科中心拥有全天候的，可以为多系统创伤提供现场及院内救治所需的所有专业技术和设备（包括介入放射治疗）。能提供诊断放射学、输血科、重症监护、康复和其他相关服务科室和专家的支持。然而，仅凭这些服务尚不足以指定为区域性创伤专科单位，因为只有在为创伤患者提供专业的创伤治疗服务后，才能显现出治疗结果的改善和护理水平的提高[12]。

创伤服务的职能是为创伤患者提供专业的救治和护理，整合多学科团队并竭诚为患者提供服务，无论是在医院系统内还是在正在进行的社区护理过程中。创伤服务还负责对创伤救治团队的所有成员进行专业知识教育，以确保进行专业认证，以及较好地理解和贯彻最佳实践指南。通常，该服务包括在入院后复查所有创伤患者，并进行第三次检查和影像学检查。单系统损伤的患者（如孤立性颅脑损伤、腿部骨折等），可能退出创伤系统并被送到专科治疗团队那里，但复合伤患者（颅脑损伤合并腿部骨折）仍然留在创伤救治服务中，并纳入相关的专业治疗服务。为确保交付质量，创伤护理的最终职责仍然是为所有确诊患者的创伤服务。

创伤服务体系是由外科医师、专科护士、职业治疗师、物理治疗师、数据收集人员和行政人员组成的多学科团队。国际上多数的创伤救助体系是由受过创伤专业训练的普通外科医师领导的，但也存在地区间差异。更重要的是，在创伤服务体系内的所有手术专科（麻醉、重症监护、放射学、输血）中负责学科间协作的都有专门的创伤专家。创伤计划管理人员，创伤护士协调员和病案管理护士对服务系统的日常活动至关重要，而数据收集和分析的工作人员负责监控整个系统的运转是否良好。

能把一个创伤中心中的各个方面有效地整合在一起的是绩效改进计划，包括临床治理和质控监测。创伤中心标准被设定为质量、过程和结局测量标准。例如，有腹腔内出血的患者将具有质控目标，如"马上成立由顾问领导、完全符合 ATLS 资格的创伤小组"和"在复苏室中有立即可用的超声设备"。过程标准将包括"1 小时内的紧急开腹探查术时间"，结果标准将包括与其他国家创伤中心的创伤后剖腹探查术并发症发生率和死亡率结果的比较。这需要一个创伤登记和数据收集系统来确定这些标准之间的差异，以及一个强有力的同行评审机制，以检查相关部门的工作执行偏差并进行修正。每个创伤中心如何实现这些目标需要一个本地化的解决方案，这对于每一个机构都是不同的。

将多学科医院转变为创伤专科中心并非轻而易举，它涉及对员工和资产的重大投资，以及医疗保健给付和临床治理的变化。服务于整个人群的专科中心的观念与大型学术机构中的大多数专业单位的象牙塔心态是不同的。管理与该地区的其他医院和院前救助单位之间的交流需要承诺、沟通、教育和大量艰苦的工作。

尽管如此，建立、运营创伤专业中心和区域救治系统的成本非常低廉，而且由于减少残疾带来的潜在节约使得社会净收益增加。

创伤系统在伤员救治中的作用

截至本书出版前，军事医疗部队已经连续十多年为战斗伤员提供救治服务。最初，这种医疗应对模式缺乏凝聚力和结构化的方法。由于看到民用创伤系统对患者结局的积极影响，一批军队医师主张建立基于民用模式的战场创伤系统。美国中央司令部（CENTCOM）在其战区作战中实施了包容性创伤救治制度，被命名为联合战区创伤系统（JTTS）[13]。英国的国防医疗服务局也得出了类似的结论，并开始独立地迅速开展工作，为部队建立一个特设创伤系统[14]。JTTS 的目标是确保在战场上受伤的每个士兵、海员、水手和飞行员都有最佳的生存机会，并尽最大可能的功能康复：患者在恰当的位置、恰当的时间获得适当的治疗[15]。虽然军事创伤的流行病学与民间经验不同，JTTS 的结构，功能和作用在很大程度上是建立在民事创伤系统原则之后，如美国外科医师创伤委员会（ACS COT）最佳资源委员会护理受伤患者。本文件确定了民用创伤救治资源的标准和优化救治标准的政策、程序和创伤患者的救治方案。手册的内容为院前救治、医院和亚专科等医疗单位的所有医护人员提供指导。ACS COT 验证审查委员会（VRC）最初是在 20 世纪 70 年代初发展起来的，其职能是作为美国创伤保健系统的过程监督和实体认证。

根据 ACS COT 的模板，JTTS 制订并整合流程和程序，以便在各级救治单位中都有创伤患者相关数据的记录，以促进持续性的救治过程的改进。这些基本数据有助于预测所需资源、评估结果、教育和培训需求，以提高整个战区伤者救治的连贯性，并提高在冲突中的对实时变化（基于数据）的应对能力。

一级以上战场创伤系统的监督和方向由 CENTCOM 外科医师指导。位于美国本土的母系统现在被称为联合创伤系统（JTS），它将整个系统的概念从受伤地点到战地医疗救治中心，并延伸到美国本土的救治中心中进行恢复。持续改进的理念推动了系统的成熟，现在超越了曾经效仿的对象——美国创伤救治系统。

经过 8 年的不断发展，JTTS 已经到达了一个关键时刻，亟须把现有的经验引入到未来国防部（DoD）部署的医疗业务中，并通过资金、规划和人员配置来维持其运转。这将确保外科医师在未来冲突局势下工作仍可以获得现有系统的利益保障，并确保职位能得以保留。

联合战场创伤系统的组织

在美国的军事创伤保健系统中，有五个级别或梯队，每高一级都有越来越多的资源和救治能力（表 3-1 和表 3-2）。Ⅰ级救治是在受伤地点附近提供帮助。Ⅱ级救治包括直接支持前方战场战斗单位的手术团队提供的手术复苏。Ⅲ级救治提供了更多的资源保障能力设施，并且是战场救治中的最高水平。一般来说，Ⅲ级中心能提供先进的药物、外科手术、亚专科和创伤的救助，类似于民用创伤中心或 MTC。一般而言，Ⅰ级和Ⅲ级之间的伤者转移通常是通过直升机或固定翼战斗机来完成的。Ⅳ级救治是战场以外能提供更佳的外科治疗的第一梯队。Ⅴ级救治是撤离到美国大陆的

某一个主要军事中心的最后阶段，在那里也提供确切的治疗，并提供更全面的康复服务。与英国伯明翰大学医院的皇家国防医学中心一样，英国的军事系统中的战地创伤管理也从角色 1 至角色 3——类似于美国Ⅰ级至Ⅲ级的战地救治系统。

构成创伤系统的要素如上所述。这些要素在

表 3-1　美国创伤中心等级对比：民用和军用

军用等级	设置说明	民用等级
Ⅴ（如 BAMS/ISR 和 WHMC）	担负教学和研究任务的重大创伤中心	Ⅰ
Ⅳ（无）	重大创伤中心	Ⅱ
Ⅲ（战区医院）	区域性创伤中心	Ⅲ
Ⅱb（如 FRSS, FST, EMEDS）	有部分外科手术能力的社区医院	Ⅳ
Ⅱa	院外救治中心	—
Ⅰ	EMS/ 医护兵 / 医师	—

说明：BAMS，战地援助医疗站；EMEDS，远征医疗服务；FRSS，前线复苏手术系统；FST，前线外科团队；ISR，美国陆军外科研究所；WHMC，美国空军威尔福德霍尔医疗中心。

表 3-2　美国创伤系统的组织构架

军用等级	民用创伤系统构架	军用创伤系统构架
国家 / 联邦级	美国外科医师协会, 创伤委员会 注册（国家创伤数据库） 创伤救治专业组织（美国创伤外科协会 / 西部创伤外科协会 / 东部创伤外科协会）	防御部, 健康事务部, 外科医师联络部 创伤注册联络处 防御医学培训机构 / 战伤外科委员会 / 战斗伤亡护理
州 / 部属级	州立创伤系统 州级指挥（得州政府 EMS 及创伤咨询委员会） 州级注册系统 州级创伤系统计划	战斗指挥部 外科医师战斗指挥部 创伤联络部的指挥数据库 创伤系统联络中心 / 特殊指挥部
区域级	区域性创伤系统 区域创伤注册	负责区域（伊拉克和阿富汗） 创伤系统联络中心 / 联络数据库
地方级	主导创伤中心 创伤注册	创伤指挥联络中心机制 地方性创伤数据 / 开始收集创伤系统数据
地方 / 区域组合级	地区咨询委员会 RAC 主席 城乡联合体 EMS（地面和空中） 医院各级代表 行动改进 / 机制重建	外科医师指挥 JTTS 指挥官 Ⅱ/Ⅲ级职员 Ⅰ级职员 PI/ 机制重建

EMS，应急医疗服务；JTTS，创伤系统联合部；PI，行动改进部；RAC，区域咨询委员会。

总体创伤系统主导下联系起来，以便于不断地评估系统结构、功能和结果，并且必须能够根据这些评估的分析结果来制定政策和 / 或指南。

了解损伤的机制和伤员伤害负担的流行病学对于将这些功能置于正确的上下文中至关重要[16~18]。这三个功能：评估、关键政策 / 指南制定和保障是创伤系统功效评估的核心，内容如下：

- 评估功能包括全面记录和阐述在战区管辖范围内发生损伤的流行病学特点的能力，并通过查看数据库中对整体连续性监护能力的记录，来评价其效力。
- 关键政策 / 指南制定功能包括维护创伤系统基础设施的能力，以及为了伤员的福利而制定和执行政策、准则时的规划、监督和指挥的权力。
- 保障功能包括教育和联盟建设，包括整个系统的领导和参与者（促进凝聚和协作能力）；使用分析工具监测行动能力并促进损伤的预防，以及评估和检验系统内各部门是否符合标准或临床要求的能力。

由于在伊拉克军事行动中的 OIF 和 OEF 系统创伤救治能力的成功实施，已经创下战斗伤亡人员死亡率的最低纪录。

目前的挑战是把过去建立和发展起来的 JTTS 方法取得的成功，运用到未来的战略中，以保障在未来战争中部署的战斗人员的战伤救治。JTTS 是围绕一个静态和非常稳定的医疗设施而建立的网络系统，由强大和基本保证的航空医疗保障后送路线支持，并在过去数年内具备救治大量伤员的经验，经常由经验丰富、具备多次巡诊经验的临床医师提供医疗服务。这种持久的条件有利于系统化和质量改进。未来的行动可能会更轻、更短，后勤和疏散的选择也更少。"机会周期"在其中可以描述问题，启动改进计划，观察效果，并相应地修改，这可能比最近的 JTTS 时代要差得多。开发更灵活、迅捷的系统化方法和改进机制，不仅考虑到这些新的业务现实，而且在它们内部蓬勃发展，这是一个新出现的问题，必须成功地解决 JTTS 继续交付其最佳效果的问题。

系统化血管损伤管理的挑战

如果显然可以通过系统化的方法来改善损伤的结局或预后，外科医师希望解决的血管损伤的具体问题所面临的障碍和挑战是什么呢？

所有权和职责

随着三级临床服务的日益增多，血管中心通常与 MTC 是共同协作的。血管创伤患者的"所有权"将取决于当地情况，但必须进行界定、授权和确认。创伤外科的骨干不仅可能成为救治系统的传统领导者，而且是为了确保系统整体运转良好而设置的。然而，血管外科医师代表了技术的专业化，尤其是在血管内治疗方面。因为普通外科和血管外科训练课程已经各自独立，使得创伤科医师能够提供和设计最佳的血管疾病治疗路径和主导相关的策略改进的能力，可能被弱化了。这可能不会导致系统的失控。血管外科的主要职责包括老年性退行性变疾病。由于非医源性血管创伤只占血管外科急诊患者量的很小一部分，因而血管外科医师可能逐渐丧失对系统改进的兴趣和热情。尽管如此，血管外科医师已经主导了对动脉瘤筛查、卒中预防和肢体血管重建系统的改进，并且对质量的改善越来越熟悉，而为改善血管创伤预后的努力也应该相应地影响这一专业知识[19~20]。在伦敦创伤救治系统中，这条途径已被用于设计血管损伤患者的血管旁路手术，而且在泛伦敦地区的创伤注册登记系统中广泛地应用。

至关重要的是，血管外科和创伤外科医师为一个地区或人群服务时，抓住每一个机会来共同争取系统化路径所带来的益处。即使在成熟的创伤救治体系里，内部和外部的压力可能会降低系统运行的能力，因此对这些情况必须要有所预测和有针对性措施。有许多挑战，诸如成本控制、资源管理、临床医师的解聘，以及竞争性的卫生政策议程等必须很好地理解和有效地管理而不至于忽略患者和他们的需求。

数据的收集和对照

数据都应该作为基线情况数据库的一部分而收集，但是关于血管病患者的特殊数据收集的指导原则却很少。一般来说，作为衡量系统运转效能而采集的数据应该是容易测算的，应该反映或与结果具有相关性，应按照能够反映当前良好做法的标准而设置准入门槛，应按照风险进行分层，同时应该显示整个系统的运行质量。显然，如果要监控特定于血管的过程和结果，并将其包含在反馈机制中，就需要这些离散的指标。一个建议的潜在数据领域列表——除了通常的关于创伤流行病学、生理学指标和复苏措施的数据——都包括在框 3-1 中。必须对哪些处理数据作为系统效能的衡量标准作出判断。这些判断应该基于证据。同样，结果数据应该基于约定的定义。例如，"早""晚""初级""次要""紧急"和"选择性"的截肢在不同的机构和环境中有不同的定义。目标是标准化的、以证据为基础的基准和功能恢复的结果，使人们能够对时间和制度的过程和结果进行分层的比较。挑战不仅仅是开发描述性能的数据，而是确保收集到足够多的数据，以确保有足够数量的信息用于对不常见的伤害模式进行有意义的分析。寻求一个区域或全国性的对话来规划并配置基础设施——或利用现有的创伤和血管区域——是维持血管创伤质量改善的关键。

吸收临床实践指南

显然，民间组织有必要发展和完善血管实践指导模式。大多数实用工具使用的是系统的评估方法，如东部创伤外科协会或血管外科学会 [21~22]，伦敦的创伤系统也发布了自己的指导方针，将当地的知识和系统与教育培训结合起来。指导方针的实施不应是一次性的，但应遵循影响分析和定期审查时间表。临床实践指南（CPG）在高级决策者的支持下，可以在临床社区获得有效的牵引，并与相关的提供者教育项目一起引入。仅仅将未公布的 CPG 放入临床环境中作为独立的法令可能会产生适得其反的效果。

新知识的引进与更新

所有的创伤救治系统都应该有明确的管理手段来审查申请人的候选技术，挑选那些有责任的人，引入新的疗法，评估对患者护理的影响。血管外科和创伤外科医师都很熟悉由他们管理的患者的令人兴奋的新辅助手段的日益快速发展所包含的研究悖论。腔内血管外科的革命性进步已经允许将多种类型的装置和技术引入到实践中，并且具有不同程度的证据和数据来支持这一点。一种老生常谈的说法是，事态的发展是以这样一种速度进行的，因此，要想正确地尝试这种新的干预措施是不现实的，因为研究结果在传播时并没有反映出正在出现的或甚至已经确立的做法。来自多个不同领域的无数例子都与此观点背道而驰——包括运行良好且信息丰富的试验，如 crash 2 和多项随机试验，详细研究了颈动脉支架治疗预防卒中的获

框 3-1	血管损伤数据库的具体过程和结果

质量

救治人员

救治人员的培训水平（血管重建，截肢）

救治人员的专业水平（血管重建，截肢）

麻醉师的培训水平

机构

认证血管创伤教学计划

认可的血管损伤救治流程

血管损伤救治质量控制流程

过程

时间区间：从发生血管损伤到完成血管影像检查的时间节点

时间区间：从发生血管损伤到外科损伤血管控制的时间点

时间区间：从发生血管损伤到肢体再灌注损伤的时间点

时间区间：从发生血管损伤到确定肢体血管重建的时间节点

时间区间：从允诺 / 同意到截肢或手术

提供明确的康复治疗方案

明确的假肢安装时机

结果

术后骨筋膜室综合征（率）

术后血管重建灌注不足 / 远端器官缺血（率）

术后伤口或移植物感染（率）

术后截肢（30 天内）（率）

益 [23~24]。然而，在缺乏试验数据的情况下，并且认识到新的治疗方法不断地出现，领导者必须有地方政策来规范对新疗法的引进和监测，以便进行后续治疗（即使创伤患者的数量可能难以追踪）。适当运行的设备或治疗注册中心（包含前瞻性收集的数据）是可行的和重要的知识生成工具，应该在区域或国家层面进行管理。

结论

民用和军用创伤系统的发展、实施和逐步成熟降低了严重伤害的发生率和死亡率。由于其特殊的致死和致残特性，血管创伤作为一种特殊的损伤模式，在此值得我们特别思考。此外，只有在持续改善流程的背景下，才有可能对血管创伤的循证管理进行熟练地协作和应用，这将带来最大获益，减少损伤后可预防性死亡。

（冯亚平 牛帅 译 张福先 校）

参考文献

1. Celso B, Tepas J, Langland-Orban B, et al: A systematic review and meta-analysis comparing outcome of severely injured patients treated in trauma centers following the establishment of trauma systems. J Trauma 60:371–378, 2006.
2. American College of Surgeons: Resources for optimal care of the injured patient. Chicago ACS 1999.
3. Cameron PA, Gabbe BJ, Cooper DJ, et al: A statewide system of trauma care in Victoria: effect on patient survival. Med J Aust 10:546–550, 2008.
4. Cornell EE, 3rd, Chang DC, Phillips J, et al: Enhanced trauma program commitment at a Level I trauma center: effect on the process and outcome of care. Arch Surg 138:838–843, 2003.
5. Mock C, Juillard C, Brundage S, et al: Guidelines for trauma quality improvement programmes, Geneva, 2008, World Health Organization. http://whqlibdoc.who.int/publications/2009/9789241597746_eng.pdf.
6. Willis CD, Gabbe BJ, Cameron PA: Measuring quality in trauma care. Injury 38:527–537, 2007.
7. Moore L, Stelfox HT, Boutin A, et al: Trauma center performance indicators for nonfatal outcomes: a scoping review of the literature. J Trauma 74:1331–1343, 2013.
8. Boyd CR, Tolson MA, Copes WS: Evaluating trauma care: the TRISS method. J Trauma 27:370–378, 1987.
9. Champion HR, Copes WS, Sacco WJ, et al: The major trauma outcome study: establishing national norms for trauma care. J Trauma 30:1156–1165, 1990.
10. Eastridge BJ, Wade CE, Spott MA, et al: Utilizing a trauma systems approach to benchmark and improve combat casualty care. J Trauma 69(1):S5–S9, 2010.
11. Rotondo MF, Bard MR, Sagraves SG, et al: What price commitment? What price benefit? The cost of a life saved in a level I trauma center. Presented at the American Association of Surgery of Trauma's 65th annual meeting, New Orleans, LA, September 2006.
12. Davenport R, Tai N, West A, et al: A major trauma centre is a specialty hospital not a hospital of specialties. British Journal of Surgery 97:109–117, 2010.
13. Eastridge B, Jenkins D, Flaherty S, et al: Trauma system development in a theater of war: experiences from operation Iraqi freedom and operation enduring freedom. J Trauma 61:1366–1372, 2006.
14. Hodgetts T, Davies S, Russell R, et al: Benchmarking the UK military deployed trauma system. JR Army Med Corps 153(4):237–238, 2007.
15. Eastridge BJ, Costanzo GS, Jenkins DH, et al: Impact of joint theater trauma system initiatives on battlefield injury outcomes. Am J Surg 198(6):852–857, 2009.
16. Holcomb JB, McMullin NR, Pearse L, et al: Causes of death in U.S. special operations forces in the global war on terrorism. Ann Surg 245:986–991, 2001–2004, 2007.
17. Holcomb JB, Stansbury LG, Champion HR, et al: Understanding combat casualty care statistics. J Trauma 60:397–401, 2006.
18. Kelly JF, Ritenour AE, McLaughlin DF: Injury severity and causes of death from OIF and OEF: 2003–04 versus 2006. J Trauma 64:s21–s27, 2008.
19. Abdominal aortic aneurysm quality improvement programme. Interim report. Vascular Society of Great Britain and Ireland. 2011.
20. Quality improvement framework for major amputation surgery. Vascular Society of Great Britain and Northern Ireland. 2010.
21. Eastern Association for the Surgery of Trauma. Guidelines for the treatment of penetrating lower extremity and arterial trauma. http://www.east.org/resources/treatment-guidelines/penetrating-lower-extremity-arterial-trauma,-evaluation-and-management-of.
22. Lee WA, Matsumura JS, Mitchell RS, et al: Endovascular repair of traumatic thoracic aortic injury: clinical practice guidelines of the Society for Vascular Surgery. J Vasc Surg 53:187–192, 2011.
23. The CRASH-2 collaborators. The importance of early treatment with tranexamic acid in bleeding trauma patients: an exploratory analysis of the CRASH-2 randomised controlled trial. The Lancet 376:23–32, 2010.
24. Meier P, Knapp G, Tamhane U, et al: Short term and intermediate term comparison of endarterectomy versus stenting for carotid artery stenosis: systematic review and meta-analysis of randomised controlled clinical trials. BMJ 340:c467, 2010.

第 4 章　血管创伤的病理生理学

CHARLES J. FOX, JOHN B. HOLCOMB

摘要

血管损伤会导致伤者的许多全身性不良结果（由于失血和休克）以及对组织的局部影响（由于组织灌注中断导致的缺血）。这些不良刺激以及良好的复苏和及时的手术所带来的损伤的缓解，可以提高患者生存和功能恢复的潜力。对介导这些效应的重要细胞间及细胞内信号通路的全面了解，可能是有助于发掘未来治疗手段的关键。缺血/再灌注损伤发生在内皮层，所选择的复苏策略可能进一步修复或损伤内皮的完整性。特别是，糖萼的结构完整性可能是这些过程的关键。当休克和缺血同时发生时，其各自的不良影响增强和相互叠加，使得即使在标准的血管重建时间内，也难以确保肢体的功能性救治。血运重建前的时间段不再保证最佳恢复时间比以前所理解的短，而可能受到液体复苏质量的影响。

关键词：血管创伤，缺血，再灌注，损伤控制，复苏，内皮细胞，血浆，红细胞，血小板，转化生长因子

简介

　　肢体血管创伤后的急性肢体缺血是和平时期和战时环境下常见的发病原因[1]。这种紧急情况下，对外科医师而言，传统的外科治疗目标是迅速恢复肢体血供以期获得最佳的保肢率。然而，在缺乏救治经验的民用医疗中心或在远离救治中心的战场上，要想获得即刻的治疗以尽早恢复肢体血供几乎是不可能的。此外，由于肢体组织缺血缺氧产生有害的代谢物质，因而在长时间缺血后恢复肢体血供的治疗可能会产生不可预知的后果。因此，在血管创伤的情况下，缺血/再灌注损伤的发病机制和缓解机制仍是人们关注的课题。本章对肢体血管损伤的病理生理学进行了基本的回顾，包括讨论时间对肢体缺血/再灌注损伤的影响、失

血性休克对保存肢体功能的影响，以及减轻缺血再灌注损伤的最佳复苏治疗用液体。在血管创伤中认识到这些基础性和转化科学的要素，对于实现肢体功能保存的最大化和改进未来的临床实践是至关重要的。

缺血/再灌注损伤的发病机制

　　在完全性或不全性缺血过程中，会出现氧气输送中断和有毒代谢产物的积累。在失血性休克时，血流量的减少会进一步加剧代谢废物的清除障碍。能量消耗的增加激活了炎症反应，从而导致细胞功能和结构的紊乱。再灌注是正常血流的重建，大部分的损伤被认为发生在这段时间内。再灌注损伤主要是由于中性粒细胞的活化、浸润到缺血组织，以及随后出现的内皮损伤导致组织水肿、微血管血栓形成和不可逆的组织坏死。缺血/再灌注损伤的程度部分依赖于缺血持续时间。由于能量储备的消耗，长时间的缺血会导致初期胞膜破裂。依赖于腺苷三磷酸（ATP）的离子泵的功能丧失会破坏渗透梯度，导致细胞肿胀和能量依赖机制的全面失效。内皮细胞在缺血时扮演着重要的角色，由其合成的代谢酶在再灌注时产生氧自由基。自由基的产生引发了多种化学介质的复杂分子相互作用，从而导致中性粒细胞的活化。

　　这个过程中的一些关键分子是补体、前列腺素、细胞因子和血小板激活因子（PAF）。活化的中性粒细胞增加细胞黏附分子的活性，导致内皮损伤。之后内皮损伤会引起血管通透性增加，细胞肿胀、水肿，以及由于 NO 释放导致的血管舒缩功能的变化。中性粒细胞黏附的区域，由于血管内皮肿胀受损，血管舒张以增加血流的生理过程可能完全停止。这种情况被称为"无回流"现象。组织损伤程度取决于缺血的程度。短时间缺血不会引起初期的损伤或病理性炎症反应的激活。而长

时间的缺血由于能量耗竭和随之出现的病理性再灌注损伤，可导致大面积的组织损伤。

传统的观念认为不可逆的细胞和线粒体损伤，引起 ATP 再生障碍，以及在缺血 6 小时后发生不同程度的组织坏死。然而，最近深入的研究表明，神经肌肉组织缺血的时间阈值极有可能小于 5 小时，而这一阈值在失血性休克的情况下甚至更低（<3 小时）。战场上的挑战是要了解在失血性休克时，如果尚没有永久性组织破坏和神经及骨骼肌功能丧失的情况下，能否通过常规的脉搏检查，判断可以耐受缺血的时间窗。

战时的临床实践

在阿富汗和伊拉克的军事行动导致 40 000 多例肢体创伤，近 2 500 例截肢[2]。这一类创伤大约占战争相关性创伤的 75%，而肢体血管损伤的比例是之前战争冲突中报告的 5 倍之多。止血带的广泛使用提高了可压迫性肢体出血患者的生存率[1]。止血带的成功应用和肢体创伤救治效果的改善，逐渐将我们的注意力转移到需要迅速恢复血流的缺血肢体上，以期挽救生命和肢体[3~5]。在这些战争的初期，公认的临床模式受到了挑战，它曾推荐在缺血 6 个小时后仍可挽救肢体。

随着治疗结局的概念从统计保肢率转变为统计功能性或高质量生存的肢体比例，研究人员重新审视了在战场上恢复肢体血流的可能性，并利用临时性转流管来进一步提高救治水平。Dawson 和他在得克萨斯州圣安东尼奥的拉克兰空军基地的同事们，在一项动物试验中，尝试用临时转流管来维持肢体血管损伤期间的血流灌注，这一研究结果显示出了良好的血流通畅性并降低了组织中乳酸的产生[6]。伊拉克的早期报告显示了这种外科辅助治疗的可行性和总体的优势，在这之后应用逐渐增多，有将近 1/4 肢体血管损伤使用了临时转流管[7, 8]。尽管在 5 小时内的转流通畅率超过 90%[9]，但转流术保护缺血组织的有效性仍不明确，直到 Dawson 最初研究的十年后，Rasmussen 和他的同事们在拉克兰空军基地进行了数项随机性大型动物的研究，至此其有效性才得以明确。

缺血阈值

为了评估暂时性血管转流术的生理效果，一种

肢体缺血的猪模型显示，早期恢复血流灌注可避免进一步的缺血性损伤，并减少组织损伤的循环标志物[10]。在再灌注过程中，采集标本检测循环中标志物以评估肌肉损伤程度和炎症反应，其中包括乳酸、肌红蛋白、钾、肌酸磷酸激酶、天冬氨酸转氨酶、乳酸脱氢酶。这些值用于计算缺血指数评分。这是首次研究证实在缺血 3 小时之内，通过暂时性血管转流来早期恢复血流，可减少肌肉损伤的组织和循环标志物浓度。这项研究与以往的动物研究形成了鲜明的对比，该研究只关注了那些缺乏战时适用性的小动物[10]。Gifford 和他的团队也提出，转流术的应用并没有加剧缺血性损伤，而且在没有全身性抗凝的情况下仍然保持了通畅（例如，肝素）。该研究驳斥了一项手术原则，即 6 小时的缺血时间窗是足够或可接受的，并验证了在前方机动医疗救治部队中使用临时转流技术的有效性。尽管缺乏组织学研究限制了将这些标志物研究应用到实际创伤研究的能力，但 Gifford 和他的同事为随后的神经肌肉康复分析铺平了道路[10]。

虽然有几项小动物实验研究提出，在缺血的时间窗后将发生不可逆的神经肌肉损伤，但这是不完全的且定义不同。Burkhardt 及其团队使用猪生存模型来确定一个缺血阈值，当超过时间阈值后即使通过手术恢复血供可能也无济于事。不同实验组按照猪的髂动脉被结扎阻断的时间间隔不同进行随机分组，随后是血管修复以及 14 天的恢复阶段。在这一系列的研究中，恢复的生理指标作为功能恢复结果的终点，包括 Tarlov gait 评分，肌电图（EMG）测量的结果与肌肉和神经组织学相结合。在本研究中，通过手术和治疗辅助手段，在肢体血管损伤后早期（1~3 小时）恢复肢体灌注，与延迟恢复血流或结扎相比，可以明显改善神经-肌肉的功能。有趣的是，该研究还指出，缺血 6 小时后（结扎而不是修复），与神经肌肉恢复的改善有关，并明确在阻断 4.7 小时后局部血流可获得生理性恢复。作者认为，对缺血阈值的了解可能会促进分流术、筋膜切开术、药物等的发展，使其继续朝着更有利的方向发展[2, 11]。

Hancock 和他的同事们指出，作为这些转化型大型动物研究的延伸，肢体血管损伤通常与出血有关，而休克对缺血阈值的潜在有害影响尚不清楚。研究人员通过在确切的后肢缺血（1、3、6 小时）的情况下，描述出血性休克对神经肌肉恢复的影响，拓展了最初的 Burkhardt 等的研究。本研究

发现，缺血少于 1 小时的动物在 14 天的恢复期结束时，可达到临床上正常的肢体功能，而肌肉和神经组织的组织学病变最为轻微。然而，在Ⅲ级失血性休克（血容量减少 35%）的情况下，只要 3 个小时的缺血即可导致功能恢复受损，及中度至严重的肢体肌肉和神经组织变性。有趣的是，Ⅲ级休克与所有实验组的神经肌肉恢复的降低有关，但在 3 小时以上缺血的实验组中受影响最大。研究人员得出结论，失血性休克缩短了肢体缺血的时间窗，在这一类损伤中（肢体缺血和休克），要想获得最好的神经肌肉恢复和肢体功能保存，在 1 小时内进行血管重建是非常必要的。这些研究发现强调了识别和液体复苏治疗休克的重要性，它的目的是使血红蛋白浓度和氧气输送最大化，以防止进一步的神经肌肉损伤[12]。

损伤控制性复苏

损伤控制性复苏（DCR）已成为治疗失血性休克的有效策略[4, 13~16]。这包括更早地和更多地使用成袋红细胞（PRBC），解冻血浆和血小板，同时限制（4L/24h）晶体液输注。有几项研究已表明，早期、积极地应用这种基于血浆渗透性浓度的复苏策略可以提高生存率[4, 16~19]。DCR 已经改变了目前军事和民用创伤救治中心的做法。最近的证据表明，DCR 还可以调节缺血 / 再灌注对血管损伤的反应，因为失血性休克的治疗提高了缺血阈值[12]。新鲜的红细胞（RBC）具有更大的氧气输送能力，新鲜解冻血浆产品可以稳定细胞膜，从而减少毛细血管水肿和内皮渗透性，而这是已知的加剧再灌注损伤和微血管血栓形成的无回流现象的原因[17, 20, 21]。对 RBC 的研究引出了"贮藏病灶"的概念，这一概念与促炎改变和有害影响有关[22~24]。这些研究表明，衰老的 RBC 会产生有害的影响。在患者和体外研究中，RBC 的贮藏年龄与炎症基因表达增加、感染和生存减少有关。此外，最近的研究表明，血小板增加分泌和储备多种生长因子，包括转化生长因子 β（TGF-β），有可能破坏血管而导致不良的结果。

因为现在许多创伤中心直接将解冻血浆放置在急诊科，因此输血的最佳年龄受到了质疑。根据美国血库协会介绍，解冻血浆可以在输血前 1~6℃储存长达 5 天。尽管这可能减少浪费，但是实验证明，与新鲜解冻的血浆相比，存储的解冻血浆

的止血能力下降、凝血因子减少。Letourneau 及其同事们的研究表明，输注放置 5 天的血浆会增加不受控制出血的大鼠模型中的死亡率。此外，衰老的血浆内皮修复能力下降[25]。进一步研究证实了内皮生物功能与持续复苏液体之间的相互作用。例如，Pati 及其同事证明，与新鲜解冻的血浆相比，衰老的血浆与内皮通透性增加具有相关性。他们研究假设，除了逆转凝血病变，新鲜冰冻血浆对内皮有保护和稳定作用，从而可以降低内皮细胞的通透性。关于缺氧引起内皮通透性改变，该研究组对 70kDa 葡聚糖在单层之间的通过能力进行相关研究。Pati 及其同事指出，解冻血浆可在体外降低血管通透性，但超过标注储存时间 5 天以上的血浆，降低血管内皮细胞的通透性的作用明显降低[21]。内皮细胞的稳定性对血管完整性至关重要。内皮细胞紧密连接对于结构支撑非常重要，当连接失败时，内皮细胞变得脆弱，水和其他分子开始侵入间质空间（图 4-1）。这或许是可以证明在大面积肢体水肿通常与急性缺血性肢体的再灌注有关的重要机制之一，常需要做筋膜切开术以避免室综合征和肢体损失。此外，内皮下的暴露可能导致不必要的凝血级联的激活，并且形成微血管血栓播散。与膨胀性水肿引起的腔内收缩一致，依据复苏情况，无回流现象并不能被预防或加重。

Duan 及其同事们针对冷冻对新鲜冷冻血浆的影响进行研究，指出内皮细胞迁移对血管损伤后的修复或愈合至关重要。这种修复过程可能会因抗迁徙活性而延迟。他们的研究表明，血浆的冰冻降低了其对内皮细胞功能的益处，但潜在的机制仍然未知[26]。TGF-β 是已知的内皮细胞迁移的抑制剂，迁移在恢复内皮损伤后屏障功能中发挥重要的作用[27, 28]。有趣的是，研究人员发现，新鲜的冷冻血浆含有大量的 TGF-β，并在冷冻过程中增加。更重要的是，5 天龄的血浆也显示出内皮细胞迁移能力下降。这支持了 5 天龄的新鲜冷冻血浆的冷冻过程可增加 TGF-β 水平的假说，从而导致血浆对内皮细胞迁移的影响作用降低。

近来，有研究证实了血浆对内皮糖萼的保护作用。糖萼由糖蛋白和蛋白聚糖组成，可以提供结构支撑并保护底层内皮。黏附分子是糖萼的主要成分，在缺血性损伤后对内皮细胞的病理性中性粒细胞黏附中发挥关键作用。Kozar 及其同事们首先在啮齿动物模型中描述这一过程，指出血浆的保护作用部分是由于其在出血性休克后可恢复内

正常毛细血管

血管渗漏

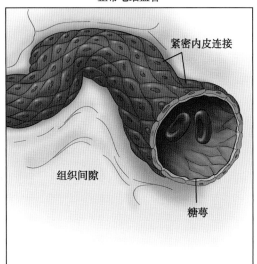
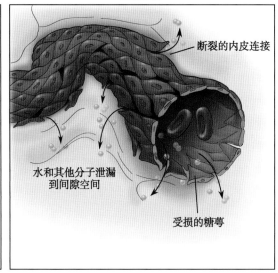

图 4-1　新鲜冰冻血浆作用机制的工作生物学模型。该图描绘了工作生物模型新鲜冰冻血浆的作用机制。失血性休克导致脉管系统与体内渗透性平衡的偏差。出血性休克诱导缺氧，内皮细胞紧密连接破坏，炎性细胞和白细胞渗出。新鲜冷冻等离子修复和通过恢复紧密连接，通过构建糖萼，以及通过抑制炎症和水肿，使血管内皮正常化，从而修复由乳酸林格液等液体引起的医源性损伤导致的有害过程［引自 Pati S, Matijevic N, Doursout MF, et al: Protective effects of fresh frozen plasma on vascular endothelial permeability, coagulation, and resuscitation after hemorrhagic shock are time dependent and diminish between days 0 and 5 after thaw. J Trauma 69(1): S55-S63, 2010.］

皮糖萼的能力。有趣的是，在用乳酸林格液复苏的那些动物中没有观察到这种保护作用，因此需要进一步了解晶体液复苏的潜在破坏作用[29]。

　　这些研究的证据表明内皮完整性、迁移和通透性受到缺氧和由出血性休克诱导的炎症介质的影响。许多研究者已经注意到晶体液复苏的潜在有害影响[30-33]。虽然最佳 DCR 比率已经显示出有利的结果[16, 34]，但是在 Cotton 及其同事们的标志性研究中，400 例患者显示出显著的生存获益，减少晶体液（中位数：14L vs 5L）后，有趣的是，与非 DCR 组相比，RBC 降低（13U vs 7U）。在急性缺血性肢体血运重建中，使用大量晶体液复苏会导致医源性损伤，常常加重室间综合征，延缓行走恢复，延长住院时间。强有力的证据显示，晶体液不是复苏液；但是该观念的改变，需要从院前设置到急诊部到操作室到重症监护病房的连续教育过程（图 4-2）。基于血浆的策略是否会降低发病率并改善功能肢体恢复仍然是不确定的。然而，研究血管损伤修复后的肢体功能恢复需关注缺血 / 再灌注损伤方面，并且增进对损伤发生机制和运用目前复苏手段对其进行调节的理解。成熟的动物和体外研究均表明，有效地治疗出血性休克和使用新鲜的成分具有调节导致再灌注损伤的炎症反应的能力。

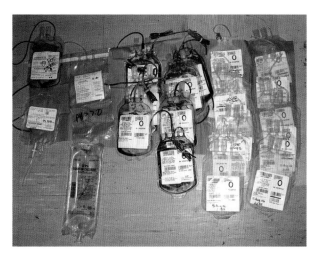

图 4-2　血液制品的紧急发放要尽早开始并且在伤员收容区进行血制品的输注。推荐输注的血制品包括等渗血浆、血细胞单位或新鲜全血。在这张照片的手术室地板上只有一个晶体液袋子，随着实践发展从高容量晶体液复苏转向基于血浆为主复苏的策略，从而降低发病率

结论

　　血管创伤后肢体短时间的缺血是可以耐受的，治疗主要包括基本的血流重建。但当血流重建时间延迟时，由于骨骼肌的能量消耗，氧自由基诱导的炎症和内皮细胞损伤导致的再灌注损伤，肢体功能恢复的情况会很难预测。肢体的主干血管损伤

缺血后恢复灌注的最佳时间一般应在 3 小时以内。然而，出血性休克的程度显著降低了神经肌肉恢复的阈值。氧气输送受阻，出血性休克的程度和输注的血液成分制品的时间均可发挥对血管内皮的负免疫调节功能。这些分子机制能让我们更好地理解和研究细胞内信号通路机制，并作为未来的优化肢体血管创伤后的复苏提供治疗的靶点。

（冯亚平 译　张福先 校）

参考文献

1. White JM, Stannard A, Burkhardt GE, et al: The epidemiology of vascular injury in the wars in Iraq and Afghanistan. Ann Surg 253:1184–1189, 2011.
2. Burkhardt GE, Gifford SM, Propper B, et al: The impact of ischemic intervals on neuromuscular recovery in a porcine (Sus scrofa) survival model of extremity vascular injury. J Vasc Surg 53:165–173, 2011.
3. Kragh JF, Jr, Walters TJ, Baer DG, et al: Survival with emergency tourniquet use to stop bleeding in major limb trauma. Ann Surg 249:1–7, 2009.
4. Fox CJ, Gillespie DL, Cox ED, et al: The effectiveness of a damage control resuscitation strategy for vascular injury in a combat support hospital: results of a case control study. J Trauma 64:S99–S106, 2008.
5. Fox CJ, Perkins JG, Kragh JF, Jr, et al: Popliteal artery repair in massively transfused military trauma casualties: a pursuit to save life and limb. J Trauma 69:S123–S134, 2010.
6. Dawson DL, Putnam AT, Light JT, et al: Temporary arterial shunts to maintain limb perfusion after arterial injury: an animal study. J Trauma 47:64–71, 1999.
7. Gifford SM, Aidinian G, Clouse WD, et al: Effect of temporary shunting on extremity vascular injury: an outcome analysis from the Global War on Terror vascular injury initiative. J Vasc Surg 50:549–555, 2009.
8. Rasmussen TE, Clouse WD, Jenkins DH, et al: The use of temporary vascular shunts as a damage control adjunct in the management of wartime vascular injury. J Trauma 61:8–12, 2006.
9. Taller J, Kamdar JP, Greene JA, et al: Temporary vascular shunts as initial treatment of proximal extremity vascular injuries during combat operations: the new standard of care at Echelon II facilities? J Trauma 65:595–603, 2008.
10. Gifford SM, Eliason JL, Clouse WD, et al: Early versus delayed restoration of flow with temporary vascular shunt reduces circulating markers of injury in a porcine model. J Trauma 67:259–265, 2009.
11. Burkhardt GE, Spencer JR, Gifford SM, et al: A large animal survival model (Sus scrofa) of extremity ischemia/reperfusion and neuromuscular outcomes assessment: a pilot study. J Trauma 69(Suppl 1):S146–S153, 2010.
12. Hancock HM, Stannard A, Burkhardt GE, et al: Hemorrhagic shock worsens neuromuscular recovery in a porcine model of hind limb vascular injury and ischemia-reperfusion. J Vasc Surg 53:1052–1062, 2011.
13. Cotton BA, Reddy N, Hatch QM, et al: Damage control resuscitation is associated with a reduction in resuscitation volumes and improvement in survival in 390 damage control laparotomy patients. Ann Surg 254:598–605, 2011.
14. Borgman MA, Spinella PC, Perkins J, et al: The ratio of blood products transfused affects mortality in patients receiving massive transfusions at a combat support hospital. J Trauma 63:805–813, 2007.
15. Fox CJ, Gillespie DL, Cox ED, et al: Damage control resuscitation for vascular surgery in a combat support hospital. J Trauma 65:1–9, 2008.
16. Holcomb JB, Wade CE, Michalek JE, et al: Increased plasma and platelet to red blood cell ratios improves outcome in 466 massively transfused civilian trauma patients. Ann Surg 248:447–458, 2008.
17. Spinella PC, Perkins JG, Grathwohl KW, et al: Effect of plasma and red blood cell transfusions on survival in patients with combat related traumatic injuries. J Trauma 64:S69–S77, 2008.
18. Spinella PC, Perkins JG, Grathwohl KW, et al: Warm fresh whole blood is independently associated with improved survival for patients with combat-related traumatic injuries. J Trauma 66:S69–S76, 2009.
19. Stinger HK, Spinella PC, Perkins JG, et al: The ratio of fibrinogen to red cells transfused affects survival in casualties receiving massive transfusions at an army combat support hospital. J Trauma 64:S79–S85, 2008.
20. Spinella PC, Sparrow RL, Hess JR, et al: Properties of stored red blood cells: understanding immune and vascular reactivity. Transfusion 51:894–900, 2011.
21. Pati S, Matijevic N, Doursout MF, et al: Protective effects of fresh frozen plasma on vascular endothelial permeability, coagulation, and resuscitation after hemorrhagic shock are time dependent and diminish between days 0 and 5 after thaw. J Trauma 69(Suppl 1):S55–S63, 2010.
22. Spinella PC, Carroll CL, Staff I, et al: Duration of red blood cell storage is associated with increased incidence of deep vein thrombosis and in hospital mortality in patients with traumatic injuries. Crit Care 13:R151, 2009.
23. Spinella PC, Doctor A, Blumberg N, et al: Does the storage duration of blood products affect outcomes in critically ill patients? Transfusion 51:1644–1650, 2011.
24. Inaba K, Branco BC, Rhee P, et al: Impact of the duration of platelet storage in critically ill trauma patients. J Trauma 71:1766–1773, 2011.
25. Letourneau PA, McManus M, Sowards K, et al: Aged plasma transfusion increases mortality in a rat model of uncontrolled hemorrhage. J Trauma 71:1115–1119, 2011.
26. Duan C, Cao Y, Deng X, et al: Increased transforming growth factor beta contributes to deterioration of refrigerated fresh frozen plasma's effects in vitro on endothelial cells. Shock 36:54–59, 2011.
27. Castanares C, Redondo-Horcajo M, Magan-Marchal N, et al: Signaling by ALK5 mediates TGF-beta-induced ET-1 expression in endothelial cells: a role for migration and proliferation. J Cell Sci 120:1256–1266, 2007.
28. Lorenowicz MJ, Fernandez-Borja M, Kooistra MR, et al: PKA and Epac1 regulate endothelial integrity and migration through parallel and independent pathways. Eur J Cell Biol 87:779–792, 2008.
29. Kozar RA, Peng Z, Zhang R, et al: Plasma restoration of endothelial glycocalyx in a rodent model of hemorrhagic shock. Anesth Analg 112:1289–1295, 2011.
30. Alam HB, Rhee P: New developments in fluid resuscitation. Surg Clin North Am 87:55–72, vi, 2007.
31. Rhee P, Koustova E, Alam HB: Searching for the optimal resuscitation method: recommendations for the initial fluid resuscitation of combat casualties. J Trauma 54:S52–S62, 2003.
32. Cotton BA, Guy JS, Morris JA, Jr, et al: The cellular, metabolic, and systemic consequences of aggressive fluid resuscitation strategies. Shock 26:115–121, 2006.
33. Cotton BA, Jerome R, Collier BR, et al: Guidelines for prehospital fluid resuscitation in the injured patient. J Trauma 67:389–402, 2009.
34. Zink KA, Sambasivan CN, Holcomb JB, et al: A high ratio of plasma and platelets to packed red blood cells in the first 6 hours of massive transfusion improves outcomes in a large multicenter study. Am J Surg 197:565–570, 2009.

第二部分

诊断和早期管理

5

第 5 章　血管损伤的诊断

MICHAEL J. SISE

摘要

血管创伤的救治在创伤患者的救治中非常具有挑战性。早期诊断和快速处理对预后非常重要。对损伤的机制、部位以及损伤模式的认识和全面有效的体格检查有助于及时有效地诊断血管损伤。危及生命的出血需要立即处理，在控制出血的同时也需要对血管损伤进行快速诊断。通过恰当的肢体体格检查可以对动脉闭塞性病变得出正确的诊断。隐匿性血管损伤需要辅助检查进一步证实。对不同解剖部位发生的主要血管损伤进行诊断所需的关注点有所不同。头颈部的血管损伤可以表现为明显的外出血或大血肿。颅脑血管钝性损伤表现通常是隐匿性的。躯干创伤合并出血和休克需要进行紧急手术控制出血并进行诊断。通过体格检查以及多普勒超声压力检查可以快速诊断明显的肢体血管损伤。由于足部动脉体格检查缺乏准确性，限制了其在创伤急救中心进行诊断的价值。如果体格检查发现动脉搏动不明显，则应当在腕部和踝部进行多普勒超声压力检查。血管损伤后所有肢体挤压伤以及在受伤后主诉疼痛加重的患者，所有的动脉闭塞、骨折以及肘膝关节脱位的患者应当考虑骨筋膜室综合征的诊断。对血管创伤进行确定诊断时必须坚持复苏优先的原则，同时必须考虑到其他相关器官损伤的处理。

关键词： 血管损伤诊断，计算机断层扫描，多普勒超声，血管造影术，脉搏消失，骨筋膜室综合征，多排计算机断层扫描血管成像（MDCTA），踝肱指数（ABI），床旁血管造影

简介

血管损伤发生在人体不同的部位有不同的临床表现，可表现为不易发现的轻微损伤，也可表现为致命性的出血或严重的缺血。有些隐匿性的血管损伤没有明确的临床症状和体征。血管损伤治疗的关键在于早期诊断和快速处理。如今在大城市的创伤处理中心遇到的单纯的血管损伤越来越少见。合并血管损伤的多器官创伤越来越多，为血管损伤的早期诊断带来很大的挑战[1~3]。能否及时有效地诊断血管损伤取决于几个方面，包括对损伤机制的认识，对创伤现场以及转运过程中出血情况的判断，还取决于是否进行全面有效的体格检查。在许多情况下，除了全面的体格检查还要进行必要的辅助检查，其中包括多普勒超声、多排 CT 和 / 或选择性血管造影检查来诊断血管损伤。影像学检查将会在后续的章节中进行介绍。

研究发现，人们常常在 3 种情况下犯错：①主观上认为对所要处理的事情太熟悉；②注意力被分散；③疲劳[4]。由于在创伤中心这样一个环境中，这 3 种情况非常常见，因此创伤救治是一个很容易犯错的过程。为避免错误的发生，在创伤中心救治患者的过程中，不仅需要严密的组织，还需要制定简单而高效的救治流程图来保证有创伤救治的实施。但不幸的是，大多数医师所熟悉的是冗长、细节丰富而又太过全面的救治流程。由于这个流程并不是由负责创伤救治的医师制定的。大多数医师对这个救治流程图的实用性持怀疑态度，因此他们并不经常使用。更加推荐使用的是基于军队以及民航对创伤救治积累的经验，并且是由经验丰富的空勤人员制定的简短而实用的救治流程图。这种流程图不断地在实践中检验和完善[4]。快速诊断血管创伤所需采集的病史以及体格检查流程图见框 5-1。

损伤的机制、位置和模式

对于血管损伤患者的评估，首先要对损伤的机制以及损伤发生的环境进行评估[5]，这点对于高速摩托车事故的损伤患者非常重要。由于建立了摩托车乘客的限制保护系统，许多乘客得以在以前被

<table>
<tr><td>框 5-1</td><td>血管损伤快速识别流程表</td></tr>
</table>

在创伤室需要回顾以下问题

如果有任何阳性表现，要进行血管损伤的进一步评估

1. **损伤的高危机制**

   有无明显的钝性损伤以及易伤及大血管的解剖部位创伤

   有无大血管区域的穿通性损伤

2. **失血量**

   有无伤口搏动性出血

   在事发地点、伤者衣物有无血迹以及其他出血的痕迹

   有无自伤口大量出血的病史及事发现场有无经过清理的出血痕迹

3. **出血征象**

   是否存在入院前低血压情况和大血管区域的创伤

   入院前休克指数（心率 / 收缩压）> 0.90

   是否存在难以解释的休克，伴随无出血的肢体或颈部撕裂伤

4. **体格检查**

   是否存在搏动性出血，大量静脉出血或大血肿

   是否存在肢体脉搏消失，无多普勒血流或 ABI < 0.9

   损伤部位是否存在杂音或震颤

   主要血管的近端是否存在周围神经损伤

5. **高危的骨折或关节脱位**

   颈椎骨折 - 椎动脉损伤

   胸椎损伤 - 胸主动脉损伤

   肱骨髁上骨折 - 肱动脉损伤

   膝关节脱位 - 腘动脉损伤

   胫骨平台骨折 - 膝下腘动脉和 / 或肢体骨筋膜室综合征

认为是致命性的事故中幸存。但是这同时也导致钝性颅脑损伤以及胸腔动脉损伤发生率的上升[6]。在不同情况和环境中发生的这些损伤通常是无症状的，同时伴随较少的阳性体征和临床表现。在大多数情况下，钝性颅脑损伤和胸腔的动脉损伤只能在进一步的影像学检查中发现。综合考虑损伤的机制以及损伤的环境，可以帮助我们进行更加准确的诊断评估。对于损伤方式的综合考虑可以进一步帮助我们进行快速有效的处理。

穿透性的血管损伤发生率很低，通常表现为明显的出血，包括血肿、活动性出血和休克[7]。血管损伤导致的出血常见的表现形式是损伤处大量出血或搏动性的喷血。但是如果伤者是被其他人转运的或是自行离开受伤现场，这个信息往往被忽略。对没有胸部或腹部损伤患者的无明显出血

的伤口重新进行检查，可以发现潜在的肢体血管损伤（已经止血）。

损伤模式的判定

血管损伤的早期诊断基于对损伤机制以及损伤方式的评估。接下来我们就不同的解剖部位发生血管损伤的机制与损伤的方式来分别进行讨论。这样会有助于医护人员更快地鉴别和诊断伤情。我们的目标就是要根据不同的伤情来做出不同的诊疗决策。

头颈部血管损伤

头面部的血管相对来说比较表浅。此外，颈部的重要血管与骨组织相近，并且随着颈部的转动做轴向的运动。这个区域有较高的血管钝性损伤和穿透性损伤的风险[2]。穿透性损伤往往会造成大出血，而钝性损伤常会造成血管的闭塞。此处发生的低速弹道损伤，往往不同于典型的血管撕裂及出血。靠近血管的弹道损伤可以造成动脉血栓或假性动脉瘤形成（图 5-1）。认识钝性损伤的机制及其造成的相关性损伤对于快速诊断颅脑血管损伤是非常必要的。

位于颈部和颅底严重的颅脑血管损伤，最主要的潜在机制是血管的牵拉伤。血管损伤的常见位置是血管跨越骨性突起处或骨折碎片压迫血管处[6, 8]。血管直接的钝性损伤造成的动脉部分断裂比较少见。这些血管损伤多发生在特殊的解剖部位。在颅底位置颈动脉通道处颞骨骨折可以造成颈内动脉的夹层形成。颈部过度的拉伸可以造成跨越 C_2 颈椎横突处的颈内动脉过度牵伸，也可以造成颈动脉夹层形成。颈部的过度弯曲也可以造成颅底和 C_2 颈椎横突夹角处的颈动脉压迫，导致动脉的血栓形成。C_1 颈椎和 C_2 颈椎过度的旋转可导致椎动脉的牵拉，造成夹层和血栓形成。任何累及颈椎横突的骨折都可以造成椎动脉的损伤。C_6 颈椎横突凸起对于血管造成的钝性的损伤可以造成颈动脉受压，导致动脉壁的部分断裂或假性动脉瘤的形成。

颈部的直接损伤也要考虑到血管损伤的可能[6, 8]。手柄或其他物品对于颈部的直接打击可以造成颈动脉断裂。对颈部进行牵拉或绞索的动作也可以造成颈动脉的钝性损伤。位于颈肩部的汽车安全带也可以造成颈动脉的压迫，导致颈动脉损伤或

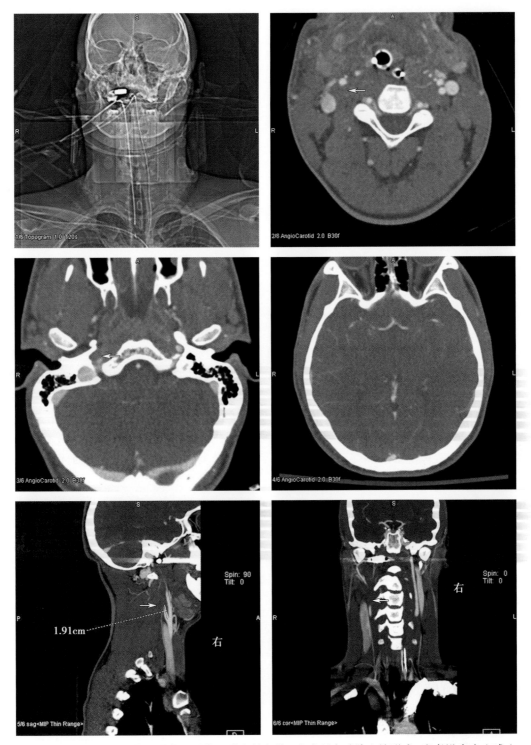

图 5-1　下颌后区域枪伤子弹存留于靠近乳突的部位,造成颈内动脉血栓形成,患者没有出血或血肿,神经检查正常

血栓形成。颈部损伤的痕迹(比如安全带对于颈部的勒痕)可以直接提示颈动脉损伤的可能。特别要注意颈下段的损伤以及没有喉部直接损伤的声音嘶哑。迷走神经靠近颈总动脉,如果创伤造成喉部的迷走神经损伤,那么也可能造成颈总动脉的损伤(图 5-2)。

胸腔血管损伤

胸腔穿透性的创伤伴随血管损伤,常表现为危及生命的大出血。这种情况要求紧急手术诊断伤情并控制出血。相对而言,钝性创伤造成的血管损伤症状不典型,要分析创伤的机制以及根据

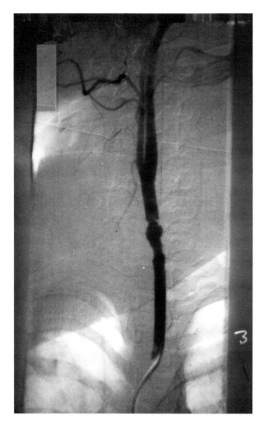

图 5-2　摩托车车把撞击患者颈部造成的钝性损伤导致颈总动脉假性动脉瘤。患者进入急诊室主诉声嘶，检查发现颈部下段的挫伤以及颈动脉处的杂音

损伤的模式来做出早期诊断。快速的加速和减速损伤可以导致内脏的旋转以及纵隔内相对固定和非固定组织之间相连组织结构的剪切力损伤[2,9]。在胸腔受到快速撞击的时候，心脏和近端的大血管的运动形态就像一个钟摆。这种损伤可以导致主动脉峡部的撕裂，峡部正好位于固定组织和非固定组织的交界处[9]。这种损伤还可以导致主动脉弓分支血管的拉伸以及部分的撕脱。对于胸骨、胸骨柄以及锁骨的直接创伤和造成的骨折可以导致血管损伤。这种直接压迫可以损伤主动脉弓和主动脉弓分支的近端部分，还可以损伤肺动脉和肺动脉的分叉区域（图 5-3）。

胸部创伤导致不同模式的骨折，可以造成多种类型的胸腔主动脉损伤。虽然第一肋骨骨折常常是胸部大动脉损伤的征兆，但是造成胸部大血管损伤最常见的骨折是胸部的脊柱骨折[9,10]。这种骨折通常是由胸腔受到的巨大外力所造成，也是胸腔大血管损伤的征象。虽然这种损伤伴随颈椎骨折非常常见，但是锁骨下动脉和静脉的损伤则比较少见[1,2]。

使用便携式可移动的 X 线摄影机进行前后位 X 线检查对于诊断早期的纵隔血管损伤是非常重要的。虽然胸部血管损伤相关的征象有很多，但是有两个征象是非常重要的[9,10]。上纵隔明显增宽以及左侧的主动脉轮廓消失是纵隔血肿的两个明

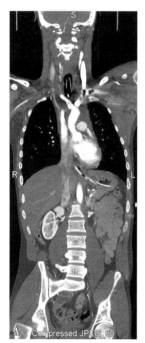
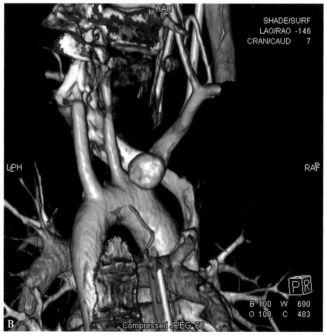

图 5-3　（A）高速摩托车车祸造成的患者前胸钝性压迫，CT 血管造影冠状位重建显示无名动脉假性动脉瘤形成；（B）后位容积再现技术显示无名动脉假性动脉瘤

显征象，需要进一步做 CT 扫描来排除血管损伤。胸片发现肋骨骨折、胸椎骨折以及胸骨骨折，虽然与胸腔大血管损伤的关系并不是很大，但是需要迅速完成进一步的增强 CT 影像学检查来明确。

腹部血管损伤

腹部血管穿透性损伤的临床表现与胸腔血管损伤相似[10, 11]。如果出现明确的血管损伤表现，比如腹腔内出血和休克的表现，则需要快速的手术干预来明确出血部位和控制出血点。腹部血管钝性损伤的特征与胸腔血管钝性损伤也是相似的[11]。两者之间最主要的不同是腹腔内的血管位于腹膜后，由于后腹膜以及近端分支对于主动脉的固定，使其缺乏活动性。肾门的位置是一个例外，肾动脉钝性的牵拉伤并不少见[2, 10, 11]。腹主动脉和近端的肠系膜动脉的钝性损伤常发生在交通事故中，由安全带及骶骨对乘客腹部动脉的挤压造成。非致命性的腹腔干和肠系膜上动脉钝性损伤并不常见[2, 10, 11]。

上肢血管损伤

穿透性的上肢血管损伤表现比较典型，常常造成外出血和急性肢体缺血（图 5-4）。钝性损伤虽然少见，但是通常伴有肌肉骨骼的损伤[1, 2]。肩部后方的创伤伴随臂丛神经损伤可以导致腋动脉撕裂和血栓，造成腕部无脉。肱骨近端骨折或肱骨头脱位很少造成肱动脉闭塞。然而，肱骨外上髁骨折可以发生远端肱动脉的闭塞和前臂缺血[1, 2]。上肢其他部位的骨折很少伴有血管的损伤，除非是挤压伤。

下肢血管损伤

和上肢血管损伤类似，下肢和腹股沟部位血管的穿透伤可以导致明显的体征，比如出血和远端肢体的缺血[2, 10]。虽然近端股骨骨折以及髋关节脱位很少导致血管损伤，但是股骨远端骨折可以导致股浅动脉损伤。远端股浅动脉和腘动脉由于穿越收肌管，位置相对固定。在这个部位容易出现血管牵拉伤和血栓。与血管损伤最相关的骨骼肌肉创伤是膝关节后脱位[1, 2, 10]。腘动脉近端在收肌管部分相对固定，远端在小腿上方分叉为胫前动脉、胫后动脉和腓动脉。胫骨平台后脱位可以引起腘动脉的损伤，导致腘动脉血栓形成和远端缺血。膝关节脱位与高达 30% 的腘动脉损伤有关[1, 3, 10]。

下肢挤压伤可以导致下肢任何部位动脉的中断。机动车保险杠对行人的撞击与下肢血管的钝性损伤相关性较大。骨筋膜室综合征也是这类损伤的危险因素。所有膝关节下的骨折都可以导致骨筋膜室综合征。然而，值得注意的是，胫骨平台骨折与小腿的骨筋膜室综合征最为相关[3, 12]。胫骨和腓骨的骨折断端可以破坏骨筋膜室的结构，往往可以造成"骨筋膜室自身减压"。而胫骨平台骨折通常是暴力导致的，多没有骨折片的移位，骨筋膜室常常保持完整，小腿任何一个筋膜室内的出血可以导致骨筋膜室综合征的发生。

其他的高危损伤模式

其他类型的创伤也可以造成肢体以及躯干的血管损伤。从侧方的高速撞击也是胸腔血管损伤的高危因素，比如从高处的坠落伤[9, 10]。空难的幸

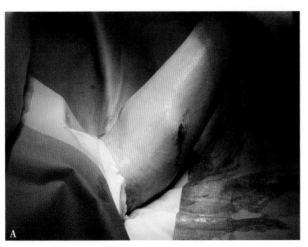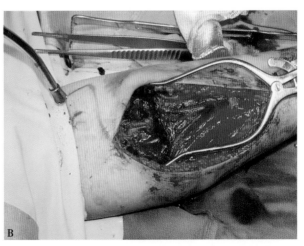

图 5-4 （A）患者右前臂掌侧枪伤伴随脉搏消失；（B）患者直接被送到手术室，探查发现弹道穿过肱动脉，肱动脉横断，两个断端回缩，血栓形成，正中神经完整

存者也应该进行胸主动脉大血管损伤的检查。交通事故中的受伤者，如果肢体受到长时间压迫，需要进行仔细的检查来判断是否存在肢体动脉闭塞以及骨筋膜室综合征。所有的挤压伤都存在血管损伤以及肢体骨筋膜室综合征的风险，要在伤后迅速进行相关的评估和检查[1, 2, 10]。

体格检查

应当迅速将血管损伤分为以下 3 类，以便有的放矢地进行相关的体格检查和辅助诊断措施。

1. 危及生命的大出血，需要在明确诊断的同时快速进行处理。
2. 血管损伤伴有远端肢体缺血，通过恰当的肢体体格检查可以得到诊断[7]。
3. 隐匿性血管损伤，通过体格检查并不容易发现[7, 10]。

不常见的血管损伤类型的诊断通常要依靠辅助检查，这些辅助检查的选择通常基于损伤的类型以及伴随的其他损伤。我们对创伤患者在进行体格检查的时候要仔细考虑有无血管损伤的证据，包括血管损伤典型的以及不典型的临床表现（框 5-2）。

高级创伤生命支持指南可以对创伤患者进行初始和最终病情评估，对于血管损伤的评估是非常有用的[5]。首先，应对创伤患者是否存在急性出血的情况进行评估。对于肢体出血，可以通过手动按压和止血带进行止血。但是对于躯干出血，需要进行紧急的手术处理。两种情况都需要后续的手术来控制出血和进行修复（比如外科止血）。其次，要进行全面的体格检查来鉴别其他肢体有无血管损伤。在怀疑有隐匿性血管损伤时，应该进行其他的辅助检查来进一步得出诊断。

必须要对患者腕部和足部的脉搏进行仔细地检查，但是在创伤急救室，此项检查的准确性易受到主观因素的影响。比较常见的错误是主观上认为触及足部动脉的搏动，但实际上这种搏动并不存在。当足背动脉和胫后动脉被清晰地触及，就像触及明显的腕部桡动脉搏动一样，才能描述为动脉搏动存在。当患者近端的动脉闭塞时，微弱或消失的足部动脉搏动，经常被描述为"1＋"或"2＋"，这种搏动感通常是检查者自己手指末端的一种感觉。如果患者近端的动脉存在闭塞，但是检查者却描述为动脉搏动存在，将会导致治疗决策的错误，引起肢体缺血加重和耽误肢体的救治。

框5-2	血管损伤的显著征象和非显著征象

显著征象

搏动性出血

进行性增大的血肿

损伤区域的杂音或震颤

肢体动脉搏动消失

动脉压力指数＜0.9

非显著征象

出血史

颈部和肢体的伤口以及不能解释的出血性休克

主要血管的近端是否存在周围神经损伤

高危的骨折，关节脱位或近端的穿透伤

反之，如果患者的足部动脉搏动存在，但是检查者没有触摸到，那么会采取更多的检查来明确血流。不幸的是，在缺血的肢体错误的感知到动脉搏动存在是一种常见的错误。对于缺血的肢体进行细致的体格检查以及进行进一步的辅助检查，比如连续性的多普勒超声检查，对于早期诊断以及成功地处理肢体血管损伤是非常必要的[7, 10, 13]。

在创伤和急救中心，对于错误判断脉搏的存在与否是常常出现的[10]。为避免这一错误的发生，需要对参与创伤救治过程的创伤小组的成员进行周围血管疾病检查的培训，包括急诊室的医师和护士以及相关急救人员。培训内容不仅包括仔细的脉搏检查，还包括多普勒超声的检查。对于创伤小组的工作人员，这样的培训需要定期重复进行。创伤小组人员对于肢体血管损伤的认识是非常必要的。

多普勒超声辅助检查

用多普勒超声及将血压袖带绑在腕部和踝部进行踝肱指数（ABI）检查是检查肢体血流的基本辅助检查方法[14]。使用超声检查时有两种错误需要引起注意。一种是错误地认为存在动脉多普勒血流信号就代表肢体血流灌注充足，另一种是错误地认为存在多普勒血流信号就排除肢体的血管损伤，这种错误的认识更加危险。虽然一个有经验的血管超声技师可以对正常的动脉血流三相波进行判断，但是大多数医师和护士并不能分辨正常和异常的多普勒血流信号。闭塞动脉周围的侧支循环血流可以让足背动脉产生微弱多普勒信号，让检查者误认为不存在血管损伤。

在对肢体血管损伤进行评估时，最好的方法就是采用连续波多普勒超声联合在腕部和踝部使用血压袖带进行 ABI 检查[14]。在进行检查时将多普勒探头放在损伤肢体远端动脉的表面，缓慢地隆起血压袖带，当多普勒信号消失时，这时显示的动脉压力就是肢体的动脉压。将损伤肢体的动脉压力与其他未损伤肢体的动脉压力进行比较，损伤肢体的动脉压力与未损伤肢体的动脉压力相比应该大于等于 0.9[14]。正常年轻人的肢体 ABI 应该是 1.0[14]。应当注意在患者进行 ABI 检查时是否存在低血压、严重疼痛或低体温症。周围血管的收缩是机体对严重创伤或休克的正常反应，严重情况下可以导致未损伤肢体 ABI 下降。在这种情况下，应该对患者进行动态的多普勒检查，在纠正低体温、控制疼痛，或进行心肺复苏后再进行相关的检查[10]。

虽然双功彩色多普勒超声对于血管损伤的评估非常精确，但是对于急性血管损伤进行评估时并不是很实用[15]。超声检查高度依赖于检查者的技术水平，而且能否获取满意的超声图像受到伤口、血肿、组织中的毛发以及伤口敷料等因素影响[10]。虽然如此，血管超声检查对于血管损伤的检查以及血管重建后血管重建的评估是非常有用的。

明确创伤患者有无血管损伤

对于生命体征稳定、可以进行检查的创伤患者，体格检查对于排除脊髓损伤被证明是有价值的。对创伤患者进行体格检查的过程被称为"脊柱排查"。同样，体格检查以及辅助检查可以明确不同解剖部位有无明显血管损伤的存在。许多研究证明肢体存在正常的动脉搏动对于排除出血和血肿是有用的[3, 7, 13, 15, 16]。对于血流动力学稳定、没有高危损伤因素以及肢体血管检查的正常的患者，可以排除血管损伤。进一步的影像学检查没有必要。这种情况包括不伴有明显出血、血肿或远端神经功能障碍的近端的穿透性创伤[3, 15~17]。框 5-3 概括了明确不同解剖部位有无较严重的血管损伤的要点。对于不符合排除血管损伤诊断标准的患者应当进一步行影像学检查评估。不必要的影像学检查不仅会耽误确定其他的损伤，而且更重要的是，会增加放射暴露的风险。对于年轻的创伤患者行 CT 检查会增加无谓的负担，同时会增加癌症风险，这点不能不考虑[18]。只有患者有明确的血管损伤

框 5-3	血管损伤的排除诊断

头颈部
清醒、流动力学稳定的患者
缺乏损伤的高危因素
神经检查正常
头颈部无阳性体征
不存在颈椎及颅底骨折

胸腹部
胸腹部体格检查正常
缺乏损伤的高危因素
胸部和盆腔 X 线检查正常或 FAST 阴性

上肢
清醒、流动力学稳定的患者
上肢神经血管体格检查正常
如果存在上肢骨折或近端的穿通性损伤
缺乏明显出血和血肿的表现
上肢远端或手部神经检查正常
脉搏正常或腕部压力指数 >0.9

下肢
清醒、流动力学稳定的患者
下肢神经血管体格检查正常
如果存在下肢骨折或近端的穿通性损伤
缺乏明显出血和血肿的表现
下肢远端或手部神经检查正常
脉搏正常或踝部压力指数 >0.9

风险必须做 CT 检查以及没有其他替代的诊断手段时才安排 CT 检查。细致规范的体格检查、辅助检查以及正确地使用 X 线检查可以有效地降低放射暴露，同时不漏诊或耽误诊断血管损伤。

血管损伤的确定诊断

确定血管损伤或排除血管损伤的最终诊断方法包括紧急手术探查血管、术中血管造影、MDCTA 以及股动脉插管造影[3]。每种检查都对血管损伤的诊断有重要作用。每个创伤中心必须有操作这些方法的能力和实践指南。以下我们对每种诊断方法进行讨论，为创伤小组建立实践指南提供建议。

血管损伤的外科探查

什么人员可以决定患者（具有严重血管损伤的风险）是否应该直接被送到手术室？也许更重要

的问题是在 MDCTA 得到广泛应用的时代,什么时候在手术之前不需要进行影像学检查? 简而言之,如果患者通过体格检查可以明确损伤的部位和程度,而影像学检查对于决策没有明确价值或因影像学检查而耽误患者的救治和转归时,可以不进行检查而将患者送往手术室 [3, 19]。有两种情况常常需要急诊手术,一种是穿透性创伤造成的动脉活动性出血,另一种是穿透性损伤或钝性损伤造成的继发性缺血 [3]。如果患者的肢体绑有止血带,那么应该送往手术室进行处理。无论是出血还是缺血,紧急手术在血管损伤救治时代都具有很高的价值。快速通过血管转流来恢复血运及控制出血可以为其他损伤的处理和进行后续的检查赢得时间而不至于影响转归。图 5-5 概括了血管损伤后进行急诊手术和影像学检查的程序。

在创伤室以及手术室进行血管造影

有危及生命的严重创伤而必须要送到手术室进行处理的患者,如果怀疑血管损伤但是并没有明确的血管损伤征象,诊断起来是具有挑战性的。MDCTA 并不可行。这些病例可以在创伤抢救室进行血管造影或在手术室穿刺血管损伤近端的动脉进行穿刺置管,注射 20～25ml 的纯造影剂进行 X 线

摄片检查或透视检查 [20, 21]。进行快速注射药物并摄片的时机很重要。如果检查结果不能明确,但是仍然怀疑血管损伤,那么进行手术探查来直接评估动脉是有价值的 [3]。但是如果没有明确的血管损伤的征象而且生命体征平稳,那么进行 MDCTA 检查是可行的。

多排 CT 造影

64 排 CT 的出现改变了影像学检查对于血管创伤诊断的时间进程。这种成像技术很大程度上取代了插管造影,特别适用于需要同时对身体其他部位(头、躯干以及脊柱)进行 CT 检查的严重创伤的患者 [22]。CTA 检查不仅准确而且很容易获得高质量的影像诊断图像 [23]。我们将会在随后的章节中详细介绍 MDCTA 的应用。但是,如果通过体格检查明确患者有活动性出血以及动脉完全闭塞的证据,则不应进行 MDCTA 的检查。延迟送到手术室、造影剂肾病和放射暴露这些风险与延误救治及其造成的并发症相比并不算什么。但不幸的是,MDCTA 的广泛应用导致了许多不必要的检查。在做 MDCTA 之前应当充分权衡可以获得的诊断信息以及耗费时间增加并发症的可能性之间的关系。

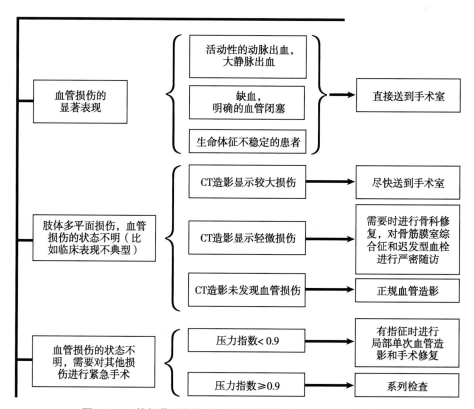

图 5-5　血管损伤进行紧急手术以及影像学检查的程序和指征

在导管室行插管动脉造影

某些患者可以在导管室行股动脉插管造影诊断检查。这种检查不仅可以提供更高质量的影像图像，而且相对于手术室的床旁透视机，在导管室可以进行腔内治疗，特别适合于需要做动脉损伤腔内治疗的患者。对于 MDCTA 不足以诊断的血管损伤高危的患者，血管造影是确定诊断的重要方法（图5-5）。创伤患者的体内可能存在的金属碎片（比如枪伤患者）会影响 MDCTA 的成像效果。这时就需要进行股动脉造影进行诊断。我们将会在后续的章节中讨论相关技术。在导管室内进行股动脉造影面临的一个问题是需要相关医务人员和技术人员来完成检查。如果完成这项检查需要1～2 小时（或者更多），那么必须对创伤处理措施的优先顺序进行权衡。越来越多的创伤中心在创伤手术室建立了配备有高质量的血管造影机，在进行开放手术的同时可以进行高质量的动脉造影和腔内手术操作。

骨筋膜室综合征

虽然肢体骨筋膜室综合征并不是血管损伤的一种类型，但是它和血管创伤关系密切。因此，在进行血管损伤诊断的同时应当尽早对有无骨筋膜室综合征进行评估。骨筋膜室综合征可以在血管损伤后短时间内发生，在危及生命的大出血急救时或在血管修复后 12～24 小时发生再灌注时发生[12, 24]。错误地诊断和处理肢体骨筋膜室综合征是创伤后造成肢体丢失的最常见原因之一。骨筋膜室综合征最易累及的肢体是下肢，最易受累的筋膜室是小腿前室。前臂骨筋膜室综合征是第二常见累及的位置。骨筋膜室综合征还可以发生在大腿、上臂、足部、手部以及臀部。骨筋膜室综合征最常发生在长时间肢体缺血后的再灌注损伤和挤压伤的患者中。静脉损伤或静脉血栓造成的静脉流出道闭塞也可以造成的肢体骨筋膜室压力升高。加强对骨筋膜室综合征的认识、对所有创伤患者进行骨筋膜室综合征的检查以及发现骨筋膜室压力增高对于早期诊断骨筋膜室综合征是非常必要的。就像诊断血管损伤一样，医务人员可以对高危患者进行多次的动态的体格检查来重复评估有无骨筋膜室综合征的发生。

虽然骨筋膜室综合征的初发症状是筋膜室内

分布的神经支配区域的皮肤感觉减退（比如小腿前室内的腓神经），但是由于许多患者存在精神状态改变、酒精和药物中毒和神经分离损伤，这种体征并不非常可靠[12, 24]。更加有用的体征是拉伸患者的大踇趾以被动拉伸拇长伸肌时出现疼痛感。直接的肌肉压痛特异性不强。在年轻人及常常健身的患者中，按压骨筋膜室感觉到的肿胀感应当区别对待。除非有潜在的动脉损伤，否则动脉搏动消失在骨筋膜室综合征中是一种出现较晚而且相对少见的表现[12]。

在膝部或膝下以及肘部或肘下发生的骨折脱位、在所有的肢体挤压伤和任何主诉伤后疼痛加重的患者中，应当考虑骨筋膜室综合征的诊断。鉴于体格检查的非特异性以及多因素损伤因素，对于骨筋膜室综合征的延误诊断并不少见。只在进行筋膜室测压的患者中有早期诊断骨筋膜室综合征的可能性。正常的骨筋膜室压力为 0～9mmHg。虽然对于诊断骨筋膜室综合征的压力标准存在争议，但比较稳妥的做法是在筋膜室压力超过 25mmHg 时进行骨筋膜室切开减压术[12, 24]。

有多种方法来检测筋膜室压力。Stryker Pressure Monitor™ 是最常用和最实用的仪器。如果没有这种仪器，可以使用袖带血压计和盐水冲洗管替代（图5-6）。需要在小腿的四个骨筋膜室或在肢体其他部位进行测压。如果压力处于临界值，要根据肢体的骨筋膜室肿胀程度变化进行连续重复测压。骨筋膜室切开减压术将会在其他章节中进行介绍。

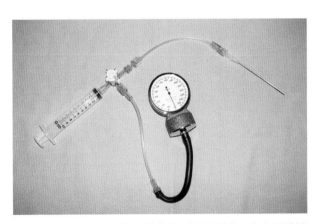

图5-6　由血压计改装的替代性压力测量仪，由血压计袖带、压力管、三通开关和一个注射器组成。盐水通过管道进入 18G 穿刺针。用穿刺针穿刺骨筋膜室，注入 3～5ml 生理盐水。转动三通开关，开放袖带和针头的通路以获得骨筋膜室压力

总结

　　早期诊断和快速处理对于血管创伤的成功救治是非常必要的。及时诊断要求创伤救治团队对于创伤模式、肢体体格检查以及辅助检查措施和影像检查有充分的认识。同时，对于不同解剖部位的血管损伤要进行充分的评估。进行血管创伤的确定诊断时不仅要充分考虑到优先复苏抢救，还要和其他的损伤结合起来考虑。比如对于生命体征不稳定的患者要进行紧急手术，对于怀疑隐匿性血管损伤的患者进行必要的影像学检查。

（梁刚柱　译　张福先　校）

参考文献

1. Rozycki GS, Tremblay LN, Feliciano DV, et al: Blunt vascular trauma in the extremity: diagnosis, management, and outcome. J Trauma 55:814–824, 2003.
2. Mattox KL, Feliciano DV, Burch J, et al: Five thousand seven hundred sixty cardiovascular injuries in 4459 patients: epidemiologic evolution 1958 to 1987. Ann Surg 209:698–707, 1989.
3. Feliciano DV, Moore FA, Moore EE, et al: Evaluation and management of peripheral vascular injury. Part 1. Western Trauma Association/Critical Decisions in Trauma. J Trauma 70:1551–1556, 2011.
4. Reason J: The human contribution. Unsafe acts, accidents, and heroic recoveries, Surrey, England, 2008, Ashgate Publishing Ltd.
5. American College of Surgeons: Advanced trauma life support for doctors, 2010. <http://www.facs.org/trauma/atls/index.html>.
6. Biffl WL, Moore EE, Ryu RK, et al: The unrecognized epidemic of blunt carotid arterial injuries: early diagnosis improves neurologic outcome. Ann Surg 228:462–470, 1998.
7. Frykberg ER, Dennis JW, Bishop K, et al: The reliability of physical examination in the evaluation of penetrating extremity trauma for vascular injury: Results at one year. J Trauma 31:502–511, 1991.
8. Miller PR, Fabian TC, Bee TK, et al: Blunt cerebrovascular injuries: diagnosis and treatment. J Trauma 51:279–286, 2001.
9. Mattox KL, Wall MJ: Thoracic great vessel injury. In Feliciano DV, Mattox KL, Moore EE, editors: Trauma, ed 6, New York, 2008, McGraw-Hill, pp 588–606.
10. Sise MJ, Shackford SR: Extremity vascular trauma. In Rich NM, Mattox KL, Hirshberg A, editors: Vascular trauma, ed 2, Philadelphia, 2004, Elsevier Saunders, pp 353–389.
11. Dente CJ, Feliciano DV: Abdominal vascular trauma. In Feliciano DV, Mattox KL, Moore EE, editors: Trauma, 6th ed, New York, 2004, McGraw-Hill, pp 738–757.
12. Whitesides TE, Heckman MM: Acute compartment syndrome: update on diagnosis and treatment. J Am Acad Orthop Surg 4:209–218, 1996.
13. Frykberg ER, Vines FS, Alexander RH: The natural history of clinically occult arterial injuries: A prospective evaluation. J Trauma 29:577–583, 1989.
14. Johansen K, Lynch K, Paun M, et al: Non-invasive vascular tests reliably exclude occult arterial trauma in injured extremities. J Trauma 31:515–522, 1991.
15. Kundson MM, Lewis FR, Atkinson K, et al: The role of duplex ultrasound imaging in patients with penetrating extremity trauma. Arch Surg 128:1033–1038, 1993.
16. Frykberg ER, Crump JM, Vines FS, et al: A reassessment of the role of arteriography in penetrating proximity extremity: a prospective study. J Trauma 29:1041–1052, 1989.
17. Dennis JW, Frykberg ER, Crump JM, et al: New perspectives on the management of penetrating trauma in proximity to major limb arteries. J Vasc Surg 11:85–93, 1990.
18. Brenner DJ, Hall EJ: Computed tomography—an increasing source of radiation exposure. N Engl J Med 357:2277–2284, 2001.
19. Sirinek KR, Levine BA, Gaskill HV, 3rd, et al: Reassessment of the role of routine operative exploration in vascular trauma. J Trauma 21:339–344, 1981.
20. O'Gorman RB, Feliciano DV: Arteriography performed in the emergency center. Am J Surg 152:323–325, 1986.
21. Morozumi J, Ohata S, Homma H, et al: Introducton of mobile angiography into the trauma resuscitation room. J Trauma 67:245–251, 2009.
22. White PW, Gillespie DL, Feurstain I, et al: Sixty-four slice multidetector computed tomographic angiography in the evaluation of vascular trauma. J Trauma 68:96–102, 2010.
23. Inaba K, Branco BC, Reddy S, et al: Prospective evaluation of multidetector computed tomography for extremity vascular trauma. J Trauma 70:808–815, 2011.
24. Feliciano DV, Cruse PA, Spjut-Patrinely V, et al: Fasciotomy after trauma to the extremities. Am J Surg 156:533–536, 1988.

6

第6章 影像学在血管损伤评估和治疗中的作用

DAVID L. DAWSON

摘要

出血是血管创伤常见的表现。肢体出血往往很明显,尽管胸腹出血经常在术中才得以确定。当诊断不明确时,需要影像学帮助评估病情的严重性和出血程度,以制定最优的手术方案,无论是开放手术或者腔内治疗。根据不同的临床环境、损伤机制和方便的资源选择相应的影像学工具。经导管血管造影扮演着重要的角色,尤其是在考虑选择腔内治疗时。非侵入性的诊断工具,包括多普勒加压测量和双重超声,血管损伤分析或完整修复,而CTA因为其简便和有效而广受欢迎。严重血管损伤患者会根据体格检查、损伤肢体指数评分(IEI)而分类。然而,CTA是肢体血管损伤和颈部损伤的研究选择。最后,外科医生应该具备充分的超声和血管造影技术以诊断血管损伤和评估血管修复。

关键词:血管造影,栓塞、治疗/方法,X线断层摄影,X线,计算,超声波检查,多普勒,双重

历史背景

由于科技的进步,影像学在血管损伤的评估和治疗中的作用日渐明显。神经学家 Egas Moniz 在1927年首次应用了动脉造影,随后,外科医师通过经腰或开放手术的方式操作了动脉造影。1953年影像学家 SvenIvar Seldinger 发明了相对安全的经皮入路和经导丝置入导管的方法,使得放射学成为操作动脉造影的重要技能,但随着腔内和影像介导的治疗手段被包括外科在内的其他专业广泛运用,动脉造影已经被较普遍地应用了。

新的影像技术的引入已经改变了医学实践。例如,对于没有明确血管损伤迹象的穿透性肢体损伤,动脉造影是非手术评估的金标准,但随着多普勒和超声影像手段的出现,非有创检查被广泛采用(结合一些阴性的动脉造影检查)。CT扫描在

1972年首次应用于临床,但它的系统革新(包括螺旋采集高分辨率多探测器阵列和图像后处理功能的发展)耗时20年之久才被应用于系统的血管评估。CTA现在已经成为许多血管损伤诊断的标准之一。

影像学方法

血管造影

尽管动脉造影和静脉造影分别针对动脉和静脉的显像,血管造影已经是任何血管结构最直接的影像表现手段。对比剂的腔内注射使得我们能更直接地观察解剖结构。此外,还能直接穿刺血管,从较远的入路经导管到达目标位置进行操作。血管造影技术已经成为普通外科、创伤外科和血管外科实践中的重要部分,尤其在抢救室及手术室的应用。影像学家在专业的影像套间中进行诊断研究和诊断干预。

经导管的血管造影技术能提供最高分辨率的大部分血管床的成像,它还能为手术方案及介入提供明确的解剖路线图(表6-1和表6-2)。对于血管损伤相关的出血,如为较快的活动性出血,可通过对比剂的显影找到出血部位,如果出血速度较慢或被压迫止血的情况下,则较难定位出血位置。如果对比剂剂量较小,或穿刺到不同的血管,或成像捕获终止太快,则可能错过发现出血的机会。

血管造影出现血管连续性的中断多为血管断裂或血栓形成。注射充足的对比剂,可以出现远端侧支血管血流的重新建立(血流中断处之上)。由于低灌注和血管狭窄,远端动脉床不易显影,尤其是在出血性休克时。血管痉挛,伴随着动脉收缩(有时发生闭塞)和较慢的流速,多发生于血管舒缩反应程度更大的年轻患者中。

动脉腔内注射对比剂后出现静脉早期充盈说

明动静脉瘘的存在。病灶导致动脉壁完整性的破坏发生创伤性假性动脉瘤，即动脉外膜及周边组织含有血液。对比剂穿过动脉壁外流即为假性动脉瘤的造影表现。非闭塞的血栓形成时，病灶处可出现充盈缺损，有时表现为远端对比剂显影延迟。

指征

对于手术室中的创伤患者，无论是血管损伤的诊断、定位或治疗，经导管的血管造影都是术中一个重要的手段。CTA普遍用于损伤患者的评估，但会因金属材质或含气软组织及条纹的人工制品而受限。在这些情况下，传统的血管造影可能有必要。枪伤或碎片伤包含各种金属材料，评估时最好应用直接的导管血管造影技术。当发生明确的血管损伤需要详细的解剖指导治疗时，可应用动脉造影技术。

沃特里德陆军医疗中心的一个现代战时经验中，军队外科医师发现临床评估对于各种复杂的肢体创伤中的延迟或隐形的动脉损伤并不敏感。常规动脉造影在这类患者群体中可以有助于确定损伤以利于腔内治疗。

在复杂的创伤中，包括高能量、穿透伤，或靠近命名血管的损伤模式，应考虑经导管动脉造影[3]。

表6-1　常见血管损伤的血管造影表现		
病变	表现	注意
动脉狭窄	• 对比剂缩窄 • 远端充盈延迟 • 病变区域内膜增生 • 光滑，痉挛伴随的舒缩狭窄	• 内膜拍击声 • 外在压迫 • 痉挛
动脉闭塞	• 闭塞段不显影 • 急性闭塞时侧支循环有限 • 栓塞性闭塞时出现新月征	• 明显的侧支循环提示慢性闭塞
活动性出血	• 对比剂进入血管外组织	• 患者血流动力学可能不稳定
假性动脉瘤	• 囊性动脉瘤出现 • 动脉壁外翻或气泡出现	• 如果假性动脉瘤破裂可能出现造影剂持续外漏
动静脉瘘	• 相邻动脉早期充盈 • 对比剂进入更多的中心静脉循环	• 远端动脉血流减少或缺失

表6-2　常见血管损伤的超声表现				
病变	B模式成像	彩色多普勒	脉冲多普勒	注意
动脉狭窄	• 浅表静脉内膜拍击	• 颜色混淆（斑点模式）	• 心脏收缩峰值增加（速度比率≥2.0） • 频谱展宽	• 内膜拍击声 • 外压 • 痉挛
动脉闭塞	• 腔内可见回声	• 闭塞段无颜色充盈 • 近远端侧支形成	• 血流缺失或闭塞前抨击	• 远端脉搏缺失 • 动脉压力指数<0.90
假性动脉瘤	• 动脉外低回声 • 由于回声增加可见假性动脉瘤内移动的血流	• 血流流出动脉外 • 变为红、蓝色（阴阳模式）	• 闭塞段远端波形减弱 • 假性动脉瘤内或动脉连接处双向血流	• 活动性出血时可能看不到外流
动静脉瘘	• 损伤周边可见血肿	• 颜色混淆 • 组织播散	• 动脉损伤处流速高 • 频谱展宽 • 脉冲血流模式，流出道静脉流速增加	
静脉血栓形成	• 探测加压下静脉不塌陷 • 静脉腔内回声形成	• 血流缺失 • 远端肢体加压下无增强	• 血流缺失	• 小腿静脉难以观察

经导管血管造影术常作为血管损伤的血管内治疗的一部分。如果血管造影在急诊的情况下显示出明显的动脉损伤,那么一个顺应性的低压球囊就可能阻止流入道血流从而制止出血。对这种病例,腔内的技术可用于出血控制,甚至是对损伤的最终治疗。

准备

由于血管内造影剂用于经导管动脉造影和血管造影,并且有潜在的肾脏毒性,因此需要注意引起造影剂相关肾病(CIN)的危险因素。造影剂相关肾病通常被定义为:在使用造影剂后,血清肌酐清除率的增加超过 25%,或者血清肌酐清除率的绝对值增加量为 44.2μmol/L。与增加相关的危险因素包括低血压(收缩压小于 80mmHg)、心力衰竭、高龄(75 岁以上)、贫血、糖尿病、既往肾功能不全,以及造影剂用量的增加。

建议对肾功能进行基线评估。有过敏反应史的患者可以用静脉注射类固醇和组胺阻滞剂来进行药物治疗。避免使用大剂量的造影剂(可能发生在多次造影的患者身上),避免血容量过低(许多创伤患者的实际问题),并建议监测肾功能。有证据表明,使用 N- 乙酰半胱氨酸、茶碱、碳酸氢钠和他汀类药物可以降低 CIN 的发生率。其他的干预措施,如肾脏替代疗法、血管紧张素转化酶(ACE)抑制剂、多巴胺和非诺多泮都没有得到证实[4]。

陷阱和危险点

血管造影的风险包括以下内容:

- 血管穿刺部位并发症如血管损伤(如血肿,假动脉瘤,栓塞,血栓)
- CIN
- 造影剂过敏反应
- 技术和时间要求
- 假阴性结果
- 电离辐射风险

血管造影术对血管穿刺部位损伤的风险很小。通过使用超声引导、直接手术暴露和 / 或最初使用小口径穿刺针和导丝可以降低穿刺部位损伤的风险(例如,微穿设备)。使用等渗造影剂(碘多辛醇)和减少造影剂量降低了 CIN 的发生。对贝类的过敏反应并不能说明存在对比剂反应的风险,但是之前出现过过敏反应就应警惕。为了降低过敏反应的风险,需要在暴露前的几个小时使用类固醇治疗,如果患者被确定为过敏反应高危人群,可能

需要选择其他成像模式。

诊断率取决于使用的血管造影技术以及血管的大小和位置。在高流量血管(如主动脉)中,由于快速冲洗而造成的伤害可能会被忽略,或者如果仅在一个平面上进行成像,可能会造成损伤[5]。不恰当的时机或造影剂量不够,可能会导致质量不佳的成像,特别是如果这种造影没有直接通过导管选择性地插入到罪犯血管中。

尽管对大多数患者的风险通常可以忽略不计,但使用电离辐射(X 线)依然是有风险的。在手术过程中经常接触 X 线的外科医师和工作人员应该对辐射安全和实践进行专门的训练,以尽量减少自己的职业辐射暴露。值得注意的是,从患者身上散出的辐射是医务人员所接触到的辐射的主要来源。应该强制要求保持低水平合理可行的(ALARA)接触。职业辐射剂量可能会受到无法轻易修改的因素的影响,包括患者体型的大小和身体的投照部位。减少辐射剂量的具体行动包括减少暴露时间,增加散射辐射源的距离,以及有效地使用防护(包括铅衣和眼镜)。

手术策略

创伤动脉造影术有三层技术复杂性:①简单地"在桌子上"(手术床);②可移动的 C 形臂;③成像单位(例如,放射科)或传统的手术室具备定点、可固定于地板或可以是壁挂式系统。可用的资源和临床环境通常决定使用哪一种方法。血流动力学或生理上不稳定的患者可能需要立即接受治疗。尽管现代创伤中心正在他们的创伤或复苏手术室建立固定的成像系统,但在大多数中心,这种能力依然无法达到。因此,需要使用几张单张 X 线片或一种便携式的 C 形臂来进行基本的血管造影(不管有没有数字减影)。

除了诊断能力外,腔内血管技术还可用于治疗出血性休克和某些血管损伤。血管内球囊的临时部署可提供流入道阻断,可在开放性手术或血管损伤的外科手术治疗中为出血控制提供近端阻断[5]。在选择的患者中,经导管可以提供明确的治疗[6]。血管内栓塞治疗是控制血流动力学不稳定的骨盆骨折患者的标准治疗[7]。43%～78% 的盆腔出血是可以通过血管造影诊断的。出血的来源包括主要的盆腔动脉和静脉结构的损伤,但是一个被骨折破坏的小血管可以大量出血,并且经导管血管造影通常可以直接确定这些出血的来源。

血管损伤或破坏的血管造影发现包括：非包裹性的造影剂外溢、假性动脉瘤或包裹性的造影剂外溢、动静脉瘘、内膜撕裂、痉挛或闭塞。选择性导管造影是一种控制损伤部位小动脉出血的方法[8]。栓塞弹簧圈可能被用于近端封闭一个损伤的血管，但是暂时的闭塞可能不足以治疗盆腔创伤。因此，使用廉价且容易获得的材料，如胶状泡沫或浆液栓塞到源血管中也能起作用。

降主动脉的外伤性损伤优先由胸主动脉腔内修复术（TEVAR）来治疗[9]。TEVAR 早期的经验突出了第一代支架的缺陷，因为这些支架主要是用来治疗动脉瘤的。然而，目前的器械在大小上可以更好地适应正常口径的主动脉，并能更好地与远端弓和近端降主动脉相匹配。

覆膜支架和其他腔内血管的策略也可以用于治疗肢体血管损伤，尽管在这种情况下他们的益处并不明显[10]。在休克的患者中受伤需要引起注意，并且由于肢体血管损伤通常与骨骼、软组织或其他创伤有关，因此开放性手术修复比腔内的方法更为常见。然而，当肢体暴露困难或病变较重时，腔内血管技术可能是有利的，如治疗锁骨下动脉或腋窝动脉的损伤。

手术的策略会随着情况的不同而改变。需要考虑的因素包括患者的血流动力学和生理状况、介入专业水平、可用成像系统的质量和库存。血管内的方法可以暂时或明确地控制出血（例如，球囊阻塞或栓塞）。一些腔内的治疗可能会被推迟数小时甚至数天［例如，对于创伤性大动脉损伤（TAI）的 TEVAR 术］。

外科医师的训练程度和经验，或者有无介入医师在场，可能是决定治疗采用开放手术、腔内或杂交手术的重要因素。简单的腔内血管操作和压力监测、出血控制和复苏（例如，复苏性腔内主动脉阻断），动脉造影应该由普通外科医师和创伤外科医师掌握。先进的腔内血管技术，选择性导管造影，主动脉支架的使用，以及其他复杂的操作需要额外的训练和认证。

大多数腔内治疗或杂交手术都可以采用便携式的或可移动的 C 形臂成像系统来进行。虽然成像能力在特殊的固定成像设备或混合动力系统中通常都是优越的，但在移动荧光屏上依然可以支持基本的诊断和治疗操作。在可能的情况下，应该在最好的影像可用的地方进行更复杂的血管干预。

血管造影和简单的腔内血管干预可以用相对

有限的穿刺针、导丝、鞘以及导管、工作导丝、球囊和支架来完成。考虑到可能采取更复杂的干预措施，有必要准备足够的库存以确保成功。相关的介入库存包括主动脉覆膜支架系统、大鞘和顺应性球囊、圈套器、微导管、栓塞装置和药剂，以及覆膜支架。同样重要的是要有适当的尺寸来满足各种各样的需要。在开始实施治疗方案之前，必须确认预期供应的可用性。

手术技术

即时血管造影术需要基本的技能和设备。对比剂是用手注射的，并且得到单一的造影图。这种技术可能用在当受伤的表现、位置或程度不确定时的手术治疗中（图 6-1）。它也可用于评估血管修复的技术结果。血管通路是通过经皮的方式或在对血管的开放手术后得到的。靶动脉是用针、蝶翼针、导管或用 Seldinger 交换技术来放置的鞘。成像板可以插入无菌包中，并置于手术区域下，使其处于固定的位置。

虽然这种简单而有用的动脉摄影技术在任何情况下都可以使用，但它有局限性。首先，必须对造影剂与成像之间的延迟进行估计，而与感兴趣的区域形成对比的时间错误将导致对血管部分的破坏。其次，这种技术只提供每次注入的单一影像。必须对每个单独的图像进行处理，以评估技术、投影和视图的适当性。这可能会耗费时间。

采用便携式的 C 形臂荧光透视系统，可克服单图像、表式血管造影的局限性，并可进行循环记录和数字剪影功能。通过使用回放功能，在任何一次造影中，每秒都有许多图像被记录下来。数字减影血管造影术（DSA）提供了对血管的更好的定义，因为它可以从血管中移除过度叠加或周围结构的图像。由于这一优势，DSA 通常需要比非减血管造影术使用更少的对比剂，包括主动脉和内脏血管。

使用移动的循环荧光镜检查也可以进行选择性血管造影。移动荧光检查提供了血管介入的成像，如栓塞疗法或覆膜支架的放置（图 6-2）。需要注意的是，为了有效地使用荧光透视法，患者必须被安置在一个为成像而设计的可透射线手术台上。许多血管造影床都是可以移动的，使医师可以方便地定位患者，而透视镜保持稳定。另外，只要 C 形臂能够适当地移动，患者就可以在该区域内的任何手术台上进行定位。许多用于创伤外科手术

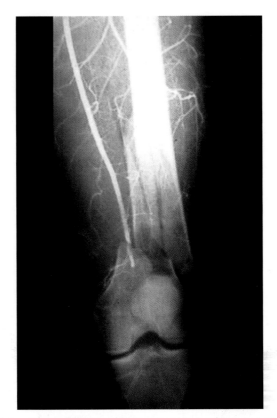

图 6-1　术中动脉造影可明确四肢损伤中是否存在血管损伤及损伤部位。本例显示股骨髁上粉碎性骨折患者左腘动脉近端断裂和闭塞

和矫形手术的桌子，包括 Jackson 桌子，都是可透射线的，足以用于基本的荧光成像和血管内介入治疗。然而，使用一个固定的桌子，需要放射技师更积极地参与到 C 形臂的定位来确定视野。

　　固定成像系统是指那些在墙壁、天花板或地面安装的系统，并配备造影剂注射系统。固定的成像单元也被设定在桌子和投影屏幕上，以使血管造影能够更好地显示。固定成像系统也提供了更大的成像场和放大能力，提供了突出的细节和目标血管的高分辨率影像（图 6-3）。装备固定成像系统的手术室（例如，杂交手术室）也有更大的导管、导丝、介入供应和辅助设备库存。

　　与固定成像设备相关联的配备，其价格是非常高的。因为这些设备非常昂贵，需要经过专门训练的放射学或心血管技术专家来操作。在大多数中心，物理空间、人力需求和基线成本可能会限制固定成像室的可用性。然而，随着血管损伤的诊断和治疗影像的价值越来越高，这些杂交手术室的广泛应用似乎是不可避免的。

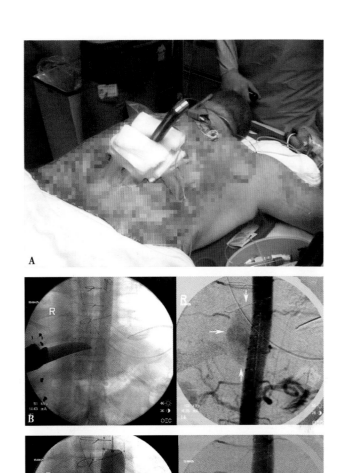

图 6-2　（A）大刀刺伤并且轨迹指向主动脉；（B）血管造影显示刀尖覆盖胸降主动脉（左图）；减影显示造影剂外溢；（C）置入覆膜支架，同时拔除刀片，无须开放暴露即可止血

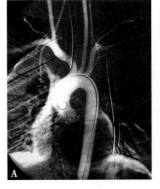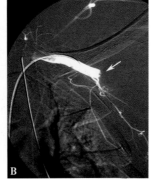

图 6-3　（A）主动脉弓造影（左前位造影）；（B）选择性左锁骨下动脉造影。数字减影动脉造影（DSA）提供了更好的血管清晰度。在本例中，主动脉未受损伤，但钝性损伤导致左腋动脉闭塞，最好的证明方法是选择性造影，即直接将造影剂注入左锁骨下动脉

术后护理

在纠正凝血异常后，应由训练有素的人员来拔除动脉导管和鞘。如果无菌技术不严格，使用经皮动脉封闭装置可能是相对禁忌的，因为外来物质的存在会增加血管感染的风险。应监测动脉穿刺部位，以观察其有无穿刺后损伤。神经和肢体检查应注意出血和栓塞并发症的迹象。手术后的实验室检测应包括血清肌酐和血红蛋白。

那些有过出血控制或缺血的患者需要仔细观察，以确保技术上取得了持续的成功。应定期对患者进行检查，并对其进行重复测量，以确保没有出血。对创伤性大动脉损伤的支架进行评估，在术中进行成像，但需要在术后对上、下肢脉搏进行检查，以确认没有覆盖左锁骨下动脉或移植物导致远端缺血的征象。CT 血管造影术通常用于在植入后的几天或几周内进行成像和监测。值得注意的是，对于许多腔内血管治疗来说，手术后的非侵入式双体超声可用于确认治疗段的通畅性。超声扫描的费用比较低，避免使用对比剂和放射线，可以用于较长期的随访。

并发症

动脉穿刺处不充分地止血会导致出血和血肿，而动脉和静脉之间的任何沟通都会导致动脉静脉瘘。在动脉通路上的游离内膜片、远端栓塞或血栓形成，可导致不同程度的肢体局部缺血，或神经损伤。因此，应仔细评估血管穿刺点，以确定有无瘀斑、肿块，远端肢体应检查有无缺血的迹象。

超声

超声成像具有许多优点，使其在治疗受伤患者时具有重要意义 [11]。它是非侵入性的，价格相对便宜，并且越来越多地用于现场检查；它可以用来探测许多器官或相关区域。超声对颈部 [12] 和肢端这种表浅器官 [13] 血管的评估具有特殊的实用价值。良好的图像质量，选择的成像模式和处理特性，以及一系列的传感器现在都可以在大多数超声系统中使用。点对点成像的紧凑系统的引入使得在医院（包括严格的或偏远的环境）和一系列的临床环境（包括急救室和重症监护室）进行超声检查是可能的。在没有电离辐射的情况下成像，可以让超声系统不用担心患者或医师辐射暴露的情况。

早期的简单、便携的超声波系统远远不如放射科和血管检查室使用的更大、更重、功能更全的系统。然而，在波束形成和图像处理技术方面的持续发展，缩小了小型、高便携设备和传统高端系统之间的能力和质量差距。超声系统的大小和重量持续下降，制造小型设备占用的空间及成本持续下降。因此，使用点对点的超声波系统来诊治创伤已经变得越来越普遍。

B 模式成像在扫描平面上提供了二维（2D）的组织灰度表示。血液是低回声区。在 B 模式成像中，血管腔是黑色的。实时成像技术可以证明血管的动态特性，包括在检查中探测到的动脉搏动性扩张和可压缩的通畅静脉。

B 型超声的分辨率与传感器的频率和成像深度有关。分辨率降低，使用低频率传感器，用于更深层次结构的检测。当用高频传感器对表面的解剖特征进行评估时，可以看到血管壁的细节，包括动脉粥样硬化斑块、夹层或内膜瓣。相反，使用 B 型超声作为一种独立的模式可能对血管损伤的检测不敏感。在这些情况下，唯一的异常发现可能是靠近血管损伤的血肿。患者的不适（或激动或创伤的表现）、外部固定器或敷料可能会限制超声波检查创伤。

双相扫描，加上多普勒血流检测的 B 型图像，增加了诊断血管超声的效用。通过脉冲多普勒流体速度波形显示出特定的兴趣点的流动信息。彩色血流多普勒扫描显示的区域包含彩色血流的情况。在移动组织（例如，血液）中，彩色血流成像分配了彩色（而非灰度）的像素点，并返回了一个多普勒偏移的回声。颜色血流显示提供了关于血流的位置、方向和速度的信息。此外，扬声器还提供多普勒信号的音频输出。有了经验，用户可以学会识别异常血流的特征，包括高调的血流增快的声音，而突然减弱的信号提示近端闭塞；频谱变宽或连续低阻，舒张期杂音与动静脉瘘有关。

血管超声的使用和解读是外科医师培训的重要组成部分。美国超声诊断医学协会（ARDMS）的血管解读注册医师（RPVI）证书，已被确定为血管外科医师资格认证的先决条件。血管超声可能对创伤治疗很有用，即使血管专业的专业知识是不可用的。大多数放射科医师都接受过一般的超声波检查训练，许多普通和创伤外科医师都具备使用定点超声波的技能。测量血管大小（发现动脉瘤）、动脉或静脉流的检测、深静脉的评估、浅静脉的标记以及其他简单的评估，都可以在没有广泛的正规训练的情况下得到学习。

指征

对创伤或 FAST 的重点评估作为对受伤患者的二次调查的一部分,可能会发现心包积液和腹腔积血。这一扩展的 FAST 或 eFAST 包括两种胸部的超声评估,以寻找气胸。虽然不是传统 FAST 的一部分,但超声也可以确认气管内插管的位置,并通过评估心室充盈和下腔静脉的大小来提供血管内的体积。在这种情况下,超声波的一个非常实用的方面是它能够随着时间的推移不断地重复,以确认最初的印象或显示趋势。

多普勒超声扫描可用来检测或描述颈部和四肢的血管损伤,特别是在血管相对较浅的地方。夹层、狭窄、血栓和动静脉瘘都可以通过这种影像学表现来证明。由于多普勒超声是安全的、便宜的和非侵入性的,因此对那些有损伤的患者进行常规的身体检查是非常有用的,尤其这些损伤机制与血管损伤的风险有关,如穿透性创伤,后膝关节错位,关节过伸,髁上骨折。

在大多数情况下,身体检查和非侵入性压力测量的结合可以排除肢体血管损伤的存在。采用连续波多普勒技术,对受伤肢体的收缩压进行测量,可与未受伤侧肢体压力进行比较。小于 0.90 的受伤肢体指标提示动脉狭窄或闭塞[14]。多普勒扫描可以很好地测量受伤肢体指数,然而,在没有明显的局部缺血或出血的情况下,将多普勒扫描延迟数小时甚至数天风险不大。

当轻微的血管损伤被诊断出来时,大多数可能会以非手术的方式进行治疗,并期望有自发的愈合。晚期并发症的风险较低,包括与小于 50% 狭窄相关的内膜损伤(内膜瓣)。在受伤的部分没有压力梯度(例如,一个正常的受伤肢体指数)或者收缩期血流增加 2 倍表明没有血流动力学上的重大伤害。多普勒的非侵入性允许进行连续检查以确认良性的损伤结果。

严重受伤的患者有静脉血栓和肺栓塞的危险[15]。严重的损伤会导致血栓形成倾向(一种促凝血状态)。多普勒扫描是对四肢静脉血栓形成的诊断选择。新的单侧肢体肿胀是预测深静脉血栓形成(DVT)的最佳临床表现,但临床评估本身缺乏敏感性或特异性。因此,当有 DVT 的迹象或症状出现,或在无症状的高危患者中筛查 DVT 时,就可以对其进行多普勒扫描。简单的及时检测应针对探头压迫,以证实在人工施加的压力下,腘静脉和股总静脉可塌陷。有了这种基本的床边操作,你可以排除一个主要的近端 DVT 的存在。为诊断髂静脉血栓形成、非闭塞或有限的节段静脉血栓或小腿静脉血栓形成,应由血管技术专家进行完整的检查。

正如已经注意到的,超声的非侵入性和可获得性意味着这种成像模式可以随着时间的推移而重复进行,以进行监视或随访检查。例如,如果观察到有限的血栓(例如,孤立的小腿静脉 DVT),并且没有使用抗凝治疗,那么在 5~7 天后重复多普勒检查可用于检测近端血栓的进展。在术中,超声对血管损伤的定位和对血管损伤修复后的技术结果的评估(图 6-4)是很有用的。多普勒可以识别可能导致早期血栓或晚期并发症的缺陷,包括在血管钳位置处的内膜的异常(即钳夹伤)。多普勒也能检测血管吻合口的限流性狭窄或腔内血栓形成。通过在手术中发现这些损伤或技术缺陷,手术修正可以在离开手术室前进行。

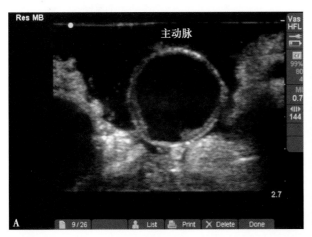
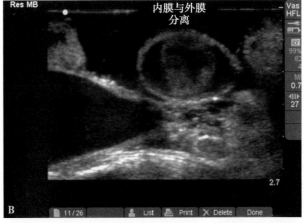

图 6-4　(A)一名 15 岁的女孩在车祸中受安全带约束伤,导致她 Chance 骨折、肠损伤和右下肢缺血。术中超声显像显示肠系膜下动脉水平的主动脉通畅;(B)安全带损伤导致主动脉末端广泛的内膜撕裂,可见术中横切 B 超图像

准备

大多数超声检查都不需要特别的准备。然而，在腹部多普勒检查前禁食可能会减少肠道气体，防止腹部、腹膜后和骨盆血管检查时视野模糊。

陷阱和危险点

超声的危险性和局限性可以忽略不计，但包括以下内容：

- 结果可能取决于操作者的经验与技术。
- 组织破坏、肥胖或水肿可能会限制成像。
- 超声波在空气中传播很差；胸内结构的成像是有限的；肠道气体可能会模糊腹部和盆腔的成像。
- 在非空腹患者和在插管前用面罩通气的创伤患者中，肠道气体可能会增加。

策略

医护人员可以进行血管特异性检查，或者技术专家可以在第三次检查或患者护理的后续步骤中进行超声检查。超声可作为一种筛查工具，用于检测临床评估不明显的损伤或血管并发症。筛查检查的例子包括对四肢的评估，"软"或没有血管损伤的迹象，这些都是造成损伤的创伤机制。超声可作为诊断工具，无论是单独使用，还是与其他检测方法相结合。动脉破裂、内膜剥离或皮瓣、血栓形成和动静脉瘘可以用超声诊断，尤其是在四肢。如果多普勒可以巧妙地与彻底的物理检查相结合，那么像CTA或血管造影这样的额外成像可能是不必要的。正如已经注意到的，多普勒技术可以作为其他诊断测试的补充，或者在对受伤的肢体进行初步筛查时进行多普勒压力测量。在许多情况下，如果最初的检查是正常的，并且没有明显的血管损伤迹象，那么可以选择性地行多普勒检查来完成更彻底的评估。

超声作为一种引导侵入性手术的工具，不应被忽视。此模式已成为指导经皮动脉或静脉介入的标准，并有助于在手术治疗期间对血管病变进行定位[16]。肢体动脉的假动脉瘤可以用超声引导的凝血酶注射来治疗，这一技术通常用于治疗医源性股动脉假动脉瘤，但也可以用于其他动脉假动脉瘤（图6-5）。最后，超声波可以用于评估结果，无论在过程中（如果发现了技术缺陷，可以采取纠正措施），还是治疗后。

技术

手持传感器（探头）传送超声能量，接收反射回波。由于空气具有高的声阻抗，日常应用一种水基凝胶用于传感器和皮肤之间的声学耦合，但是，血液或盐水为探头在术中使用时提供了适当的耦合。

选择一种深度和位置都适合的传感器。更深层次的结构需要使用较低的超声频率（1～5MHz）。

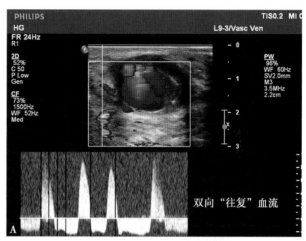

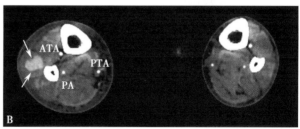

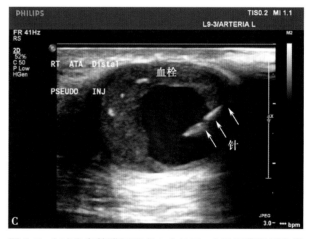

图6-5 （A）患者筋膜切开术2个月后，小腿远端进行性增大的症状性肿块。双相扫描显示小腿前外侧远端有一个2cm直径的假性动脉瘤。彩色超声和脉冲多普勒显示假性动脉瘤典型的双向"往复"血流模式；（B）CT显示假性动脉瘤与胫前动脉分离，为分支血管损伤所致；（C）超声引导凝血酶注射确切治疗

高频率传感器（6～12MHz）提供更好的成像分辨率，但成像深度有限。传感器元件可以安装在曲线或线性阵列中，以创建扇区或箱形图像。相控阵式换能器可以提供一个紧凑的足迹，有一个类似于扇区的扫描。专为术中使用而设计的探头可能有一个 T 形或曲棍球棒式的设计，以方便在手术区域使用。传感器通常是为了更广泛的用途和更好的成像而设计的，以在一系列频率（宽频）上进行操作。传感器设计的细节在制造商和使用的系统中各不相同。

颈部和四肢的血管可以直接被固定。由于肺脏和脏器中的空气干扰了超声波的传输，因此对动脉血管损伤的超声成像是很有限的。肋下和胸骨旁允许对心脏和心包腔的评估，但是胸主动脉不能通过经胸廓的方式来检查。在 FAST 中，腹部液体（血液）的存在是血管破裂或损伤的间接证据，往往提示主要的轴向血管的损伤，或实质组织破裂出血。直接的血管检查很少在创伤评估和管理的早期阶段进行（例如，作为 FAST 的一部分）。

当超声用于操作指导或术中评估时，传感器需要被套在无菌套管中。超声耦合凝胶需要涂在套管上，在探头和套筒之间没有空气或气泡。用于超声引导的无菌凝胶，通过常规超声用于动脉或静脉，可以有助于血管的定位。在此过程中，可以通过超声波引导一种 18G 或 21G 的针。带有点状表面的针可能更有回声，更容易用超声波来观察。在纵向扫描平面上成像血管可以选择血管进入的位置，而改变为横向图像则可以确保穿刺针进入精确到 12 点的位置。超声成像也可以确认导管和导丝的位置。

有一些超声成像应用需要专门的技能。经食管超声心动图（TEE）可用于评估胸主动脉的潜在损伤。创伤患者行 TEE 通常需要全身麻醉和气管插管来控制呼吸道。TEE 诊断后患者可被立即送到手术室或进行外科稳定手术，从而绕过 CT 扫描，提供胸主动脉损伤（TAI）的初步诊断。

血管内超声（IVUS）是一种有创性的技术，需要血管的介入，目标血管的导管置入，以及导丝导管的引入。主动脉可以用一根通过 0.035 导丝的 8F 导管进行评估。IVUS 不适合作为筛选试验，但是它可以提供详细的形态学信息，可以指导治疗器材（覆膜支架）的选择[17]。由于 CTA 可能会低估主动脉直径，特别是在血管内低血容量的情况下，可以使用 IVUS 来提高 TEVAR 的准确性。当

患者在手术床上时，IVUS 允许在收缩和舒张时进行实时成像和直径测量。

检查后护理

没有特定的检查后护理。

并发症

超声波是安全的，是非侵入性的，并且与任何并发症的直接风险无关。在诊断超声应用中，组织加热可以忽略不计，在典型的临床应用中，基本上没有损伤的危险。使用诊断超声的主要风险是解读错误。

CT

计算机断层成像（CT）是当代急救医学和外伤护理包括血管创伤的主要成像技术。采用高速螺旋扫描的多探测器 CT（MDCT）将成像时间缩短至几分钟；CT 扫描的可用性几乎无处不在。美国一项对近 1 亿名接受急诊部门（ED）CT 扫描的患者的调查显示，在 1996—2007 年 CT 的使用增加了 330%[18]。

CT 扫描在创伤中的最佳应用是有争议的。在大多数机构中，CT 是对脑部、面部、胸部、腹部、骨盆和其他骨骼损伤评估的常规方法。然而，最近一些人建议更有针对性地使用，以避免不必要的医疗费用和辐射暴露风险。另一些人提倡常规的检查，全身 CT 扫描（例如，淘金式扫描）对那些遭受严重损伤的患者进行评估。从血管损伤的角度来看，造影增强的 CT 血管造影术可以可靠地证实和诊断临床上明显的问题（例如，闭塞的肢体血管），也可以检测到亚临床损伤（例如，无症状的或小的 TAI）[19]。

磁共振成像（MRI）和磁共振血管造影（MRA）可以作为 CT 和 CTA 的替代选择，有一些潜在的优势可以避免 CT 的辐射暴露。然而，磁共振成像技术并不是很容易获得的，不仅图像采集速度较慢，而且还有更多的限制条件，包括金属植入物的存在。同样重要的是，在强大的磁场面前，有许多医疗设备可能与之不兼容。

指征

CTA 评估受伤患者的指征是广泛的。任何已知或怀疑血管损伤的患者都可能是 CTA 的候选对象，但是如果有足够的临床评估信息，CTA 可能不需要（例如，血管损伤的明确迹象）。另外，其他非

侵入性成像方式可能足以对血管损伤做出正确的诊断，并可进行适当的治疗。

在钝性或穿透性创伤后头部和颈部的 CTA 的适应证包括无法解释的或不协调的中枢神经或单侧神经缺损。这一情况也适用于复杂的面部或下颌骨骨折，穿透颈部的损伤（区域Ⅰ，Ⅱ和Ⅲ），颈椎或脊髓损伤以及胸部伤。CTA 对于不需要迫切手术的颈部可疑动脉损伤，可以描述部分或完全闭塞、假性动脉瘤、内膜瓣、夹层和动静脉瘘等病变[20]。通过同样的检查，CT 提供了关于颈椎软组织、上呼吸消化道、椎管和脊髓的信息。在穿透伤的情况下，子弹或碎片的轨迹和碎片的位置可以被评估（图 6-6）。

最常见的胸部 CTA 指征是已知或疑似 TAI，通常是在高能量减速损伤的背景下。胸部的 CTA 也对可能造成巨大的血管损伤的穿透性创伤有帮助[21]。胸部 X 线检查显示的大动脉或其他血管损伤包括扩大的纵隔腔、帽状征和气管的移位，包括左主支气管或鼻胃管。然而，正常的胸部 X 线检查并不排除 TAI。钝性的 TAI 的特点是基于 CTA 的发现：Ⅰ型，内膜飘动；Ⅱ型，壁内血肿；Ⅲ型，假动脉瘤；Ⅳ型，主动脉破裂。这种分级方案将那些需要保守治疗（Ⅰ型）的患者与那些需要手术或血管内治疗（图 6-7）的患者区分开来（Ⅱ型、Ⅲ型和Ⅳ型）。

腹部和骨盆 CT 扫描是在钝挫伤后对患者进行评价的一种方法。标准的成像方案经常被使用，但是对比增强的 CTA 提供了额外的信息来评估可能没有临床表现或者直接导致的血管损伤的评估。例如，腹主动脉夹层或内脏分支在 CTA 上的发现可能与阳性的物理检查结果或临床症状没有关系。大多数有动脉血管损伤的患者都有脊椎或脊髓损伤或脏器或实体器官的损伤[22]。

CTA 对肢体创伤的评估与传统的动脉造影术相似。然而，CTA 的可用性和诊断精度使其成为大多数中心的首选成像方式[23]。在已经计划好的

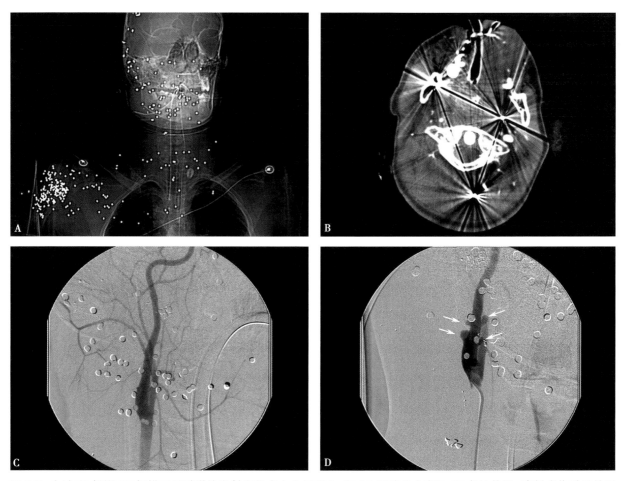

图 6-6　（A）AP 投影 CT 扫描显示霰弹枪发射出的多个金属弹丸；（B）金属碎片会产生 CT 条纹伪影，降低成像质量并干扰后处理；（C）散弹枪伤或爆炸伤合并多段碎片后，数字减影动脉造影术是有用的，因为此类伤有合并大动脉或分支动脉损伤的危险；（D）箭头突出了几个假性动脉瘤的位置

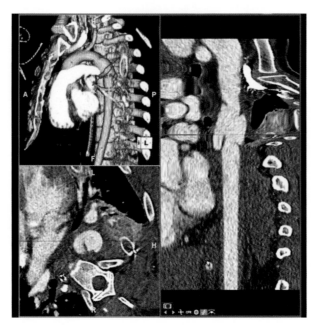

图 6-7　摩托车事故导致的胸主动脉钝性损伤（BAI），表现为内膜破裂、假性动脉瘤、纵隔血肿。右图显示了 CT 血管造影的曲面平面重建（CPR）

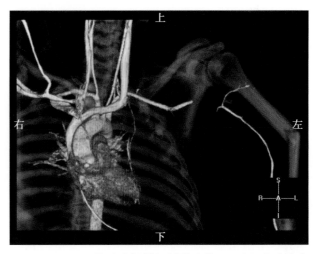

图 6-8　CTA 三维重建提供解剖学总览，显示左腋动脉节段性闭塞

胸部、腹部和骨盆的扫描中加入肢体 CTA 会增加一些时间或对比剂，但可提供详细的信息，这些信息可能对多创伤患者特别有用（图 6-8）。CTA 在对肢体血管损伤的评估中表现出高敏感度和特异度（90%～100%）[24]。

准备

对比剂管理需要可靠的静脉注射。如前所述，限制碘化造影剂的总量（通过限制多种诊断成像程序），并避免低血容量，以降低 CIN 的风险。

陷阱和危险点

CTA 的风险与传统的动脉造影术相似，但没有动脉导管插入的风险。CTA 包括以下危险：

- 造影剂肾病（CIN）
- 对比剂过敏反应
- 造影剂外溢
- 电离辐射
- 如果单独扫描动脉区，可能会错过静脉损伤
- 诊断（解释）错误
- 人为的成像限制
- 患者从治疗区转移到 CT 成像组的风险

从以人为本的角度来看，诊断性 CT 扫描的辐射风险是相当大的。然而，在个体的基础上，与辐射相关的风险是低的，而且这通常在潜在的威胁生命的血管损伤的背景下并不是主要考虑因素。最

实用的方法是在创伤治疗中保持低剂量的辐射，在患者管理中只进行必要的检查。值得注意的是，随着高质量的 CTA 的出现，总体的辐射剂量可能会降低，因为它的高诊断率可能会减少其他放射学检查的数量。技术进步（探测器设计，图像处理系统）降低了辐射剂量，其他特定的过程变化（管电流 mA，管电位 kVp，机架旋转时间，螺距）可以进一步减少辐射暴露。CTA 的其他陷阱包括可能人为造成图像质量问题或解读图像的能力不足 [25]。

在对创伤患者的评估中，运动也会降低图像质量，产生黑或白的带子、黑斑，丧失分辨率，或引起解剖变形。减少运动的策略包括快速扫描、门控（例如，从心脏循环中减少运动伪影）、球管校准、校正重建和后期处理技术。高密度的外来材料的存在也会带来问题。金属可以通过使探测器在一个非线性的响应区域中运行，从而产生条纹伪影，即使是很小的碎片也可以创建一个星形图案的伪影。患者的身体习惯也会影响图像质量，在患者中出现更多的图像畸变。

CT 扫描的性能取决于几何精度和测量质量。不准确的几何形状，不准确的 X 线管与探测器的排列，或不正确的数据，可能会产生伪影，模糊限制空间分辨率。探测器的校准误差和平衡也可能降低图像质量。设备故障造成的伪影可以通过维修或预防性维护而消除。

光束衰减与每个体积单元（voxel）的平均衰减系数成比例。当不同吸收密度的组织在相同的立体像素上时，分辨率可能会降低。通过薄切片或"切割"的使用，以及成像时以病变为中心，可以减

少部分体积效应。光束硬化的产物是来自 X 线束的低能量光子的优先吸收。在高衰减的区域，如骨头，可能会产生这种效果。

具体到 CTA，由于患者在休克时造影剂充盈不佳或循环延迟而导致的血管影模糊可能导致 CT 血管造影（动脉或静脉）无法诊断。对远端血管的 CTA 或中央静脉成像来说，时间延迟可能是最大的问题。

最后，正如经验丰富的临床医师所认识到的，将重症患者或受伤的患者运送到影像室，会产生相关的风险。将患者从复苏 / 手术室 /ICU 中转运意味着暂停复苏，甚至转为交接手续。此外，严重受伤的患者在 CT 扫描区域和床上的移动可能会导致心电监测干扰，并可能增加线路或管道的位移风险。

策略

CT 扫描在严重受伤患者的治疗中几乎无处不在，验证了其对隐匿性损伤的检测和对已知伤害的描述。标准的成像程序可以探测到大多数血管损伤，但是为了更好地描述一些血管损伤的模式，特别是那些中小型血管的损伤，需要进行专门的 CT 血管摄影研究。

技术

在有静脉造影剂的靶向区域进行 CT 血管造影术。典型的对比剂体积为 100ml，注射率为 4ml/s。成像延迟通常是估计的，但是大多数系统将会通过造影剂脉冲跟踪来进行动脉相位的跟踪，从对比剂到达一个预先选定的区域开始。技术人员执行 CT 扫描，通常使用预先定义的方案。技术人员对患者进行定位，管理造影剂，准备和操作 CT 扫描设备，然后将图像数据发送到医学（DICOM）格式的图像和通信系统（PACS）。

传统的 CT 显示器显示的是灰色的组织（X 射线衰减的程度）的密度。CT 密度是在 Hounsfield 单位（HU）测量的，范围从 −1 024 至 +3 071。由于人眼只能分辨 30~40 个灰度等级，图像显示可以多种多样，包括在一个小或宽的窗口中，以特定的兴趣水平为中心。现代多层螺旋 CT 扫描仪等向性决议，所有人的三维图像卷（压）相同的（X = Y = Z）。因此，CT 数据集可以被认为是一个三维（3D）表示的图像体积扫描，而这些数据可以以几种不同的方式显示。对来自 CTA 的体积成像数据的后处理可以极大地促进图像的解读。

一些后期处理可能是自动完成的，但是技术人员、放射学家和其他临床医师能够操纵数据集来产生特定的诊断兴趣的视图和预测。后处理技术可以创建二维或三维图像。在成像过程中使用双能级（kVp）可以促进骨骼从图像中移除，也可以帮助区分钙和对比度增强的血液。成像切片的厚度可以选择（尽管它不能比成像的宽度更薄）。薄切片重建具有更好的边缘效果，更好的高对比度分辨率，更少的部分体积伪影，以更大的噪声和较差的低对比度分辨率为代价。

二维的 CTA 后处理技术包括图像的多平面格式（MPR）以及曲面的重新格式化。MPR 显示了正交平面上的体积数据（轴向、矢状、冠状），以及由用户选择和操纵的倾斜平面。通过卷数据集的示例可以是薄片或厚板。弯曲的重格式（CR）用于在整个过程中观察血管，这有助于对节段性狭窄进行评估。

三维的 CTA 后处理包括最大强度投影（MIP）和表面阴影渲染（VR）。利用 MIP 显示，提出了在图像中所投射出的最大衰减率这个概念。MIP 有效地显示了高 HU，如充满造影剂的血管。虚拟现实图像有助于理解复杂的结构关系，许多外科医师更喜欢这种图像，以便进行手术。虚拟现实没有提供额外的信息。事实上，一些信息可能会丢失，因为没有足够的对比剂血管可能无法显示。较小的成像增量（与相邻片的重叠部分）提供更好的三维渲染。

四肢动脉创伤的体征包括造影剂的对比差别（例如，假动脉瘤），缩小（例如，狭窄），浑浊（例如，闭塞）和早期静脉显影（例如，动静脉瘘）。

检查后护理

在 CTA 之后，几乎没有什么特别令人担忧的，但应该避免低血容量，应监测尿量和肾功能。

并发症

CT 是安全的、非侵入性的，并且几乎没有并发症的直接风险。CT 的并发症主要是与对比剂（外溢、肾衰竭、过敏反应）相关的。与 CT/CTA 相关的其他风险是与图像解读相关的错误。

（梁刚柱 牛鹿原 译 张福先 校）

参考文献

1. Patterson BO, Holt PJ, Cleanthis M, et al: London Vascular Injuries Working Group. Imaging vascular trauma. Br J Surg 99(4):494–505, 2012.
2. Fox N, Rajani RR, Bokhari F, et al: Eastern Association for the Surgery of Trauma. Evaluation and management of penetrating lower extremity arterial trauma: an Eastern Association for the Surgery of Trauma practice management guideline. J Trauma Acute Care Surg 73(5 Suppl 4):S315–S320, 2012.

3. Johnson ON, 3rd, Fox CJ, White P, et al: Physical exam and occult post-traumatic vascular lesions: implications for the evaluation and management of arterial injuries in modern warfare in the endovascular era. J Cardiovasc Surg (Torino) 48(5):581–586, 2007.

4. Kwok CS, Pang CL, Yeong JK, et al: Measures used to treat contrast-induced nephropathy: overview of reviews. Br J Radiol 86(1021):20120272, 2013.

5. Morrison JJ, Rasmussen TE: Noncompressible torso hemorrhage: a review with contemporary definitions and management strategies. Surg Clin North Am 92(4):843–858, vii, 2012.

6. Arthurs ZM, Sohn VY, Starnes BW: Vascular trauma: endovascular management and techniques. Surg Clin North Am 87(5):1179–1192, x–xi, 2007.

7. Scott R, Broadwell SR, Ray CE: Transcatheter embolization in pelvic trauma. Semin Intervent Radiol 21(1):23–35, 2004.

8. Niola R, Pinto A, Sparano A, et al: Arterial bleeding in pelvic trauma: priorities in angiographic embolization. Curr Probl Diagn Radiol 41(3):93–101, 2012.

9. Azizzadeh A, Charlton-Ouw KM, Chen Z, et al: An outcome analysis of endovascular versus open repair of blunt traumatic aortic injuries. J Vasc Surg 57(1):108–114, 2013.

10. Katsanos K, Sabharwal T, Carrell T, et al: Peripheral endografts for the treatment of traumatic arterial injuries. Emerg Radiol 16(3):175–184, 2009.

11. Gaitini D, Razi NB, Ghersin E, et al: Sonographic evaluation of vascular injuries. J Ultrasound Med 27(1):95–107, 2008.

12. Larsen DW: Traumatic vascular injuries and their management. Neuroimaging Clin N Am 12(2):249–269, 2002.

13. Zierler RE, Zierler BK: Duplex sonography of lower extremity arteries. Semin Ultrasound CT MR 18(1):39–56, 1997.

14. Johansen K, Lynch K, Paun M, et al: Non-invasive vascular tests reliably exclude occult arterial trauma in injured extremities. J Trauma 31(4):515–519, Discussion 519–22, 1991.

15. Meissner MH: Deep venous thrombosis in the trauma patient. Semin Vasc Surg 11(4):274–282, 1998.

16. Jackson MR, Brengman ML, Rich NM: Delayed presentation of 50 years after a World War II vascular injury with intraoperative localization by duplex ultrasound of a traumatic false aneurysm. J Trauma 43(1):159–161, 1997.

17. Azizzadeh A, Valdes J, Miller CC, 3rd, et al: The utility of intravascular ultrasound compared to angiography in the diagnosis of blunt traumatic aortic injury. J Vasc Surg 53(3):608–614, 2011.

18. Kocher KE, Meurer WJ, Fazel R, et al: National trends in use of computed tomography in the emergency department. Ann Emerg Med 58(5):452–462, 2011. PubMed PMID: 21835499.

19. Tillou A, Gupta M, Baraff LJ, et al: Is the use of pan-computed tomography for blunt trauma justified? A prospective evaluation. J Trauma 67(4):779–787, 2009.

20. Núñez DB, Jr, Torres-León M, Múnera F: Vascular injuries of the neck and thoracic inlet: helical CT-angiographic correlation. Radiographics 24(4):1087–1098, Discussion 1099–100, 2004.

21. Steenburg SD, Ravenel JG, Ikonomidis JS, et al: Acute traumatic aortic injury: imaging evaluation and management. Radiology 248(3):748–762, 2008.

22. Mellnick VM, McDowell C, Lubner M, et al: CT features of blunt abdominal aortic injury. Emerg Radiol 19(4):301–307, 2012.

23. Pieroni S, Foster BR, Anderson SW, et al: Use of 64-row multidetector CT angiography in blunt and penetrating trauma of the upper and lower extremities. Radiographics 29(3):863–876, 2009. doi: 10.1148/rg.293085517. Review. PubMed PMID: 19448121.

24. Miller-Thomas MM, West OC, Cohen AM: Diagnosing traumatic arterial injury in the extremities with CT angiography: pearls and pitfalls. Radiographics 25(Suppl 1):S133–S142, 2005.

25. Al-Shakhrah I, Al-Obaidi T: Common artifacts in computerized tomography: a review. Appl Radiol 32(8):25–30, 2003.

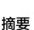

第7章　血管创伤的控制及即时重建

TIMOTHY HODGETTS

摘要

血管破裂后出血是早期可避免的因外伤而死亡的常见原因。损伤控制性复苏（DCR）是一个包罗万象的概念，它涵盖了从伤害点到损害控制性手术（DCS）和重症监护的所有努力。DCR 的目标是抑制出血，优化氧合，提高生存率。明智的外科医师明白，在主要的血管创伤后，了解并坚持 DCR 原则，与选择最佳并进行复杂的血管重建一样重要。DCR 的概念与现代战斗伤病治疗的进展相平行，现在同样应用到平民血管创伤的管理中。这些进展包括最初的评估和治疗模式改变（对传统的 ABC 来说增加 C 或灾难性出血），引入局部止血以控制出血，以及使用血液制品来改善凝血障碍等观点发生了深刻的变化。作为第 8 章的前导，Morrison 和 DuBose 提出不可压缩躯干出血，本章重点讲述了血管创伤和出血后的医院治疗方法，以及此领域的最新进展。在复杂的临床情况下，这些方法和理论可为临床医师提供帮助。医院复苏的伦理也包括认识到当资源在野战医院或战时环境中受到限制时这些决定会更加紧迫。

关键词：损害控制性复苏，止血复苏，平复苏，垂直的复苏，二维复苏，三维复苏，复苏伦理

简介

由于血管壁破坏引起的出血（例如，血管创伤），早期和有效的治疗包括控制出血和输血，这对于生存是至关重要的。聪明的外科医师都明白，良好的复苏治疗同控制血管或修复血管损伤一样重要，不明白这一点的话，患者将死亡或被延误治疗。

因未能充分控制出血而造成的血容量过低，被认为是院前及住院期间可避免的死亡的首要原因[1,2]。在战争环境下，爆炸及枪伤占主要部分，肢体也成为最常受伤的部位[3-5]。虽然历史上肢体出血是外伤死亡的主要原因，但是现代止血带和止血药物的使用改变了这一情况，一项里程碑式的研究表明，在过去十年的战争中，无法压迫止血的躯干部位（如胸腔，腹腔，盆腔）出血是最常见的潜在死亡原因（67%），而肢体出血所导致的死亡相对少见（14%）[3]。

如第 8 章所述，"潜在可避免的死亡"是指那些没有致命性头部或心脏损伤，或爆炸伤所导致的肢体创伤。事实上，这些人常常死于无法控制的出血和严重的失血性休克。血管损伤和出血后的凝血功能障碍，在诊治中的作用越来越重要。在血液产品常规使用后，它也影响了军事医学战略的深刻变革，比如如何管理，动态监测凝血，以及如何根据需要定制产品。这些具有重大战略影响潜力的变革以及如何影响国家军用血液制品的使用，将在本章中得到强调。

现在人们承认外科手术并没有进行复苏，但这是复苏的内在部分[6]。本章解释创伤团队和医院如何优化配置，对因快速出血而导致严重血容量不足进行迅速的外科干预。这需要跨越传统的医学界限，不管这些边界是物理的还是文化的。手术介入、开放或血管内治疗并非总是血管创伤后复苏的必要部分。特别是钝挫伤和闭合性创伤（例如，严重的实质器官损伤）。在这些情况下，最初的管理更多的是进行详细的诊断和非手术治疗。医院面临的挑战在于工作人员能够识别那些需要迅速手术干预的患者，同时相关手术配套又能积极快速响应，英国传统的区级综合医院网络（相对较低的创伤工作量，主要是钝器伤）对于需立即手术干预的情况响应并不迅速，但 2007 年出现的英国创伤中心弥补了这个体系的不足[7]。

本章关注于血管创伤和复苏的相关团队和医院策略，在此之前先介绍同样重要的院前急救的发展（在第 15 章进行更详细的描述），主要针对控制出血，减少凝血功能障碍等方面。本章也将提出复苏终点的概念，这可以在复杂的临床中提供

参考。以医院为基础的复苏伦理问题也将涉及（例如，什么时候开始，什么时候应该结束），认识到当资源（临床医师、手术室、ITU 或 ICU 和血液制品）受到限制时，这些决策会更加紧迫。

定义

创伤控制复苏（DCR）是一个相对较新的术语，它反映了在 21 世纪战争中所取得的战斗伤亡护理的进展。这种做法已经发展成为一种包罗万象的概念，汇集了所有的干预措施，包括手术干预，目的是减少血管破裂的出血，优化氧化作用并改善结果。因此，它首先需要急救措施（包括使用止血带或局部止血剂），并在重症监护室进行凝血治疗后的术后治疗。在此背景下，创伤控制复苏跨越了血管创伤管理的范围。DCR 被正式定义为"针对重大创伤的系统性方法，结合了 ABC（气道、呼吸、循环）范式，从伤害到确定治疗的一系列临床技术，以最大限度地减少失血，最大化组织氧化，并优化结果[8]。"

因此，损伤控制手术（DCS）适合于 DCR。具体来说，DCS 的意思是时间有限的外科手术（即简化操作），在低体温、凝血障碍和酸碱失衡等需要重症监护或导致死亡的情况下，当务之急是在最低限度的干预下挽救生命和四肢。第 4 节讨论了损伤控制手术与血管创伤管理有关的具体方面。

与创伤控制手术不同，认为 DCR 是一种时间限制、资源有限或干预有限的现象是不正确的。事实上，恰恰相反。DCR 合并院前干预（包括血液制品管理），在到达医院时立即大量输血（见本章的止血复苏），以及在手术室多学科团队复苏（参见本章后面的三维复苏的讨论）。最初，"损害控制"是一个海事术语，它与可能危及船只沉没事件的紧急情况有关。在这方面，DCR 整合了各种干预措施，它们共同提供了有效的止血（机械的和血液上的），从而使患者得以"存活"。

复苏模式

美国外科医师学院委员会高级创伤生命支持（ATLS）方案提供了创伤复苏近 30 年的国际标准[9]。这是以气道、呼吸和循环的顺口语 ABC 为基础，强调严重的钝性创伤后颈椎的保护。虽然已经制订了一系列平行的专业复苏计划（例如，烧伤、儿童、新生儿），ABC 范式依然是基础。

从历史上来看，各种战争中，医学的进步都支持这一真理，特别是对复苏的重视。受到挑战的 ABC 模式；对于军队来说，这已经被 <C>ABC 取代了，因为它代表"灾难性的出血"或"控制灾难性出血"的血管破裂[10]。这一改变集中了在受伤前几分钟内止血的努力，并使那些受伤的人有了技能和设备[11]。这一新的模式在从急救到医院的复苏过程中产生了共鸣，并推动了对组织、指导方针、培训和设备的增量修正。尽管很难评估对于护理流程变化的影响，但强有力的证据表明这些策略在减少可预防的死亡方面的系统性影响（例如：产生一群意想不到的幸存者）[12]。因此，<C>ABC 正致力于制定战时血管创伤和出血救治模式，以改善其预后。此外，越来越多的观点和证据表明，这些出血控制和复苏理念在某些方面正在转化为对受伤平民的护理[13]。

水平和垂直复苏

ATLS 的材料为临床医师提供了一种优先的、线性的方法，使其被迫在单独状态下工作：通过颈椎控制同时开放气道，然后呼吸，最后循环。这种垂直的方法反映了大多数医院的现实情况，即复苏是基于团队的，也就是说，多个优先级是并行或以水平方式进行管理的。需要麻醉的患者，作为控制气道（A）的一部分，首先需要静脉注射插管（C），以便管理必要的药物，并可能需要进行相应的准备。插入一个胸管（B）来治疗气胸，否则进行正压通气时会恶化。

成功复苏的水平方法需要团队领导力。在许多国家，创伤小组的领导是外科医师。在英国，惯例是一名急诊医师。培训的背景不太重要，而经验和协调多学科团队成员的人际交往能力，以及决定影响患者如何接受调查和治疗的魄力更加重要。领导的类型会随着团队的经验而变化。一个经验不足的团队需要直接用清晰和权威的指导来管理，而经验丰富的团队则从上级医师或支持者那里得到更多的好处。创伤团队需要磨合，也需要自我管理，就像一级方程式赛车团队成员之间的协调那样。在某些情况下，团队领导可能会成为一名团队决策咨询医师，他不具体执行抢救步骤，但提供方案决策和技术支持。当有多个人员伤亡时，这种情况尤其有用。

三维与二维的复苏

尽管基于团队的方法消除了逐步进行线性复苏的要求，但对血管创伤管理的总体过程通常是线性的或二维的。特别地，在急诊部（ED）有一个初步的评估和治疗；然后影像学检查（通常在一个单独的位置）；接下来是手术干预（DCS）和重症监护室的稳定。为了提高救治效率，患者应该向一个方向流动。但经验表明，有时患者在影像学检查过程中往返于 ED、手术室，重症监护室或病房里。

三维立体复苏是在军事医院和部分民用创伤中心中发展起来的一个概念。在这种情况下，来自现场或运输途中的护理平台，通过呈递患者病情并远程通知抢救核心小组，识别一小部分危重患者，将他们从救护车或直升机直接转移到手术室。在战时环境中，这些患者经常因爆炸事件而受伤，由于单一或多次截肢或躯干创伤，可能因大量丢失血液而处于心血管系统崩溃的边缘。三维复苏起始于在手术室里组建的创伤小组。一般的供体红细胞（O- 阴性）和血浆（AB 阳性）是用有或者没有加热功能的快速输血装置优先输注的。血液成分替代疗法是由手术室中的血栓弹力图（TEG）检查指导。大量输血的并发症（高钾血症和低钙血症）用手持分析仪主动监测，并积极纠正。复苏在患者到达手术室时启动，同时进行麻醉，并继续进行手术止血。这种方法结合了复苏与影像、外科手术和早期的重症监护，在一个地方治疗血管破裂、出血、休克和凝血功能异常等。在英国野战医院的配置中，一个关键的患者可能会左转进入主复苏区，或直接进入邻近的手术室，而三维立体复苏这个过程被称为"右转复苏"[14]。

准备

有一句谚语："事先计划和准备可以防止糟糕的表现。"提前花费足够时间来准备的创伤团队将会在复杂的复苏过程中消除焦虑，并减少团队领导所需的直接管理。准备工作包括组建创伤小组，穿上防护装备，分配角色，拟定药物，预测必要的程序，并顺利过渡到下一阶段的治疗。在准备工作中常见的陷阱和其结果见框 7-1。

对于是否应在患者到达医院前就通知创伤组有不同的意见。根据不同的损伤机制（例如，车辆弹射伤），损伤的解剖（例如，穿透躯体的创伤），以

框 7-1	在准备过程中常见的陷阱

1. 未能及早给创伤团队打电话。这导致准备设备和药物的时间不足，并在团队中增加了本可避免的压力。
2. 未能分配角色。这导致复苏的努力和效率低下；任务可能被忽视（例如，送血做交叉配型）。
3. 在患者到达手术室之前，没有准备好麻醉药物。这分散了麻醉医师管理和保护呼吸道的注意力。
4. 未能订购血液制品。如果有休克前的征兆，则要订购所有捐赠的红细胞和血浆。晶体不含携氧能力或凝血因子。
5. 未能提前为行 X 线检查做充分的准备。复苏是一个混乱的过程，而放射科医师将努力把 CXR 平板和 X 线机到位。CXR 平板可以在患者到来之前预置好。
6. 未穿戴个人防护装备（PPE）。最常见的是，成员们未穿防护服，这就减缓了放射科医师的工作，而他们已经进行了保护。这种方法还有可能中断必要的流程。
7. 缺乏预料能力。这导致本可避免的紧张，但更重要的是，可能导致可避免的失败。
8. 不能停下来并且听从 MIST［机制，受伤（发现和怀疑），体征（生理上的），治疗］。这是治疗前的最后一步。团队应该暂停并倾听医护人员的 MIST 交接（需要 20 秒），以免丢失关键信息。唯一的例外是如果发生了灾难性的出血、气道阻塞或心肺复苏（CPR）。在这些患者中，应继续治疗，但应要求护理人员等待 MIST 交接。

及生理上的紊乱（例如，呼吸急促，心动过速，低血压），启动抢救程序。不同的地方有不同标准，需考虑到在特定医疗环境中可能出现的严重损伤（例如，赛马场附近的医院会遇见"由马轧过"的患者）。抢救团队的成员可能更倾向于在最后一分钟做出反应，这样等待患者所花费的时间更短。然而，花在准备上的时间往往是很有必要的。在作者的经验中，如果怀疑重大损害，创伤小组应该在救护车（陆地，空中）离开受伤点之前或在那个时候得到通知。团队的信息，详细的伤害和 / 或到达的时间允许团队成员对他们的反应速度做出判断。然而，过多的关于伤害严重程度的猜测或成员的随意反应可能会破坏团队领导者有效的职责分配，以及他 / 她建立良好团队的能力（例如，在麻醉医师到来之前，必须指派另一个人来管理气道）。

创伤小组成员首先应穿上个人防护装备（PPE）。理想情况下，这应该在进入急救室的门之前完成。最低限度的标准是手套、一件领衫和一件塑料围裙；眼睛保护是可取的。在团队成员经常变化的

中心，识别团队成员功能角色的标记可能特别有用。可以采用卡片、海报，或者背心也可以是颜色编码的（例如，红色代表队长）。

创伤小组组长应根据成员的能力分配角色。如果没有分配角色，将会有可预见的重复工作（例如，多个成员会默认尝试进行静脉插管）。在到达医院时，那些有血管性创伤的多发创伤患者，他们的全部诊断尚未完成，是医院里最"最糟糕"的患者。在这些情况下，最有经验的临床医师在职责上扮演主要角色是合乎逻辑的。英国的军事模式是，每个学科的顾问（急诊医学、麻醉科、外科、整形外科和放射科）都将对他们的专业进行相关病情评估和干预。尽管这种全面的初步评估在军事医院系统已被证明是有用的，但在大多数民用实践中可能很少具备这样的条件。然而，即使是经验较少的团队，麻醉师也应该被分配到气道，急诊医师或普通外科医师进行初步诊查，然后由整形外科医师，对四肢和骨盆进行二次诊查。

为了防止不同阶段的团队成员重复系统性诊治，最好在信息板上标注受伤情况，以便所有人都能看到。可采用"MIST"体系，它代表了机制、伤害（被发现和怀疑）、体征（生理）、治疗。如伤员较多，可以被分配到治疗区；然后，有限的人力资源就可以根据 MIST 类别分布。

值得注意的是，一些药物是必需的，或者至少可以预期，几乎所有的血管损伤后的主要的治疗都是受到休克的影响。一个头部受伤和昏迷的患者需要进行计算机断层成像（CT）扫描，在手术前需要麻醉来确保气道。根据患者不同的病情严重程度，在从受伤地或中转平台（即 3D 复苏）转至救治医院时，常用的药物可以提前准备。这不仅能缩短麻醉、CT 和诊断的时间，而且还能让麻醉医师专注于控制气道，而不是在患者到达时，还需要花费时间准备药物。同样的道理也适用于镇痛、静脉输液，在所谓的 3D 复苏期间，可以通过提前计划来节省护理时间。

设备需求也可以预期。例如，如果团队需要救治一个伴有面部烧伤的患者，因为预期患者可能会存在气道水肿，可以提前准备插管的设备，包括小于正常的、未切割的管子和一个协助插管的金属丝。在这种情况下，建立外科气道的设备（即甲状软骨切开术）应该充分准备；如果医师认为有必要的话，就应该对其进行评估。立即复苏也可以在准备阶段开始。患者需要做 CT 检查时，应提前告知放射科医师，以确保其可用性。类似地，当很可能需要紧急手术（例如，腹部或严重肢体的枪伤）时，应提前通知手术室。

技术和程序

对复苏技术和程序的详尽描述超出了本章的范围。在第 16 章和第 17 章中，许多用于管理主要血管创伤的院前急救策略，包括被破坏的肢体，都得到了更广泛的讨论。对复苏技术和程序的深入理解也可以从公认的模块化培训课程中获得[用于核心复苏技能的 ATLS；在照顾儿童时，先进的儿科生命支持（APLS）；外科创伤护理（DSTC），用于外科手术的决策和创伤控制手术技能；战场先进的创伤生命支持（BATLS），在战斗环境中获得核心的复苏技能]。那些在军事领域迅速取得进展的技术和程序的进步，可以渗透到民间的实践中去，这是很重要的。首先是控制外部出血的急救措施。商业止血带现在已经发给了穿制服的人员，用于自我应用或对他人使用。一系列病例证实了在与爆炸有关的创伤后，在创伤性肢体截肢手术中应用止血带对拯救生命的益处。证据也支持使用气动止血带，而不是用止血卷筒；但是，止血卷筒的低成本、简单和稳定意味着它很可能会在战场上使用[15~18]。

局部止血剂也已经发展出一种可以安全、有效地使用到创面的治疗方法。大量商品化使用和令人信服的大型动物模型证明了一系列产品的有效性[19]。可选择的成分是工业矿物（沸石、高岭石、蒙脱石）和贝类中的壳聚糖。配方的选择是一种松散的粉末，一种可塑多孔袋中的粉末，或一种浸渍的材料（方剂或柔性带）。英国军队与美国军队都采用了第一代产品（QuikClot，一种松散的沸石粉；Hemcon，含有壳聚糖的一种方形的敷料），但他们保留了灵活的策略，以适应进一步的创新。英国军队现在倾向于使用壳聚糖浸渍的绷带或带纱（Celox 纱布）。这种配方是安全的，没有放热反应，并提供有效的包裹和密封大血管出血的伤口（腹股沟、腋窝）。虽然这些产品在设计之初是为了急救使用，但在手术中发现了其辅助止血的功效[20]。

如前所述，迅速开通静脉通道是复苏的一个关键点。在许多情况下，严重受伤的患者在静脉注射麻醉药物（如快速的插管）前，不会有气道安全。尽管在 6 岁以下的儿童中，骨间通道（IO）通常被认为是一种备用治疗方法，但军事经验表明，当周围静脉通道失败时，这种 IO 途径是有效的。在成人中，IO 途径可以用于液体（包括血液制品）和药物（镇痛和快速的麻醉诱导）输注[21]。可用于 IO 途径的四个主要部位如下：①上内侧胫骨；②肱骨头；③胸骨；④髂嵴。电池驱动的钻头（EZ-IO，不是在胸骨上使用的）可提供快速可靠的通道，而一种被称为"FAST1"的机械装置可以在胸骨上使用，当存在多肢体伤害时尤其有用。在创伤性心搏骤停中，应将 IO 通路视为一种主要的复苏途径，因为它的速度可以达到复苏要求。

ATLS 还强调了稳定颈椎的重要性，尤其是在钝挫伤中。在军事背景下，BATLS 降低了颈椎保护的重要性，因为在战争环境下穿透性的创伤更为常见。例如，如果没有神经系统的症状或体征，在颈部受伤后，颈椎不能固定[22]。骨盆固定术用于控制严重骨折的出血，已成为院前技术的一种方法[23]。在这种机制、症状或体征上，出现了不稳定和出血或休克迹象的骨盆骨折，商业黏合剂被应用并保留，直到在 X 线检查中排除损伤。

有严重血管损伤的患者容易出现低体温症，这可能会使病情复杂或合并凝血功能障碍[24]。在一些医院中使用带有化学热包的热毯（例如，Blizzard 毯）。无论是这种还是其他类型的暖化设备或毯子，它们的使用都应被期待，因为它们可以帮助患者达到最佳温度。同样重要的是熟悉使用说明，因为有些设备不应该直接与患者的皮肤接触。在医院里，在复苏过程中，积极的外部回暖通常是通过加热的隔热保温垫和热空气来实现的。在二次诊治和连续干预治疗期间，患者不应过度暴露，这会导致热量丢失。

液体和药物

创伤复苏中最重要的进展是减少或消除使用平衡盐溶液或晶体，以促进血液和血液制品的平衡比例（如血小板、浓缩红细胞、血浆）。血液成分的有效和平衡使用尤其重要，因为患者的生存与凝血障碍成反比[24,25]。在医院的报告中，凝血功能障碍是相对常见的，但从统计学上看，军事创伤患者凝血功能障碍在统计学上更为严重[2~5]。通过提供以血浆为代表的必要的凝血因子减少红细胞与血浆的比值，可以提高军事创伤救治的结果[24,25]。

此外，在军事环境中，由医师领导的医疗队可以由直升机送到或接近伤害发生点[26]。现在，许多这样的途中护理，既可以携带红细胞，也可以携带血浆，用在受伤点或者战场里或者附近。在血管创伤和出血的患者中，血液成分的使用，意味着在凝血功能障碍发生之前，复苏就开始了[26]。

最近，人们推荐使用血小板替代方法，将其与红细胞和血浆以 1:1:1 的比例输注[24,25]。这种以血液成分为基础的复苏方法并不一定反映了患者的需要，也不应该是随机的。血栓弹力图（TEG）提供了一个简单的、接近实时的凝血检测，可以在复苏室或手术室进行。TEG 的结果在视觉上呈现为曲线和模式识别，允许对特定凝血因子（如血浆）、血小板、纤维蛋白原（如冷冻蛋白）或氨甲环酸（TXA）（以对抗高纤维蛋白溶解）的需要进行即时或实时的解释。对 TEG 的工作原理及其结果的详细描述超出了本章的范围。TEG 和其他类型的床边检查正在开发中，以允许更多特定的场景下直接使用血液的特定成分和 TXA 复苏[27,28]。

在血管创伤中使用血液成分的疗法被称为"止血复苏"。现在有证据表明，在经历了严重的多重创伤后，这种策略不但能提高生存率，在更早期的阶段还能改善生理机能。止血方法的实施意味着那些原本可能没有机会存活下来或可能在生理上受到损害的患者现在可以进行血管修复。有证据表明，这种做法可能取代"生命超越肢体"的古老格言，现在可能允许在许多损坏的肢体中寻找生命和肢体。在 21 世纪的战争中，由于出血控制策略和止血复苏而使得生存率得到提高[29,30]。在第 2 章中，更详细地讨论了血管损伤的流行病学以及损伤控制复苏对损伤模式的影响。

传统上，大规模输血被定义为在 24 小时内输注 10 个或更多单位的红细胞（4 个小时内输注 5 个或更多的单位）。在短时间内进行这种复苏可能出现危及生命的并发症。高钾血症和低钙血症可通过心电图（ECG）看到，但更可靠的是通过不间断的血气分析。这些电解质紊乱是由于储存的红细胞产生的并发症，而不是新鲜血液（在军事实践中也使用的一种技术）来取代血管创伤后的容量复苏。技术人员可能需要专注于监测这些并发症（例如，快速血气分析，包括钾和钙离子）和适当的治疗方法（葡萄糖和胰岛素治疗高钾血症；氯化钙治疗低钙血症）。

在血液可用之前，关于胶体和晶体的争论一

直在激烈地进行。在对随机对照试验的系统回顾中，比较危重患者的体液复苏（包括随机对照试验和创伤患者），发现胶体会导致死亡风险的绝对增加[31]。高渗性生理盐水被推荐为一种复苏液。它具有额外的抗炎特性，并且对穿透伤患者有望改善预后，但是这种价值在动物模型中并没有被复制，因此破坏了它的军事效用[32, 33]。但是，晶体（正常的生理盐水，Hartmann 溶液）仍然是一种标准的液体，当没有血液制品的需求时，就可以支持最初的复苏[34]。

在有意识的创伤患者中，镇痛是一项重要的工作。在静脉内注射吗啡可能是一种常规操作，但它既不是最有效也不是最快速的药物。如果要进行痛苦的手术（如减少骨折脱位、胸漏、烧烫伤），则应使用药物氯胺酮。氯胺酮是一种快速、高效和短效麻醉剂。虽然止痛剂的剂量是 0.5～1mg/kg 体重，但作者的经验表明，从稍微低一点的 0.25mg/kg 体重开始是明智的。治疗窗口相对狭窄，总麻醉剂量为 2mg/kg 体重。同时，标准化的药物盒包含止痛剂、麻醉剂和预防性抗生素，可同时对多种人员伤亡进行联合抢救。这可以帮助那些可能不熟悉急诊部门的医师，在护理人员捉襟见肘时，他们可以迅速获得药物。这一做法也鼓励了在这种复杂的环境中使用药物的标准方法（例如，使用抗生素），同时也提供了一种相对简单的方法，在复苏的时间内保证药物的数量。

影像

影像检查辅助血管创伤和休克治疗的临床决策。有三种传统的影像部位：胸部、骨盆和颈椎。最紧迫的是胸部 X 线检查，因为它通常决定是否需要将一个胸管放置在胸腔内，并提供气管导管位置的信息。胸部 X 线检查可以在初次检查期间进行，是身体检查的补充。在患者到来之前准备好感光底片。该团队应该具有优先反应的特点，一旦胸部体格检查完成，图像就可以被拍摄。静脉通路和血液取样可同时进行。直接数字 X 线摄影（DDR 可即时成像），而不是等几分钟来处理湿胶片。在最好的情况下，胸片是听诊器的补充，听诊器在复苏室的噪声中价值大打折扣。在这种现代化和有效的复苏中，ATLS 的格言是："张力性气胸的 X 线片永远不应该被看到"，这并不一定是正确的。

骨盆的 X 线检查有助于识别不稳定骨折，确认

或指导是否需要夹板，并显示有无低血压的迹象。无论有无血管造影术的条件，都建议进行骨盆增强 CT 检查，以除外动脉出血。对于持续的血流动力学不稳定的患者，骨盆 X 线可能是第一个指示需要动脉造影和盆腔栓塞的指标。在腹腔内出血（经超声检测）中，进行剖腹手术的决定将基于检查者对伤者弹道的判断。严重不稳定骨盆骨折患者进行非预约 CT 检查，可能更好地进行剖腹手术和腹膜外填塞止血，原位盆腔吊索或外固定能一定程度上恢复骨盆环的完整性。

一幅普通的颈椎侧位 X 线片在复苏的急救室中几乎没有指导治疗的作用。一幅不佳的图像（在肌肉发达或肥胖的情况下）无法看到 $C_7 \sim T_1$ 交界处，这可能会延迟关键的治疗。如果已经预约 CT，特别是相关的头部损伤，那么在进行 CT 扫描的情况下，延迟行颈部平片检查的做法已经越来越被接受。在一些国家，X 线检查（LODOX）在复苏室中被用来作为一种筛查工具，用来识别肺损伤、长骨或骨盆腔骨折以及异物（如炮弹弹道）。这一方法最初源于对南非钻石矿工人的检查，以检测走私。

超声[创伤腹部聚焦超声检查（FAST）]用于确定腹部、骨盆和心包的游离液体的存在，在创伤后，游离液体通常被认为是血液，这是一种安全快速的技术，如果需要的话可以连续重复，并且在复苏室中很容易施行。腹部游离液体的阳性与否可以作为一种分诊工具，阳性表明需要立即进行剖腹手术。在 FSAT 阳性的情况下，应避免对血流动力学不稳定的患者进行 CT 诊断。FAST 替代不可靠的临床检查（腹软不排除腹腔出血）和侵入性诊断腹腔灌洗。在所有遭受重大创伤的患者中，FAST 应被视为一种标准检查，可靠性依赖于操作者的经验，在训练有素的医师中，它是高度敏感的（准确度超过 90%）。重要的是，这种技能可以很快掌握。

CT 检查效率的不断提升继续影响着血管损伤的早期评估和管理。指南对于在头部受伤后应用 CT 的指征已经逐渐放宽，但是对于那些意识水平降低的患者，优先考虑急性硬膜外血肿或硬膜下血肿，及时干预将会影响发病率和死亡率。胸部 CT 通常能识别出在仰卧位平片中错过的小气胸或血胸，这对于复杂的面部、脊柱和骨盆骨折的手术治疗是很重要的。在儿童中，判断腹部实体器官和空腔脏器的损伤程度和范围，在决定手术的必

要性方面很重要。只要患者的血流动力学正常，大多数低至中等程度实质器官损伤的患者都可以在不需要手术的情况下进行仔细监测。有些损伤是难以鉴别的。一名儿童坐在汽车后座发生车祸，系着安全带，腹壁上有印痕，应该认为存在空腔脏器穿孔的高风险。在横膈膜和 / 或肠壁水肿下方发现游离气体也是空腔脏器损伤的一个标志。

复苏终点

在大的血管创伤后，有生理、血液、生化、终点事件或目标等复苏指标。如果有钝性腹部外伤的患者有心动过速和低血压的反应，对最初的液体复苏有反应，并且 FAST 检查阴性，那么应进行 CT 检查且进行紧急手术是安全的；如果患者对初期液体复苏没有反应，并且 FAST 提示腹腔内液体则需要立即进行剖腹手术。将血流动力学不稳定的患者视为复苏不佳，而不适合进行开放式手术，这是不正确的。在这些情况下，进行出血控制和污染控制的手术，可能能够挽救生命。例如，不稳定的血压（即间歇性地对液体复苏存在反应）可能是一个很好的指标，表明在实质器官的内部（即肝、肾、脾）有持续低水平的出血。

"低血压复苏"概念或实践证明，在城市复苏中心，对于穿透伤的院前或急诊液体复苏预后是不好的 [35]。可能的原因是，积极的液体复苏可能会使任何已形成的血凝块脱落，从而导致出血的恶化。因此，建议进行有限的液体复苏，以维持桡动脉搏动（等于收缩压 90mmHg）。然而，有研究以猪爆炸伤模型发现，当低血压的复苏持续 2 个多小时后，酸中毒就无法挽回了 [35~37]。因此，英国的军事方法是一种新型的混合复苏——当疏散被延迟时，保持第一个小时的桡动脉脉搏，然后转到正常血压复苏 [37]。

对于大多数生命体征，在复苏过程中没有绝对的目标数字，而是改善或趋于稳定。轻微的昏迷也需要格拉斯哥（13/15～14/15）评分，但是如果格拉斯哥评分开始进一步下降，将成为一个紧迫的问题。呼吸频率是一种高度敏感的生理危害指标，尽管它可能会随着气道阻塞、通气能力不足（胸壁、肺或神经损伤）或低血症而增加 [38]。呼吸频率趋于缓和，也是复苏干预措施成功的有力证据。

患者的核心温度也是从血管性创伤中恢复的一个重要的终点。虽然目标是保持在 35℃ 以上的核心温度，但也希望在 DCR 过程中达到一种接近正常体温的趋势。使用治疗性低体温神经保护的证据可能被认为与在严重创伤中维持正常体温的愿望存在冲突，原因是体温降低会加重凝血障碍，这是严重血管创伤后的主要关注点。

在 DCR 期间，血液学指标应放在血管创伤患者的整体临床反应中。作为一个常规指标，输注红细胞以使血红蛋白保持在 100g/L 以上，而血细胞比容在 35 以上。血浆的作用是将国际标准化比（INR）降低到 1.5 以下，并将血小板增加到 $100 \times 10^9/L$ 以上（每袋血小板增加 $30 \times 10^9/L$～$40 \times 10^9/L$）。输注冷沉淀将纤维蛋白原水平提高到 1g/L 以上（正常的下限值为 1.5g/L）。这些是一般的指导方针，在 DCR 期间患者的整体状况应该指导血液和血液成分的管理。在 DCR 中，生化目标包括血钾、钙和剩余碱，这些是组织灌注指标。闭合性颅脑损伤引起的低碳酸血症可能会造成伤害，在危及生命的颅内高压的治疗中或神经外科手术中应该严格限制，有这种情况时，应该尽快将 $PaCO_2$ 正常化 [38]。

有一种危险是，在急诊部门执行的一系列复苏可能会延迟接下来的治疗程序，即影像科、手术室或重症监护病房。创伤小组组长必须平衡在复苏室中进一步干预所带来的好处，并及时将患者转移到下一个复苏流程。创伤团队领导必须认识到哪些程序是挽救生命、降低发病率、提高舒适度以及哪些是可以推迟完善的。例如，需要对血管损伤和闭合性颅脑损伤患者做 CT 检查前放置动脉和 / 或中央静脉导管的时间进行判断。

复苏伦理学

将所有患者的要求放在法律上作为一个假设，对主要的血管创伤和出血性休克后的复苏伦理学提出了一系列的选择和挑战。当在野战医院资源有限的环境中工作时，许多这类问题都引起了人们的强烈关注。考虑以下场景：

1. 当有多名严重受伤的患者时，你如何决定先治疗哪一个？
2. 当一个患者因创伤性心脏停搏而被送进医院时，很容易开始复苏，但是什么时候停下来呢？
3. 如果患者需要大量输血，那么血液制品的量是多少，还是没有上限？

4. 有无一些伤害,如爆炸伤害后 100% 烧伤或四肢截肢,严重的伤害意味着复苏无望是否应该复苏?

对于这些棘手的情况,没有绝对的答案。在存在较多伤亡的特殊情况下,治疗重点是根据经验和分类算法来指导的。这种算法根据生理特征来分配优先级,但它们可以而且应该加上临床经验。情感不可避免地起了作用。此外,还有可能对儿童进行过度分类,特别是如果该算法没有针对儿童生命体征的规范分类。

由于血管损伤和心血管衰竭而导致的结果普遍是不良的。最好的平均结果能达到 7% 的存活率(由医师领导的伦敦直升机紧急医疗服务)[39]。来自英国军方的调查结果更加鼓舞人心,显示在一组受伤的人群中,有 24% 的人幸存下来,而他们心脏停搏的主要原因是低血容量[14]。因此,如何治疗创伤性心搏停止的决定将会受到创伤类型和对复苏成功期望的影响。血制品是有限的资源,在野战医院中更是如此。当复苏资源有限时,可能需要设置复苏的终止标准。

在野战医院里,情况更为复杂。例如,如何考虑对待敌方战斗人员和我方人员,有什么道德选择?如果一个人的能力有限,他或她能否将患有血管创伤的平民转移治疗?当没有医院表示能够接收这些受伤的平民时,维持救治这些患者的门槛是什么;在道德标准上是否与和平时期的最佳实践不同?虽然这些问题不会在本教科书中得到解答,但对于那些管理血管创伤的人来说,考虑这些问题是合适的。关键是基于对不同社会和不同创伤实践的期望值,考虑并预先讨论这些挑战,并制定组织规范。

(张欢 译 张福先 校)

参考文献

1. Humphrey PW, Nichols WK, Silver D: Rural vascular trauma: a twenty-year review. Ann Vasc Surg 8:179–185, 1994.
2. Anderson ID, Woodford M, de Dombal FT, et al: Retrospective study of 1000 deaths from injury in England and Wales. Br Med J (Clin Res Ed) 296:1305–1308, 1988.
3. Eastridge BJ, Mabry RL, Seguin P, et al: Death on the battlefield (2001–2011): implications for the future of combat casualty care. J Trauma Acute Care Surg 73(6 Suppl5):S431–S437, 2012.
4. Hodgetts TJ, Davies S, Russell R, et al: Benchmarking the UK military deployed trauma system. J R Army Med Corps 153(4):237–238, 2007.
5. Champion HR, Bellamy R, Roberts P, et al: A profile of combat injury. J Trauma 53:S13–S19, 2003.
6. Hodgetts T, Gunning K, Deane S: Trauma rules, London, 1997, BMJ Publishing.
7. National Confidential Enquiry into Patient Outcome and Death: Trauma: Who Cares? November 2007.
8. Hodgetts T, Mahoney P, Kirkman E, et al: Damage control resuscitation. J R Army Med Corps 153(4):299–300, 2007.
9. American College of Surgeons: Advanced Trauma Life Support (8e), Chicago, 2008, ACS.
10. Hodgetts T, Mahoney P, Russell M, et al: ABC to <C>ABC: redefining the military trauma paradigm. Emerg Med J 23:745–746, 2006.
11. National Association of Emergency Medical Technicians (US): Pre-Hospital Trauma Life Support Committee, and American College of Surgeons. Committee on Trauma, PHTLS: basic and advanced prehospital trauma life support, 2004, Mosby Inc.
12. Kotwal RS, Montgomery HR, Kotwal BM, et al: Eliminating preventable death on the battlefield. Arch Surg 146(12):1350, 2011.
13. Elster EA, Butler FK, Rasmussen TE: Implications of combat casualty care for mass casualty events. JAMA 310(5):475–476, 2013.
14. Russell R, Hodgetts T, McLeod J, et al: The role of trauma scoring in developing trauma clinical governance in the Defence Medical Services. Philos Trans R Soc Lond B 366(1562):171–191, 2011.
15. Hettiaratchy S, Tai N, Mahoney P, et al: UK's NHS trauma systems: lessons from military experience. Lancet 376(9736):149–151, 2010.
16. Brodie S, Hodgetts TJ, Lambert P, et al: Tourniquet use in combat trauma: UK military experience. J R Army Med Corps 153(4):310–313, 2007.
17. Kragh JF, Walters TJ, Baer DG, et al: Survival with emergency tourniquet use to stop bleeding in major limb trauma. Ann Surg 249:1–7, 2009.
18. Parker P: Consensus statement on decision making in junctional trauma care. J R Army Med Corps 157(3 Suppl 1):S293–S296, 2011.
19. Sondeen JL, Pusateri AE, Coppes VG, et al: Comparison of 10 different hemostatic dressings in an aortic injury. J Trauma 54:280–285, 2003.
20. Rhee P, Brown C, Martin M, et al: QuikClot use in trauma for hemorrhage control: case series of 103 documented uses. J Trauma 64:1093–1099, 2008.
21. Cooper B, Mahoney P, Hodgetts T, et al: Intra-osseous access for resuscitation: UK military combat experience. J R Army Med Corps 153(4):266–268, 2007.
22. Mahoney PF, Steinbruner D, Mazur R, et al: Cervical spine protection in a combat zone. Injury 38(10):1220–1222, 2007.
23. Lee C, Porter K: The pre-hospital management of pelvic fractures. Emerg Med J 24(2):130–133, 2007.
24. Brohi KJ, Singh M, Heron T: Coats. Acute traumatic coagulopathy. J Trauma 54:1127–1130, 2003.
25. Borgman M, Spinella PC, Perkins JG, et al: The ratio of blood products transfused affects mortality in patients receiving massive transfusions at a combat support hospital. J Trauma 63:805–813, 2007.
26. Morrison JJ, Oh J, DuBose JJ, et al: En-route care capability from point of injury impacts mortality following severe wartime injury. Ann Surg 257(2):330–334, 2013.
27. Morrison JJ, Dubose J, Rasmussen TE, et al: Military application of tranexamic acid in trauma emergency resuscitation (MATTERS) study. Arch Surg 147(2):113–119, 2012. [Epub 2011 Oct 17].
28. Morrison JJ, Ross JD, DuBose JJ, et al: Association of cryoprecipitate and tranexamic acid with improved survival following wartime injury: findings from the MATTERs II study. Arch Surg 148(3):218–225, 2013.
29. White JM, Stannard A, Burkhardt GE, et al: The epidemiology of vascular injury in the wars in Iraq and Afghanistan. Ann Surg 253(6):1184–1189, 2011.
30. Stannard A, Brown K, Benson C, et al: Outcome after vascular trauma in a deployed military trauma system. Br J Surg 98:228–234, 2011.
31. Schierhout G, Roberts I: Fluid resuscitation with colloid or crystalloid in critically ill patients: a systematic review of randomised trials. Br Med J 316:961–964, 1998.
32. Wade CE, Grady J, Kramer GC: Efficacy of hypertonic saline dextran fluid resuscitation for patients with hypotension from penetrating trauma. J Trauma 54:S144–S148, 2003.
33. Sawdon M, Kirkman E, Ohnishi M, et al: Hypertonic saline-dextran is ineffective after thoracic blast and hemorrhage. Br J Surg 87:961, 2000.
34. Kirkman E, Watts S, Hodgetts T, et al: A proactive approach to the coagulopathy of trauma: the rationale and guidelines for treatment. J R Army Med Corps 153(4):302–306, 2007.
35. Bickell W, Wall M, Pepe P, et al: Immediate versus delayed fluid resuscitation for hypotensive patients with penetrating torso injuries. N Engl J Med 331:1105–1109, 1994.
36. Garner J, Watts S, Parry C, et al: Prolonged permissive hypotensive resuscitation is associated with poor outcome in primary injury with controlled hemorrhage. Ann Surg 251:1131–1139, 2010.
37. Jacobs N, Watts S, Doran C, et al: Novel resuscitation strategy is superior to hypotensive strategy for delayed evacuation of casualties after explosion. Br J Surg 97:190–191, 2010.
38. Curley G, Kavanagh BP, Laffey JG: Hypocapnia and the injured brain: more harm than benefit. Crit Care Med 38(5):1348–1359, 2010.
39. Lockey D, Crewdson K, Davies G: Trauma cardiac arrest: who are the survivors? Ann Emerg Med 48(3):240–244, 2006.

第8章 血管破裂和不可压迫的躯干出血

JONATHAN J. MORRISON, JOSEPH J. DUBOSE

摘要

外伤造成的血管破裂是一种具有挑战性的情况。出血可能来自胸、腹或骨盆内的结构，可能不适合止血带或人工压迫。因此，这种情况可能在最初的阶段造成致命的伤害。虽然伤害模式及其严重性并不新鲜，但"不可压迫的躯干出血"这一术语最近才被用在战争中受伤的流行病学描述中。这些战争中不可压迫的躯干出血，其早期高死亡率引起了对这种损伤模式的重新评估。本章提供了对不可压迫的躯干出血的当代治疗进展回顾，包括规范统一的定义来强化未来研究。此外，这种评估还提供了可在此环境中使用复苏和手术管理策略的描述；同时也强调了进一步研究的必要性，来降低因这种损伤模式而导致的死亡风险。

关键词：不可压迫的躯干出血，创伤外科，军事手术，损伤控制手术，损害控制复苏

简介

血管破裂造成的出血仍然是平民[1, 2]和战争创伤[3, 4]的主要原因。在普通医院中，15%～25%的患者因出血而入院。来自21世纪战争的研究表明，在战斗中，血管损伤的比率大约是10%[4~6]。按出血大体部位区分为肢体或躯干，这有重要的临床意义。肢体出血通常是可压迫的，这意味着那些流血的血管可以通过人力或止血带直接控制。这与躯干出血形成对比，躯干出血通常是不可压迫的，通常需要手术控制出血（图8-1）[5]。

尽管在创伤实践中，肢体出血是更常见的伤害，但不可压迫的躯干出血（NCTH）则会带来更高的死亡率。平民研究表明，在其他可存活的伤害中（没有致命的头部或心脏创伤），NCTH的死亡率为60%～70%，这一研究清楚地强调了这种损伤模式的致命性[1, 2]。出血也是战时环境中的一个重

要问题，在潜在的可存活伤害场景中，死亡人数占60%[7, 8]。研究表明在其他可存活的受伤情况下[3]（没有致命的头部或心脏创伤），死亡人数中有80%是由于身体内血管结构的破坏而造成的[4, 5]。

可压迫的肢体出血和NCTH之间的区别是值得注意的，因为我们需要更好地了解肢体损伤的流行病学，以及用止血带和／或局部止血剂来快速控制出血[8]。在NCTH的情况下，死亡率并没有降低。

躯干出血的军事和平民流行病学

Holcomb等研究较早认识到血管中断和不受控制躯干出血的重要性，他们回顾了在现代战争

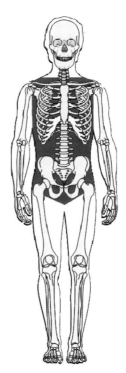

图8-1 阴影区域表示不可压迫的躯干出血在解剖学上的位置［From Blackbourne LH, Czarnik J, Mabry R, et al: Decreasing killed in action and died ofwounds rates in combat wounded. J Trauma 69（1）: 1-4, 2010.］

中被杀的特种作战部队人员的尸检结果[5]。专家小组回顾了 82 例死亡病例的记录，大体分为两类，一类是不可存活的（存在致命的头部或心脏的伤口），一类是潜在的可被挽救的。这是首次使用专门术语"不可压迫的脑出血"的研究，尽管它没有具体的定义。在 50% 被认为有可能存活的患者中，NCTH 被认为是导致死亡的原因。Kelly 使用类似的方法分析了在 2003—2004 年和 2006 年两个时间段发生的 997 例美国军人死亡。总结认为 2003—2004 年和 2006 年期间，出血是死亡的主要原因（也许在其他时期有可能存活下来）[4]。在这两个时期内，出血导致的死亡率分别占 87% 和 83%。其他死亡的原因分别为呼吸道问题、头部损伤和败血症。

在出血组中，有 50% 的人是 NCTH，33% 的人是肢体出血（可应用止血带）。这项研究还引入了另一种独特的出血解剖分类方式——躯干和四肢连接处出血。近端股或腋肱血管的损伤或出血通常无法直接压迫或使用止血带，因此这是一个救治难点。在 Kelly 的研究中，20% 的出血死亡是由于这些连接区域的损伤造成的。在早期的研究中，NCTH 并没有明确的定义，但是包含任何因躯干血管破裂导致的出血[4]。

有趣的是，当 Eastridge 等把这些分析扩大到所有在 2001—2009 年死于创伤的美国军事人员时，这些数字依然如此[6]。虽然致命的头部损伤是不可存活的主要创伤模式，但在可能存活的死亡中出血再次占 80% 左右的比例。在这些死亡人数中，有 48% 的人死于脑出血。这些研究的发表，提供了对战场伤害的重要描述，并说明了 NCTH（这些人本来可以在受伤后幸存下来）有较高的死亡率。与尸检研究一样，一些临床研究也检查了特定系统器官出血的发生率。

在一项使用美国关节手术室创伤注册信息（JTTR）的研究中，White 和他的同事们报告了 2002—2009 年美国军队中血管损伤的发生率[9]。这项研究的作者们观察到血管损伤率为 12%（1 570/13 075），是之前战时报告的 5 倍。在 White 的研究中，大血管损伤占躯干血管损伤的 12%，其中髂、主动脉和锁骨下血管是最常累及的。在另一项研究中，Propper 在 2002—2009 年对战时胸伤进行了研究。在这份报告中，作者发现任何类型的胸伤都发生了 5% 的战时伤亡。在这一组创伤中，平均伤害严重评分（ISS）为 15 分，而原始死亡率为 12%[10]。在 Propper 的研

究中，最常见的胸伤模式是肺疾病（32%），其次是血胸（19%）。

Morrison 和同事们发表了一份报告，分析了连续 12 个月的腹部创伤。超过 50%（65 名患者，52.0%）需要立即进行剖腹手术，其中 46 例患者（70.8%）有实质器官出血[11]。在直接接受剖腹手术的患者中，有 15 例死亡（23%），这些患者的中位损伤严重度评分为 29 分（1～67）。

尽管这些研究有较大的价值，但它们并没有特别强调 NCTH 时血管破坏的潜在致命性。在此背景下，鉴于 NCTH 与其他具有可存活伤害人的早期死亡率之间的联系，军事研究人员和平民合作者积极寻求建立一种统一的血管损伤模式定义。表 8-1 说明了 NCTH 的最初定义，该定义是由美国陆军外科研究所提出，它基于之前提到血管中断的生理改变或相关手术来定义。其中相关手术定义为紧急剖腹手术、开胸术，以及控制复杂的骨盆损伤出血的手术。

不可压迫的躯干出血的定义

这些观察结果给战斗伤亡护理研究团体提供了推力，以便更好地定义和分类 NCTH 的部位和模式。尽管它的重要性不言而喻，但在 21 世纪之前，仍缺乏对 NCTH 的统一定义。最近，军方的联合创伤系统（JTS）报道，并选择了一些平民机构，共同对这种伤害模式进行统一分类。这些研究的目的是建立一个明确有力的定义，以便对这个问题的流行病学进行研究，并允许将降低死亡率的治疗策略相互比较。直到最近，出现了关于躯干损伤中特定的器官损伤（例如肝损伤），或者躯干损伤中特殊的界限（例如血管外科医师的方法来修复髂动脉）的相关研究报道。

NCTH 的战时观点是：基于胸腹部特定解剖部位引起的血管破裂伴出血。如下：

- 大血管的轴向损伤
- 实质器官损伤
- 肺实质损伤
- 复杂骨盆骨折

因此，NCTH 的当代定义开始于表 8-1 中列出的四个解剖类别中一个或多个血管连续性中断。这个定义中不包括心脏创伤，因为它的死亡率很高。

为了鉴别这些解剖类别中患者的出血，NCTH 包括生理指标或手术过程，这些方法涉及不稳定

表8-1	不可压迫的躯干出血（NCTH）
解剖标准	血流动力学*/手术标准
1）胸腔，包括肺	出血性休克或需要立即手术
2）实质器官损伤≥4级：肝，肾，脾	
3）已知的轴向躯干损伤	
4）骨盆骨折合并骨盆环中断	

*出血性休克定义为收缩压<90mmHg。

的血流动力学和/或急需控制的紧急出血，包括低血压或休克，和需要紧急剖腹手术、开胸术或其他手术来处理复杂的骨盆骨折出血。如果没有生理或手术上的标准，NCTH的定义可能仅包括在危险解剖位置的损伤而没有包括活动性出血。下面将回顾不可压迫躯干出血的军事和平民经验，并概述手术和复苏策略。

不可压迫的躯干出血的流行病学特点

在2011年美国创伤外科协会会议上，美国JTTR研究使用了表8-1的定义来描述2002—2010年受伤患者的流行病学特点。如果仅使用损伤模式作为标准，1 936例患者可能涉及罹患NCTH的风险，这几乎占与战争相关死亡人数的13%。当纳入生理和手术标准时，331例中（30±13）名患者被认为可能患有NCTH。最常见的出血类型是肺实质（32%），其次是躯干内的大血管出血（20%）。严重的实质器官损伤（Ⅳ或Ⅴ级肝、肾、脾）也构成20%的病例，而盆腔骨折引起的血管破裂约占15%。在这项研究中，最致命的伤害模式（比值比；95%CI）是躯干中大血管的损伤（3.42；1.91～6.10），然后是肺实质损伤（1.89；1.08～3.33）和复杂骨盆骨折血管破裂（0.80；0.36～1.80）。

类似地，作者将这一定义应用于2001—2010年受伤的英国士兵。这一分析还包括一家军事外科医院接受治疗前死亡的患者［即阵亡（KIA）］，因此没有包含生理或手术上的标准。这篇报告分析了234例患者的损伤部位解剖概况及罹患NCTH的风险，这占英国战争相关伤害的13%，这与美国JTTR伤害模式的发生率相同。在所有与战争相关的伤害中，英国患者的NCTH总病死率为83%，而与之相比，战争相关死亡率为25%，再次强调了在躯干中任何类型的血管破坏有较高的死亡率。

平民中关于NCTH的经验也有类似的表述，只不过伤害模式不同。具体来说，在平民中，血管损伤或身体内部的破坏主要是钝性损伤而不是穿透性或爆炸性损伤[2]。出血仍然是潜在可预防死亡的主要原因，造成30%～40%的死亡，其中33%～56%的死亡发生在院前损伤阶段[1]。Tien和他的同事们在加拿大的一个创伤中心诊治了558例创伤死亡患者[12]。其中与中枢神经损伤有关的死亡人数最多，但有15%是由于出血造成的，其中16%的死亡是可以预防的。最常见的可预防的死亡原因是延误诊断出血来源，而盆腔是最常见的出血来源。这些发现得到了洛杉矶和南加州大学医学中心调查人员的证实和扩展。他们认为，延迟的骨盆出血是导致出血死亡的最常见原因[13]。

不可压迫的躯干出血的临床治疗策略

本节的目的是通过在当前文献中引入战略外科概念，来补充以下章节中关于特定血管损伤确定性管理内容。对"非传统"血管损伤的外科治疗，如肺实质、实质器官、骨盆出血等，以提供对躯干出血的整体诊治策略。在这些章节中，血管外科的基本原则仍是：对任何可疑的血管损伤采用近端和远端控制都是必要的。

损伤控制手术和复苏

损伤控制手术（DCS）是一种最初描述在腹部创伤出血情况下，为了限制生理恶化而牺牲手术修复完整性的策略[14, 15]。这项技术已经扩展到其他身体部位的诊治[16]。在重症监护室复苏和温暖之后，最终的手术修复工作将分阶段完成。DCS是一种极端的手术策略，应该有选择性地应用，因为感染、腹腔内脓肿、创伤性损伤、切口疝和肠造瘘是很常见的[17~19]。

在伊拉克的军事经验表明，接受红细胞（PRBC）与新鲜冷冻血浆（FFP）高比例的患者存活率更高，并且发现他们的死亡率要比接受低比率的患者低得多（19% vs 65%；P<0.001）[20]。这一发现带来了一种平衡或止血复苏的概念，创伤患者在大约1:1的PRBC和FFP单位比率中复苏。这一概念已经发展成为一个序贯的策略，加上出血控制策略，被称为"损伤控制复苏（DCR）"[21]。大多数DCR方案都采用了诸如可接受的低血压、晶体液最小使用、积极机体保暖以及新颖的不溶性止血药物，如氨

甲环酸和损伤控制手术进行早期的出血控制[22]。

重要的是，损伤控制手术（DCS）应该被认为是 DCR 的一种工具，它可以在极端生理或严重解剖损伤的情况下使用[23]。迄今为止的证据表明，采用 DCR 能带来生存优势，使用 DCS 技术死亡率会降低[18, 24, 25]。然而，尽管 DCR 显示出了巨大的希望，但患者发生血液制品相关疾病的风险升高。因此，有新的研究正在利用新化合物来降低这种风险的发生率[26, 27]，如冻干性纤维蛋白原和血小板[28]。

复苏手术操作

NCTH 中有一定比例的血管损伤导致循环衰竭，如严重低血压或心脏停搏。由于 21 世纪战争造成的伤害，这些患者的治疗得到了广泛研究[29~32]。当前的民用普通标准是行开胸术（RT）复苏，以缓解心脏压塞，控制大范围的气胸，进行胸腔止血并解除胸主动脉阻塞[33]。

随后的策略毫无疑问是最有技巧性的，因为对主动脉的控制会对血容量减少产生很多有益的影响，也就是说，会增加脑部和心脏的血液灌注。而 RT 通常用于胸部创伤的处理，同时也被探索性地应用于因严重腹腔积血而痛苦的患者中[34, 35]。其目的是在剖腹探查及止血前控制腹腔血管的流入量，同时增加中心压力。虽然主动脉闭塞的生理性原则是维持中心压力，但这种方法还是因其较低的生存率而遭到质疑。

远离损伤处的近端控制复苏技术应该被谨慎地使用，因为如果直接阻断病变血管，缺血负担更小。近期一项动物试验对比了在髂动脉损伤中钳夹胸主动脉、主动脉以及直接阻断靶血管的应用，认为直接阻断靶血管会显著降低全心缺血的负担[36]。

主动脉阻断修复亦可应用顺应性球囊实现，如同腹主动脉腔内修复时应用经皮血管腔内装置来阻断血流进入腹主动脉瘤一样[37, 38]。该技术会为患者带来获益，同时也避免了对胸主动脉或主动脉造成负担。该项技术自 20 世纪 50 年代时就被应用于外科创伤的救治[39]，并一直沿用至今[40]。它还尚未被广泛应用以及进行系统性评估。但随着近年来血管腔内装置以及整体修复策略的提升，这种方法又有了一个更加有趣的名字"主动脉腔内球囊封堵修复（resuscitative endovascular balloon occlusion of the aorta，REBOA）"[41]。

近年来动物实验已经证实了 REBOA 较 RT 会

减少生理性负担[42]。将Ⅳ级休克的动物分为主动脉球囊阻断组以及胸廓切开主动脉钳夹组，球囊组同钳夹组比较，其平均主动脉压的改善是相同的，但是球囊组在干预后试验动物的乳酸、碱剩余以及 pH 较钳夹组有所降低。另一组试验则证实了在应用相同终点事件评估实验动物时，主动脉球囊阻断 40 分钟是最佳时间[43]。

非传统型的血管创伤以及出血的手术暴露和止血

肺实质出血的胸部暴露和止血

对于胸腔出血的控制，通过受伤侧胸壁的前外侧入路行胸廓切开是最快速的方法，通过第 4 肋间隙，患者取仰卧位，双手举过头顶（图 8-2）。这一手术入路同时也允许切口跨过胸骨延长至对侧胸壁或做"蛤壳"形切口，使之在必要的情况下可以进入胸腔的另外两个隔室（纵隔以及对侧胸腔）（图 8-3）。重要的是，应用这一术式的外科医师应同时具备随时进行腹腔探查的能力，所以进行外科消毒的范围包括胸部及腹部。

在进入胸腔后，最先进行的是对出血的控制。肺部出血可以根据其部位的不同采取多种技术进行止血。肺部外周的损伤可以应用线性缝合器将其钉成非解剖结构的形状。控制伤道内的出血，最有效的方法是将伤道进行扩创，再使用线性缝合器或血管钳进行处理。将伤道扩创至可以允许直视下应用 3-0 或 4-0 普里灵缝线和更大的非切割针对破裂血管进行缝合，或应用缝合装置进行止血。

在进入胸腔后，最先进行的是对出血的控制。肺部出血可以根据其部位的不同采取多种技术进行止血。肺部外周的损伤可以应用线性缝合器将其钉成非解剖结构的形状。控制伤道内的出血，最有效的方法是将伤道进行扩创，再使用线性缝合器或血管钳进行处理。将伤道扩创至可以允许直视下应用 3-0 或 4-0 普里灵缝线和更大的非切割针对破裂血管进行缝合，或应用缝合装置进行止血。

在进入胸腔后，最先进行的是对出血的控制。肺部出血可以根据其部位的不同采取多种技术进行止血。肺部外周的损伤可以应用线性缝合器将其钉成非解剖结构的形状。控制伤道内的出血，最有效的方法是将伤道进行扩创，再使用线性缝合器或血管钳进行处理。将伤道扩创至可以允许直视下应用 3-0 或 4-0 普里灵缝线和更大的非切割针对破裂血管进行缝合，或应用缝合装置进行止血。

如果肺部出血是源于更深的肺门组织，那么肺部（在动员后）可以压迫甚至扭曲自身去闭合肺门部血管。由于肺门部的扭曲会产生相应的生理负担以及流出道阻塞，进而导致创伤后肺切除，因此这一手段应被列为最后一种选择[44]。

脾脏、肝脏以及肾脏出血的腹腔暴露和止血

为了能够顾及全部的四个象限，腹部应取剑突至耻骨联合的正中切口。填充止血依旧是初期止血最好的方法，能够有效地保存循环血容量而使复苏得以进行。患者在极端状况下的另一项重要措施是在膈肌裂孔处应用修复性主动脉球囊来阻断主动脉。下一个重要的步骤是对腹部序贯性地评估以及做出对局部出血和污染控制的决定。

腹部实质脏器（如肝脏、肾脏、脾脏等）或门部血管结构出血的处理方法根据器官的不同而有所差别。暴露并切除脾脏是非常确切并被患者所接受的止血方法，因此脾切除术是脾脏大出血时的

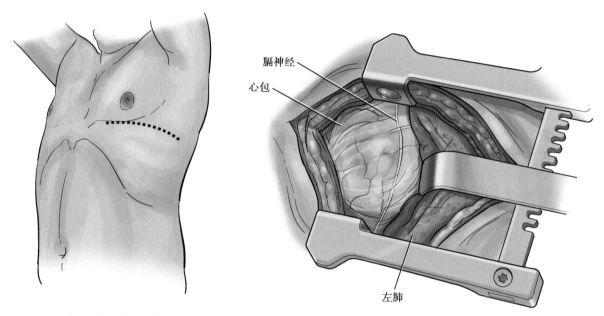

图 8-2　经第 4 肋间隙的前外侧胸廓切开以显露左侧半胸、主动脉及心脏结构（From Hirshberg A，Mattox KL：The no-nonsense trauma thoracotomy. In Top Knife，Shrewsbury，UK，2005，TFM Publish Limited，p 160.）

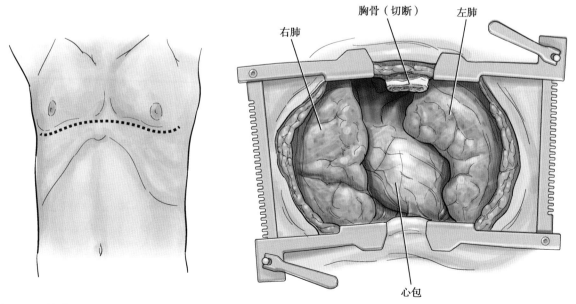

图 8-3　延长切口经胸骨至右侧肋间隙的前外侧胸廓切开术以暴露纵隔及右侧半胸（From Hirshberg A，Mattox KL：The no-nonsense trauma thoracotomy. In Top Knife，Shrewsbury，UK，2005，TFM Publish Limited，p 161.）

首选方法。相反，肝脏出血则需要考虑应用填塞法进行止血。肝胃韧带处肝门部止血以及普林格法经常被用于肝部填塞止血，以控制器官的血液流入道。根据伤口的性质以及肝脏出血的部位，肝脏可以通过分离冠状韧带和三角韧带而被动员，进而能够促使肝左右叶排血或互相压迫。如果这一方法成功的话，则可以应用可吸收的网套将肝脏包裹，并维持各肝叶的位置来止血。如果肝脏的伤口有明确的伤道，则可以行扩创术以暴露和结扎伤口深层的出血血管，或将烟卷式引流条系至鼻胃管以使得烟卷式引流条在伤道内膨胀并应用球囊填塞。这仅仅是用于肝脏止血的一小部分技术[45]，但如果将全部方法列举出来就会超出本章篇幅。

肾脏位于腹膜后腔的Ⅱ区，在移去位于其上的结肠后可以看到。肾脏钝挫伤，假如其没有周围增大的血肿而且患者的血流动力学稳定，都应该行保守治疗。穿透伤则需要应用另一种方法处理，其重点在于探查及修复肾脏，如果需要的话，则行肾切除术。如果担心伤口损伤或妨碍到输尿管排出，则应在肾周或腹膜后间隙放置引流。

盆腔入路以及盆腔出血的控制

盆腔是一个解剖复杂并且涉及多专业联合的区域（如泌尿、矫形、血管、结直肠以及普通外科等）。盆腔区域的手术暴露在剖腹探查时可以应用腹膜内入路来完成，而在腹部正中切口或普芬南施蒂尔切口（横切口）时，可以应用腹膜外入路。前者暴露速度较快，且能同时暴露腹腔和盆腔内的腹主动脉以及同该部位中空器官伴行的远端血管。腹膜外入路则可以暴露髂外动脉以进行腹股沟区血管的止血以及腹膜前区域的填塞，但是该入路却不能暴露腹腔内其他可能发生损伤的器官（图8-4）。

盆腔出血可以表现为血流动力学不稳定合并解剖结构异常，或手术发现Ⅲ区域的腹膜后血肿（RPH）。盆腔血肿可以广泛蔓延至耻骨上区。在钝挫伤时，最好选择保守治疗，避免将其暴露。但

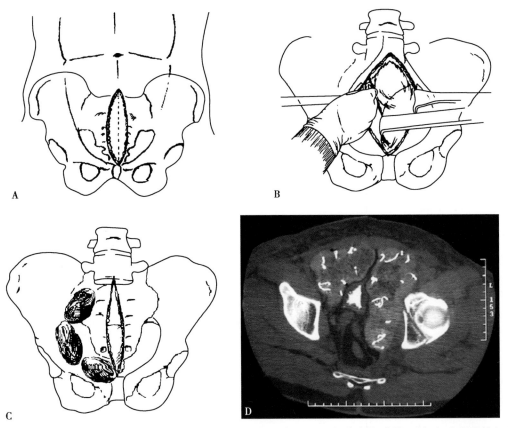

图8-4　（A）腹膜下低位中间切口可以暴露腹膜外盆腔包裹；（B）钝性分离腹膜外区域；（C）腹膜外包裹区域；（D）腹膜外原位包裹的经典CT扫描影像［Figure A-C from Cothren CC, Osborn PM, Moore EE, et al: J Trauma 62（4）: 834-839, 2007; Figure D from Totterman A, Madsen J, Skaga NO, et al: Extraperitoneal pelvic packing: a salvage procedure to control massive traumatic pelvic hemorrhage. J Trauma 62（4）: 843-852, 2007.］

是当患者处于如难治性休克的危险境地时，则可以采取腹膜前区域的填塞以控制静脉出血。后者是在盆腔复杂性骨折稳定后控制静脉性出血的必要步骤。在穿透伤中，特别是在怀疑有血管直接损伤时，控制出血是至关重要的。这类止血方法可能需要干预末端腹主动脉。

复杂盆腔骨折盆腔动脉出血时最常应用腔内血管技术（如弹簧圈栓塞）进行止血。而在处理诸如重度骨盆骨折、骨盆开放性骨折或骨盆枪击伤等罕见病例时，结扎髂内动脉常作为一种必要的控制出血的方法。由于对侧髂内动脉会交叉供血，想要充分止血，结扎一侧髂内动脉的同时，需要根据情况来确定是否需要应用局部止血剂。由于预后较差，通常情况下很少结扎双侧髂内动脉，这样不仅会造成伤口难以愈合，还会造成后续的盆腔、臀部以及腓肠肌缺血[46]。

总结

血管破裂伴随出血是日常以及军事性创伤时潜在可预防性死亡的主要原因。尽管只是直观概念，但是不可压迫的躯干出血止血（noncompressible torso hemorrhage，NCTH）仍是最棘手的情况，其至今仍然缺少理想的定义。躯干部的血管损伤及出血需要迅速做出处理决定、积极修复以及对早期出血时手术治疗的重视。尽管出现了损伤控制修复和腔内血管介入等辅助手段，但仍不能忘记近远端止血的原则。在救治 NCTH 这类重点患者时，由于其解剖和生理学方面的特殊性，未来还需要对各种处理方法进行更有效的验证。

（张欢 成龙 译 张福先 校）

参考文献

1. Kauvar D, Lefering R: Impact of hemorrhage on trauma outcome: an overview of epidemiology, clinical presentations, and therapeutic considerations. J Trauma 60:3–11, 2006.
2. Kauvar DS, Wade CE: The epidemiology and modern management of traumatic hemorrhage: U.S. and international perspectives. Crit Care 9:S1–S9, 2005.
3. Martin M, Oh J, Currier H, et al: An analysis of in-hospital deaths at a modern combat support hospital. J Trauma 66:S51–S61, 2009.
4. Kelly JF, Ritenour AE, McLaughlin DF, et al: Injury severity and causes of death from Operation Iraqi Freedom and Operation Enduring Freedom: 2003–2004 versus 2006. J Trauma 64:11–15, 2008.
5. Holcomb JB, McMullin NR, Pearse L, et al: Causes of death in U.S. Special Operations Forces in the global war on terrorism: 2001–2004. Ann Surg 245:986–991, 2007.
6. Eastridge BJ, Hardin M, Cantrell J, et al: Died of Wounds on the battlefield: causation and implications for improving combat casualty care. J Trauma 71:4–8, 2011.
7. Kotwal R, Montgomery H, Kotwal B, et al: Eliminating preventable death on the battlefield. Arch Surg 146:1350–1358, 2011.
8. Kragh JF, Walters TJ, Baer DG, et al: Survival with emergency tourniquet use to stop bleeding in major limb trauma. Ann Surg 249:1–7, 2009.
9. White JM, Stannard A, Burkhardt GE, et al: The epidemiology of vascular injury in the wars in Iraq and Afghanistan. Ann Surg 253:1184–1189, 2011.
10. Propper BW, Gifford SM, Calhoon JH, et al: Wartime thoracic injury: perspectives in modern warfare. Ann Thorac Surg 89:1032–1035, 2010.
11. Morrison JJ, Clasper JC, Gibb I, et al: Management of penetrating abdominal trauma in the conflict environment: the role of computed tomography scanning. World J Surg 35:27–33, 2011.
12. Tien H, Spencer F, Tremblay L, et al: Preventable deaths from hemorrhage at a level I Canadian trauma center. J Trauma 62:142–146, 2007.
13. Teixeira P, Inaba K, Hadjizacharia P, et al: Preventable or potentially preventable mortality at a mature trauma center. J Trauma 63:1338–1347, 2007.
14. Rotondo MF, Zonies DH: The damage control sequence and underlying logic. Surg Clinics North Am 77:761–777, 1997.
15. Shapiro MB, Jenkins DH, Schwab CW, et al: Damage control: collective review. J Trauma 49:969–978, 2000.
16. Loveland JA, Boffard KD: Damage control in the abdomen and beyond. Brit J Surg 91:1095–1101, 2004.
17. Hatch QM, Osterhout LM, Podbielski J, et al: Impact of closure at the first take back: complication burden and potential overutilization of damage control laparotomy. J Trauma 71:1503–1511, 2011.
18. Higa G, Friese R, O'Keeffe T, et al: Damage control laparotomy: a vital tool once overused. J Trauma 69:53–59, 2010.
19. Miller RS, Morris JA, Diaz JJ, et al: Complications after 344 damage-control open celiotomies. J Trauma 59:1365–1374, 2005.
20. Borgman MA, Spinella PC, Perkins JG, et al: The ratio of blood products transfused affects mortality in patients receiving massive transfusions at a combat support hospital. J Trauma 63:805–813, 2007.
21. Duchesne JC, McSwain NE, Cotton BA, et al: Damage control resuscitation: the new face of damage control. J Trauma 69:976–990, 2010.
22. Hodgetts TJ: Damage control resuscitation. J R Army Med Corps 153:299–300, 2008.
23. Midwinter MJ: Damage control surgery in the era of damage control resuscitation. J R Army Med Corps 155:323–326, 2009.
24. Duchesne JC, Kimonis K, Marr AB, et al: Damage control resuscitation in combination with damage control laparotomy: a survival advantage. J Trauma 69:46–52, 2010.
25. Cotton BA, Reddy N, Hatch QM, et al: Damage control resuscitation is associated with a reduction in resuscitation volumes and improvement in survival in 390 damage control laparotomy patients. Ann Surg 254:598–605, 2011.
26. Davenport R, Curry N, Manson J: Hemostatic effects of fresh frozen plasma may be maximal at red cell ratios of 1:2. J Trauma 70:90–96, 2011.
27. Holcomb JB, Zarzabal LA, Michalek JE, et al: Increased platelet:RBC ratios are associated with improved survival after massive transfusion. J Trauma 71:S318–S328, 2011.
28. Duchesne JC: Lyophilized fibrinogen for hemorrhage after trauma. J Trauma 70:S50–S52, 2011.
29. Edens JW, Beekley AC, Chung KK, et al: Longterm outcomes after combat casualty emergency department thoracotomy. J Am Coll Surg 209:188–197, 2009.
30. Frezza E, Mezghebe H: Is 30 minutes the golden period to perform emergency room thoratomy (ERT) in penetrating chest injuries? J Cardiovasc Surg (Torino) 40:147–151, 1999.
31. Moore EE, Knudson MM, Burlew CC, et al: Defining the limits of resuscitative emergency department. J Trauma 70:334–339, 2011.
32. Passos EM, Engels PT, Doyle JD, et al: Societal costs of inappropriate emergency department thoracotomy. J Am Coll Surg 214:18–25, 2012.
33. Asensio J, Wall M, Minei J: Practice management guidelines for emergency department thoracotomy. J Am Coll Surg 193:303–309, 2001.
34. Ledgerwood A, Kazmers M, Lucas C: The role of thoracic aortic occlusion for massive hemoperitoneum. J Trauma 16:610–615, 1976.
35. Seamon MJ, Pathak AS, Bradley KM, et al: Emergency department thoracotomy: still useful after abdominal exsanguination? J Trauma 64:1–7, 2008.
36. White JM, Cannon JW, Stannard A, et al: Direct vascular control results in less physiologic derangement than proximal aortic clamping in a porcine model of noncompressible extrathoracic torso hemorrhage. J Trauma 71:1278–1287, 2011.
37. Arthurs Z, Starnes B, See C, et al: Clamp before you cut: proximal control of ruptured abdominal aortic aneurysms using endovascular balloon occlusion. Vasc Endovasc Surg 40:149–155, 2006.
38. Assar A, Zarins C: Endovascular proximal control of ruptured abdominal aortic aneurysms: the internal aortic clamp. J Cardiovasc Surg 50:381–385, 2009.
39. Hughes C: Use of an intra-aortic balloon catheter tamponade for controlling intra-abdominal hemorrhage in man. Surgery 36:65–68, 1954.
40. Gupta BK, Khaneja SC, Flores L, et al: The role of intra-aortic balloon occlusion in penetrating abdominal trauma. J Trauma 29:861–865, 1989.
41. Stannard A, Eliason JL, Rasmussen TE: Resuscitative endovascular balloon occlusion of the aorta (REBOA) as an adjunct for hemorrhagic shock. J Trauma 71:1869–1872, 2011.

42. White J, Cannon J, Stannard A, et al: Endovascular balloon occlusion of the aorta is superior to resuscitative thoracotomy with aortic clamping in a porcine model of hemorrhagic shock. Surgery 150:400–409, 2011.

43. Avaro JP, Mardelle V, Roch A, et al: Forty-minute endovascular aortic occlusion increases survival in an experimental model of uncontrolled hemorrhagic shock caused by abdominal trauma. J Trauma 71:720–725, 2011.

44. Arlt M, Philipp A, Voelkel S, et al: Extracorporeal membrane oxygenation in severe trauma patients with bleeding shock. Resuscitation 81:804–809, 2010.

45. Morrison JJ, Bramley K, Rizzo A: Liver trauma—operative management. J R Army Med Corps 157:136–144, 2011.

46. DuBose J, Inaba K, Barmparas G, et al: Bilateral internal iliac artery ligation as a damage control approach in massive retroperitoneal bleeding after pelvic fracture. J Trauma 69:1507–1514, 2010.

第三部分

精 确 管 理

9

第9章 心脏、大血管以及肺血管损伤

DAVID V. FELICIANO

摘要

心脏、大血管及肺部创伤的患者往往在入院前就已死亡。同样,如果存在一处或多处该类损伤的患者在急救中心能够得到迅速的诊断及治疗的话,还尚有生存的机会。复苏性胸廓切开术偶尔会应用于胸廓穿透伤的患者,包括那些危重患者或近期心脏停搏的患者。

　　心脏穿透性损伤合并心包填塞的患者,当胸部X线片或胸廓造口术证实存在胸膜腔内出血时,应采用超声来诊断。胸骨切开术或前外侧胸廓切开术用于暴露心脏及大血管的损伤,而在结构修复完成前,有多种技术可以应用于控制出血。心脏钝性创伤则不同,该创伤可应用心电图诊断,并需要重症监测。

　　大血管的修复遵循标准原则,在血管闭塞或破裂性疾病(如假性动脉瘤)的患者中,对比增强CT扫描可能会对明确病变程度及部位提供帮助。血流动力学稳定的患者可以施行传统的动脉造影,并植入(或不植入)支架来治疗。

　　仅有不足10%的肺部损伤患者需要胸廓切开来止血,因为大多数患者都可以应用置管引流以达到止血的目的。如果需要施行胸廓切开术,那么多数的损伤都可以应用肺部缝合、楔形切除或肺段切除术(如肺束切除术)来成功治愈。肺叶切除术或肺切除术很少应用,只在肺门部损伤或大面积肺实质损伤(至少占肺叶的75%)时采用。

关键词:心脏损伤,心包填塞,大血管损伤,腔内支架移植物,肺损伤,肺束切除术

简介

　　由于心脏及大血管的穿透伤有着很高的入院前死亡率(心血管损伤50%~70%),因此即便是在最忙碌的医疗中心或战时医院,该类损伤的手术患者依然很少。非肺门部的肺实质血管穿透伤亦是如此。肺动脉及其分支的收缩压为25mmHg,而该处血管的损伤仅有5%~10%的患者需要行胸廓切开术。在胸部钝性伤后,绝大多数患者会合并胸壁(如肋骨骨折)或肺部损伤(如气胸、血胸)。合并该类损伤的患者有7%~8%需要胸廓切开术或正中胸骨切开术。胸廓切开术最主要的指征是肺出血、大动脉损伤(大动脉钝性伤;见第10章)、支气管破裂,以及罕见的心脏钝性破裂。不论是平民还是军队的外科医师中,仅有很少一部分人有救治关于本章节介绍的致命性损伤的经验。

急救中心的评估及治疗

损伤机制

　　心脏、胸部大血管及肺门部的穿透伤通常发生在被称为"心脏盒"的区域,该区域位于两侧乳头以及胸骨切迹和剑突软骨之间。其他可能会增加该区域损伤的穿透伤还包括纵隔和胸廓出口的穿透伤。

　　胸部钝性伤,特别是车祸所致的胸部钝性伤,严重损伤心脏和胸部大血管(偶见于肺部),可能或不会发生在受约束的伤者中。而受到前方或后方撞击的非约束性伤者会承受所有之前描述的胸壁或胸部内的减速伤或直接钝性伤。减速伤最经典的例子是伤者胸部的前进运动突然停止后,接触驾驶中方向盘中心造成的刹车伤。该损伤可能会造成各种程度的胸降主动脉破裂,该破裂最常发生在动脉韧带水平(见第10章)。由于安全带的限制以及方向的影响,无名动脉、颈动脉、锁骨下动脉或椎动脉可能更易于受到钝性伤。安全气囊膨胀所致的胸部钝性伤也曾经被报道过,体型较小的女性或儿童更易受到该类损伤。1997年美国交通安全管理局关于允许选择性关闭前置安全气

囊的决议中曾提到安全气囊是造成胸部钝性损伤的机制之一[1]。

创伤后高级生命支持：初步评估以及初始复苏

重度高血压合并胸廓出口或胸廓出口旁外出血，心包囊或胸膜腔内出血以及超声诊断心脏填塞的患者在急诊科均需行快速或紧急气管内插管。合并胸腔内出血或血胸的血流动力学稳定的清醒患者，不论生理情况是否稳定，均需在腋中线第 5 肋间行胸腔穿刺引流术。如果在放置引流管后的 15 分钟内引流出 1 000ml 或更多血液时，则该患者需要迅速被转运至手术室。此时，患者在手术台上应取仰卧位，麻醉师及手术团队在患者身边。如果在之后的 15 分钟内引流出 200ml 或更多的血液，则应将引流管置入更深的位置。

对于手术切口的选择（如前外侧胸廓切口或胸骨正中切口），应取决于穿透伤的入口位置和伤道轨迹、胸部和心脏超声的结果以及患者的血流动力学情况。如果患者的血性液体引流总量少于 1 200ml，且患者的血流动力学稳定或接近稳定，那么该患者可以转送至 ICU 行密切观察。如果患者在接下来的 2～4 小时内的血液引流速度在 100～200ml/h，则应急诊行胸廓切开或正中胸骨切开术。

任何由于气胸、出血或心脏填塞所致低血压的患者，为行复苏治疗，均需要大口径的静脉内通路，包括置入 14G 的外周静脉导管和 / 或大口径 7.5F 的中心静脉导管。如果损伤累及一侧的锁骨下静脉，那么对侧的上肢静脉或锁骨下静脉可以被用作静脉通路。"心脏盒"区或经纵隔的胸廓伤口可能会损伤上腔静脉，则可以尝试将复苏通路置入股总静脉。

虽然乳酸盐林格液被用于复苏胸廓损伤患者已经 50 年了，但现在低血压患者（收缩压低于 70mmHg）的救治策略被称为"伤害控制复苏"（damage control resuscitation，DCR）[2]。实质上，这一方案包括在患者意识清晰且血压可测时避免液体的滥用。由于认识到即使是少量的晶体溶液（如普通盐水或乳酸林格液）也会稀释凝血因子，还可能会导致稀释性凝血障碍，所以该类溶液也应避免被滥用。DCR 是建立在新鲜冰冻血浆、浓集红细胞及血小板的早期及平衡性应用。研究显示应用 1∶1∶1 的比例输注血浆、浓集红细胞及血小板作为 DCR 策略的一部分在受伤严重的患者中可以改善生存率。近期的军事研究报道称，应用纤溶药物氨甲环酸（TXA）作为 DCR 的一部分，同补充冷凝蛋白一样，可以改善生存率。

急救中心为复苏或控制出血而行胸廓切开术有着严格的指征。这一措施也被称为复苏性胸廓切开术，通常在该医院没有手术室而患者被紧急转送至附近的急救中心时才实施。下面是急救中心行胸廓切开术的绝对指征[3,4]：

1. 胸廓穿透伤的患者一般情况不佳或早期出现心脏停搏。
2. 经急救抢救后仍逐渐恶化的休克或心脏停搏。
3. 胸廓出口或胸腔穿刺管不能控制的出血。
4. 可疑锁骨下血管损伤合并胸膜腔内出血。
5. 在剖腹探查前就需要开胸心脏按摩或胸降主动脉阻断的患者。
6. 电除颤或闭合式心脏按压无效（如心跳呼吸骤停）时需要开胸心脏按摩或胸主动脉钳夹。

相对指征包括：由连枷胸或其他胸廓异常、钝器伤或妊娠所致的心搏骤停。禁忌证包括在事发地已无生命体征的穿透伤患者以及送至急救中心后无生命体征的钝器伤患者[5]。

当患者存在左侧胸壁穿透伤时，可在低于男性乳头的左前外侧胸壁行胸廓切开。当右侧胸壁穿透伤且患者入院一般状况不佳时，可行双侧前外侧胸廓切开（如贝壳状胸廓切开）。如果怀疑存在锁骨下血管损伤所致的胸膜腔内出血，则需行高位肋间的前外侧胸廓切开。不论是单侧或双侧的前外侧胸廓切开的主要目标是控制伤口出血蔓延至心脏、大血管或肺脏，以及缓解心脏填塞。在急救中心内是否施行器官或血管缝合需要依据以下几点：①损伤评级；②暂时成功止血；③好的照明设备；④可用的手术器械及缝线。

此外，另外一个复苏性胸廓切开术的目标是阻断降主动脉以维持或恢复中心动脉压以及冠脉和颈动脉灌注。这些用于阻断降主动脉的手术中最需要注意的一点是，高位的左侧胸廓切口会给手术带来更多的困难。进行主动脉阻断时首先需要将左肺的后外侧提出胸外。当看到覆盖胸降主动脉及椎体的纵隔胸膜时，需要用剪刀将其剪开。之后，在阻断前需先用外科医师的左手示指包绕胸降主动脉。随后的心脏按摩或修复操作，包括左侧膈神经上的纵向心包切开、心脏伤口或破裂处的暴露以及应用手指、闭合器、缝合或球囊来控制出血（图 9-1～图 9-4）。

由于急救中心中胸廓切开需要高昂的费用且

患者的生存率较低，因此近年来该方法的使用也更加慎重。由于包含预后较好的心脏穿透伤患者，因此对于该方法所报道的 7%～10% 的生存率多少有些水分[6]。Ivatury 及其同事们的报道称，22 例被送入急救中心时已无可探及的生命体征、心跳或自主呼吸的患者中，施行复苏性胸廓切开术后，有 16 例患者恢复了心功能[7]。在同一报道中，其中 8 例患者（36%）生存了下来，并且没有神经系统的后遗症。一项更新的报道中，283 例因心脏及大血管穿透伤行急救中心胸廓切开术的患者的预后不佳，其中心脏刺伤患者的生存率为 24%，而那些受枪伤患者的生存率仅为 3%[8]。那些施行急救中

心胸廓切开术后生存率最高的患者通常是孤立性的心脏前壁刺伤、生命体征平稳且转运时间较短的心脏填塞患者。

对于那些可能存在心脏、主动脉弓或大血管穿透伤且血流动力学正常的患者，可以行胸部的影像学检查以更好地明确伤口的存在及部位。影像学检查包括胸部 X 线片或对比增强 CT 扫描，该类方法可以显示上纵隔或锁骨上区的血肿。标准的经股动脉 DSA 造影以及扩大的经上肢分支动脉或贵要静脉入路的腋血管和锁骨下血管逆行造影可能也是有用的。

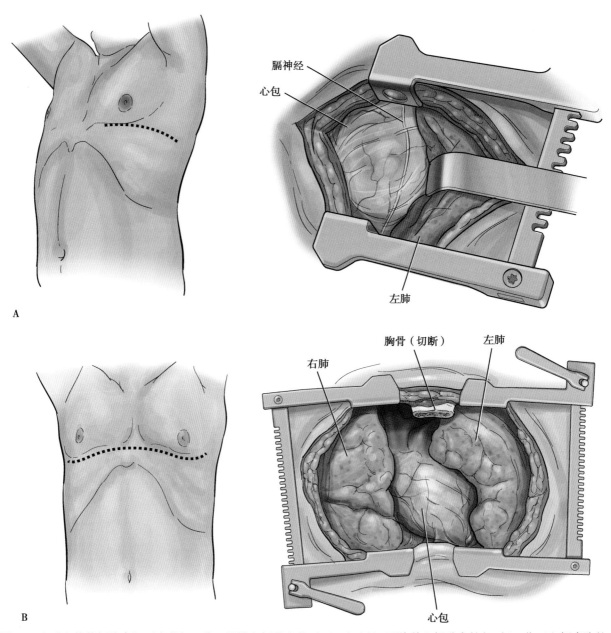

图 9-1　（A）左前外侧胸廓切开术的切口位于男性左侧乳头的下面。在女性，可将其左侧乳房抬起，切口位于左侧半胸的正中部；（B）双侧前外侧胸廓切开

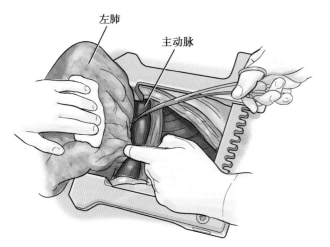

图9-2 在重度低血压（或心脏停搏）患者中左肺被外科医师的左手或手术台对面的助手牵出左胸。应用主动脉钳分离胸膜至中段胸降主动脉，外科医师的左手示指包绕胸降主动脉将其牵至左侧，以便放置血管钳（Adapted from Baylor College of Medicine, Houston, 1980.）

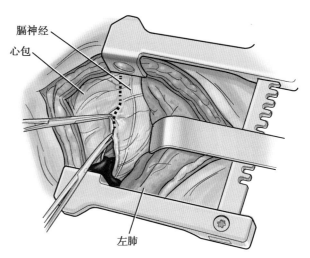

图9-3 对于存在心包伤口的患者，血液流至心包下部，或合并心搏停止，所行的左侧纵向心包切开术，切口在左侧膈神经以下 1~2cm，自大血管之上至左侧偏纵隔以下（Adapted from Baylor College of Medicine, Houston, 1980.）

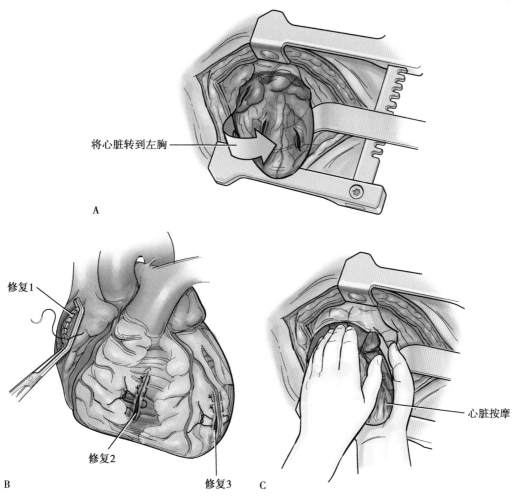

图9-4 （A）在左侧心包切开后，退至左侧胸腔；（B）心房伤口应在无损止血钳下修复，而心室伤口或邻近冠状动脉的伤口则应在手指下缝合；（C）重度低血压、电机械分离或心脏停搏的患者，应行双手心脏按摩（Adapted from Baylor College of Medicine, Houston, 1980.）

心脏创伤

历史

Asensio 及其同事们回顾了在 1896 年 Ludwig Rehn 成功修复右心室伤口前，挪威的 Cappelen 和意大利的 Farina 进行的不成功的心脏修复尝试[9, 10]。1902 年，阿拉巴马州蒙特利马市的 L.L. Hill 成功实施了美国首例延迟性左心室刺伤修复[9, 10]。在现代，绝大多数穿透伤所致的心脏损伤都在城市创伤中心救治[11]。心脏钝性损伤多数发生于汽车迎面碰撞之后，该损伤可能由安全气囊所致，其较高的死亡率通常是由于诊断不及时所致[12]。

发生率

穿透性创伤

穿透性心脏创伤（特别是枪伤所致）的患者在现场或运送至医院前的死亡率为 50%～75%[13]。死亡率仅次于心包后壁完整的急性心脏填塞或血液经通路流至胸膜腔内。只有迅速转运至创伤中心或急救医院才能挽救那些存在可修复心脏损伤和在现场仍有生命迹象患者的生命。这是由于在美国或军事冲突事件中，患者运往医院的途中无法实施诸如心包穿刺术、心包开窗术或紧急前外侧胸廓切开术等的治疗措施。美国一家繁忙的城市创伤中心，其穿透伤的患者占 30%，自 1975 年至 2010 年一共救治了 271 例心脏创伤的患者（平均 7.5 例 / 年），由此可见该类疾病并不常见[14]。在更早期和暴力的时期，美国另一家繁忙的城市创伤中心在 30 年间，每年平均救治的心脏创伤患者为 18 例[11]。

钝器伤

根据最近一项来自美国外科医师国家创伤学会数据库的回顾显示，钝性心脏破裂的发生率为 1/2 400，绝大多数发生于车祸之后（73%），其次是人 - 车碰撞（16%）。在这项研究中，心脏钝性损伤的全因死亡率为 89%[12]。

临床表现

穿透性创伤

心脏刺伤的患者可以表现为心脏填塞（60%～90%）及胸膜内出血（10%～40%）或两者兼有。而相对的，枪伤患者也可以表现为上述症状，但心脏填塞及胸膜内出血的发生率分别为 20% 和 80%。

心脏填塞是由于完整的心包膜内的血液压迫心房并减少静脉回流[15]。心血管对于心排量减少的反应是渐进性的心动过速以弥补减少的心搏量。奇脉基本上会发生于所有的患者。当左心室心搏量下降时，血压可能会下降大约 10mmHg，而在心脏填塞时，血压可能会下降 15mmHg 甚至更多。在心脏填塞静脉回流减少时，会有自发性渐进的中心静脉压升高。在这种背景下，不论任何种族的患者都会表现出显而易见的晦暗或像死人一样的面色表现。患者会表达出极度的焦虑（"我会死吗？"）并且会反复抱怨胸闷或胸部压迫感。

如果心脏填塞被延误诊断，则会发生心肌缺血及持续的心排量降低。在患者存在心室伤口或破裂时，这一现象会导致在数分钟内出现心血管损伤以及心搏停止。当患者存在心房伤口或破裂时，心包内渗出的血液会压迫破口，这可能会阻止出血及渐进性的心脏填塞。这类患者最主要的血流动力学表现是逐渐升高至 20～30mmHg 的中心静脉压及重度的低血压，或者最终的心脏停搏。受压迫的心房伤口可能在发生后的 12 小时或大于 12 小时都被漏诊，直到怀疑该疾病后迅速行心包超声、心包开窗术、胸骨切开术或胸廓切开术后才被发现。在大多数报道中，经典的 Beck 三联征，低血压、颈静脉扩张以及心音低顿在心脏填塞患者中的发生率不足 10%。Kussmaul 征或颈静脉扩张的发生很难被发现。心脏损伤后出血至胸膜腔多数发生于心脏盒区的枪伤或伤道穿过纵隔时。此时，患者会出现低血容量性休克的典型症状。根据患者的血流动力学状态，可能会需要行早期的复苏性胸廓切开术，而非诊断性尝试。

钝器伤

钝性心脏损伤（blunt cardiac injury，BCI）包括心肌挫伤、透壁性梗死以及游离壁或隔膜破裂。在 1994 年美国外科损伤学会的器官损伤学组发布的报告中描述了这一类型的心脏损伤[16]。少数患者中创伤团队必须要处理的临床症状包括无法解释的低血压、新发的心律失常或心脏填塞。

诊断

穿透性创伤

穿透伤（或钝性破裂）患者继发心脏填塞的诊断选择包括：①中心静脉压的测量；②心包穿刺术；③剑突下心包开窗术；④经胸廓或经食管超声；

⑤经胸廓超声［创伤超声波扫描聚焦评估（focused assessment with sonography for trauma，FAST）检查的一部分］。中心静脉压的检测是有创的以及耗时的，并且不能立即确诊心脏填塞。当不想对平稳患者施行诊断性麻醉下剑突下心包开窗术或当超声机器损坏或不能使用时是使用该方法最适当的情况。当仰卧患者仅应用维持性静脉输液而中心静脉压升高 10mmHg 时，应尝试施行正中胸骨切开术或胸廓切开术。

心包穿刺术对于心脏填塞及血流动力学不稳定的患者是有治疗效果的。但是，这一方法对于合并轻度心脏填塞稳定患者的诊断敏感度始终存在争议[17]。用于心包穿刺的长穿刺针应该在监视器引导下进针，以免穿透心壁造成损伤。

剑突下心包开窗术需要在全身麻醉下进行，并且要求一条无血的手术入路[18]。该手术对于子弹或刀的伤道接近或刺破心包囊的枪伤或刺伤患者的需要急诊剖腹手术是最有帮助的。同样，当非外科医师或外科医师施行的手术无法获得超声检查支持或其准确率不可接受时，这一术式也会在世界上许多中心被使用。手术入路是一条长 5~10cm 的起自剑突软骨的正中切口，为了充分暴露该切口也可被延长。切开腹白线，腹膜外的解剖应在指向心包的较高位置应用钝性分离解剖。

可以通过应用一个 Richardson 或两个 Army-Vavy 牵开器将剑突软骨或低位胸骨抬起以增加暴露视野。当心脏搏动被触及时，应用两把长 Allis 钳夹住下部的心包囊，然后在两把血管钳中间行 2cm 的心包切开。如果该手术引起心包腔内的血液释放，大多数中心会立即行正中胸骨切开，随即行纵向心包切开，解除填塞并控制出血。在剑突下心包开窗术中表现为血流动力学渐进性恶化的患者需要行左前外侧胸廓切开术，通过该入路打开心包。一些中心选择在病情稳定的患者成功施行心包开窗后将心包腔内的血液洗净，并在不打开心包腔的情况下观察患者的远期出血情况。该方法的基本原理是仅存在心包伤口或心壁浅表伤口（心外膜及心外肌）在心包开窗后可能会自行止血[19]。如果在心包开窗后，术中观察期间没有继续出血，世界上的一些团队则会直接关闭切口，而不实施正中胸骨切开或前外侧胸廓切开术[19~22]。

常规由心脏病科医师或麻醉科医师施行的经胸廓或经食管超声是一种能够准确地诊断心脏填塞的方法。该方法也能诊断如间隔缺损或瓣膜损伤等心脏内损伤，并且可以计算射血分数。不幸的是，大多数患者都在工作日的夜晚或周末被送至急诊，而此时可以施行经胸廓或经食管超声的专家却往往不在。此外，镇静需要正确施行经食道超声心动图，而这对于存在该类损伤的不稳定患者来说是禁忌证。

在过去的 15 年里，有报道称在急诊中心由外科医师或急诊药物专家施行的应用 3.5MHz 通用接入传感器的经胸廓超声心动图是一项选择性的诊断检查（图 9-5，表 9-1）[23~25]。穿透伤或钝器伤患者的 FAST 检查由心包视图开始。在 FAST 检查中，探头取纵轴向放置于胸骨下区域，与上腹部成 30° 角，并用力按压。该视野通常会清晰地观察到心尖、心包以及肝左叶。搏动的心脏在实时超声下应与肝脏相邻。存在心包填塞时，一个黑色条带会将搏动的心脏和肝脏分隔开。这一黑色或无回声的条带同下腔静脉内的血液一样，代表心脏血液外渗或心脏填塞。当患者主诉疼痛或不适时，超声通过剑突下区域往往不能获取适当的纵轴图像。这一心脏窗在肥胖患者中也会变小。

随后将超声探头置于第 4 或第 5 左侧胸骨旁间隙的水平位置来获取同一心脏结构的冠状位图

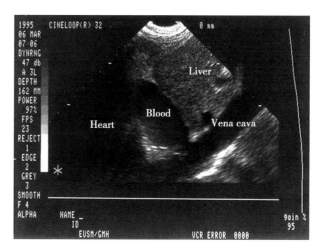

图 9-5　3.5mHz 探头下心脏填塞的超声影像

表 9-1	经胸廓超声诊断心脏填塞的准确率		
作者	患者数量	真阳性患者数	准确率
Rozyski 等，1996[23]	236	10	100%
Rozyski 等，1998[24]	313	22	99.4%*
Rozyski 等，1999[25]	261	28	97.3%†

*2 例假阳性，没有假阴性。

†7 例假阳性，没有假阴性。

像。在 Rozycki 等的研究中，246 例存在胸廓穿透伤的患者由外科医师做了超声检测[23]。其中 236 例患者为真阴性，10 例患者为真阳性。在真阳性患者中，患者做超声至施行手术的平均时间为 12 分钟。在该研究中，所有患者在修复心脏伤口后都生存了下来。一项 Rozycki 所做的 313 例存在心前区或胸廓穿透伤患者的随访研究中，有 289 例患者为真阴性，2 例患者为假阳性以及 22 例患者为真阳性[24]。所有真阳性患者在接受了外科 - 超声科医师施行的手术后都生存了下来。最后，Rozycki 等完成了一项多中心研究，该研究中所有急救中心的心包超声由超声科技师、心脏学家或外科医师完成[25]。261 例存在心前区或胸廓穿透伤的患者在 5 个一级创伤中心进行评估，29 例（11%）为真阳性，其中 28 例在急诊行心脏修复后生存了下来。其报道的准确率（97%）、特异度（97%）以及敏感度（100%）均与格雷迪纪念医院之前的研究报道相似[23]。

钝性创伤

如前所述，约 90% 的钝性心脏损伤是由机动车之间或机动车与行人之间的交通事故所导致的心前部创伤。心律失常（如窦性心动过速、房性或室性期前收缩和传导阻滞）是钝性心脏损伤最常见的表现[26]。因此，入院后及时行心电图（ECG）检查是重要的手段之一。有部分研究提倡采用放射性核素扫描、经胸超声心动图（TTE）和经食管超声心动图（TEE）等作为钝性心脏损伤的诊断手段，而忽视了心电图的重要作用。然而，多项研究表明当怀疑钝性胸部创伤时，应尽早行心电图检查[27, 28]。事实上，这些研究也表明如果在急诊时表现为正常心电图，能够有效地除外钝性心脏损伤。

除了入院单纯行心电图检查以外，有研究开始将血清心肌肌钙蛋白 I（TnI）联合心电图一起来诊断钝性心脏损伤。一项来自 Los Angeles County Hospital 的研究显示，27 例（占总人数的 34%）在胸部钝挫伤后表现为异常心电图和 TnI，并逐渐发展为心脏钝挫伤[29]。本研究和其他研究中的钝性心脏损伤定义：需要治疗的心律失常、心源性休克或心脏的结构性损伤。作者认为住院期间和创伤后 8 小时内如果表现为正常的心电图和 TnI 可以除外钝性心脏损伤。对持续性心电图异常或钝性胸部创伤后的低血压患者，采用经胸或经食管超声心动图是一种重要的辅助诊断手段。

对于钝性创伤的非手术治疗

患者有明确的胸部严重创伤史，如果合并以下情况，考虑存在钝性心脏损伤：①心脏病史（即心绞痛，心肌梗死，心律失常，冠状动脉再狭窄）；②不明原因低血压；③入院心电图提示新发心律失常或传导障碍。如果患者具有钝性胸部创伤和心脏病史或非致命性的心律失常如窦性心动过速或心房颤动的患者，应该行持续动态心电监测并观察患者生命体征。如果患者存在低血压或潜在的致死性心电图改变（即室性心动过速，心室颤动，三度传导阻滞）时，应该在急诊就尽早开始抢救，而非等转送到 ICU 才开始治疗。对于不伴有心脏破裂的钝性心脏损伤，如果因为其他部位的损伤而需要行手术治疗时，预后尚可。在 Flancbaum 等的报告中，19 例钝性心脏损伤患者进行了紧急手术，其中 15 例在入院当天就行急诊手术[30]，12 例患者行肺动脉插管，11 例患者使用了强心药。平均麻醉时间为 6 小时，没有出现心脏相关并发症或死亡。

急诊室和手术室的治疗管理

切口

如前所述，可在急诊中心进行左侧或双前外侧开胸术（即 clamshell 式开胸手术）解除心包填塞，控制心脏出血，利于心肺复苏。在手术室中也可以使用相同的切口用于濒死的患者或心搏骤停者，特别是由枪击造成的纵隔伤。这些切口可快速控制由于心脏穿孔所造成的出血，也可快速进行降主动脉钳闭操作。前外侧开胸手术的方法与解决腹内损伤所需的腹部正中切口各不相同。在手术室可对血流动力学稳定且胸前有独立伤口的患者可行胸骨中位切开术。在这样的患者中，多发的心脏穿孔比较少见，通常不需要钳夹胸主动脉降部。

心包切开术

通过前外侧胸廓切开术打开左胸部需要 Finochietto 牵开器，之后可以在左侧膈神经前进行纵向心包切开术。在肥胖患者中，由于脂肪遮盖膈神经，可以以伴随的心包膈血管作为标记。由于血液充盈致心包囊性扩张，而难以用镊子钳住心包，外科医师不可使用手术刀进行心包切开。由于从创口到心房或心室的右侧填塞，可能将心脏推向左侧，使得心脏立即靠近左侧心包囊，这是特别危险的。在此位置，如果手术刀打开心包时进入太深，可能会损伤左前降支冠状动脉。更好的技术是使用齿形镊子提起心包并用直型梅奥剪尖端打开心包囊。一旦它被打开，心包通常远离心脏的表面，允许切口扩大并向前延伸，直至到达大血管的心包折叠处。纵向向下完成左心包切开术，直到左侧纵隔。通过横向开口也可以较好地暴露受损心脏。这种心包横向切口与上述左侧心包切开术成直角，并且延伸至右膈神经前方 1cm。

双前外侧胸部切口的患者，可以使用上述心包切开术或后面提及的中线心包切开术。在胸骨正中切开并插入 Finochietto 牵开器后，将手指在开腹垫上横向扫动心外膜脂肪和壁层胸膜并向前延伸。这种术式可暴露齿镊抓住的心包囊前表面，并纵向打开大血管到隔膜的组织。

控制心脏出血

在进行心包切开术后，将心包里的血液和血栓移除。快速检查心脏和大血管前表面。如果没有看到明显的前部穿孔或钝性破裂，外科医师应密切注意患者心电监护仪上的血压显示。低血压较低的患者可能无法耐受对心脏后部的检查，因为这个操作需要将心脏提高。抬起心脏检查下方，会压缩或扭曲下腔静脉，限制心脏右侧充盈。这种操作的另一风险是将空气吸入开放的低血容量心室。如果左心室穿孔，空气有可能快速进入冠状动脉，导致空气栓塞和心搏骤停。因此，建议在患者血压尚未恢复之前，仅用手指触诊心脏后表面即可，而不考虑将心脏顶点向上抬起。如果触诊时发现心室后部存在缺损或有血液喷出，可将手指放在适当位置，以控制出血。

一旦患者生命体征倾向于稳定，外科医师准备抬起心脏的顶点来检查心脏后部时，手术医师应该通知麻醉小组，使他们了解并协助处置可能的低血压状态。如果心脏后壁存在出血，需要将心脏顶点向上抬起，以缝合出血点，外科医师应该考虑在胸部降主动脉上放置一个阻断钳，以维持中枢的压力和脑循环血供。

用一个手指或多个手指可控制 95%～96% 心脏穿孔或心脏破裂的患者。因为有较大心脏破口或缺陷的患者往往在发病地点或转运途中死亡，而不能够坚持到接受手术治疗。甚至可用控制出血的手指来缝合修补心室缺口。如果一个手指不能成功地控制出血或当需要更多确切的方法来控

制出血时，可采用表 9-2 中的相关技术。使用有较长旋转头的一次性吻合器来快速闭合房性或室性缺损已经有超过 20 年的历史 [31~33]。是否应该将这种吻合器放置在急诊科，或将其替换手术室缝合线是有争议的。最安全的原则是，在完成出血控制和心肺复苏后，可考虑使用聚四氟乙烯修复任何的心室缺损。

使用手指，镊子或 Allis 钳提高心房的破口，这样才能在破口下方放置 Satinsky 血管阻断钳，然后从容地在无血的区域中进行破口的缝合和修复。靠近心包侧面、心室前面或后面附近的心房破口不能用 Satinsky 血管阻断钳控制。因为对于这些损伤，Allis 钳能够将破口的前后壁夹住成一排，这种方式类似于过去 100 年来所描述的腔静脉破裂的处理方法。1966 年首次描述了使用 Foley 球囊导管控制心脏穿透性破口出血的方法 [34]。将导管的尖端和球囊插入破口中，通过球囊的膨胀以及导管末端的柔和牵引，达到控制出血的目的。

在极少数情况下，心室破口的长度较大时会导致大出血，而不能使用吻合器或球囊导管控制出血。在手工按压止血破口时，可在破口的两侧各快速缝合一根缝线，将线的两端放在手中，握住缝合线两端进行交叉。这应该有助于控制大出血，然后可以采用连续缝合或吻合器等方式缝合破口。上述的临时性处理方式，可在手术室进一步使用聚四氟乙烯脱脂棉进行加强。

少数创伤外科医师熟悉的 Ernst Ferdinand Sauerbruch（1875—1951 年）医师在一个世纪以前描述的采用双手法控制心脏出血，偶尔使用流入阻断技术来控制心脏大出血。Dwight E. Harken（1910—1983 年）在第二次世界大战期间将流入阻

表 9-2	外科医师控制心脏穿孔或破裂出血相关技术
手指	心房 / 心室
吻合器	心房 / 心室
Satinsky 血管阻断钳	心房
Allis 钳	毗邻心包的心房侧面或毗邻心室的心房
Foley 球囊导管	心房 / 心室
交叉褥式缝合	心室
流入道（上腔静脉 / 下腔静脉）阻断	较大的心室穿孔或多发房室穿孔

静脉注射腺苷 3mg 可引起心脏停搏 10～20 秒。

断术作为一种减缓心率并允许去除心内异物的技术来推广[35]。如上所述，难以充分暴露心脏创伤或大的心室创伤时，将血管阻断钳应用于上腔静脉和下腔静脉是合适的。这种操作可减少受伤心脏的出血，并快速使心脏心动过缓。手术区域的血液减少和心率降低，将允许手术医师对复杂心脏伤口出血进行钳夹或缝合。在进行最后的心室缝合修复之前，将壁上的夹钳移除，以允许心室处于充盈状态，并注意排空心室顶点上方的空气。确切的流入阻断时间是未知的，但是在修复完成后1～2分钟通常会允许恢复心脏节律。

有文献报道，静脉注射腺苷3mg可以帮助修复心脏损伤[36, 37]。在给予腺苷约20秒后，心脏停止搏动（即诱导心搏停止）10～25秒，以允许术者开始快速缝合修复破口。根据需要缝合修理的程度，可进一步静脉给药。在全身麻醉下，使用腺苷有关的不良反应并不明显，如面部潮红、胸部不适、呼吸困难和头痛等。

恢复心律

出血得到控制后，出现心前性心动过缓或新发心搏骤停的患者需要立即进行心脏复苏。如果发现心脏充盈不佳，且之前没有进行过胸降主动脉钳夹，可尝试钳夹。如果刚开始采用的是正中胸骨途径的方法，则必须进行左外侧胸廓切开术完成这个动作。作为DCR的一部分，心脏复苏也应辅助给予血液成分，同时双手心脏按摩来灌注冠状动脉和颈动脉。至关重要的是不要抬高心脏的顶点，因为这可能会引起腔静脉的压缩或扭曲和空气栓塞。

当心脏对液体复苏和心脏按摩没有反应时，应该给予强心药物。其中包括1mg静脉阿托品纠正缓慢性心律失常，1～3mg静脉肾上腺素纠正心动过缓和低血压，或1～3mg心内（进入左心室）注射肾上腺素纠正深度心动过缓或心搏骤停。如果发生心室颤动，可通过与心脏前后壁相接触电极片以20W作为初始电荷，进行心脏内部电除颤治疗。在恢复满意的心律和血压之后，可以进行心脏穿孔的缝合修复。

缝合技术

受损心脏的缝合通常由于心脏在心包内侧向运动和心跳过速而复杂。Temple University的医师认为，尝试修复正在稳定跳动的心脏，最有用的操作是"钳夹控制右心室夹角"[38]。为了完成这种操作，可将一个Satinsky夹钳施加到右心室的顶端，并且由一个助手保持该夹钳以消除心脏跳动引起的左右运动。

修补Satinsky钳上方心房穿孔或破裂可采用"荷包式"缝合或4-0或5-0聚丙烯缝线连续缝合。另一种方法是在心脏附件上打一个孔，在Satinsky钳下预先放置一根2-0的丝线，就像在体外循环后进行拔管动作一样。如前所述，Allis钳用于控制心包附近的侧面或心室附近心脏创伤的出血，再使用4-0聚丙烯缝线连续或间断进行缝合修复。

外科医师或助手用手指控制心脏破口，可使用3-0或4-0聚丙烯缝线在手指下方缝合打结[39]。使用Foley球囊导管来控制心室出血时，外科医师必须注意，心脏修复的缝合过程可能会刺破下方的球囊。因此，在采用3-0或4-0聚丙烯缝合线连续缝合时，必须在每次缝针穿过时，将气囊临时推入心室。这种操作会导致出血，但是可以防止气囊被刺破。

在急诊室或手术室使用聚四氟乙烯脱脂棉加强心室的修复。市售的标准大小聚四氟乙烯脱脂棉或修剪过大小都可以应用。当没有可用的聚四氟乙烯脱脂棉时，也可以使用心包膜。该技术首先将双针4-0聚丙烯缝合线穿过聚四氟乙烯脱脂棉，长6～10mm，宽3～5mm。如上所述，相同的针分别穿过外科医师或助手的手指下方心室穿孔的两侧。然后，将两根针穿过另一个尺寸相似的聚四氟乙烯脱脂棉，切断。当两端拉紧时，第二个聚四氟乙烯脱脂棉被移动到充分灌注辅助下心室的一侧。用适当的张力将聚丙烯缝合线捆绑在一起，可以使聚四氟乙烯脱脂棉合并，封闭心脏穿孔，这样可防止缝合线穿过水肿的心肌。

心脏外科医师修复伤口的另一种技术是使用无缝线的贴片和生物胶。这种技术似乎对心脏较少破裂的区域（如冠状窦）发生的小破口最有用[40]。如上所述，与冠状动脉相邻的心脏创伤可采用聚四氟乙烯脱脂棉修复，但是缝针需穿过心室穿孔的两侧且可能损伤相邻冠状动脉。即使进行了技术改进，使用聚四氟乙烯脱脂棉再一次控制出血时，可能导致冠状动脉的压迫和远端心肌的缺血。在罕见的情况下，可以使用6-0或7-0聚丙烯缝线修复近端冠状动脉有限的裂伤。相反，对于心尖附近远端冠状动脉的裂伤，可用结扎和15分钟的观察来处理，以评估心肌缺血。

体外循环

大多数心脏穿孔或破裂的患者到达医院时生命体征尚平稳，这时可由普通外科医师或由高级外科住院医师修复。但 3%～4% 的患者有更复杂的损伤，只能在体外循环下由心脏外科医师进行修复（表 9-3）。只有 0.5%～2% 的心脏损伤需要使用体外循环[14, 41]（图 9-6）。

心脏修补术后手术室治疗

如果行左前外侧或双外侧开胸手术，应将内乳动脉的上下横断端夹紧并用 3-0 丝线结扎。如果采用经正中胸骨切开及中线心包切开术，由于修补术后心脏通常呈水肿状态，心包通常不闭合。

经左前外侧开胸，可能会在左外侧心包切开术后，出现心脏疝风险。可考虑使用 2-0 丝线关闭这个横向缺口。腹壁的上腹部区域植入直径 36F 管排出心包腔内可能的积液。第二个 36F 胸廓造口管放置到心脏前方。如果胸膜腔已打开，可在第 5 肋间隙和同侧腋窝线前中部之间放置一个或两个 36F 胸廓造口管。

有时，心脏修复和复苏时患者存在心律失常，这种情况下心外膜起搏器导线可能要缝到心脏。在患者转移到重症监护室前，经过心肺复苏和强心治疗，病情仍然不稳定的患者，可能受益于经股动脉的主动脉内球囊反搏。经胸骨途径心脏修复后，某些患者会感觉不适，可能由于心脏水肿压迫所致。可以使用塑料筒仓缝合到胸骨正中切口的皮肤边缘，2-0 尼龙线连续缝合临时关闭切口。当患者在随后的 48～72 小时内进入恢复的利尿阶段时，将塑料筒仓移除；胸骨在二次手术时再关闭。

常见并发症

心力衰竭

修复创伤性损伤后的心力衰竭可能需要使用变性肌力药物和 / 或主动脉球囊反搏术。可能导致心脏衰竭原因如下：①心脏修复过程中出血，形成血凝块填塞，或对于不明显的出血点未予相应确切止血；②由于胸骨闭合产生的心脏压缩；③创伤未累及冠状动脉，而创伤后产生的急性心肌梗死[42]；④创伤累及冠状动脉，而产生的急性心肌梗死；⑤确诊损害心脏瓣膜、乳头状肌、心房或心室间隔。立即行心电图、心脏超声检查和 TTE 检查，协助明确诊断并寻找可能的病因[1, 3~5]。由于关闭胸骨而产生的心脏压缩尽管不常见，鉴别诊断时仍需仔细除外。

延迟诊断心脏内的病变

超过 55 年的临床经验表明，患者急性心房或心室破裂修复后，可能存在心脏内部损伤[43]。术后心脏衰竭或听诊杂音的存在是心脏内部损伤的临床表现和体征。其他患者，尤其是那些先天性分流的患者（如右心房向左心室分流），可能在术后无症状[44]。虽然存在争议，大多数中心仍会在患者出院之前采用心脏超声检查。如有存在异常或不确定的病变，则通过 TEE 检查或心导管检查随访。最近，在一项洛杉矶医院的研究中，109 例穿透性心脏损伤患者，术后 TTE 随访发现 17% 存在异常（表 9-4）[45]。有趣的是，没有患者因为这些发现而需要再次手术干预。但是如果患者存在影响血流动力学的病变，如瓣膜、乳头状肌、腱索等病变，应该推迟体外循环[40, 44, 46]（表 9-3）。在所有心脏创伤需要体外循环的患者中，需要延迟诊断的比例占 85%～90%。

表 9-3	因为心脏损伤而需要体外循环的手术指征
急性	由于破口大小和位置，无法完成修复 血压稳定后或治疗后，修复失败 需结扎受损的冠状动脉近端（关闭在某些患者中适当的血管旁路）
延迟	损伤心脏瓣膜，乳头肌，腱索或心房或室间隔 心内瘘 心室修复后，假性动脉瘤

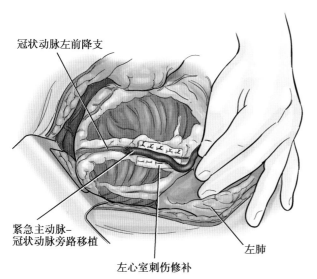

冠状动脉左前降支

紧急主动脉–冠状动脉旁路移植

左肺

左心室刺伤修补

图 9-6 因修复左心室刺伤而压迫邻近的左前降支冠状动脉，采用主动脉冠状动脉旁路移植术恢复灌注

生存率

心脏穿透性创伤后生存率主要取决于损伤的机制（刺伤 vs 射击伤），住院期间生命体征情况（心血管系统和呼吸系统相关的创伤评分），开胸的位置（急诊科 vs 手术室），心包切开术时心脏节律情况（窦性心律 vs 心搏停止），及其他相关的伤害[9,14,47]。过去 10 年中，大宗病例报道相关生存率见表 9-5。

表 9-4	109 例穿透性心脏损伤患者，术后 TTE 随访发现 19 例（17%）存在异常
异常	患者数量
心包积液	9
室壁运动异常	8
射血分数 <45%	8
壁间血栓形成	4
瓣膜病变	4
心脏扩大	2
传导异常	2
假性动脉瘤	1
动脉瘤	1
间隔缺损	1

Adapted from Tang AL, Inaba K, Branco B, et al: Postdischarge complications after penetrating cardiac injury: a survivable injury with a high postdischarge complication rate. Arch Surg 146: 1061-1066, 2011.

大血管损伤

定义和分类

对于胸部和胸主动脉出口的大血管有不同的定义，大多数认为源于主动脉弓的大血管和那些在传统上认为颈部 I 区的血管都是。本文中，术语包括升主动脉、主动脉弓部、近端降主动脉、无名动脉（头臂干动脉）、颈总动脉和锁骨下动脉。因为血管直径大小和近端位置的关系，无名和颈静脉也包括在大血管范围内。表 9-6 提供了美国创伤外科协会关于这些区域的胸心血管创伤评分[16]。

历史

有学者曾经引用 1922 年俄罗斯学者 Dfhanelidze 报道的因刺伤而行升主动脉修复术的案例，这几乎是最早关于大血管修复的报道[48,49]。第二次世界大战以后有文章报道，紧急结扎大血管和延迟修复受损的动脉瘤和动静脉瘘的案例[50~52]。较早的详细描述手术步骤和方法来自 Johns Hopkins 和 Baylor 医学院[53~55]。

发病率

穿透性创伤

休斯敦 Ben Taub 医院回顾过去 30 年，总计 5 760 例损伤到心脏和冠状动脉（# 553）的心血管损伤的患者，其中损伤大血管大约占 10%[11]。按损伤机制分类，其中 90% 是由穿透性损伤引起。所有患者中，由于穿透性胸部损伤，需进行紧急胸部切开术，不到 1/3 是由于大血管损伤引起的出血。

表 9-5 穿透性心脏损伤生存率				
	Asensio 等*		Morse 等†	
	1994—1996 年	1975—1985 年	1986—1996 年	1996—2010 年
患者数	105	113	79	79
刺伤 / 枪伤	37/68	77/36	53/26	34/45
刺伤存活率	24/37（65%）	59/77（77%）	47/53（89%）	26/34（76%）
枪伤存活率	11/68（16%）	23/36（64%）	15/26（58%）	20/45（44%）
总生存率	35/105（33%）	82/113（73%）	62/79（78%）	46/79（58%）
急诊胸廓切开术生存率	10/71（14%）	2/23（9%）	13/28（46%）	9/16（56%）

*Data from Asensio JA, Berne JD, Demetriades D, et al: One hundred five penetrating cardiac injuries: a 2-year prospective evaluation. J Trauma 144: 1073-1082, 1998.

†Data from Morse BC, Carr JS, Dente CJ, et al: Penetrating cardiac injuries: a 36-year perspective at an urban, level I trauma center. J Trauma Acute Care Surg. Publication pending.

表9-6	胸心血管组织损伤评分		
等级	损伤描述	ICD-9	AIS-90
I	肋间动脉 / 静脉	901.81	2～3
	内乳动脉 / 静脉	901.82	2～3
	支气管动脉 / 静脉	901.89	2～3
	食管动脉 / 静脉	901.9	2～3
	半奇静脉	901.89	2～3
	未命名的动脉 / 静脉	901.9	2～3
II	奇静脉	901.89	2～3
	颈内静脉	900.1	2～3
	锁骨下静脉	901.3	3～4
	无名静脉	901.3	3～4
III	颈动脉	900.01	3～5
	无名动脉	901.1	3～4
	锁骨下动脉	901.1	3～4
IV	降主动脉	901.0	4～5
	上腔静脉	902.10	3～4
	肺动脉分支	901.41	3
	肺静脉分支	901.42	3
V	胸主动脉升主动脉主动脉弓	901.0	5
	上腔静脉	901.2	3～4
	肺动脉主干	901.41	4
	肺静脉主干	901.42	4
VI	胸主动脉或肺门未完全横断	901.0	5
		901.41	4
		901.42	

From Moore EE, Malangoni MA, Cogbill TH, et al: Organ injury scaling IV. Thoracic vascular, lung, cardiac, and diaphragm. J Trauma 36: 299-300, 1994.

钝性创伤

大血管的钝性损伤（除外第 10 章提及的胸降主动脉）比较少见。如果发生，大多累及无名或锁骨下动脉的近端。一项描述 43 例损伤到无名动脉的患者（1960—1992 年），按损伤机制分类，其中 17% 是由钝性损伤引起的[56]。另一项更早些的研究发现，在 93 例锁骨下动脉创伤的患者（1955—1978 年）中，仅 2% 是由钝性损伤机制引起的[57]。然而，应该注意的是，这两个报道中由于时间较早，当年车用安全带在客运车辆没有开始使用或并不常用。作者所在的创伤中心，每年接收 3 400～3 600 例患者，目前安全带在车辆中已经广泛使用，

大血管损伤比较少见。近 1～2 年，在该创伤中心收治 1 例无名动脉钝性损伤，3～5 例锁骨下动脉钝性损伤患者。

病因

穿透性损伤

胸部枪伤损伤到胸部大血管的概率不到 5%[49]。到达创伤中心的患者较低的发病率也在一定程度上反映了穿透伤的致命性。刺伤也较为少见，据报道只有 2% 损伤到大血管[49]。这个低百分比反映了这个事实：胸部刺伤要造成大血管损伤，常见的位置在胸骨旁，胸廓出口或锁骨上区域，其中任何一个区域的穿透性损伤都是高致死性的。

钝性损伤

无名动脉和锁骨下动脉的钝性损伤，最常见于个人在车辆内使用安全带而车辆发生碰撞的情况下。可能的损伤机制是安全带外在直接压迫于胸骨上部的力量直接传导至动脉，而导致动脉部分或完全从主动脉弓撕脱。另一种机制由于肩部安全带固定，巨大的惯性引起颈椎椎体的过度屈曲，高压和颈椎的横向旋转。这种情况下，受害者在肩部安全带下突发瞬间的滑动，可能引起无名动脉的过度延伸和撕脱。任何一种机制都可能导致内膜断裂，伴随部分或全部中膜和外膜损伤。近些年，也有类似的机制来解释颈动脉和椎动脉的钝性损伤。对颈椎的破坏性伤害也可能引起 I 型血管创伤。

锁骨下动脉的钝性损伤机制和上述血管稍有不同，这与血管位于肩部安全带下方的锁骨上区域，以及血管相对于第一肋骨的突然减速有关。尽管有安全带固定，但肩部因钝性创伤而突然向后移动可能导致动脉内膜和全部或部分动脉壁破裂。锁骨下动脉损伤最常见的表现是距离锁骨下动脉开口以远 3～5cm 内的血栓形成（图 9-7）。

临床表现

穿透性损伤

患者胸腔出口和上纵隔穿刺性损伤，可有 3 种不同的临床情况。部分患者无症状，生命体征正常，胸片正常。这些患者可能只有累及颈部 I 区和大血管的穿刺伤（图 9-8）。其次，有些患者无症状，血压正常，而在胸骨上，纵隔或锁骨上等区域有血肿。这些无症状的血肿，可通过体格检查或胸部

X线检查等发现（图9-9）。第三组患者是明确累及颈部 I 区结构的穿透性伤口，它具有明确的血管创伤征象，如外部出血、扩张性血肿或失血性休克。这些患者还可能出现血肿渗出、血性胸腔积液的征象或相关的X线影像学表现（图9-10）。在后两组中，患者双上肢血压通常存在差异，患侧血压低于健侧。由于锁骨下动脉和腋动脉周围存在大量的侧支血流，因此尽管锁骨下动脉近端血栓形成，患者的手臂仍可能存在可触及的搏动（图9-11和图9-12）。使用听诊器或多普勒仪辅助测量血压，可有足够的灵敏度来识别这种损伤。

钝性损伤

大多数无名动脉或锁骨下动脉钝性损伤的患者，是由于机动车车辆事故所致。体格检查时往往可以发现颈部下方侧面的安全带痕迹。如果受害者没有佩戴安全带，并且气囊没有打开，体格检查发现胸骨挫伤，应高度重视有无降主动脉的钝性损伤。

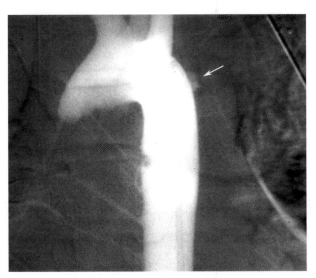

图9-9 有纵隔枪伤的患者用晶体输液稳定病情。主动脉造影显示降主动脉的穿透伤口（箭头）（From Feliciano DV：Trauma to the aorta and great vessels. Chest Surgery Clinics of North America 7：305-323，1997. With permission.）

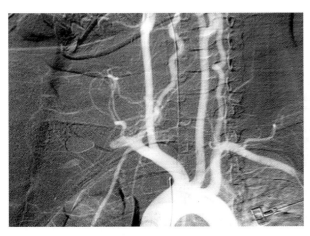

图9-7 由于安全带束缚造成右锁骨下动脉近端闭塞

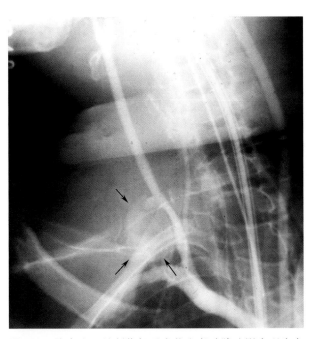

图9-8 胸廓出口处刺伤但无症状患者动脉造影表现为右侧颈总动脉的5cm创伤性假性动脉瘤（箭头）

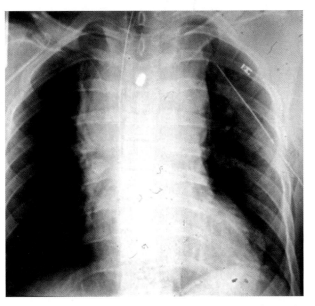

图9-10 一例严重低血压患者，由枪伤损伤主动脉弓后方及左颈总动脉造成上纵隔血肿，直接送至手术室治疗（From Feliciano DV：Vascular Injuries. In Maull KI, Cleveland HC, Strauch GO, et al, editors：Advances in Trauma, Vol. 2, Chicago, 1987, Mosby-Year Book, pp 179-206. With permission.）

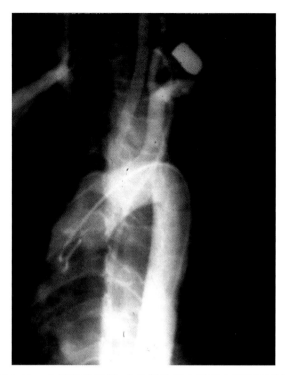

图 9-11 左侧臂枪伤后,在动脉造影上发现左锁骨下动脉近端血栓形成(From Graham JM, Feliciano DV, Mattox KL: Combined brachial, axillary, and subclavian artery injuries of the same extremity.J Trauma 20: 899-901, 1980. With permission.)

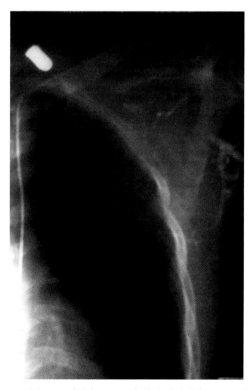

图 9-12 图 9-12 与图 10-11 中的患者相同。延迟造影显示患者左腋动脉重建,间歇正常的左桡动脉(From Graham JM, Feliciano DV, Mattox KL: Combined brachial, axillary, and subclavian artery injuries of the same extremity. J Trauma 20: 899-901, 1980. With permission.)

主动脉弓无名动脉撕脱的患者可出现低血压,右臂脉搏减弱或消失,胸腔 X 线上纵隔出现大血肿。其他不太严重的损伤包括无名动脉或锁骨下动脉不伴有动脉内血栓形成的内膜撕裂。根据动脉壁损伤程度和腔内血流动力学改变情况,可能会发现双上肢血压的差异。因此,纵隔损伤的外部征象,如双上肢血压不对称,和/或胸部 X 线异常,应该有更多更详细的研究关注于此。正如将在第 10 章中讨论的那样,胸部 X 线上纵隔的扩大是胸降主动脉钝性损伤的标志。最后,一些无名动脉损伤和血肿的患者,胸部 X 线上纵隔右侧往往有一个特别尖的外观表现(图 9-13)。

锁骨下动脉近端钝性损伤的典型表现是出现限制性血流的内膜异常甚至血栓形成(图 9-7)。如上所述,双上肢血压差异的患者应怀疑有锁骨下或腋动脉损伤。虽然颈动脉的大多数钝性损伤发生在颈部的颈部区域Ⅱ,但近端颈总动脉损伤(即区域Ⅰ)也可能发生。损伤的表现包括外部的创伤痕迹,如下颈部或锁骨上区域的安全带束缚区域。对于头部 CT 扫描正常而出现异常神经系统表现的患者,也应该怀疑颈动脉损伤。

对于近端(颈部Ⅰ区)颈总动脉损伤的患者,患者在初始胸部 X 线上也可能表现为纵隔增宽。与钝性脑血管损伤相关的其他典型表现如颈椎骨折,LeFort Ⅱ或Ⅲ型面部骨折,Horner 综合征和颅底骨折。对于出现上述症状和体征的高危患者,都应

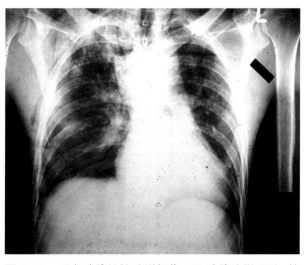

图 9-13 无名动脉钝性破裂损伤,CT 动脉造影显示:扩大的上纵隔的右侧(From Feliciano DV, Burch JM, Graham JM: Vascular injuries of the chest and abdomen. In Rutherford RB, editor: Vascular Surgery, ed 3, Philadelphia, 1989, WB Saunders, pp 588-603. With permission.)

该考虑是否存在严重血管损伤和特别是钝性颈动脉损伤。

诊断

穿透性创伤

在前面提到的两种类型（无症状且生命体征平稳，而胸部 X 线检查发现血肿），需要进一步做影像学检查。在进一步做影像学检查之前，低血压的患者需要在急诊科进行充分的液体容量复苏。根据低血压的程度，复苏应着眼于维持患者的意识和尿量，而不是追求恢复至正常血压。对于明确穿透性血管创伤患者，进行液体容量复苏的过程中，务必确认已有出血停止。

在恢复液体容量的诊治过程中，进一步做影像学检查的目的是证实和定位主动脉或分支动脉破口情况，并帮助确定最佳的治疗方案。过去最常用的诊断性方法是经股动脉行 DSA 主动脉造影。在过去 40 年中，也有部分中心经上肢动脉入路行主动脉造影评估锁骨下动脉损伤情况[58]。由于 64 排或 128 排的 CT 具有检查便利、快速、精准等特点，CTA 正逐渐取代传统的 DSA 检查[58]。特殊情况下，行 CTA 检查时可能受到金属子弹碎片的散射影响，则可考虑选择经股动脉行 DSA 主动脉造影。

无论胸部 X 线表现如何，对于第三种表现为严重低血压类型的患者，不建议行额外的诊断性检查。相反，一旦发现这种类型的患者，应该手动压迫胸骨上或锁骨上区域任何可能的出血区部位并立即启动液体容量复苏。有活动性出血伴低血压的患者应该尽早进入手术室治疗。如前所述，如果患者收缩压低于 70mmHg 或近期发生心搏骤停的患者应在具备充分诊治条件的急诊科进行初步手术治疗。

钝性创伤

颈总动脉钝性损伤的诊断评估与穿透性损伤的患者相似。早期胸部 X 线检查可作为初步筛查，以评估是否存在血胸和纵隔血肿。CTA 检查在血流动力学稳定的患者中评估近端大血管是否损伤和损伤程度方面有重要的作用。如前所述，近端颈总动脉钝性损伤的患者往往临床症状表现为挫伤或上肢血压测量异常。

血管腔内治疗

血流动力学正常并且 CTA 检查提示血管内膜片摆动、搏动性血肿（外伤性假性动脉瘤）或动静脉瘘的患者，可以优先考虑使用覆膜支架进行治疗。对于年轻且较少合并动脉粥样硬化，如损伤涉及较大直径的无名动脉、锁骨下动脉、近端颈总动脉等情况时，更适于选择血管腔内治疗（图 9-14）[59~62]。但是目前对于采用血管腔内治疗此类病变，仍缺乏大宗的数据随访。

急诊室及手术室手术管理

手指控制出血

少数情况下，刺伤或枪伤导致的胸部主要血管损伤，在胸骨上或锁骨上窝区域出血可能是唯一表现。必要情况下，可将手指插入刺伤或枪伤部位以暂时控制出血，直到患者转移到手术室进一步治疗[63]。

切口

对严重低血压或近期由于大血管创伤而发生心搏骤停的患者，急诊措施是行单侧或双前外侧开胸手术。如果锁骨下血管附近存在明显的伤口、搏动性血肿或出血，则可选择胸廓切口或在男性乳头上方切口。尽管在这个水平上分离肋骨比较困难，但它确实可允许手指快速插入，以控制因锁骨下血管损伤而引起的胸腔内出血。经双前外侧胸廓开胸，可利用双手将上胸部皮瓣和胸骨与下面的胸腺和心包分开。Finochietto 扩张器放置在双侧，然后用手指或止血钳来控制出血。

对于生命体征稍平稳，因刺伤或枪伤引起，上纵隔附近创伤的患者，可在手术室中进行胸骨正中切开术（即颈部的锁骨上切口或 I 区切口）。如果胸部 X 线提示上纵隔血肿时也可使用相同的切口。经正中胸骨切口入路，可充分暴露无名动脉和静脉、右锁骨下动脉的第一部分以及右侧颈总动脉近端。由于左颈总动脉近端位于主动脉弓后方，因此通过胸骨正中入路，具有一定的挑战性。更倾向于选择左前外侧胸廓切开入路解决左锁骨下动脉创伤（图 9-15）。

通过锁骨上切口入路解决对锁骨下动脉第二部分（斜角肌后面）的损伤。通过同侧锁骨下切口入路可充分暴露锁骨下动脉（或静脉）并分离近端的腋动脉（或静脉）。如果损伤部位直接位于锁骨后面或中点，可切开或切除锁骨中段 1/3，这样有助于控制和修复出血（图 9-16）。术前或术后切除锁骨，进行骨膜的周围剥离时，注意分离附近周围

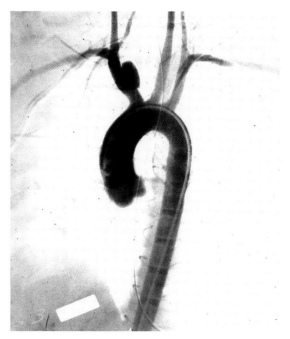

图 9-14　胸部钝性创伤的患者,动脉造影上显示无名动脉的创伤性假动脉瘤

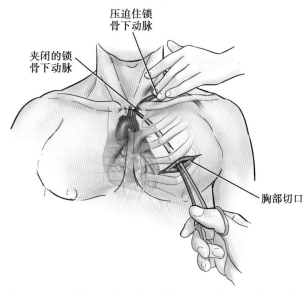

图 9-15　左侧前外侧高位胸廓切开,夹闭左锁骨下动脉的第一部分和手指外部压迫锁骨下动脉第二部分控制出血(From Feliciano DV, Graham JM: Major thoracic vascular injury. In Champion HR, Robb JV, Trunkey DD, editors: Robb & Smith's Operative Surgery, London, 1989, Butterworth & Co. With permission.)

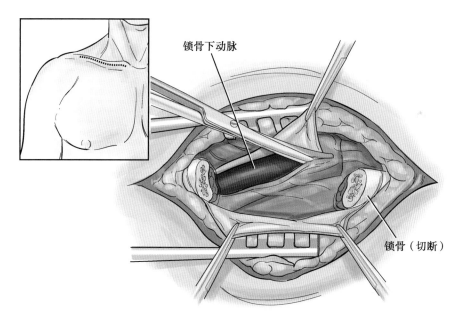

图 9-16　锁骨中 1/3 有助于显露锁骨下动脉和相邻锁骨下静脉第二部分(Copyright, Baylor College of Medicine, Houston, 1985.)

的锁骨下静脉。在血管修复完成后,可以采用在锁骨末端的前后方钻孔来修复离断的锁骨。然后,将胸骨线弯曲成字母 U 形,前后位放置,末端扭曲固定。另一种修复技术是在骨折前方使用压缩板。当其中一段锁骨被去除,可以在每个"骨折"部位插入胸骨线是最快的修复方法。应该在血流动力

学稳定的患者中考虑锁骨修复术。这一点尤其重要,因为发生此种类型的大多数患者较为年轻。

如果需要暴露右侧锁骨下动脉第一部分和第二部分的交界处,可能需要将胸骨正中切口与右锁骨上切口相连(图 9-17)。在左侧偏高前外侧开胸,左侧锁骨上切口,并连接部分胸骨切开术(图 9-17)。

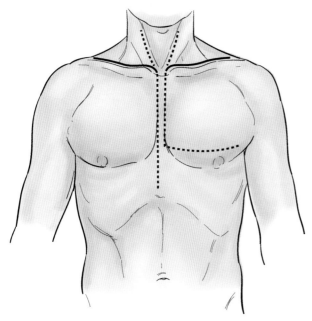

图 9-17　伤及大血管时，多个切口暴露。正中胸骨切开术和右锁骨上切口暴露右锁骨下动脉的第一部分。高位左前外侧开胸术或正中胸骨切开术和左侧锁骨上切口联合可暴露左锁骨下动脉的第一和第二部分的接合处（Copyright Baylor College of Medicine 1980. With permission.）

这种很少使用的"教科书式开胸"当然不会像书本那样开胸。相反，一旦插入 Finochietto 牵开器，切口容易打开。它的不足是牵开器包含多个锋利的爪齿，可能会刮破术者的手套，部分患者出现术后疼痛。

通过标准的锁骨上切口，往往不能完全解决累及锁骨下动脉第三部分（斜角肌的外侧缘至第一肋骨的前缘）的创伤。可能还需经侧面近侧附近锁骨的 1/3 行锁骨下切口。如有必要，连接锁骨上和锁骨下切口并分开锁骨，这样可对腋动脉远端行手术操作。

控制出血 / 血管修复

升主动脉弓或主动脉弓的穿透性损伤

打开心包后，用手指、Satinsky 钳或大的 Wiley J 钳去控制胸主动脉的搏动性出血[64]。这两个大钳可部分钳闭并隔离损伤的血管，进一步行清创和修复操作。在外科医师的手指下或 Satinsky 钳上方，4-0 号聚丙烯缝合线连续或间断缝合破口。在这些操作过程中，降低患者的血压和每搏输出量，可以有效地避免阻断钳的脱落和缝线撕裂。如前所述，使用涤纶或聚四氟乙烯有助于动脉损伤的修复。

无名动脉穿透性损伤的修复

进行心包切开术后，快速寻找分离左无名静脉，并用硅橡胶血管环向上或向下提升。如果静脉已经损伤或它阻碍了损伤动脉的修复，必要时可结扎此静脉。手指持续按压穿孔动脉，直到应用血管夹（例如 Satinsky 或 Wiley J）控制好近端和远端血管。无名动脉远端分叉附近的伤口可能难以通过标准正中胸骨切开术显露。这时选用正中胸骨切开术可以通过纵向颈部切口延长至头侧，或者锁骨上切口侧向延伸。正中胸骨切口入路的延伸将允许分别控制远端颈总动脉和右侧锁骨下动脉。

右侧锁骨下动脉近端周围组织解剖应谨慎，起始部 1.5～3.0cm 内有右侧喉返神经环绕。如果有空间的话，应该努力快速将右锁骨下动脉和颈总动脉的血管夹转换至远端无名动脉。该操作允许通过大脑 Willis 环的右颈总动脉回流至右上肢进行血液灌注。

对于无名动脉的穿透性枪伤，有必要短段切除病变，再用 5-0 聚丙烯缝合线进行端 - 端吻合。对于长段病变，切除后则需要使用 8mm 或 10mm 聚四氟乙烯（PTFE）等人工血管桥接吻合。如前所述，在端 - 端吻合或人工血管吻合时，通常不需要插入临时转流管，因为年轻患者往往有足够的 Willis 环血流供给。端 - 端吻合快结束时，常需要局部肝素水冲洗并放出腔内可能残留的空气。松开右侧颈总动脉阻断钳，再松开右锁骨下动脉，通过血液的逆向回流排除残余空气。完成缝合后，首先去除无名动脉上的阻断钳，将正向血流建立到右锁骨下动脉中，10 秒后移除颈总动脉阻断钳，顺利建立血流。血管移植物尽可能地放置于胸腺组织或心包脂肪结构之间，这样可能降低气管 - 动脉瘘的发生。

无名动脉起始部钝性撕裂的修复

暴露升主动脉近端后，首先使用（Statinsky 或 Wiley J）部分闭合血管，再用 8mm 针织 Dacron 血管移植物和 4-0 聚丙烯缝合线（图 9-18）进行缝合。不能首先处理无名动脉近端周围血肿（真性或假性外伤性动脉瘤），直到动脉起始处的主动脉弓及其右上纵隔的分叉已被充分解剖。部分阻断钳再次放置在主动脉弓上，钳夹于无名动脉起始部。另一个血管阻断钳置于远端动脉，将右锁骨下动脉和颈总动脉分别夹闭。然后开始处理血肿，横向切断远端无名动脉。在这个连接处，首先准备长于血管病变长度的 PTFE 或 Dacron 血管移植物，使用 4-0 或 5-0 聚丙烯或聚酯缝合线，端 - 端吻合到末端无名动脉（图 9-18）。不使用转流管，因为右侧颈动脉循环可以耐受吻合时所需数分钟时间。因为大多数是年轻患者，并且在完成吻合术之前，任何时候去除右侧颈动脉血管钳将导致明显的血液逆流。在极少数情况下，严重的术中低血压可能会迫使外科医师使用转流管进行临时的腔内分流，在完成远端吻合后将其撤出。通常不在术中全身肝素化此类患者，尤其是那些遭受过钝伤的患者。这种重建方法的最后一步，是在主动脉弓部分阻断钳上方对近端无名动脉进行缝合。稍微移动血管移植物便可看见血管缝合线。

修复左颈总动脉起始部的钝性撕裂

心包切开之后，用硅胶血管带向上或向下移动左无名静脉。如前所述，如果这条静脉受损或阻碍动脉的解剖，可结扎此静脉。将 Statinsky 或 Wiley J 血管钳用于源于主动脉弓左颈总动脉起始处。修复的类型取决于左侧颈总动脉和横向主动脉弓连接处，局部中断的血管内膜和中膜的类型和程度。如果左侧颈总动脉起始处以远有明显的长段病变，则可以考虑使用血管移植物。

左和右锁骨下血管

当锁骨下血管穿透性损伤且伤口与胸腔相连时，会发生快速失血。在这类患者中，应选择在胸壁前外侧，乳头上方第 3 或第 4 肋间隙处进行开胸手术。通过右侧胸廓切开入路，可将手指进入右侧胸腔中联合右侧锁骨上窝的外部压力，能够控制几乎所有的锁骨下出血，直到手术室进一步处理。

由于近端左锁骨下动脉是胸内结构（与近端位于纵隔走向相反的右锁骨下动脉不一样），它的解剖位置，可通过高位开胸直视下直接钳夹。如从远端动脉返血或同时左锁骨下静脉持续出血，手指可通过开胸切口并同时结合锁骨上压迫控制出血。

想充分控制锁骨下动脉近端和远端，需要预先分离膈神经和斜角肌。根据血管损伤的部位，必要时可能需要结扎和分离甲状颈干或椎动脉。如果可能，为了将来的心脏旁路移植手术，有必要保留同侧乳内动脉。有经验的创伤性血管外科医师知道锁骨下动脉是脆弱的，经历端 - 端吻合或移植吻合，中断的流量恢复时，由于张力存在，可能使缝线部分或完全断裂。如果局部血管切除后，不能进行端 - 端吻合术，可采用 8mm 聚四氟乙烯或针织涤纶血管移植物重建。

由于锁骨下静脉及其分支往往靠近并粘连于锁骨周围，因此希望理想地控制修复相关静脉，充

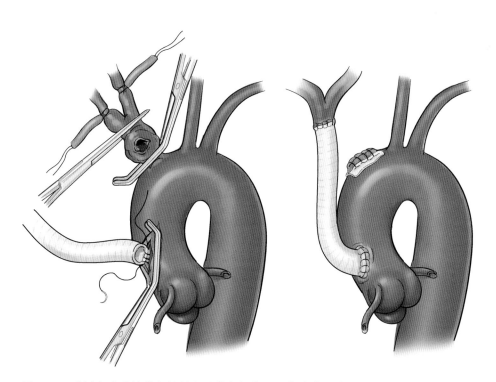

图 9-18 采用旁路移植修复钝性方法修复损伤的无名动脉近端（Copyright, Baylor College of Medicine, Houston, 1981.）

满了挑战。如果控制锁骨下静脉出血并完成修复过于困难或预期结果不理想，结扎可能是更好的选择。如果结扎，应在同侧前臂表浅的掌侧腔内测量压力。前臂间隔室压 > 35mmHg 后，通过手掌 - 尺骨切口进行浅筋膜切开减压术[63]。然后，在前臂的背部测量压力，以查看背部是否需要筋膜切开术。对于已经进行锁骨下切开或部分锁骨切除修复操作中，需注意用于骨修复的螺钉的尖端不突出，以免损伤周围动脉和静脉。

上腔或下腔静脉

心包切开术之后，使用 DeBakey 镊子来提高撕裂静脉穿孔的边缘。然后将 Satinsky 夹钳置于穿孔部位之下。如前所述，也可以使用一排 Allis 夹钳来控制出血，并抬高内侧或外侧裂口边缘。对于贯通性撕裂口，可穿过前方裂口来先修复后方的裂口，随后再修复血管前壁。可使用 4-0 或 5-0 聚丙烯缝线间断或连续缝合腔静脉。

如果不能够使用阻断钳充分控制位于下腔静脉后方的穿孔时，患者可能需要体外循环。在这种情况下，可通过股静脉将球囊导管放置于下腔静脉[49]。通过右侧肺切除，再采用 4-0 或 5-0 聚丙烯缝合修复腔静脉后壁。

无名静脉

在进行心包切开术后，将血管夹置于左侧无名静脉任何穿孔部位。无论侧向静脉缝合还是使用 5-0 聚丙烯行端 - 端缝合。如果结扎会产生较为严重的损害。如前所述，如果静脉已经结扎，可以通过前臂表面的间隔室测压。在这些情况下，将左上肢间歇性抬高放置能够缓解肿胀。

主要并发症

胸骨关闭产生心脏压缩

纵隔或胸腔出口处的大血管损伤，常伴有大量的出血和输血，往往会导致心脏和纵隔结构明显水肿。为了避免在操作完成时压缩这些结构，可以选择临时的胸骨关闭。如前所述，还可以通过缝合一个塑料外壳到前外侧胸廓或正中胸骨切口周围皮缘来完成。一旦患者的生理状态改善和尿量充分，塑料外壳可被移除，再次手术时关闭胸骨。

脑缺血

钳夹夹闭低血压患者无名动脉或左颈总动脉有导致脑缺血和脑卒中风险。幸运的是，如果止血、钳夹和血管修复等操作快速完成，这种并发症较为罕见。年轻的创伤患者，由于 Willis 环有充分的代偿能力，因此通常可以容忍更长的颈动脉夹闭时间。如果患者在颈动脉损伤修复后，在重症监护病房中格拉斯哥昏迷评分持续下降，他或她应该接受大脑 CT 检查。CT 检查提示同侧脑缺血，治疗中应避免低血压和缺氧状态。对于继发性脑水肿，通过可抬高患者头部，静脉注射甘露醇（1g/kg），引流脑脊液，较少出现戊巴比妥昏迷。

相关神经系统损伤

臂丛邻近锁骨上区，这是锁骨下血管创伤相关神经损伤发病率相当高的原因。在术中，横断的干、分区和束应该用长 0 号或 2-0 聚丙烯缝线进行标记，以便于后续手术中的识别。在解除急性损伤和手术引起的水肿和疼痛之后，应该进行仔细的神经系统检查，并将检查结果记录在病历中。当患者有持续而严重的同侧上肢神经损伤时，必须转诊给有丰富神经移植经验的神经外科医师。如果不能转诊到神经外科，则应该转诊给上肢或手外科医师，进行前臂肌腱移植。

生存率

如心脏损伤一样，大血管损伤后的生存率也取决于多种因素，包括损伤机制（贯穿伤 vs 钝性伤），入院时的生命体征，开胸部位，临床表现（出血 vs 血肿），血管损伤数量，其他联合伤的数量。过去 50 年生存率的大数据统计见表 9-7。

肺脏损伤

分类

根据美国创伤外科协会在 1994 年出版的肺脏器损伤程度表，进行肺损伤的分类（表 9-8）[16]。

发展史

Asensio 等对肺损伤治疗的发展史进行了系统综述[68]。1897 年，Duval 首次开展了胸骨正中开胸术，1906 年 Spangaro 开展了左前外侧开胸术，而在随后的第一次世界大战期间，美国外科医师对严重的肺损伤患者进行了手术修补。第二次世界大战期间，穿透性胸外伤的患者急剧增加，用导管进行胸腔引流继续作为其初级治疗手段[69, 70]。现在，胸腔镜或胸腔造瘘仍然用于治疗一些特殊的患者。

表9-7　大血管损伤后生存率	
损伤	生存率
降主动脉或主动脉弓的刀刺伤或小枪伤伴生命体征异常[65]	50%
无名血管损伤 1955—1980 年（穿透伤 34/钝伤 8）[66]	86%
无名血管损伤 1964—1992 年（穿透伤 34/钝伤 7/其他 2）	
枪伤/刀刺伤	72%
钝伤	86%
锁骨下血管损伤，1955—1978 年（穿透伤 91/钝伤 2）[57]	
总体	88%
不需急诊开胸	96%
锁骨下动脉穿透性损伤，1991—2001 年（枪伤 46/刀刺伤 5/短枪伤 3）[67]	
枪伤	73%
刀刺伤	80%
短枪伤	80%
锁骨下动脉穿透性损伤，1997—2007 年（枪伤 53/刀刺伤 4）[60]——所有行支架植入	
生存率	98%（#56）
早期闭塞	5%（#3）
晚期闭塞	5%（#3）
晚期狭窄	9%（#5）
锁骨下动脉损伤，2004—2005 年（枪伤 7/坠落伤 2/短枪伤 1）[61]	
未治疗（轻微伤）	20%（#2）
支架植入	40%（#4）
生存率	50%（2/4）
球囊阻塞	10%（#1）
生存率	0（0/1）
手术	30%（#3）
生存率	67%（2/3）

发病率

穿透性损伤

70%～75% 的穿透性损伤与枪伤有关，在美国，穿透性胸外伤在需行胸腔造瘘胸外伤患者中占 75%～88%[68, 71, 72]。对于所有穿透性胸外伤的患者来说，只有 5%～10% 的患者因肺破裂出血进行胸腔造瘘术。

挫裂伤

只有 12%～25% 的肺挫裂性外伤患者进行了胸腔造瘘术[68]。

病因

穿透性损伤

枪弹和/或刀伤容易撕裂肺实质，但活动性大出血并不常见，尤其伤口位于肺叶边缘。正如本章前面提到的，肺实质损伤出血风险相对较低，可能是肺动脉分支收缩压相对较低的原因。肺实质出血的这一不寻常现象，也可能与胸腔引流管放置之后脏层与壁层胸膜相互接触引起的压塞效应有关。

当穿透伤累及肺叶中央区或肺门时，更可能导致危及生命的出血，这是因为越靠近中央区肺实质血管管径越粗，肺动脉和静脉分支损伤的可能性也越大。由于中央区大血管多位于肺实质外，当血管撕裂后不容易闭合，从而导致活动性出血。

肺钝挫伤

对于成年人来说，肺损伤合并气胸或血胸而无潜在的肋骨骨折并不常见。换句话说，大多数成年人的钝性肺损伤都与肋骨骨折有关。对于儿童来说并非如此，他们容易发生无肋骨骨折的肺钝挫伤。除了肋骨骨折断端会直接损伤肺脏外，还有两个导致肺钝性损伤的机制。第一种机制是，车祸中胸部被挤压之前，患者一般会深吸气并屏住呼吸做 Valsava 动作，这一现象会导致肺破裂和气胸。第二种机制是在车祸中屏住呼吸而发生压缩。这种现象被认为与肺实质破裂和气胸有关。第二种机制是在向前或者侧方减速的过程中，肺的固定部分（肺门和肺下韧带）和可活动部分（肺叶边缘）存在速度差，在这些情况下，这些交界处的肺血管容易撕裂或破裂。

主诉

气胸

胸部穿透性或钝性损伤均可引起自发性、张力性或开放性气胸。一个单纯气胸（吸气后不加重）的患者很可能出现肋骨骨折相关的胸痛和呼吸短促。呼吸急促的严重程度与气胸的多少和潜在肺损伤的程度有关。历史上，医师曾低估了气胸后肺萎缩的体积。例如，如果把肺体积作为一个球体，那么当气胸后肺半径从 10cm 减小到 8cm，

表 9-8	肺脏损伤严重程度			
等级	损伤类型	病情描述	ICD-9	AIS-90
I	挫伤	单侧,<1 个肺叶	861.12/861.31	3
II	挫伤	单侧,单个肺叶	861.20/861.30	3
	撕裂伤	单纯气胸	860.0/1	3
			860.4/5	
III	挫伤	单侧>1 个肺叶	861.20/861.30	3
	撕裂伤	持续性(>72 小时),小气道漏气	860.0/1	3～4
	血肿	非进展性肺实质出血	860.4/5	
			861.20/861.30	
IV	撕裂伤	大气道(肺段或肺叶)漏气	862.21/861.31	4～5
	血肿	进展性肺实质出血		
	血管性	肺内第一级分支血管破裂	901.40	3～5
V	血管性	肺门血管破裂	901.41/901.42	4
VI	血管性	肺门血管完全或部分横断	901.41/901.42	4

From Moore EE,Malangoni MA,Cogbill TH, et al: Organ injury scaling IV. Thoracic vascular,lung, cardiac, and diaphragm. j Trauma 36: 299-300,1994.

肺的体积(πr^3)减小了 50%。如果医师认为损伤的肺是一个圆柱体($\pi r^2 h$),那么对于一个高为 30cm 的结构来说,半径从 10cm 减小到 8cm,体积会减小 36%。

开放性气胸或称为"胸部吸吮损伤"是指胸壁和胸膜的伤口大于声门开口。在这种情况下,当患者吸气时,空气会进入肺周围的胸膜腔,而不是通过气管支气管树进入肺(即通过胸壁呼吸)。这类患者会表现为空气随呼吸进出而发出"嘶-嘶"的声音,呼吸急促,并可能出现纵隔移位相关的低血压。

可能由于张力性气胸的致死率高、进展迅速,急诊很少能见到这类患者。在现代,大多数此类患者是 ICU 进行容量通气的患者,常常还合并呼吸机相关性肺炎,容易导致肺破裂。张力性气胸的患者会出现精神紧张,无呼吸音,患侧叩诊过清音,气管偏移。发绀是循环系统衰竭的不良表现。

血胸

血胸或胸腔积血是由肺循环、体循环血管(包括肋间或内乳血管)或心脏损伤所致。在这三种情况下,血胸的症状与出血量和有无持续出血有关。因此,会出现呼吸系统(如呼吸短促)和血流动力学障碍(如低血压)。

诊断

当一个胸外伤的患者呼吸急促,呼吸音减轻或无呼吸音,则可以诊断为气胸或血胸。当以上三种情况同时存在,但没有进一步的诊断检查时,应该先行胸腔造瘘引流。如果患者出现感觉异常、脑外伤或多处损伤,或双侧呼吸音消失,外科医师应该对其行经胸壁超声检查。这种快速检查(EFAST)需要一个 3.5mHz 的普通传感器探头,定位在第 10 肋间隙以上的侧胸壁上,可以迅速确定气体或血液的存在[73~75]。

胸腔内的血液呈 V 形条状,与下腔静脉的血液相比是等回声的,通常会导致下叶的部分塌陷[73]。超声检查显示下肺和胸壁之间的相对运动呈高回声,称为"胸膜滑动征",气胸时该体征消失;气胸也可能导致超声检查的"彗星尾"伪像,这与部分压缩的脏胸膜有关。与心包和心脏的标准 FAST 检查相似,胸膜超声可以快速且准确地诊断胸腔积液或积气[73~75]。

在很多创伤中心,患者在仰卧或半卧体位下进行的胸部前后位 X 线检查,仍然被作为快速诊断的标准检查。虽然这种基础检查可以很容易地诊断明显的肺脏和胸膜异常,但少量气胸也容易被漏诊。通过直立位胸部 X 线检查,或让患者呼气后重复摄片，可以减少漏诊率。

长期以来，人们早已经认识到，小部分外伤患者在胸部或肺部受伤一段时间后，才出现延迟性气胸。这一事实促使许多急诊中心开始实施"6小时规则"，该规定要求在允许患者离开医院之前再次进行 X 线检查[76]。研究发现，受伤后 3 小时重复做胸部 X 线检查（即"3 小时规则"），在诊断迟发性气胸的效果方面等同于 6 小时[77]。虽然很多研究指出对可疑胸外伤的患者行 CT 检查的好处，但是并不是所有 CT 确诊的患者都需要治疗，如偶然发现的肋骨骨折，无症状的肺挫伤，少量气胸或血胸[78]。胸部 CT 的主要优势其实在于诊断钝性主动脉损伤。

非手术治疗

胸腔造口术

收缩压高于 90mmHg 的气胸或血胸的成年患者，应用 36F 或 38F 的引流管进行胸腔造口，消毒、局部麻醉后，将胸腔引流管放置在患侧腋中线第 4 或第 5 肋间隙水平。最近研究发现，对于创伤性气胸或血胸患者，用 28F 或 32F 的引流管进行胸腔造口的成功率与更大型号的引流管相当[79]，而更新研究发现，用 14F 的猪尾导管对气胸患者行胸腔引流的成功率尚可接受[80]。对这类创伤性气胸或血胸患者进行胸腔造口之前，预防性应用抗生素应该选用第一代头孢菌素，在切开皮肤、插入引流管之前静脉给予，但是其预防效果仍有争议。

镇痛治疗

肋骨骨折后的疼痛管理极其重要，良好的镇痛有利于患者正常呼吸、咳嗽和咳痰，也有利于减少肺不张和肺炎的发生率。局部区域镇痛包括：

1. 3 张 10cm×14cm 的利多卡因贴疗效可持续达 12 小时。
2. 每个肋间给予 3～5ml 0.25% 的布比卡因进行肋间神经阻滞。
3. 连续肋间神经阻滞。
4. 胸膜内注射 20ml 0.25% 的布比卡因行区域镇痛。
5. 连续硬膜外麻醉。
6. 用金属或可吸收钢板行手术固定肋骨。

肺挫伤后支持治疗

胸部穿透性或钝性损伤后会导致肺泡内积血，进一步引起通气 / 血流比例失调和继发组织缺氧，

如果患者还没出现早期呼吸衰竭，鼻导管或面罩吸氧以及血流动力学稳定基础上严格控制液体平衡，是最主要的治疗方法。对于明显肺挫伤的老年患者，中心静脉置管测量中心静脉压力。出现呼吸衰竭征象的患者（例如 $PO_2<70mmHg$，$PCO_2>55mmHg$，呼吸频率 >25 次 /min，吸气无力或胸片提示恶化）应该行气管插管。明显的肺挫伤可以在短时间内快速进展为重度肺损伤和 ARDS。

积留血胸的胸腔镜清除

很早就已经发现，即使进行了胸腔造口引流，积留血胸患者仍会因早期（24～48 小时）清除积血获益，而在全身麻醉下进行电视辅助胸腔镜检查（VATS），清除该类患者的胸腔积血效果确切[81]。如果受伤时间超过 10 天，那么胸腔镜手术失败包括中转开胸手术的比例高达 20%。

手术治疗

手术指征

本章节已经讨论过急诊或复苏性开胸伴或不伴主动脉夹闭的手术指征，框 9-1 再次列出（图 9-19）。

手术切口选择

当出血可能来自右肺或肺门，则让患者仰卧，在男性乳头下缘做前外侧开胸切口，对于女性患者，为了避免损伤乳腺，需要将乳房向上牵拉，如此才能做和男性同一水平的切口。如果怀疑隆突水平的气管支气管树或右主支气管的损伤，也要进行右侧开胸，但是应该选择第 4 肋间隙后外侧切口。

当出血可能来源于左肺或肺门，则将患者仰卧后左胸部垫高 30°，这种体位有利于在必要时钳夹胸部降主动脉，然后在男性患者乳头下缘，做标准的前外侧开胸切口。如果左主支气管损伤，也应该左侧开胸，并且从第 5 肋间隙后外侧入路。

近端大血管出血的处理（框 9-2）

心包内肺动脉钳夹止血

肺门血管破裂出血死亡率极高，这一类型外伤的患者被送至急诊时基本都没有生命征。如果肺门邻近心包处血管损伤，则应该控制心包内的肺动脉。做前外侧开胸切口，暴露肺叶及肺门，并将切口横向延长跨过剑突，以暴露纵隔和心包内结构。为了显露心包内右肺动脉，需要将上腔静脉向右牵引，胸部降主动脉向左牵引，右肺动脉横行于心脏后方，将其他血管分开之后，可在此间隙

内钳夹右肺主动脉。胸部升主动脉向右上牵拉，可以暴露心包内左肺动脉，左肺动脉横行于主动脉弓和近端胸部降主动脉之间，可在此间隙内钳夹之。

框9-1	肺创伤患者急诊开胸指征

第一个 15～30 分钟内自胸腔引流管引流出 1 200～1 500ml 血液[82]

第一个 30 分钟自胸腔引流管引流出 1 000ml 之后，仍以 100ml/h 的速度出血[83]

顽固性低血压伴胸腔引流管持续引流出血液

远离纵隔的胸部穿透性外伤后心搏骤停

需要胸壁重建的开放性气胸患者

大量气体自引流管溢出（可能气管或支气管损伤）

胸腔内异物滞留（邻近肺门的刀具）

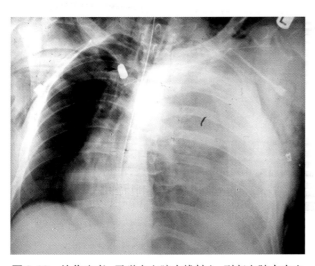

图9-19 枪伤患者，子弹自左腋中线射入，引起左肺大出血

框9-2	肺动脉或肺叶破裂出血的止血技巧

近端大血管

心包内钳夹左右肺动脉

钳夹左右肺门

圈套肺门

扭转肺门

肺叶出血

肺叶缝扎止血

肺叶楔形切除

肺段切除术

肺叶切除

全肺切除术（肺门结扎）

肺门钳夹止血

心包外肺门或者肺实质出血，可以通过钳夹肺门来控制出血，首先分离下肺韧带，然后才能用 DeBakey 主动脉夹在前后位上钳夹肺门[84]。Van Natta 等提出一种新的手术技巧[85]，是徒手人工控制肺门出血，右侧开胸用左手，左侧开胸用右手。助手清除胸膜腔积血，向外侧牵拉下肺叶，分离下肺韧带，徒手控制肺门出血，然后术者用主动脉夹以合适角度钳夹肺门。

肺门圈套止血

20 年前，Powell 和他的同事们发现，肺门钳夹止血控制肺实质或肺门出血的成功率不好预测[86]。他随后进行了一系列的实验研究，发现可以用 100cm 长的布带子缠绕肺门，然后将带子穿过 12cm 长的 36F 塑料导管。

肺门扭曲止血

2003 年，休斯敦 Ben Taub 总医院的团队曾提出，当没有合适的动脉夹，或由于出血或暴露不好，导致钳夹困难时[87, 88]，可以考虑应用肺门扭转方法止血，即分离下肺韧带后，旋转或扭曲肺门 180°，从而阻断血管和主支气管。

肺叶出血的处理（框 9-2）

肺叶缝合止血

当创伤或撕裂伤位于肺叶边缘时，可以用 2-0 或 0 号可吸收线连续缝合缺损边缘来控制肺叶出血或漏气。如果出血汹涌或裂口比较长，可以先在裂口底部放置一个 DeBakey 主动脉夹，然后再跨过夹子连续缝合伤口。

肺叶楔形切除

如果伤口较大，累及肺叶的整个外半叶，可能需要长达 90mm 的标准切割闭合器进行切除。如果气管内双腔导管还没放好，要先钳夹肺门或肺叶根部。以标准肺夹抬高肺叶，以暴露手术视野，然后再将合适长度的切割闭合器穿过正常组织，两个切割闭合器以合适的角度进行肺叶部分切除。切除之后的肺叶形状不规则，但可有效止血，剩余的肺组织也可以正常发挥功能。如果还出血，可以用可吸收线缝合切割闭合器周围组织。切割闭合器楔形切除方法最大的缺点是，可能并没有结扎、切除肺组织内的出血血管，那么血管持续出血，从邻近小支气管进入气管支气管树，进一步导致术中误吸和窒息。

肺段切除术（图 9-20）

肺段切除术这一技术来源于肝严重创伤后肝切开和选择性血管结扎术。深部肺叶枪伤或撕裂伤后明显出血，肺叶缝合和楔形切除都不适合，如果肺叶切开应用得当，可以有效地控制肺实质内出血，而不用肺叶切除[68, 72, 88~94]。

肺叶枪伤或刀刺伤后的深部组织出血，需要分离下肺韧带，然后夹住肺门止血，再将直线切割缝合器穿过隧道的出入口，分开表面的肺组织。如果出血来自枪伤或刀戳伤，将一个手指或止血夹放入隧道确定走行方向，再用切割缝合器打开肺实质，或者用两个 DeBakey 主动脉夹并列放置，再用手术刀或电刀分开肺组织。打开隧道内的受损血管，用 3-0 或 4-0 聚丙烯线进行结扎、修复。

出血控制之后，肺组织水肿往往会使切口缝合困难。单纯结扎缝合器下方的残余血管，如果是用 DeBakey 夹分离的肺组织，要用 3-0 或 4-0 缝线或 proline 线连续缝合夹子下肺组织，移除夹子后再反向缝合，最后与最初的线头打结。

肺叶切除止血

解剖性肺叶切除手术指征包括肺门大血管或支气管损伤，肺叶实质损伤大于 75%，肺叶血流中断，导致致命性通气 / 灌注比例失调的肺血肿。在进行肺叶切除手术之前，先用直线切割缝合器或夹子分离受损肺叶和剩余正常的肺组织，并缝合创面。DeBakey 主动脉夹夹住整个肺门以阻断出血和通气，分离肺门上面的胸膜，并用 2-0 丝线分离肺动静脉和近端分支。在结扎、切断肺叶支气管之前，先将其骨骼化以保存动脉供血，然后将胸膜腔用生理盐水充满，并请麻醉医师手动按压气囊向肺内充气，以确定切割闭合器的可靠性，3-0 可吸收线缝合支气管残端[83]。放置两个 36F 的胸腔造瘘管之前，过度通气剩余肺叶，使其膨胀，以确定其他肺叶支气管没有损伤，也没有扭转，术中检查确切，术后一般不会再出现此类情况。如果有肺叶扭转的风险，可以将肺叶缝合在一起或缝到纵隔胸膜上。

全肺切除

全肺切除的指征包括明显的穿透性损伤，肺门大血管或支气管切割伤，损伤累及 75% 以上肺叶[95]。由于大多数创伤性全肺切除是在急诊情况

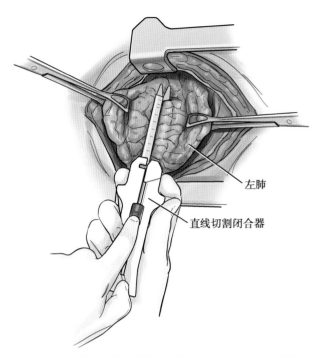

左肺

直线切割闭合器

图 9-20　直线切割闭合器穿过弹道入口和出口，分开肺实质并显露出血血管（From Asensio JA, Demetriades D, Berne JD, et al: Stapled pulmonary tractotomy: a rapid way to control hemorrhage in penetrating pulmonary injuries. J Am Coll Surg 185: 486-487, 1997. With permission.）

下完成的，一般推荐"同期肺切除"，以代替正规肺门分离、结扎、切断的方法[96]。1995 年首次提出，用 55mm 或 99mm 切割缝合器同时夹住整个肺门组织，暂时控制出血或激发缝合器以永久止血，然后再次探查，可以进一步切割缝合比较长支气管残端和有血供的残余肺组织[96]。

损伤控制性外科技术，适用于这类急诊全肺切除手术的患者，具体包括：当出现凝血功能障碍时用纱布填塞胸膜腔，暂时关闭胸部切口以及 ICU 内的持续复苏。由于创伤性全肺切除术的患者，术后容易出现右侧心力衰竭，因此术后管理非常重要，包括扩血管和 / 或强心治疗[97]。

并发症

肺漏气

肺损伤后持续漏气的原因包括缝合处肺实质的坏死，肺伤口愈合不良或未发现的支气管损伤。一旦排除包括造瘘管周围漏气等技术性问题之后，一些中心选择降低水封瓶的负压吸引力，甚至停止负压吸引[98]。如果 5～7 天后仍未愈合，可以选择残余肺的楔形切除、胸膜灼烧、化学性胸膜固定术。

呼吸机相关肺炎

呼吸机相关性肺炎是一种院内感染并发症，重症监护室内的外伤和非外伤患者均可发生。新出现的咳脓痰，体温升高，白细胞增多，胸片提示肺实质浸润或需氧量增加，这些表现都提示肺炎的发生，但确诊需要行支气管镜下肺泡灌洗或刷洗标本的培养。当细菌培养没有出结果时，可以根据患者风险因素和院内细菌谱经验性地应用抗生素。

肺假性囊肿

肺假性囊肿的患者一般存在胸部钝挫伤的病史，其肺实质空腔内可见气液平面，胸部 X 线或 CT 检查可诊断。对于无症状患者，可以定期做影像学检查进行随访。但是，对于假性囊肿感染（肺脓肿）的患者，应该给予抗生素治疗，甚至需要胸腔引流 [99, 100]。

脓胸

对于持续性血胸的患者，早期放置胸腔引流管清除积血，有利于降低脓胸的发生风险。即使如此，最初行胸腔造瘘的患者，发生感染性血胸或脓胸的风险也要高于开胸患者。文献提到的其他病因还包括最早穿透性损伤的污染，放置胸腔引流管导致的污染，膈肌损伤后腹腔内容物引起的污染，肺损伤后肺炎旁的脓胸或者肺损伤后肺炎 [101]。

不同文献提到的脓胸发生率并不相同，这与其发病机制及对脓胸的定义有关（例如以细菌培养阳性定义为脓胸）。目前，有两本创伤学教科书提到脓胸的发病率分别为 0~18% [101] 和 2%~7% [98]。胸片提示滞留性血胸或积液、发热伴白细胞升高以及新发或持续性呼吸衰竭都提示脓胸可能。正如前面所提到的，滞留性血胸怀疑感染或已经发

展为脓胸，应该行胸腔镜清除积血。对于其他胸片提示的积液，应该行超声引导下的胸腔穿刺术，抽吸积液送细菌培养并检测 pH、葡萄糖和乳酸脱氢酶水平。结果提示渗出液（pH<7.2，葡萄糖浓度<60，积液 LDH/ 血清 LDH>0.6）的患者，应该放置胸腔引流管，根据培养结果应用特异性抗生素。对于有症状的患者，如果胸片提示积液抽吸困难（大量或分隔的积液或胸膜包裹），那么应该进一步做胸部 CT 检查，胸部 CT 检查有助于评估包裹的厚度、潜在的肺叶状态、分隔的部位和范围。

慢性脓胸的治疗包括胸腔镜下清除分隔或包裹和放置胸腔引流管。胸部 CT 或胸腔镜提示胸膜粘连严重和包裹较厚 [98, 101, 102]，应该行开胸手术或胸腔镜中转开胸手术。一些文献还提到，处理残余胸腔和对胸腔进行慢性开放引流 [98, 101]。

生存率

1980 年以来，肺损伤患者的生存率见表 9-9。

胸部损伤控制外科学

损伤控制性手术原则最早应用于穿透性腹外伤的患者，现在也应用于颈部、胸部、四肢、大血管及骨骼外伤的患者 [103]，同时，该手术原则目前也应用于普外科、产科和介入放射科急诊手术中。损伤控制外科学最基本的原则，是对严重低体温、明显代谢性酸中毒和显著凝血功能障碍的患者进行限制性一期手术治疗以控制出血和污染。本章所提到的很多处理心脏、大血管、肺脏损伤的操作，都属于胸部损伤控制外科学的范畴。Phelan 等总结了这些处理原则，见框 9-3 [104]。

表 9-9 肺损伤后的生存率				
作者	缝合 / 楔形切除术	肺段切除术	肺叶切除术	全肺切除术
Thompson 等，1988[95]	97%	—	45%	0%
Wall 等，1998[91]	—	83%	—	—
Velmahos 等，1999[92]	"保肺" = 97%	80%	—	—
Karmy-Jones 等，2001[72]	91%/70%	87%	57%	50%
Gasparri 等，2001[93]	-/95.5%	86%	83%	50%
Cothren 等，2002[94]	-/90%	100%	30%	0%
Huh 等，2003[88]	76.1/80%	90.9%	65%	30.3%

框 9-3	胸外伤的损伤控制

心脏损伤

Sauerbruch 技术控制出血

阻断血流止血

恢复心跳后修补心脏

开放心包

大血管损伤

Foley 球囊阻断血流

锁骨下血管损伤者切除锁骨

插入转流管行临时转流

结扎严重损伤的静脉

肺脏损伤

肺门扭转控制出血

贯通伤或深部肺叶损伤，肺段切除

同期肺切除

纱布填塞胸腔或开放胸部切口

Adapted from Phelan HA，Patterson SG，Hassan MO，et al：Thoracic damage-control operation：principles，techniques，and defnitive repair. j Am Coll Surg 203：933-941，2006.

（成龙 张明逸 厉祥涛 译 张福先 校）

参考文献

1. Wald ML: On-off switch for car airbags will be allowed. A reversal of U.S. policy. Rule applies to passenger side and is intended to protect children in front seats. New York Times Nov 18, 1997, p 1.
2. Holcomb JB: Damage control resuscitation. J Trauma 62:S36–S37, 2007.
3. Feliciano DV, Bitondo CG, Cruse PA, et al: Liberal use of emergency center thoracotomy. Am J Surg 152:654–659, 1986.
4. ACS-COT Subcommittee on outcomes: practice management guidelines for emergency department thoracotomy. J Am Coll Surg 193:303–309, 2001.
5. Cogbill TH, Moore EE, Millikan JS, et al: Rationale for selective application of emergency department thoracotomy in trauma. J Trauma 23: 453–460, 1983.
6. Rhee PM, Acosta J, Bridgeman A, et al: Survival after emergency department thoracotomy: review of published data from the past 25 years. J Am Coll Surg 190:288–298, 2000.
7. Ivatury RR, Shah PM, Ito K, et al: Emergency room thoracotomy for the resuscitation of patients with fatal penetrating injuries of the heart. Ann Thorac Surg 32:377–385, 1981.
8. Seamon MJ, Shiroff AM, Franco M, et al: Emergency department thoracotomy for penetrating injuries of the heart and great vessels: an appraisal of 283 consecutive cases from two urban trauma centers. J Trauma 67:1250–1258, 2009.
9. Asensio JA, Garcia-Nunez LM, Petrone P, et al: Cardiac injuries. In Asensio JA, Trunkey DD, editors: Current therapy of trauma and surgical critical care, Philadelphia, 2008, Mosby Elsevier, pp 304–315.
10. Asensio JA, Petrone P, Pereira B, et al: Penetrating cardiac injuries: a historic perspective and fascinating trip through time. J Am Coll Surg 208:462–472, 2009.
11. Mattox KL, Feliciano DV, Burch J, et al: 5,760 cardiovascular injuries in 4,459 patients. Epidemiologic evolution 1958-1987. Ann Surg 209:698–707, 1989.
12. Texeira PGR, Inaba K, Oncel D, et al: Blunt cardiac rupture: a 5-year NTDB analysis. J Trauma 67:788–791, 2009.
13. Naughton MJ, Brissie RM, Bessey PQ, et al: Demography of penetrating cardiac trauma. Ann Surg 209:676–683, 1989.
14. Morse BC, Carr JS, Dente CJ, et al: Penetrating cardiac injuries: a 36-year perspective at an urban, Level I trauma center. J Trauma in press.
15. Fowler NO, Gabel M: The hemodynamic effects of cardiac tamponade. Mainly the result of atrial not ventricular compression. Circulation 71:154–157, 1985.
16. Moore EE, Malangoni MA, Cogbill TH, et al: Organ injury scaling IV. Thoracic vascular, lung, cardiac, and diaphragm. J Trauma 36:299–300, 1994.
17. Callaham ML: Pericardiocentesis in traumatic and nontraumatic cardiac tamponade. Ann Emerg Med 13:924–945, 1984.
18. Arom K, Richardson JD, Webb G, et al: Subxiphoid pericardial window in patients with suspected traumatic pericardial tamponade. Ann Thorac Surg 23:545–549, 1977.
19. Thorson CM, Namias N, Van Haren RM, et al: Does hemopericardium after chest trauma mandate sternotomy? J Trauma 72:1518–1525, 2012.
20. Feliciano DV: Does hemopericardium after chest trauma mandate sternotomy? J Trauma 73:291, 2012. (Letter).
21. Navsaria PH, Nichol AJ: Haemopericardium in stable patients after penetrating injury: is subxiphoid pericardial window and drainage enough? A prospective study. Injury 36:745–750, 2005.
22. Huang YK, Lu MS, Liu KS, et al: Traumatic pericardial effusion: impact of diagnostic and surgical approaches. Resuscitation 81:1682–1686, 2010.
23. Rozycki GS, Feliciano DV, Schmidt JA, et al: The role of surgeon-performed ultrasound in patients with possible cardiac wounds. Ann Surg 223:737–746, 1996.
24. Rozycki GS, Ballard RB, Feliciano DV, et al: Surgeon-performed ultrasound for the assessment of truncal injuries: lessons learned from 1540 patients. Ann Surg 228:557–567, 1998.
25. Rozycki GS, Feliciano DV, Ochsner MG, et al: The role of ultrasound in patients with possible penetrating cardiac wounds: a prospective, multicenter study. J Trauma 46:543–552, 1999.
26. Newman PG, Feliciano DV: Blunt cardiac injury. New Horiz 7:26–34, 1999.
27. Illig KA, Swierzewski MJ, Feliciano DV, et al: A rational screening and treatment strategy based on the electrocardiogram alone for suspected cardiac contusion. Am J Surg 162:537–544, 1991.
28. Feliciano DV, Rozycki GS: Advances in the diagnosis and treatment of thoracic trauma. Surg Clin North Am 79:1417–1429, 1999.
29. Velmahos GC, Karaiskasis M, Salim A, et al: Normal electrocardiography and serum troponin I levels preclude the presence of clinically significant blunt cardiac injury. J Trauma 54:45–51, 2003.
30. Flancbaum L, Wright J, Siegel JH: Emergency surgery in patients with post-traumatic myocardial contusion. J Trauma 26:795–803, 1986.
31. Shamoun JM, Barraza KR, Jurkovich GJ, et al: In extremis use of staples for cardiorrhaphy in penetrating cardiac trauma: case report. J Trauma 29:1589–1591, 1989.
32. Macho JR, Markison RE, Schecter WP: Cardiac stapling in the management of penetrating injuries of the heart: rapid control of hemorrhage and decreased risk of personal contamination. J Trauma 34:711–716, 1993.
33. Bowman MR, King RM: Comparison of staples and sutures for cardiorrhaphy in traumatic puncture wounds of the heart. J Emerg Med 14: 615–618, 1996.
34. Pearce CW, McCool E, Schmidt FE: Control of bleeding from cardiovascular wounds: balloon catheter tamponade. Ann Surg 166:257–259, 1966.
35. Harken DE: Foreign bodies in and in relation to the thoracic blood vessels and heart: techniques for approaching and removing foreign bodies from the chambers of the heart. Surg Gynecol Obstet 83:117–125, 1946.
36. Lim R, Gill IS, Temes RT, et al: The use of adenosine for repair of penetrating cardiac injuries: a novel method. Ann Thorac Surg 71:1714–1715, 2001.
37. Kokotsakis J, Hountis P, Antonopoulos N, et al: Intravenous adenosine for surgical management of penetrating heart wounds. Tex Heart Inst J 34:80–81, 2007.
38. Grabowski MW, Buckman RF, Goldberg AJ, et al: Clamp control of the right ventricular angle to facilitate exposure and repair of cardiac wounds. Am J Surg 170:399–400, 1995.
39. Degiannis E, Bowley DM, Westaby S: Technical tutorial. Penetrating cardiac injury. Ann R Coll Surg Engl 87:61–63, 2005.
40. Agrifoglio M, Barili F, Kassem S, et al: Sutureless patch-and-glue technique for the repair of coronary sinus injuries. J Thorac Cardiovasc Surg 134:522–523, 2007.
41. Wall MJ, Jr, Mattox KL, Chen C-D, et al: Acute management of complex cardiac injuries. J Trauma 42:905–912, 1997.
42. Castano W, Morales CH, Senior JM, et al: Relationship of echocardiographic and coronary angiographic findings in patients with acute myocardial infarction secondary to penetrating cardiac trauma. J Trauma Acute Care Surg 73:111–116, 2012.
43. Beall AC, Jr, Hamit HF, Cooley DA, et al: Surgical management of traumatic intracardiac lesions. J Trauma 5:133–141, 1965.
44. Mattox KL, Limacher MC, Feliciano DV, et al: Cardiac evaluation following heart injury. J Trauma 25:758–765, 1985.

45. Tang AL, Inaba K, Branco B, et al: Postdischarge complications after penetrating cardiac injury: a survivable injury with a high postdischarge complication rate. Arch Surg 146:1061–1066, 2011.

46. Wall MJ, Jr, Rice D, Soltero E: Wounds of the heart. In Rich NM, Mattox KL, Hirshberg A, editors: Vascular trauma, ed 2, Philadelphia, 2004, Elsevier Saunders, pp 285–297.

47. Asensio JA, Berne JD, Demetriades D, et al: One hundred five penetrating cardiac injuries: a 2-year prospective evaluation. J Trauma 144:1073–1082, 1998.

48. Mattox KL, Wall MJ, Jr, Lemaire S: Thoracic great vessel injury. In Feliciano DV, Mattox KL, Moore EE, editors: Trauma, ed 6, New York, 2008, McGraw-Hill, pp 589–603.

49. Lemaire S, Conklin LD, Wall MJ, Jr: Penetrating thoracic vascular injury. In Rich NM, Mattox KL, Hirshberg A, editors: Vascular trauma, ed 2, Philadelphia, 2004, Elsevier Saunders, pp 251–267.

50. DeBakey ME, Simeone FA: Battle injuries of the arteries in World War II. An analysis of 2,471 cases. Ann Surg 123:534–579, 1946.

51. Elkin DC, DeBakey ME: Vascular surgery in World War II, Washington, DC, 1944, US Government Printing Office.

52. Schumacker HB, Jr: Resection of the clavicle with particular reference to the use of bone chips in the periosteal bed. Surg Gynecol Obstet 84:245–248, 1947.

53. Steenburg RW, Ravitch MM: Cervico-thoracic approach for subclavian vessel injury from compound fracture of the clavicle: considerations of subclavian-axillary exposures. Ann Surg 157:839–846, 1963.

54. Brawley RK, Murray GF, Crisler C, et al: Management of wounds of the innominate, subclavian, and axillary blood vessels. Surg Gynecol Obstet 131:1130–1140, 1970.

55. Reul GJ, Jr, Beall AC, Jr, Jordan GL, Jr, et al: The early operative management of injuries to the great vessels. Surgery 74:862–873, 1973.

56. Johnston RH, Jr, Wall MJ, Mattox KL: Innominate artery trauma: a thirty year experience. J Vasc Surg 17:134–140, 1993.

57. Graham JM, Feliciano DV, Mattox KL, et al: Management of subclavian vascular injuries. J Trauma 20:537–544, 1980.

58. O'Gorman RB, Feliciano DV: Arteriography performed in the emergency center. Am J Surg 132:323–325, 1986.

59. Axisa BM, Loftus IM, Fishwick G, et al: Endovascular repair of an innominate artery false aneurysm following blunt trauma. J Endovasc Ther 7:245–250, 2000.

60. DuToit DF, Lambrechts AV, Stark H, et al: Long-term results of stent graft treatment of subclavian artery injuries: management of choice for stable patients? J Vasc Surg 47:739–743, 2008.

61. Carrick MM, Morrison CA, Pham HQ, et al: Modern management of traumatic subclavian artery injuries: a single institution's experience in the evolution of endovascular repair. Am J Surg 199:28–34, 2010.

62. DuToit DF, Odendaal W, Lambrechts A, et al: Surgical and endovascular management of penetrating innominate artery injuries. Eur J Vasc Endovasc Surg 36:56–62, 2008.

63. Dente CJ, Wyrzykowski AD, Feliciano DV: Fasciotomy. Curr Probl Surg 46:773–839, 2009.

64. Feliciano DV, Graham JM: Major thoracic vascular injury. In Champion HR, Robb JV, Trunkey DD, editors: Rob & Smith's operative surgery, London, 1989, Butterworth & Co., pp 283–293.

65. Pate JW, Cole FH, Walker WA, et al: Penetrating injuries of the aortic arch and its branches. Ann Thorac Surg 55:586–592, 1993.

66. Graham JM, Feliciano DV, Mattox KL, et al: Innominate vascular injury. J Trauma 22:647–655, 1982.

67. Lin PH, Koffron AJ, Guske PJ, et al: Penetrating injuries of the subclavian artery. Am J Surg 185:580–584, 2003.

68. Asensio JA, Garcia-Nunez LM, Petrone P, et al: Operative management of pulmonary injuries: lung-sparing and formal resections. In Asensio JA, Trunkey DD, editors: Current therapy of trauma and surgical critical care, Philadelphia, 2008, Mosby Elsevier, pp 282–297.

69. Molnar TF, Hasse J, Jeyasingham K, et al: Changing dogmas: history of development in modalities of traumatic pneumothorax, hemothorax and post-traumatic empyema thoracis. Ann Thorac Surg 77:372–378, 2004.

70. Fallon WF: Surgical lesson learned on the battlefield. J Trauma 43:209–213, 1997.

71. Tominaga GT, Waxman K, Scannell G, et al: Emergency thoracotomy with lung resection following trauma. Am Surg 59:834–837, 1993.

72. Karmy-Jones R, Jurkovich GJ, Shatz DV, et al: Management of traumatic lung injury: a Western Trauma Association multicenter review. J Trauma 51:1049–1053, 2001.

73. Sisley AC, Rozycki GS, Ballard RB, et al: Rapid detection of traumatic effusion using surgeon-performed ultrasonography. J Trauma 44:291–297, 1998.

74. Kirkpatrick AW, Sirois M, Laupland KB, et al: Hand-held thoracic sonography for detecting traumatic pneumothoraces: the Extended Focused Assessment with Sonography for Trauma (EFAST). J Trauma 57:288–295, 2004.

75. Knudson JL, Dort JM, Helman SD, et al: Surgeon-performed ultrasound for pneumothorax in the trauma suite. J Trauma 56:527–530, 2004.

76. Kerr TM, Sood R, Buckman RF, Jr, et al: Prospective trial of the six hour rule in stab wounds of the chest. Surg Gynecol Obstet 169:223–225, 1989.

77. Kiev J, Kerstein MD: Role of three hour roentgenogram of the chest in penetrating and nonpenetrating injuries of the chest. Surg Gynecol Obstet 175:249–253, 1992.

78. Karaaslan T, Meuli R, Androux R, et al: Traumatic chest lesions in patients with severe head trauma: a comparative study with computed tomography and conventional chest roentgenograms. J Trauma 39:1081–1086, 1995.

79. Inaba K, Lustenberger T, Recinos G, et al: Does size matter? A prospective analysis of 28-32 versus 36-40 French chest tube size in Trauma. J Trauma 72:422–427, 2012.

80. Kulvatunyou N, Vijayasekuran A, Hansen A, et al: Two-year experience of using pigtail catheters to treat traumatic pneumothorax: a changing trend. J Trauma 71:1104–1107, 2011.

81. Coselli JS, Mattox KL, Beall AC, Jr: Reevaluation of early evacuation of clotted hemothorax. Am J Surg 148:786–790, 1984.

82. Karmy-Jones R, Jurkovich GJ, Nathens AB, et al: Timing of urgent thoracotomy for hemorrhage after trauma. A multicenter study. Arch Surg 136:513–518, 2001.

83. Weigelt JA: Pulmonary resection for trauma. In Champion HR, Robb JV, Trunkey DD, editors: Rob & Smith's operative surgery, London, 1989, Butterworth & Co., pp 311–317.

84. Wiencek RG, Jr, Wilson RF: Central lung injuries: a need for early vascular control. J Trauma 28:1418–1424, 1988.

85. Van Natta TL, Smith BR, Bricker SD, et al: Hilar control in penetrating chest trauma: a simplified approach to an underutilized maneuver. J Trauma 66:1564–1569, 2009.

86. Powell RJ, Redan JA, Swan KG: The hilar snare, an improved technique for securing rapid vascular control of the pulmonary hilum. J Trauma 30:208–210, 1990.

87. Wilson A, Wall MJ, Maxson R, et al: The pulmonary hilum twist. Am J Surg 186:49–52, 2003.

88. Huh J, Wall MJ, Jr, Estrera AL, et al: Surgical management of traumatic pulmonary injury. Am J Surg 186:620–624, 2003.

89. Wall MJ, Jr, Hirshberg A, Mattox KL: Pulmonary tractotomy with selective vascular ligation for penetrating injuries to the lung. Am J Surg 168:665–669, 1994.

90. Asensio JA, Demetriades D, Berne JD, et al: Stapled pulmonary tractotomy: a rapid way to control hemorrhage in penetrating pulmonary injuries. J Am Coll Surg 185:486–487, 1997.

91. Wall MJ, Jr, Villavicencio RT, Miller CC, III, et al: Pulmonary tractotomy as an abbreviated thoracotomy technique. J Trauma 45:1015–1023, 1998.

92. Velmahos GC, Baker C, Demetriades D, et al: Lung-sparing surgery after penetrating trauma using tractotomy, partial lobectomy and pneumonorrhaphy. Arch Surg 134:186–189, 1999.

93. Gasparri M, Karmy-Jones R, Kralovich KA, et al: Pulmonary tractotomy versus lung resection: viable options in penetrating lung injury. J Trauma 51:1092–1097, 2001.

94. Cothren C, Moore EE, Biffl WL, et al: Lung-sparing techniques are associated with improved outcome compared with anatomic resection for severe lung injuries. J Trauma 53:483–487, 2002.

95. Thompson DA, Rowlands BJ, Walker WE, et al: Urgent thoracotomy for pulmonary or tracheobronchial injury. J Trauma 28:276–280, 1988.

96. Wagner JW, Obeid FN, Karmy-Jones RC, et al: Trauma pneumonectomy revisited: the role of simultaneously stapled pneumonectomy. J Trauma 40:590–594, 1996.

97. Halonen-Watras J, O'Connor J, Scalea T: Traumatic pneumonectomy: a viable option for patients in extremis. Am Surg 77:493–497, 2011.

98. Karmy-Jones RC, Jurkovich GJ: Complications of pulmonary and pleural injury. In Asensio JA, Trunkey DD, editors: Current therapy of trauma and surgical critical care, Philadelphia, 2008, Mosby Elsevier, pp 298–303.

99. Moore FA, Moore EE, Haenel JB, et al: Post-traumatic pulmonary pseudocyst in the adult: pathophysiology, recognition, and selective management. J Trauma 29:1380–1385, 1989.

100. Melloni G, Cremona G, Ciriaco P, et al: Diagnosis and treatment of traumatic pulmonary pseudocysts. J Trauma 54:737–743, 2003.

101. Livingston DH, Hauser CJ: Chest wall and lung. In Feliciano DV, Mattox KL, Moore EE, editors: Trauma, ed 6, New York, 2008, McGraw Hill, pp 525–552.

102. Scherer L, Battistella F, Owings J, et al: Video-assisted thoracic surgery in the treatment of posttraumatic empyema. Arch Surg 133:637–642, 1998.

103. Rotondo MJ, Schwab CW, McGonigal MD, et al: "Damage control": an approach for improved survival in exsanguinating penetrating abdominal injury. J Trauma 35:375–383, 1983.

104. Phelan HA, Patterson SG, Hassan MO, et al: Thoracic damage-control operation: principles, techniques, and definitive repair. J Am Coll Surg 203:933–941, 2006.

第10章　胸主动脉钝性损伤

DEMETRIOS DEMETRIADES, PEEP TALVING, KENJI INABA

10

摘要

大多数钝性胸主动脉损伤患者在现场死亡，得不到救治。对于到达医院的患者来说，早期诊断和适当干预是存活和良好预后的主要保证。用胸部 X 线片筛查 BTAI 并不可靠，对于有快速减速损伤的患者，应考虑对其进行增强 CT 扫描。多层螺旋 CT 扫描能提供可靠和精确的诊断，因此很少进行传统的动脉造影。早期和严密的血压控制与限制性液体复苏和给予 β 受体阻滞剂是降低主动脉自行破裂的关键。对可控的主动脉破裂的患者进行延迟半选择性的主动脉修补是可取的，并且与早期的急诊修补相比有更好的结果。血管内支架修复已成为 BTAI 患者最常用的治疗方法。与手术修补相比，血管内修复可提高生存率和降低截瘫率。然而，腔内技术与器械相关并发症相关，而且目前没有长期效果的报道。控制和监测血压的保守治疗可选择性用于轻度 BTAI 的患者。总的来说，由于多学科团队和优质中心的管理，BTAI 的治疗已经获得良好的结果。

关键词：钝性损伤，胸主动脉损伤，筛查，诊断，开放性修补，血管内修补，器械相关并发症，死亡率，截瘫

简介

在过去的十年中，对胸主动脉钝性损伤（BTAI）的筛查、诊断、治疗和手术时机都发生了革命性的变化。常规的胸部计算机断层扫描（CT）作为筛查手段，已经取代了普通的 X 线检查，而对比增强的 CT 血管造影（CTA）也已经取代了正式的血管造影，成为确诊方法。对 BTAI 进行半选择性的确切修补而不是急诊修补已成为新的标准，血管内支架移植也已基本取代了开放手术修补。所有这些变化都导致早期死亡率和并发症显著减少。

历史背景

1557 年，解剖学家 Andreas Vesalius 报道了第一例钝性胸主动脉损伤的病例，该病例是一例从马上跌落的男性患者。在 20 世纪 50 年代晚期，急性 BTAI 修补手术也得到首次报道[1]。在 20 世纪 70 年代，各种各样的分流技术和移植材料得到发展和广泛使用。20 世纪 90 年代，出现第一个报告支持对可疑损伤机制的患者进行常规 CT 扫描筛查。20 世纪 90 年代，第一次报道了将 CT 作为可疑损伤患者的常规筛查方式。此后不久，增强 CTA 被提出作为确诊 BTAI 的首选推荐方法[2]。1997 年，首次报道了对 BTAI 患者进行腔内修补术；在 2000 年，血管主动脉修复（EVAR）主动脉腔内修复术成为新的首选治疗方法[3]。

流行病学

据估计，在美国每年有 8 000～9 000 例胸主动脉钝性损伤的患者[4]，其中大部分是因为机动车事故（约 70%），其次是摩托车事故（13%），从高处坠落（7%），行人车祸伤（7%）和其他原因[5]。胸主动脉损伤的所有患者，能活着到达医院的只有 0.5%。医院内一组 5 838 例受伤的行人中，BTAI 的发生率为 0.3%。同样，在一项基于国家创伤数据银行（NTDB）的研究中，Arthurs 等在 110 万例创伤住院患者中发现 3 144 例钝性胸主动脉损伤的患者，总体发病率为 0.3%[6]。在另一项研究中，高空坠落伤的 1 613 例住院患者，BTAI 的发生率为 0.1%。骨盆骨折的存在是胸主动脉损伤的相关因素。在 1 450 例骨盆骨折患者的分析中，1.4% 诊断为主动脉损伤[7]。然而，似乎活着到达医院的这类损伤的患者只是冰山一角，而 BTAI 的实际发病率要高得多。绝大多数此类患者当场死亡，永远也到不了医院。致命的车祸伤中主动脉损伤的发生率非常

高。最近的一项分析发现，洛杉矶因钝挫伤死亡的 304 例中，102 例患者（33%）发生胸主动脉破裂，大约 80% 的死亡患者当场发生主动脉破裂，只有 20% 的破裂发生在医院（图 10-1）[8]。对最近一次洛杉矶火车撞车事故的 25 例死亡病例进行尸检分析显示，有 8 例（33%）为胸主动脉破裂，所有人当场死亡[9]。

主动脉创伤的发生率随着年龄的增长而增加，而在儿科人群中很少发现这种损伤。在一项 NTDB 分析中，16 岁以下儿童胸主动脉损伤的发生率为成人的 1/7（0.03% vs 0.21%）。在 5 838 例行人车祸伤的分析中，14 岁及以下年龄组没有主动脉损伤。在 15～65 岁的人群中，发病率上升至 0.2%，56～65 岁年龄组上升到 0.5%，65 岁以上的人群中发病率为 1.5%[10]。

约 40% 的主动脉破裂患者有严重的相关损伤 [躯体简明损伤定级（AIS）评分≥4 分]，最常见的是头部和腹部联合伤。平均损伤严重程度评分（ISS）40 分是血管创伤患者严重程度的有力指标[5]。

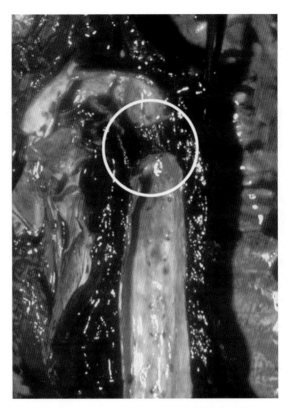

图 10-1　尸体上的标记为横断的胸主动脉

主动脉损伤的部位和类型

主动脉损伤最常见的解剖位置是左锁骨下动脉远端的主动脉中间部分中段（图 10-2）。在 185 例胸主动脉损伤的前瞻性分析中，75% 的破裂涉及峡部，其次是胸降主动脉占 22%，升主动脉占 4%[5]。计算机模拟和尸体研究表明，增加的主动脉压力（平均 1 149mmHg）和旋转力联合产生的压力高度集中于峡部。此外，还发现峡部的抗拉强度仅为近端主动脉的 63%[11]。最常见的损伤类型是假性动脉瘤（58%），其次是夹层（25%）和内膜撕裂（20%）（图 10-3）[5]。

胸主动脉钝性损伤的自然史

大多数 BTAI 患者在到达医院之前就已死亡。Burkhart 等在分析 242 例致命的 BTAI 时，发现 57% 的死亡发生在现场或赶往医院时，有 37% 的患者在入院 4 个小时内死亡，6% 在入院 4 小时以后死亡[12]。在另一项 102 例 BTAI 患者的尸检研究中，大约 80% 的死亡发生在现场，只有 20% 在医院[8]。在最近的一项基于 NTDB 的研究中，68% 的有 BTAI 的患者由于早期死亡或严重的相关损伤，从未尝试过治疗。

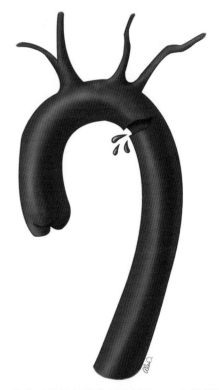

图 10-2　胸主动脉钝性损伤经典部位——左锁骨下动脉远端的主动脉中间段（Illustration by Alexis Demetriades.）

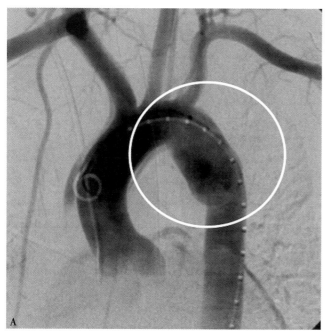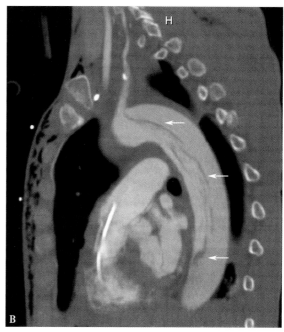

图 10-3　（A）主动脉造影：最常见的损伤类型为降主动脉的创伤性假性动脉瘤；（B）矢状位 CTA 提示胸主动脉钝性损伤伴广泛夹层

筛查和诊断

仰卧位胸部 X 线检查已作为诊断 BTAI 的首选筛查工具。影像学资料有很多提示主动脉创伤的征象，包括上纵隔增宽（前后位胸片上主动脉结节水平超过 8cm）（图 10-4），主动脉轮廓消失，以及椎旁胸膜线缺失。此外，左主干支气管的凹陷，鼻胃管右偏，左侧胸膜顶血肿（如顶帽），左胸腔积血，胸骨、肩胛骨、上位肋骨、锁骨骨折都与这种血管损伤有关 [4]。虽然纵隔增宽的存在是最常见的，但其敏感性和特异性比较低。许多其他情况都可能引起胸片上纵隔增宽，例如胸骨或胸椎骨折，或仅仅是肥胖患者的仰卧位引起。最特异的征象是主动脉结节消失、主动脉弓的异常和鼻胃管的偏移。然而，这些发现的敏感性仍然很低。

曾经，正常的胸部 X 线片被认为可以排除 BTAI。然而，大量的研究已经表明，基本的胸部 X 线检查对主动脉创伤的筛查效果比较差，而且很多损伤可能不会出现任何纵隔异常 [2, 13]。考虑到胸部 X 线检查的局限性，许多研究中心现在不再参考 X 线检查结果，而使用对比增强的胸部 CT 扫描作为 BTAI 的首选筛查工具。CT 扫描对 BTAI 诊断的敏感性和阴性预测值接近 100%。

最近，Starnes 和他的同事们提出了一种基于高质量、增强 CT 的独特 BTAI 分类。这些作者根据胸降主动脉壁外轮廓是否存在异常，将主动脉损伤分为四类。没有外部轮廓改变的损伤分为小的内膜撕裂（小于 10mm；Ⅰ型）和广泛的内膜片（大于 10mm；Ⅱ型）。外壁轮廓变化的损伤包括假性动脉瘤（Ⅲ型）和主动脉破裂（Ⅳ型）（图 10-5）。这些研究人员还提出了适用于这四种影像学分类的治疗指南 [14]。

在 20 世纪 90 年代末之前，导管主动脉造影一直是诊断 BTAI 的金标准。然而，它是侵入性的，需要时间，并有轻微卒中的风险。在过去的几年中，增强 CT 扫描已代替了传统的主动脉造影作为 BTAI 的确诊手段。三维重建的新一代多层 CT 检查具有几乎 100% 的灵敏度和特异度，阳性和阴性预测值分别为 90% 和 100%。研究显示，对比增强 CT 影像的整体诊断准确率已超过 99%（图 10-6）。但是在增强 CT 结果不能确诊时，导管主动脉造影仍有利用价值。主动脉造影或联合血管内超声（IVUS）可作为 BTAI 腔内手术时（如，腔内支架修复）的初始诊断或治疗步骤。血管内超声也可能作为 BTAI 的首选诊断方式或 BTAI 腔内治疗的初始步骤被应用（腔内支架修复）。

经食管超声心动图（TEE）是评估疑似 BTAI 的另一种诊断方式。有关该诊断方式的准确性、即时可用性的矛盾性报道，使对于该诊断方式的最初热情逐渐被怀疑取代，难以普及 [15]。美国创伤外科学会（AAST）资助的一项研究证实 BTAI 的诊断方式发生了巨大的变化，由早期的动脉造影和经食管超声心动图逐渐向对比增强 CT 转变。1997 年胸主动脉损伤诊断中主动脉造影、TEE 的使用率分别为 87% 和 12%，2007 年分别下降至 8% 和 1%（表 10-1）[5]。其他诊断方式，如磁共振成像、血管内超声，对 CTA 检查仍不明确的少数患者或许有用。

总之，新一代扫描仪器使对比增强 CT 成为 BTAI 的标准筛查和诊断方式。传统的经导管主动脉造影在其他损伤的诊断中仍有重要作用，如骨盆骨折或复杂的肝损伤，或作为 BTAI 腔内修复的初始步骤。TEE 可用于重症监护室内的危重患者的诊断，这些患者无法转移至放射科接受 CT 检查。

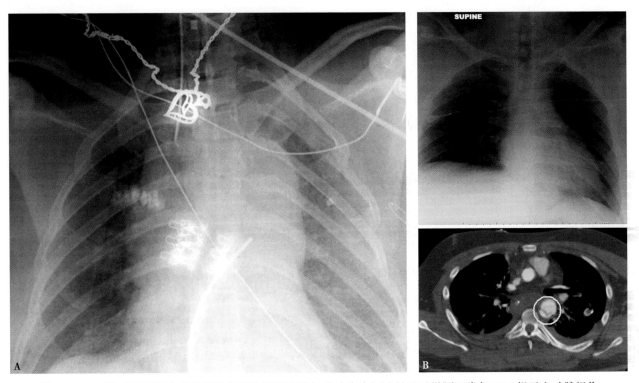

图 10-4　（A）胸片显示胸主动脉钝挫伤后纵隔明显增宽；（B）胸片（上图）显示纵隔正常但 CTA 提示主动脉损伤

外膜完整			外膜破裂		
主动脉损伤分型	定义	实例	主动脉损伤分型	定义	实例
内膜撕裂	外膜完整：内膜撕裂和/或继发血栓形成 < 10mm		假性动脉瘤	外膜破裂：局限性包裹	
大块内膜片	外膜完整：内膜撕裂和/或继发血栓形成 > 10mm		破裂	外膜破裂：无局限性包裹，非受限性破裂	

图 10-5　钝性胸主动脉损伤分型及治疗指南（From Starnes BW, Lundgren RS, Gunn M, et al: A new clas- sification scheme for treating blunt aortic injury. J Vasc Surg 55: 47-54, 2012.）

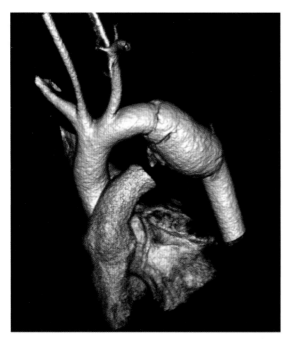

图 10-6 CTA 及三维重建提供可靠、详细的主动脉损伤部位、大小、分型信息

表 10-1	观点更新：胸主动脉钝性伤的诊断方式，AAST1（1997）对比 AAST2（2007）		
	AAST1	**AAST2**	**P值**
数量	253	193	
主动脉造影	207（87%）	16（8.3%）	<0.001
CT 扫描	88（34.8%）	180（93.3%）	<0.001
经食管超声心动图	30（11.9%）	2（1.0%）	<0.001

From Demetriades D, et al: Diagnosis and treatment of blunt thoracic aortic injuries: changing perspectives. J Trauma 64: 1415-1419, 2008.
AAST，美国创伤外科学会；CT，计算机断层扫描；TEE，经食管超声心动图。

胸主动脉损伤的初步治疗

及时诊断和早期适当的治疗仍然是治疗 BTAI 患者，增加存活率的首要原则。对于可控的动脉损伤后假性动脉瘤患者，在明确可以接受手术修复之前，稳定瘤体，防止瘤体破裂是最为关键的。在损伤后的数小时内，瘤破裂的风险最高，超过 90% 的破裂发生在损伤后 24 小时内[16]。美国创伤外科学会支持的一项多中心研究中，Fabian 等研究的 274 例主动脉损伤患者中，24（8.8%）例患者出现破裂[4]。然而，严格的血压控制可使破裂风险

下降 1.5%[17]。同时血压可以通过对液体出入量的限制、药物干预从而得到良好的控制。收缩压应控制在患者能承受的最低水平，大部分患者控制在 90～110mmHg。对于老年患者，最佳收缩压或许可以适当高一些。最常用于控制血压的治疗方法是严格限制液体入量，同时静脉滴注艾司洛尔行 β 受体阻滞治疗。

最佳治疗时机

BTAI 患者如未经治疗，在主动脉损伤后的 24 小时内破裂风险最高。Fabian 等进行的一项由美国创伤外科学会支持的多中心研究显示，研究的 274 例主动脉损伤患者中，24 例（8.8%）患者出现破裂，其中 92% 的患者在主动脉损伤 24 小时内死亡，另 2 例患者分别于 30 小时后和第 6 天死亡。破裂时间明确的主动脉破裂患者有 13 例，其中 46% 在 4 小时内发生破裂，另外 38% 在受伤后 8 小时内发生破裂[18]。基于以上原因，BTAI 被视为紧急事件进行管理，多年来这一政策仍然是行业标准。然而，近期的研究显示，早期药物控制血压，同时严格限制液体扩容可以降低损伤部位血管壁压力，使破裂风险降低 1.5%[17, 18]。主动脉损伤后形成假性动脉瘤且存活超过 4 小时的患者，经药物治疗很少出现破裂或死亡[17]。因此，主动脉损伤的成功管理有赖于早期诊断和确切的血压控制。

在 20 世纪 90 年代和 21 世纪初，一些研究表明，对于部分合并其他重大损伤的 BTAI 患者，通过后期的动脉修复可以得到安全的管理。患者的血压得到充分控制的前提下，为了稳定其他重大联合伤，这一方案被证明是安全的[17~19]。延期修复这一观念随后被更加宽泛地采用。研究显示对于没有严重联合伤和其他主要并发症的患者，该方案也是安全的。

直到最近，BTAI 延期修复的安全性和对预后的影响仍存在争议。大多数相关的临床研究仅仅包括存在严重联合伤的患者，且结果相互矛盾。一些研究显示延期修复可以改善预后，同时也有研究显示该方案对愈合无益。Wahl 等的一项研究回顾性分析了 48 例相关患者，结果显示主动脉延期修复（主动脉损伤后超过 24 小时）是安全的，但相比早期修复，患者住院时间更长，且花费更高[20]。Hemmila 等的一项相似的纳入 78 例患者的研究结

果显示，接受延期（主动脉损伤后超过 16 小时）主动脉修复的患者并发症发生率更高，且住院时间更长[17]。

然而，其他一些研究显示，延期主动脉修复可以改善预后[19, 21]。一项 AAST 发起的多中心前瞻性研究中，根据主动脉修复时间，对 178 例 BTAI 患者的预后进行了分析。在这项研究中，主动脉损伤后 24 小时以内进行修复为早期修复，超过 24 小时为延期修复[5]。两组患者联合伤的严重程度，主动脉损伤类型，主动脉修复方法（开刀手术 vs 腔内修复）是相似的。早期修复组从损伤到修复的平均时间为 10.2 小时，延期修复组为 126.2 小时。结果显示延期修复组总体死亡率低于早期修复组（5.8% vs 16.5%，$P = 0.034$）。采用多因素回归分析，对两组患者损伤严重程度、严重非胸部损伤、格拉斯哥昏迷评分、入院时低血压、是否为老年患者、主动脉损伤的修复方式进行了校正，结果显示早期修复组死亡率更高[校正 OR 值（95%CI）7.78（1.69～35.70），校正 P 值为 0.008]。对有联合伤和无联合伤患者进行的亚组分析，证实延期修复组生存获益。两组患者截瘫发生率相似（早期修复1.8%；延期修复 1.4%）。一项近期纳入 145 例 BTAI患者的创伤注册研究显示，延期修复是更低死亡率相关的唯一独立因素[22]。

这些近期研究提供了强有力的证据证实充分医疗处置前提下延期修复不仅安全，对于部分患者还可能优于急诊修复。这一方案充分考虑了患者的危险因素、生理状况，确保了其他更加危及生命的损伤优先处理。从主动脉损伤或患者入院到主动脉修复的最佳时间并不是固定的，应充分考虑患者有无其他严重联合伤、合并症、患者的生理状态、主动脉损伤的类型和严重程度，制订个性化的治疗方案。对于主动脉损伤伴活动性出血的患者，不建议行延期修复（图 10-7）。对于主动脉损伤伴巨大假性动脉瘤形成患者，仍然建议在确诊后数小时内行急诊修复。

胸主动脉损伤的治疗

开放手术修复术是几十年来治疗 BTAI 的标准术式。然而，近十年采用腔内支架移植物治疗胸主动脉损伤的数量急剧增加。美国创伤外科学会分别于 1997 年和 2007 年进行的两项大型前瞻性研究清楚地证实了这一转变[4, 5]。在 1997 年的

研究中，纳入的 207 例患者均采用了开放手术修复术；然而，在 2007 年的研究中，纳入的 197 例BTAI 患者中 65% 采用腔内支架移植物修复，仅35% 采用开放手术修复（表 10-2）。目前，开放手术修复的绝对指征仅为主动脉直径较小或病变累及主动脉弓，支架置入困难或无法置入支架。第三种治疗方法是严密地观察结合药物治疗，主要适用于部分轻微的主动脉损伤。

开放手术修复术

1953 年，DeBakey 和 Cooley 成功在胸主动脉钝性伤患者上实施第一例开放手术修复术[23]。众所周知，他们采用的阻断和缝合技术成为之后数十年的标准术式。该术式的优点包括直视下便于直接修复和减少全身抗凝的需要。早期阻断 - 缝合技术在没有远端主动脉灌注的条件下进行，当

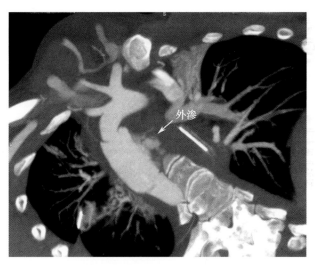

外渗

图 10-7　CTA 实时显示创伤性胸主动脉动脉瘤活动性出血

表 10-2	观点更新：胸主动脉损伤的治疗方法，AAST1（1997）vs AAST2（2007）		
	AAST1	**AAST2**	*P* 值
数量	207	193	
切开修复	207（100%）	68（35.2%）	＜0.001
阻断和缝合	73/207（35.3%）	11/68（16.2%）	0.003
旁路	134/207（64.7%）	57/68（83.8%）	0.003
腔内修复	0/207（0%）	125/193（64.8%）	＜0.001

From Demetriades D, et al: Diagnosis and treatment of blunt thoracic aortic injuries: changing perspectives. J Trauma 64: 1415-1419, 2008.

AAST，美国创伤外科学会。

主动脉阻断时间超过 30 分钟时，截瘫的发生率较高。近些年，为了减少截瘫的发生率，在利用滚柱 / 离心泵为远端主动脉提供持续灌注条件下行开放手术修复术已成为标准术式。

　　目前有多种技术能够在开放手术修复术中主动脉横行阻断后为远端主动脉提供持续灌注。最常使用的为左心部分转流法。血液通过经左心耳或左肺静脉置入左心房的套管流入驱动泵，再通过经荷包缝合插入阻断部位远端主动脉或股动脉的流出套管流入远端动脉（图 10-8）。另外，右心房至远端主动脉的套管需与氧合器联合使用。该技术需要 300~400U/kg 普通肝素静脉注射使活化凝血时间（ACT）达到并维持在 400 秒以上。这很少用于创伤的治疗，因为存在联合伤出血的风险。目前，对于是否需要远端主动脉灌注和采用何种技术提供远端灌注仍存在较多争议[24]。

　　开放手术修复术治疗 BTAI 的过程中，需建立双腔气管插管和独立肺通气。患者右侧卧位，为了暴露主动脉峡部，需在第 4 或第 5 肋间行左后外侧切口。暴露、游离近端主动脉和左锁骨下动脉，血管带环套备用。同样，再暴露、游离损伤远端的主动脉环套血管带备用。主动脉阻断钳分别置于主动脉周围血肿的近远端和锁骨下动脉。术前二维和三维 CTA 重建对于术中阻断钳放置的位置有重要的指导意义。主动脉弓上的阻断钳应尽可能地置于左锁骨下动脉根部远端，以减少阻断期间心脏后负荷和脊髓缺血。

　　明确主动脉旁解剖平面，暴露主动脉病变。行主动脉横切口，探查主动脉撕裂情况，进一步决定行一期修复或需要人工血管置换。在胸主动脉损伤的成年患者中，人工血管置换重建主动脉是最为常用的（图 10-8）。术中确保最佳主动脉修复

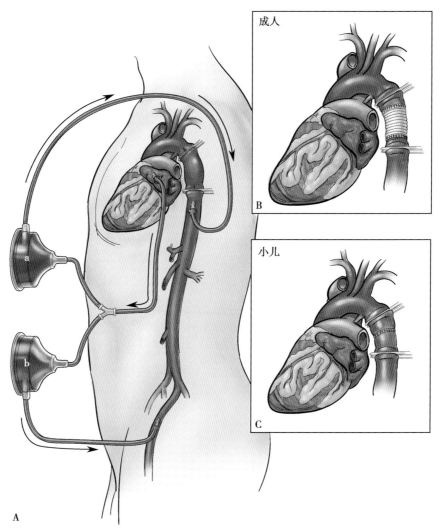

图 10-8　（A）采用左心部分旁路至远端主动脉（a）或股总动脉（b）的开放手术修复术中主动脉远端灌注；（B）夹闭缝合技术在成人移植中的应用；（C）特定小儿的夹闭缝合一期修复术（Illustrations by Sarah A. Chen.）

的同时尽量避免病变附近肋间动脉的缝扎。如术中出现大出血，可以使用细胞回收装置回收胸腔内血液行自体血回输。术中需要使用 2-0 或 3-0 聚丙烯线缝合线、含胶原涂层或预凝的涤纶人工血管，可以减少吻合口出血。根据主动脉直径大小选择直径 22～40mm 的人工血管。主动脉一期修复仅应用于少数儿童主动脉钝性伤，可以避免随着儿童的发育，出现主动脉缩窄（图 10-8）。

　　1997 年，AAST1 资助的一项前瞻性多中心研究显示，所有接受开放手术修复的患者中，35%（n＝73）的患者未行远端主动脉灌注，截瘫发生率为 16.4%，134 例患者同时行远端主动脉灌注，截瘫发生率相对更低，仅为 4.5%。影响截瘫发生最重要的独立危险因素是主动脉阻断时间超过 30 分钟[4]。

　　十年之后，另一项 AAST 资助的多中心研究（AAST2）结果被发表，该研究纳入 193 例接受手术修复的 BTAI 患者。在无远端主动脉灌注条件下行主动脉阻断缝合的比率已经从 1997 年的 35% 降至16%。同样，在接受开放手术的患者中，总体手术相关的截瘫发生率也显著下降，从 8.7% 降至 1.6%（P＝0.001）。目前，接近 85% 的胸主动脉损伤开放手术都在保证远端主动脉灌注的条件下进行[5]。

　　多项研究证实，在降低手术相关的截瘫发生率方面，主动远端主动脉灌注要优于被动灌注[4]。一项纳入 1 492 例患者，关于外伤性主动脉破裂修复术后死亡率及截瘫风险的荟萃分析结果显示，总体术后截瘫发生率为 9.9%。在仅采用主动脉阻断未行远端主动脉灌注的患者中死亡率和截瘫发生率分别为 16% 和 19.2%。通过被动远端主动脉灌注，死亡率下降至 12.3%，截瘫率下降至 12.3%。通过主动灌注，截瘫率降至 2.3%[25]。

　　在主动脉损伤手术修复相对少见的情况下，这些数据促进了新的治疗标准的制定，手术需要辅以远端主动脉灌注。目前，由于血管内支架的出现，开放手术修复术应用越来越少，但在以下情况下仍无法被完全替代：无法行腔内主动脉修复（EVRA）如主动脉弓损伤、主动脉细小的年轻患者，血流动力学不稳定、CTA 提示主动脉活动性出血（图 10-7）、手术入路存在闭塞性病变的患者（如髂动脉或股动脉）。

腔内主动脉修复

　　腔内主动脉修复（EVAR）（图 10-9）于 1997 年

首次被 Kato 及其同事们应用于胸主动脉损伤[3]。早期腔内修复术仅被推荐用于伴有严重联合伤或合并症的高风险 BTAI 患者[26]。接下来的十年见证了 BTAI 腔内支架治疗的稳定增长（图 10-10）。1997 年的 AAST1 研究中，没有患者接受 EVAR 治疗[4]。一项系统评价提示直至 2006 年，仅 284 例胸主动脉损伤患者接受腔内治疗[27]。然而，2007 年的 AAST2 研究显示，193（65%）例 BTAI 患者接受 EVAR 治疗。另外，60% 无胸外伤的患者、57% 小于 55 岁且无重大联合伤的患者接受腔内修复术。

　　BTAI 腔内修复术早期疗效明显优于开放手术。在 AAST- 研究中，采用多因素分析法，对年龄 >55 岁、格拉斯哥昏迷评分 <8 分，入院时低血压、严重胸外伤因素进行了校正，结果提示腔内治疗组相对于开放手术组校正死亡率更低，输血量更少。在无严重胸外伤患者亚组中，腔内治疗组死亡率更低且输血量更少。同样，在伴有严重胸外伤患者的亚组中，腔内修复组也存在生存获益[5]。最近的一项纳入 699 例主动脉钝性伤的荟萃分析显示，腔内治疗组相对开放手术组死亡率更低（7.6% vs. 15.2%，P＝0.008）。开放手术组的手术相关截瘫率为 5.6%，腔内修复组无手术相关截瘫发生。同样，腔内修复组休克发生率也更低（0.8% vs. 5.3%，P＝0.003）[28]。

　　尽管腔内修复术的应用使 BTAI 患者术后的早期疗效得到改善，介入器材相关并发症仍使人担忧。在 AAST2 研究中 20% 接受腔内主动脉修复术的患者出现介入器材相关并发症，包括内漏、入路相关并发症、左锁骨下动或左颈动脉闭塞、支架塌陷、卒中（表 10-3）。其中内漏最为常见，发生率为 14%。为了避免内漏的形成和支架的塌陷等，必须选用适宜尺寸的支架（图 10-11）[29]。为了达到支架的最佳放置，需使用直径大于血管内径 10%～20% 的支架[27, 30]。然而，很难做到为每个患者选用最佳尺寸的支架，特别是对于年轻患者，因为市售设备的尺寸范围是有限的。

　　一些学者担心患者入院时的低血容量状态可能会使 CTA 影像图中的主动脉直径比实际值小。根据患者在短暂的失血性休克状态拍摄的影像结果选择主动脉支架可能会使患者恢复正常血容量后，支架相对过小。在一项观察这一现象的转化研究中，Jonker 等证实不管在动物模型还是创伤患者中，主动脉直径在失血性休克状态都会减小。因此，有人提出对失血性休克患者，通过术中反复使用 CTA 或血管内超声评估的方法来降低选用直

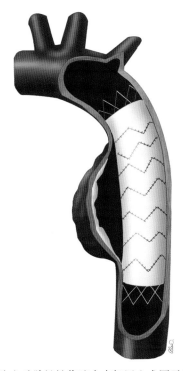

图 10-9　胸主动脉钝性伤腔内支架置入术图示（Illustration：Alexis Demetriades.）

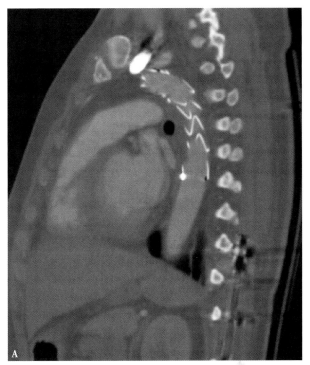

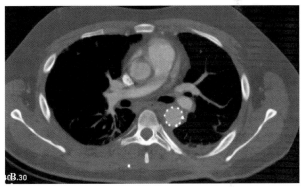

图 10-10　CT 平扫的冠状图及矢状图显示腔内支架的成功放置

径过小支架的风险[31~33]。另一个增加内漏风险的因素是主动脉形态（如形状、扭曲），特别是左锁骨下动脉和降主动脉之间的成角。这个成角可能达 90°，使支架和血管壁贴合不良，特别是在主动脉小弯侧（图 10-12）。为了减少内漏的发生，使用直径大于动脉内径的支架也存在并发症。支架直径过大会增加支架内折和塌陷的风险。尽管支架内折不常见，却可能造成灾难性后果，包括不同程度的胸主动脉闭塞（功能性主动脉缩窄等）[29]。目前，新款的胸主动脉支架设计，包括那些专门用于 BTAI 的支架有望帮助医师更好地选用直径适宜的支架并放置支架，减少并发症的发生。

　　对于 BTAI 腔内治疗的另一个担忧是远期结果的缺乏，特别是有关年轻患者的数据。因此，当主动脉变得扭曲或扩张时，支架的耐久性是未知的。有限数量的中期结果数据显示介入器材相关并发症发生率低，但确实存在。Fernandez 等[34]的一项研究纳入 20 例接受主动脉腔内修复术的 BTAI 患者，结果显示 2 例患者出现左锁骨下动脉闭塞，1 例患者出现支架塌陷（外伤后 6 个月），1 例患者 4 年后因支架折断需要再次干预。在同一研究中，作者观察到 1 例患者在支架置入 1 年后出现支架内血栓形成（图 10-13），可能来源于支架的内折或闭塞。另一项 Forbes[35] 等开展的研究纳入 17

表 10-3	AAST2 研究中腔内修复组介入器材相关并发症
并发症	N125（%）
内漏	18（14）
入路血管损伤	4（3）
锁骨下动脉闭塞	4（3）
卒中	2（1.6）
截瘫	1（0.8）
颈动脉闭塞	1（0.8）
支架部分塌陷	1（0.8）
局部感染	1（0.8）

From Demetriades D，et al：Operative treatment or endovascular stent graft in blunt thoracic aortic injuries：results of American Associations for The Surgery of Trauma multicenter study. J Trauma 64：561-571，2008.

AAST，美国创伤外科学会。

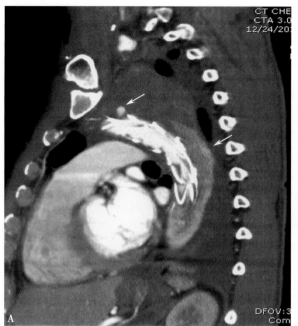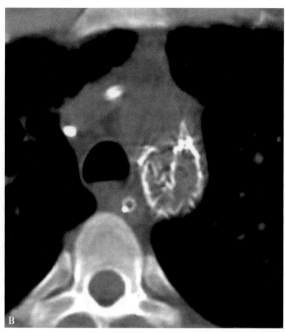

图 10-11　CT 显示支架移植物相关并发症。移植物与主动脉壁的位置不当可能导致（A）内漏（箭头）和（B）部分支架塌陷

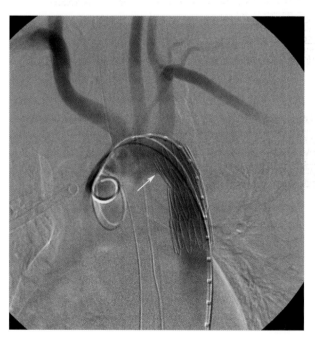

图 10-12　支架和主动脉壁的贴合不良可能发生在支架的内角（箭头）

表 10-4	AAST$_2$ 研究中主动脉损伤开放和腔内修复对比			
	所有患者	开放手术	EVAR	P 值
N	193	58	125	
平均损伤严重度评分	39.5	38.9	39.4	0.83
严重联合伤	39.2%	31.3%	43.4%	0.10
死亡率	13.0%	23.5%	7.2%	0.001
截瘫	1.6%	2.9%	0.8%	0.28
系统并发症	45.1%	50.0%	42.4%	0.31

From Demetriades D, et al: Operative treatment or endovascular stent graft in blunt thoracic aortic injuries: results of American Associations for The Surgery of Trauma Multicenter Study. J Trauma 64: 561-571, 2008.

AAST，美国创伤外科协会；EVAR，主动脉腔内修复术。

例接受 EVAR 手术的患者，最少随访时间为 1 年，结果显示左锁骨下动脉以远的近端胸主动脉扩张较支架远端胸主动脉明显。目前对于这一发现的临床意义还不明确。

　　尽管 BTAI 的腔内治疗遭到诸多质疑，更低的并发症发生率及死亡率使其逐渐成为 BTAI 的标准治疗方式（表 10-4）。为了获得最佳疗效，EVAR 需在配备多学科组成的在多发伤患者的治疗上经验丰富的团队的中心开展。研究显示大中心与小中心相比，BTAI 腔内修复术后患者系统及局部并发症发生率更低且住院时间更短[5]。这类损伤的腔内治疗结果，特别是介入器材相关并发症应通过改进的上报系统进行监控和报告。

腔内支架的进展

　　自从 20 世纪 90 年代中期引入主动脉支架治疗年龄相关的血管疾病（如腹主动脉瘤）以来，腔内支

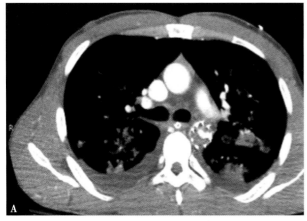

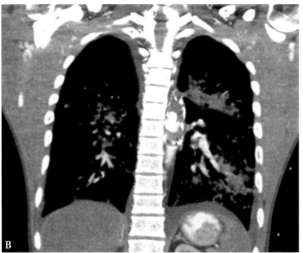

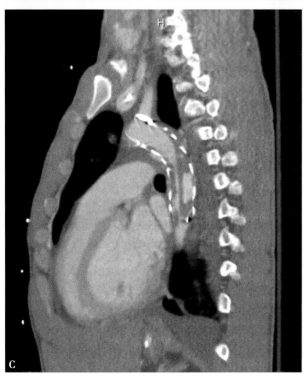

图10-13 CT影像显示血栓形成支架

架技术不断改进。然而，直到最近腔内支架的改进仍主要与其在主动脉瘤疾病中的应用有关。事实上，直到最近，所有市面上的主动脉支架使用指征都是主动脉瘤疾病。这一事实以及覆膜支架在主动脉外伤的指征外使用或许可以部分解释一些观察这一治疗方式的回顾性研究中有关介入器材相关并发症的报道。随着腔内技术的不断进步以及现在适用于BTAI患者的腔内支架的设计，介入器材相关并发症的发生率将在今后几年明显降低。

外伤引起的主动脉创伤和年龄相关的主动脉瘤最主要的临床相关差异是主动脉直径、扭曲和钙化程度的不同。通常在既往无胸主动脉疾病的年轻患者中，被减速机制损伤的主动脉直径更小，扭曲程度更轻、呈现出更为标准的倒锥形。一般主动脉创伤患者的主动脉直径更小，这也包括髂股动脉，而髂股动脉是EVAR术中必需的大血管鞘的通道。这一现象可能导致主动脉创伤患者EVAR手术的入路受限，同时入路相关的并发症发生率升高。针对这一问题，过去5～10年，几乎所有的主动脉支架需通过22F或更大的血管鞘，现在大部分用于主动脉损伤的腔内支架都可通过18F或更小的血管鞘。

同样，更多直径更小、专门用于主动脉创伤的腔内支架的出现为外科医师开展EVAR手术时提供更多选择。使用直径过大的支架可能导致贴合不良、内漏形成、支架折叠，甚至塌陷。目前可用于直径小至16～18mm的主动脉腔内支架正在被开发，使该类患者支架的使用更为合理。除了考虑直径相关的因素以外，年轻主动脉损伤患者主动脉可能未完全伸展，在主动脉弓和降主动脉过渡区角度更小。更小的成角可能影响支架与近端主动脉壁的贴合，特别是在曲率较小或内角处。这一现象可能会导致影像学上所谓的"鸟嘴畸形"，容易形成Ⅰ型内漏。如果这一近端贴合不良在术中没有得到纠正或术后没有形成血栓闭合，可能导致内漏形成，支架移位以及塌陷。显然，近远端支架贴合不良和Ⅰ型内漏意味着主动脉损伤未得到充分修复，损伤节段压力持续升高容易破裂。一些新一代的主动脉支架设计充分考虑主动脉曲率因素，能够更好地顺应因创伤而受累的年轻患者的主动脉自然形态。

目前，在美国用于BTAI的腔内支架主要有三种，包括Cook公司的Zenith® TX2支架及其升级版，Medtronic公司的Talent支架和Gore公司的TAG®

支架。三种支架可选直径分别为 28～42mm，18～42mm 以及 21～45mm。目前，美国 FDA 批准的唯一有创伤性主动脉损伤使用指征或使用说明的支架为 Gore 公司的 TAG® 支架[36]。当前是一个用于创伤性主动脉损伤支架开发和监管批准的热门时期。因此，很难预知未来几年将会出现相关技术的细节。这里所介绍的这些支架及其直径，FDA 批准的状况是本书出版时相关技术的总体反映。

创伤性主动脉损伤腔内治疗面临的另一个严峻挑战是主动脉分支血管与主动脉损伤部位的关系。特别是如果主动脉钝性伤靠近主动脉主要分支血管（如左锁骨下动脉、腹腔干）时，为了获得近端充足的牟定区，分支血管可能需要被覆盖。这种解剖上的挑战通常出现在主动脉损伤近端至左锁骨下动脉开口处（图 10-14）。

如果为了获得足够的近端牟定区需要覆盖左锁骨下动脉开口，手术前及术中必须考虑是否需要重建该血管。覆盖主动脉弓远端的左锁骨下动脉开口可以使近端附着或牟定区增加 2～3cm。然而，左锁骨下动脉开口的覆盖会影响左椎动脉及腋动脉的正常灌注，有报道称这会增加截瘫的风险。左锁骨下动脉及椎动脉正向灌注可以通过左颈总动脉 - 锁骨下动脉旁路来维持（图 10-15）。一些中心为了保险起见，每一例患者中支架均覆盖左锁骨下动脉开口以增加牟定区，因此在创伤性主动脉损伤 EVAR 手术前常规行左颈总动脉 - 锁骨下动脉旁路。通过经腋动脉或肱动脉逆行放置所谓的"烟囱"支架[37]来保留左锁骨下及椎动脉血流是另一种选择（图 10-16）。未来分支支架的发展和应用可能在不增加额外支架的情况下保留靠近主动脉损伤部位的分支血管的血流。

保守治疗

BTAI 保守治疗的经验越来越丰富，通常仅仅用于部分年龄大、主动脉损伤小的患者，根据 Starnes

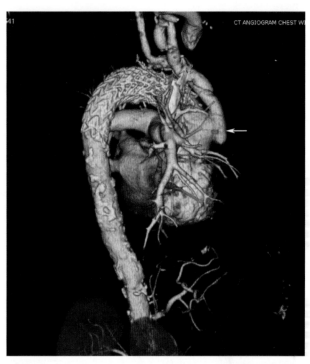

图 10-15 对于损伤累及主动脉弓的病变，置入支架（箭头）重建主动脉分支

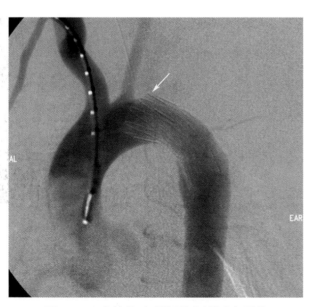

图 10-14 左锁骨下动脉（箭头）被支架覆盖

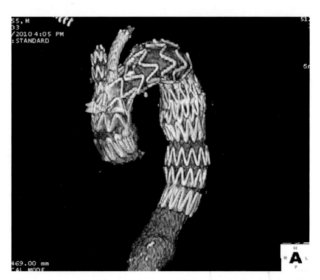

图 10-16 主动脉弓分支支架可用于主动脉弓损伤的修复，避免主要主动脉弓分支的闭塞

分级为Ⅰ级和Ⅱ级，轻微主动脉损伤（MAI）表现为小的内膜片撕裂，无周围血肿形成，占 BTAI 患者的 10%[38]。这种损伤的治疗包括控制血压及观察，无需开放手术及腔内干预。未接受手术治疗的轻微主动脉损伤患者在之后 1 年内应接受规律的 CT 随访，直至损伤好转或愈合。有关 MAI 非手术治疗的文献报道主要是小样本的研究，结果令人振奋。根据目前的相关研究及笔者的经验，MAI 患者可以通过血压控制，影像学随访得到良好的管理，损伤进展的风险较低。

　　Malhotra 等进行的一项研究纳入 6 例 MAI 患者，均行手术治疗。结果显示 2 例患者主动脉撕裂内膜愈合，1 例患者撕裂内膜保持稳定状态，患者无明显症状。另外 3 例患者形成无症状型的假性动脉瘤[39]。作者认为许多主动脉内膜损伤可以自发愈合，不需要开放或腔内手术干预。另一项研究中，Akins 等成功地通过血压管理及影像学随访治疗 5 例 MAI 患者[40]。另一项仅纳入 5 例降主动脉内膜撕裂患者的研究中，Kepros 等[41] 报道所有的损伤均在 3～19 天愈合。而一项 Caffarelli 等[24] 进行的样本量更大的研究结果显示，在最长 3 个月的随访中，通过血压的控制及影像学随访，19 例患者主动脉损伤处于稳定状态，5 例患者几乎完全愈合。另外 3 例患者影像学随访中发现主动脉损伤的进展。其中 1 例接受开放手术，另 2 例患者接受有效的腔内干预治疗。因此，小的假性动脉瘤（Starnes 分级Ⅲ级）和小的真性动脉瘤相似，进一步进展及破裂的风险较小。然而，大部分出现主动脉壁轮廓异常（Starnes 分级Ⅲ级和Ⅳ级）的患者需要接受腔内或开放手术，因为有关这类损伤自然病程的研究较少。

总结

　　过去十年，胸主动脉钝性损伤的筛查、确切诊断和治疗发生了巨大的变化。常规使用胸部对比增强 CT 对可疑主动脉损伤患者进行筛查已取代基本的胸部 X 线摄影。对比增强 CT 能够为胸主动脉损伤分级提供有用的信息，取代了导管介导的动脉造影，成为主要明确诊断的方法。目前，在大部分主动脉钝性伤的患者中主要采用延期修复方案。轻微主动脉损伤大多采用保守治疗，无需手术干预。最后，腔内支架修复术已逐渐取代开放性主动脉修复术，成为最常用的主动脉损伤手

术治疗方式，但仍需要更多的中远期研究来提供证据。随着腔内支架技术和技巧的不断改进，这种治疗方式有望持续降低手术相关的并发症及死亡率。复杂的血管损伤最好在配备有经验的熟悉多发伤处理的多学科团队的中心进行。

（厉祥涛　邱涛　译　张福先　校）

参考文献

1. Mattox KL, Wall MJ, Jr: Historical review of blunt injury to the thoracic aorta. Chest Surg Clin N Am 10(1):167–182, x, 2000.
2. Demetriades D, Gomez H, Velmahos GC, et al: Routine helical computed tomographic evaluation of the mediastinum in high-risk blunt trauma patients. Arch Surg 133(10):1084–1088, 1998.
3. Kato N, Dake MD, Miller DC, et al: Traumatic thoracic aortic aneurysm: treatment with endovascular stent-grafts. Radiology 205(3):657–662, 1997.
4. Fabian TC, Richardson JD, Croce MA, et al: Prospective study of blunt aortic injury: multicenter trial of the American Association for the Surgery of Trauma. J Trauma 42(3):374–380, discussion 380–383, 1997.
5. Demetriades D, Velmahos GC, Scalea TM, et al: Operative repair or endovascular stent graft in blunt traumatic thoracic aortic injuries: results of an American Association for the Surgery of Trauma Multicenter Study. J Trauma 64(3):561–570, discussion 570–571, 2008.
6. Arthurs ZM, Starnes BW, Sohn VY, et al: Functional and survival outcomes in traumatic blunt thoracic aortic injuries: an analysis of the National Trauma Databank. J Vasc Surg 49(4):988–994, 2009.
7. Demetriades D, Karaiskakis M, Toutouzas K, et al: Pelvic fractures: epidemiology and predictors of associated abdominal injuries and outcomes. J Am Coll Surg 195(1):1–10, 2002.
8. Teixeira PG, Inaba K, Barmparas G, et al: Blunt thoracic aortic injuries: an autopsy study. J Trauma 70(1):197–202, 2011.
9. Shackelford S, Nguyen L, Noguchi T, et al: Fatalities of the 2008 Los Angeles train crash: autopsy findings. Am J Disaster Med 6(2):127–131, 2011.
10. Demetriades D, Murray J, Martin M, et al: Pedestrians injured by automobiles: relationship of age to injury type and severity. J Am Coll Surg 199(3):382–387, 2004.
11. Siegel JH, Belwadi A, Smith JA, et al: Analysis of the mechanism of lateral impact aortic isthmus disruption in real-life motor vehicle crashes using a computer-based finite element numeric model: with simulation of prevention strategies. J Trauma 68(6):1375–1395, 2010.
12. Burkhart HM, Gomez GA, Jacobson LE, et al: Fatal blunt aortic injuries: a review of 242 autopsy cases. J Trauma 50(1):113–115, 2001.
13. Ekeh AP, Peterson W, Woods RJ, et al: Is chest x-ray an adequate screening tool for the diagnosis of blunt thoracic aortic injury? J Trauma 65(5):1088–1092, 2008.
14. Starnes BW, Lundgren RS, Gunn M, et al: A new classification scheme for treating blunt aortic injury. J Vasc Surg 55(1):47–54, 2012.
15. Minard G, Schurr MJ, Croce MA, et al: A prospective analysis of transesophageal echocardiography in the diagnosis of traumatic disruption of the aorta. J Trauma 40(2):225–230, 1996.
16. Parmley LF, Mattingly TW, Manion WC, et al: Nonpenetrating traumatic injury of the aorta. Circulation 17(6):1086–1101, 1958.
17. Hemmila MR, Arbabi S, Rowe SA, et al: Delayed repair for blunt thoracic aortic injury: is it really equivalent to early repair? J Trauma 56(1):13–23, 2004.
18. Fabian TC, Davis KA, Gavant ML, et al: Prospective study of blunt aortic injury: helical CT is diagnostic and antihypertensive therapy reduces rupture. Ann Surg 227(5):666–676, discussion 676–677, 1998.
19. Pate JW, Gavant ML, Weiman DS, et al: Traumatic rupture of the aortic isthmus: program of selective management. World J Surg 23(1):59–63, 1999.
20. Wahl WL, Michaels AJ, Wang SC, et al: Blunt thoracic aortic injury: delayed or early repair? J Trauma 47(2):254–259, discussion 259–260, 1999.
21. Maggisano R, Nathens A, Alexandrova NA, et al: Traumatic rupture of the thoracic aorta: should one always operate immediately? Ann Vasc Surg 9(1):44–52, 1995.
22. Estrera AL, Gochnour DC, Azizzadeh A, et al: Progress in the treatment of blunt thoracic aortic injury: 12-year single-institution experience. Ann Thorac Surg 90(1):64–71, 2010.
23. De Bakey ME: Successful resection of aneurysm of distal aortic arch and replacement by graft. J Am Med Assoc 155(16):1398–1403, 1954.
24. Caffarelli AD, Mallidi HR, Maggio PM, et al: Early outcomes of deliberate nonoperative management for blunt thoracic aortic injury in trauma. J Thorac Cardiovasc Surg 140(3):598–605, 2010.

25. von Oppell UO, Dunne TT, De Groot MK, et al: Traumatic aortic rupture: twenty-year metaanalysis of mortality and risk of paraplegia. Ann Thorac Surg 58(2):585–593, 1994.

26. Semba CP, Kato N, Kee ST, et al: Acute rupture of the descending thoracic aorta: repair with use of endovascular stent-grafts. J Vasc Interv Radiol 8(3):337–342, 1997.

27. Lettinga-van de Poll T, Schurink GW, De Haan MW, et al: Endovascular treatment of traumatic rupture of the thoracic aorta. Br J Surg 94(5):525–533, 2007.

28. Tang GL, Tehrani HY, Usman A, et al: Reduced mortality, paraplegia, and stroke with stent graft repair of blunt aortic transections: a modern meta-analysis. J Vasc Surg 47(3):671–675, 2008.

29. Idu MM, Reekers JA, Balm R, et al: Collapse of a stent-graft following treatment of a traumatic thoracic aortic rupture. J Endovasc Ther 12(4):503–507, 2005.

30. Tehrani HY, Peterson BG, Katariya K, et al: Endovascular repair of thoracic aortic tears. Ann Thorac Surg 82(3):873–877, discussion 877–878, 2006.

31. Jonker FH, Giacovelli JK, Muhs BE, et al: Trends and outcomes of endovascular and open treatment for traumatic thoracic aortic injury. J Vasc Surg 51(3):565–571, 2010.

32. Jonker FH, Indes JE, Moll FL, et al: Management of iatrogenic injuries of the supra-aortic arteries. J Cardiothorac Vasc Anesth 24(2):322–329, 2010.

33. Jonker FH, Mojibian H, Schlosser FJ, et al: The impact of hypovolaemic shock on the aortic diameter in a porcine model. Eur J Vasc Endovasc Surg 40(5):564–571, 2010.

34. Fernandez V, Mestres G, Maeso J, et al: Endovascular treatment of traumatic thoracic aortic injuries: short- and medium-term follow-up. Ann Vasc Surg 24(2):160–166, 2010.

35. Forbes TL, Harris JR, Lawlor DK, et al: Aortic dilatation after endovascular repair of blunt traumatic thoracic aortic injuries. J Vasc Surg 52(1):45–48, 2010.

36. Medical Devices. 2012 www.fda.gov. Device Approvals. Accessed: 5/3/2012.

37. Criado FJ, McKendrick C, Criado FR: Technical solutions for common problems in TEVAR: managing access and aortic branches. J Endovasc Ther 16(Suppl 1):I63–I79, 2009.

38. Gavant ML: Helical CT grading of traumatic aortic injuries. Impact on clinical guidelines for medical and surgical management. Radiol Clin North Am 37(3):553–574, vi, 1999.

39. Malhotra AK, Fabian TC, Croce MA, et al: Minimal aortic injury: a lesion associated with advancing diagnostic techniques. J Trauma 51(6):1042–1048, 2001.

40. Akins CW, Buckley MJ, Daggett W, et al: Acute traumatic disruption of the thoracic aorta: a ten-year experience. Ann Thorac Surg 31(4):305–309, 1981.

41. Kepros J, Angood P, Jaffe CC, et al: Aortic intimal injuries from blunt trauma: resolution profile in nonoperative management. J Trauma 52(3):475–478, 2002.

第 11 章 腹主动脉损伤，髂血管和内脏 血管损伤

MARCUS CLEANTHIS, MICHAEL JENKINS

摘要

腹腔或盆腔创伤导致血管损伤死亡率较高。存活依赖于早期诊断及迅速干预。为了迅速止血，需要熟练掌握主动脉、髂血管、内脏血管的手术操作。腔内技术的不断发展，特别是栓塞治疗技术，为治疗提供了更多选择，某些情况下可作为手术治疗的辅助手段。该疾病的治疗依赖于一个多学科医师组成的团队，包括血管外科医师、介入放射科医师、血液科及急诊科医师。患者最好能在一个经验丰富的创伤中心接受治疗，这里的抢救室、CT 室、手术室、介入室彼此距离较近。

目前，大部分应用于普通民众创伤的治疗方法，来源于军队的经验积累。然而，普通民众创伤在创伤的类型和创伤的环境两方面均明显不同于战伤。创伤控制手术的基本原则仍适应于普通民众，对于肢体发凉、酸中毒和凝血障碍的患者应避免立即行动脉修复术（如果可能）。

本章节描述了主动脉、髂血管和内脏血管损伤的机制、诊断和手术方式。由于腔内治疗对于血管损伤的诊断和治疗极其重要，所以我们用单独一个章节阐述。

关键词：主动脉损伤，髂动脉损伤，腹部血管损伤，内脏血管损伤

简介

腹腔内大血管的损伤死亡率较高。穿透性腹部创伤所导致的血管损伤是最常见的死亡原因。由于术中难以迅速暴露游离腹膜后血管，腹腔内出血往往是灾难性的。因此，及早识别可能存在的血管损伤，转移至有能力早期手术干预的中心接受治疗至关重要。CTA 的不断普及以及在抢救室附近就可以接受 CTA 促进了血管损伤的早期诊断。

大多数的血管创伤主要累及四肢[1]。相比之下，腹腔血管损伤相对少见，因此创伤中心及其外科医师难以对大量特定动脉的损伤进行总结。战伤和普通创伤发生率不同。尽管穿透性损伤在战伤及普通创伤中均较为常见，但钝性创伤所致的腹腔血管损伤在普通创伤中更为常见[2]。在 20 世纪 60 年代以前，穿透性腹部血管损伤的发生率低于 3%[3]。在受刀伤犯罪威胁风险高的人群中穿透性腹部血管损伤发生率为 10%，而在受枪伤威胁的人群中，这一创伤发生率甚至翻倍，大于 20%[4]。相对于穿透伤而言，主动脉穿透伤发生率较低，占比 < 3%[5]。在钝性伤中，腹腔血管损伤的发病率也较低，为 3%，腹主动脉损伤发生率更低，小于 0.04%。

损伤机制

绝大多数的腹腔血管损伤为穿透伤所致[6]。在非医源性创伤中，穿透伤常常发生于刀刺伤或枪伤。爆炸（例如炸弹爆炸）所导致的创伤更为复杂，通常合并穿透性创伤及钝性创伤。

刀刺伤导致的损伤是沿着刺入轨迹的局部伤。枪支造成的伤害因枪支类型而异。低速枪伤定义为速度低于 600m/s 的射弹比如子弹或导弹所致的损伤[7]。低速枪伤，如手枪所致的枪伤，会对位于弹道上的组织结构造成局部损伤。和高速枪伤相比，低速枪伤能量转移更低。战伤更多由高速（> 600m/s）射弹所致。高速射弹携带的大量动能传递至弹道周围组织，在对弹道上的组织造成直接伤害的同时，对弹道周围组织造成额外损伤。转移至周围组织的能量受多种因素的影响，包括弹片具有的动能、弹片与组织接触的横截面积、弹片在人体内的迟滞程度。迟滞程度即弹片通过组织（传递能量更少）还是停留在组织内（传递其所有动能）。

霰弹枪所致的损伤取决于霰弹枪射击的范围。

如果射击范围低于 5m，生存的机会大约为 10%。在这个射击范围内，尽管霰弹枪一次可发射多颗弹片，但发射时子弹成一个整体，随后再散开。当射击范围更远时（如 5～15m），子弹散开成多颗低速的弹片，造成更少的损伤。近距离射击时，血管损伤通常是多部位的、复杂的，伴有肠内容物或外部污染物（如伤者衣物）的污染[8]。

与穿透伤相比，钝性创伤导致的血管损伤较为少见。钝性创伤导致血管损伤的机制是减速伤、挤压伤或被骨折碎片直接损伤。减速伤通常发生在高速路上的交通事故、高处坠落。挤压伤也常发生在道路交通事故中，受安全带束缚的乘客受到前后两个方向的同时挤压，这也可能导致主动脉分支的剪切伤。椎体骨折或骨盆骨折可能割破主动脉和髂动脉。加速 - 减速伤也可对肾蒂施加剪切力，造成肾脏血管损伤。

外膜是动脉壁最强韧的部分，而内膜是最薄弱的部分，缺乏弹性，因此在钝性伤中最容易被撕裂。动脉损伤通常呈现出"由内而外"的特点，外膜可能完好无损。这造成了血管内容易形成血栓的微环境，导致血栓形成以及血管闭塞。另外，内膜可能被进一步撕裂形成夹层。如果动脉外膜保持完整，动脉壁仍可能较损伤前薄弱，会导致延迟的动脉瘤样变。透壁性损伤可能导致动脉穿孔、出血以及假性动脉瘤形成。

解剖

腹腔血管损伤根据损伤部位进行分类（图 11-1）。通常分为三个区域，尽管偶尔包括第四个区域。

Ⅰ区从主动脉穿过横膈（即主动脉裂孔）开始向下延伸至骶骨水平。主动脉下降到第四腰椎的水平，在第四腰椎分叉成左右髂总动脉。Ⅰ区包括腹膜后中部和肠系膜基底部。这一区域进一步分为结肠上区和下区。结肠上下区根据肾动脉进行划分。肾上主动脉、腹腔干、肠系膜上动脉（SMA）、肾动脉、下腔静脉、肠系膜上静脉均位于结肠上区。结肠下区包括肾下主动脉、肠系膜下动脉和下腔静脉。Ⅱ区位于Ⅰ区的两侧，包括结肠旁沟、双肾、肾脏血管，也被称为上外侧腹膜后区。Ⅲ区也被称为盆腔腹膜后区，包含髂血管。肝动脉、门静脉、肝后下腔静脉和肝静脉均位于一个特定区域，有时也被称为Ⅳ区。

临床表现

首先应检查患者有无穿透性损伤的表现。腹部刺伤通常较为明显，但应注意胸部、背部和臀部的刺伤，也可导致腹腔及盆腔血管的损伤。对于穿透性创伤患者及钝性创伤患者应检查侧腹部是否出现青紫。这可能是腹膜后出血的征兆。对于枪伤患者，应检查射弹进出患者的伤口，尝试预测弹道的轨迹为评估血管及器官损伤提供信息。不要认为创伤仅局限于弹道路径上。动脉损伤的表现可能较早出现也可能较晚出现，这取决于受累动脉、损伤的类型和损伤机制。

早期表现通常为出血及低血容量性休克。紧急剖腹手术可以显示是腹腔内出血还是腹膜后血肿形成。损伤的区域根据图 11-1 进行划分。一些患者经心肺复苏成功后出现腹胀，应高度怀疑血管损伤。患者生命体征平稳，接受腹部 CT 检查提示血管损伤也应归为早期表现。血栓形成、夹层

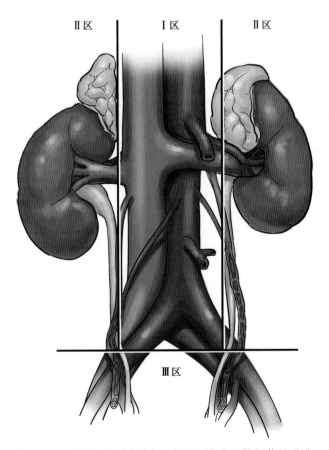

图 11-1 腹膜后三个解剖区域用于描述血管损伤导致腹膜后血肿的解剖位置。Ⅰ区从主动脉裂孔至骶骨，包括正中血管和内脏动脉的起始部。Ⅱ区位于Ⅰ区的两侧，包括双肾、肾脏血管、结肠旁沟。Ⅲ区位于骶角以下，包括髂血管、盆腔腹膜后区。Ⅳ区未在图中标示

及闭塞可能表现为下肢缺血症状(股动脉搏动消失或减弱、肢体发凉、苍白)。出现这种情况应考虑可能由骨盆骨折或腹部挤压伤所致。需要注意的是,内膜撕裂或许不会立即出现临床表现,必须反复行相关检查明确。肾蒂损伤可能出现血尿。双侧肾动脉血栓形成引起的无尿较为罕见。

穿透性创伤和钝性创伤造成的血管损伤均可能晚期才出现相关临床表现。随着 CTA 越来越多的应用,动脉损伤更多地被早期发现,同时减少了迟发性的发生率。假性动脉瘤通常较晚出现临床表现。可表现为搏动性肿物对周围组织的压迫症状。十二指肠受压可表现为肠梗阻。假性动脉瘤可能破入肠管表现为消化道大出血。同样,髂内动脉假性动脉瘤也可能表现为直肠出血[9, 10]。肾动脉假性动脉瘤可表现为血尿。动脉瘘常见于肝动脉损伤和肝穿透性损伤。这些动脉瘘可表现为胆道出血、右上腹疼痛或上消化道出血。同时累及动脉和静脉的损伤可能形成动静脉瘘。临床表现可能较为明显,也可能较为隐匿。

检查

检查方式的选择取决于患者血流动力学的稳定以及当地的设备。CT 已经成为检查的金标准。创建一所大型的创伤中心一定要有近距离的抢救室。经导管血管成像依然在血管创伤中起重要作用,并且已经和支架、栓塞等治疗方式相结合。血流动力学稳定的患者经常无法早期接受有经验的介入医师和介入设备的诊治。创伤局部扫描定位(focused assessment with sonography for trauma,FAST)使得超声在创伤中的使用不断增加。超声能探测到腹内的游离液体,以决定是否早期剖腹手术。剖腹手术仍是一个诊断的重要手段并且与损伤控制手术相结合。对于急性创伤较少应用多普勒扫描。它对于颈部创伤,诊断迟发假性动脉瘤、动静脉瘘有作用。在腹部血管损伤中它的作用较小。

手术技术

手术方式取决于血肿的部位和紧急程度。后者是指血流动力学休克的程度。

决定手术时,应无菌消毒腹部、胸部和双侧腹股沟。允许切口延伸到胸部,并且如果需要,可以利用开胸手术来控制降主动脉。为了便于远端控制,可能需要暴露股总动脉。剖腹手术最初的切口是从剑突到耻骨的长中线。如果需要延长切口,切口可以在中线延伸,包括剑突正中胸骨切开术或通过第6或第7肋间进行侧切开胸骨切开术。

剖腹开始时,医师可能遇到患者腹腔里有流动的血液。在这个阶段可能难以确定出血的来源,应采用损伤控制手术的原则。为了确定出血的来源,外科医师应该使用大块纱布填塞腹腔来阻止或减缓出血。然后,将纱布从各个间隙中去掉直到发现出血点。四象限填塞技术要求将纱布置于右肝上叶、左上腹、结肠下区(抬高大网膜,包裹小肠系膜一侧)和盆腔。盆腔填塞需要将盆腔中的小肠提出来,然后将填塞物放入盆腔。

内脏旋内技术是实现主动脉及其分支暴露的最好方式。可以根据哪根血管需要暴露来选择左侧或右侧入路。内脏旋内技术即便对于经验丰富的医师也是一个耗时的操作;尤其当结肠系膜上方的主动脉存在活动性出血时会需要临时性阻断。直接用手将主动脉压向脊柱虽然可以控制出血,但限制了主动脉的暴露以及后面的修复。它对于阻断流入道是个好方法,但是最终还是需要用止血钳。

在小网膜内游离可以暴露上腹部主动脉。通过将胃和食管牵拉到左侧来辅助该技术。肝脏向头方牵拉。膈角的游离进一步帮助暴露,然后可以应用上腹部主动脉钳。这是应用上腹部主动脉钳控制出血的最快方法。虽然阻断了流入道,但内脏和腰动脉的返血可能会很明显。内脏动脉的返血会对远端的控制带来挑战。

为了行左边的内脏旋内,乙状结肠和降结肠的腹膜系带需要被分开。切口从乙状结肠腹膜反折线无血管区开始沿着左结肠旁沟。将乙状结肠和降结肠游离到中线。左肾、胰尾和脾的腹膜后系膜被分离,使这些器官移到中线,使得膈肌裂孔到第四腰椎分叉水平腹主动脉完全暴露(图 11-2,图 11-3)。这种技术容易损伤脾、左肾、左侧肾血管。从左肾前方做一个切口平面可以降低术中肾脏损伤的风险。

如果在脏器旋内操作前需要快速控制近端腹主动脉,则可以在远端胸降主动脉施加夹钳。这对于扩大的 I 区血肿尤其有用。主动脉从左侧膈角开始暴露。切口在两点钟方向暴露胸降主动脉和裂口处主动脉。这是在内脏旋内时实现近端控制的最快方法。主动脉周围存在腹腔神经和周围淋巴组织,连同密集的膈肌纤维,使得仔细解剖最近端的腹主动脉困难、耗时，因此不适合严重低血压患者。

　　这种技术的优点是移动脾脏和胰尾后，主动脉正前方的内脏血管分支很好地暴露以便控制、修复、结扎。

　　右侧内脏旋内是通过游离腹膜反折至升结肠（图 11-4）。切口平面在肾前方，以便移动结肠和回肠末端至中线。这可以暴露十二指肠，随之用 Kocher 法处理。十二指肠和胰头被移向左侧，下腔静脉左侧的腹膜后组织被分离以暴露肾上主动脉、腹腔干和肠系膜上动脉。如果需要暴露膈肌裂孔处的主动脉，应该避免使用这种技术。

　　如果损伤段是肾下主动脉，可以通过前路的方法暴露这段主动脉，类似于处理肾下腹主动脉瘤。腹膜切口选择在十二指肠空肠部左侧，将腹膜从主动脉分开，用肾下主动脉阻断钳阻断。更精确的肾下腹主动脉钳夹可以通过游离、结扎左肾静脉实现，最好保留其肾上腺和性腺分支。

　　腹腔干的暴露可以通过内脏旋内或通过小网膜囊直接分离实现。弗伦的解剖分类可以用来描述肠系膜上动脉的损伤类别。近端 SMA（弗伦 I 型）的暴露可以通过左侧内脏旋内实现。如果大出血要求立刻暴露，这段 SMA 可以通过游离胰颈。最简单和快捷的方法是用一个缝合系统，如果没有，在切除胰尾前上一个肠钳来防止出血。最靠近胰腺下端的 SMA 可以贴着小肠系膜根部暴露，移动十二指肠和牵拉胰腺对此有帮助。更远端的 SMA 可以直接在小肠系膜中暴露。

　　肠系膜下动脉可通过肾下到主动脉的路径轻松暴露。肾动脉通过各自的内脏旋内暴露。如果存在巨大的腹膜后血肿，腹腔上段主动脉钳可以帮助更近端的阻断。如果肾动脉远端正在出血（比如肾门处），不需要内脏的转位在原位即可暴露肾动脉。小肠翻向右侧，主动脉从正前方暴露。十二指肠空肠曲如前所述。左肾静脉可以如前所述阻断或向近端分离。后者可以通过游离性腺和肾上腺静脉完成。这有利于暴露肾动脉的根部。

　　左肾动脉可以通过分离腹膜周围组织暴露。

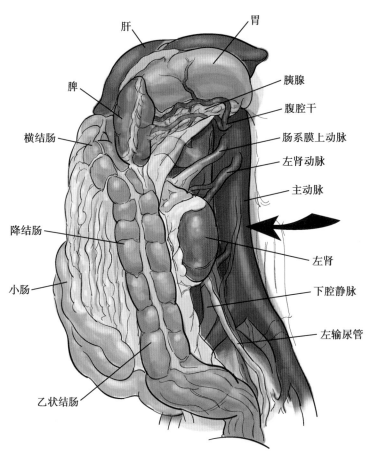

图 11-2　左侧的内脏旋内技术。沿着结肠、左肾、脾、降结肠切开腹膜，将内脏翻到右侧。暴露左肾动脉、肠系膜上动脉、腹腔干

右肾动脉需要向一侧分开下腔静脉看到其根部。暴露右肾动脉之前需要止血带绕住右肾静脉并向一边牵拉，看到右肾静脉需要十二指肠和胰腺向内转位。右肾周围的腹膜后大血肿和近肾下腔静脉阻塞会使得游离困难。看到下腔静脉远端，通过血肿沿着下腔静脉向近端游离是一个不错的办法。

尽管本章的重点是动脉损伤，但是因为邻近关系，静脉在一些多发伤的患者中可以和动脉一起受损。动静脉同时出血时止血是一个挑战。用阻断钳夹大静脉可能进一步损伤静脉，需要避免或极其谨慎使用阻断钳。用海绵或棉签在血管上面或下面压力覆盖可以控制出血且不易损伤静脉。在有经验的助手帮助下，外科医师可以修复或结扎静脉，也可以使用 Foley 导管阻断流入道和返血。

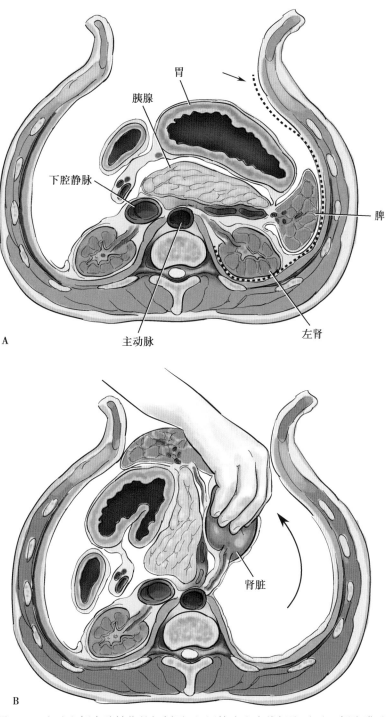

图 11-3 （A）左侧内脏转位的解剖平面，用箭头和点线标注；（B）一侧腹膜后的结构被游离开以挪动脾脏、降结肠和肾脏

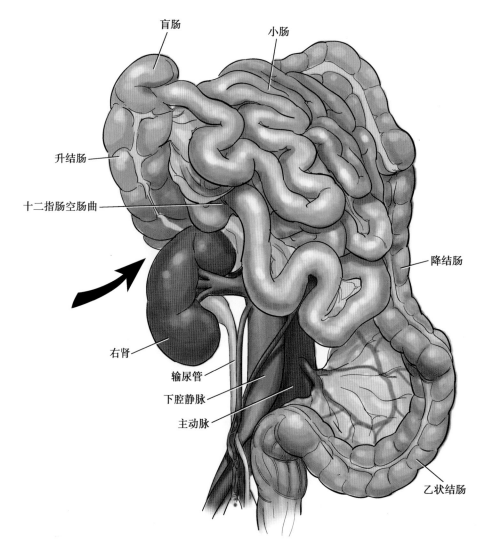

图 11-4　右侧内脏旋内。这显示了 Kocher 和 Cattell-Braasch 操作。盲肠、升结肠、十二指肠、小肠系膜的腹膜后组织被游离出来。可以暴露下腔静脉、右肾血管以及右侧髂血管

盲肠　小肠

升结肠

十二指肠空肠曲

降结肠

右肾

输尿管

下腔静脉

主动脉

乙状结肠

主动脉损伤

主动脉受损主要是由穿透伤造成的。钝性伤很少见，可能和安全带伤以及胸腰椎骨折有关。主动脉破裂的患者很少能坚持到医院。

钝性伤带来的复杂力量可以损坏主动脉内膜造成主动脉夹层、血栓形成，最终导致器官或肢体缺血。早期症状不明显，临床检查很重要。少数患者可能有迟发性的假性动脉瘤或动静脉瘘。

开腹手术时主动脉的分支可能受损造成巨大的腹膜后血肿。枪击伤比刀伤更容易造成主动脉损伤[11]。临床表现受多因素影响。如果导致腹腔内出血，患者表现为休克伴严重的腹膜炎和腹胀。这些患者很快会在送往医院的途中死亡。如果损伤是在侧壁，出血发生在腹膜后，出血可能会自行止住。

检查

血流动力不稳定、初期液体复苏效果不好的患者应该立刻转到手术室行剖腹手术。稳定的患者可以先做创伤部位 CT 检查。这可以检查出明显的出血或腹膜后血肿。随着 CT 的普及，血管造影很少作为诊断的手段。然而，血管造影结合支架、阻塞球囊、栓塞技术确实可以作为一种诊断和治疗手段。

治疗

治疗的选择取决于患者因素和公共设施因素。患者因素包括血流动力学状况，其他腹腔器官受伤情况，腹腔内污染的程度。设施因素包括当地设施的可用性（例如，介入放射学，CT 成像和医学

专业知识)。

肾下主动脉损伤已成功用腔内技术治疗。这些技术包括处理夹层、动静脉瘘的支架移植物,以及主动脉内脏分支的栓塞技术(例如,弹簧圈)。

创伤剖腹手术可显示腹膜后血肿。中央血肿不仅需要探查,而且应该使用同时获得近端和远端动脉控制的原则。主动脉及其分支的暴露之前已经描述过。小的主动脉撕裂可使用 3-0 或 4-0 普理灵线缝合。如果主动脉缝合可能造成主动脉狭窄,可考虑使用假体补片或管状移植物来修补(图 11-5)。必须始终考虑到遵循控制损伤的手术原则。外科医师应该避免对患有酸中毒、低体温和凝血功能障碍的患者实施长时间复杂的动脉修复术。

是否使用假体移植物受到其他损伤造成的腹腔污染程度的影响。许多外科医师在患者存在腹腔内感染时会选择解剖外旁路。一些外科医师认为轻度腹腔内污染不是假体移植物的禁忌证。相反,处理好腹腔内感染后,腹膜被冲洗干净,必要时就可以使用移植物。像在血管创伤中的许多争议一样,在文献中也缺乏证据来证明在这种情况下是支持还是否定使用假体移植物。

随访

用血管内支架治疗的年轻患者将需要一个长期的监督计划,因为这些移植物在年轻患者体内的耐久度仍然是未知的。如果曾患有腹腔内感染并且使用了假体移植物,患者应以移植物感染为标志来随访。

内脏动脉损伤

腹腔干及其分支

单独的腹腔干损伤是罕见的。多数患者有其他血管损伤。正因如此,这种损伤死亡率很高。大部分腹腔干损伤是穿透性创伤的结果。

腹腔干或靠近根部的分支出血可能难以控制。这是因为血管较短,特别是休克患者伴有血管收缩,使得暴露更加困难。周围的结缔组织和腹腔干的位置共同造成解剖困难。紧急阻断需要一个肾上腹主动脉钳。如前所述,最好在小网膜囊内解剖。腹腔干的暴露最好通过左边内脏旋内技术来实现,但这非常耗时并且需要患者血流动力学稳定。

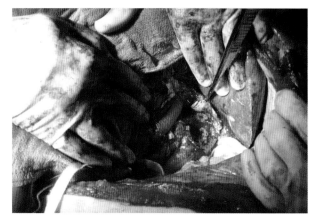

图 11-5　通过左侧的内脏旋内暴露肾上主动脉,使用 Dacron 假体移植物代替。这是为了修复一个穿透伤所致的 SMA 水平的主动脉假性动脉瘤。SMA,肠系膜上动脉

胃左动脉或脾动脉损伤因为血管较小最好结扎处理。手术医师应该注意多达 10% 的患者肝左动脉可能完全起源于胃左动脉[12]。如果损伤到腹腔干并且 SMA 是通畅的,也可以在靠近腹腔干分叉的近端结扎来处理。腔内修复的证据显示这样造成前半段肠道缺血的发生率比较低[13]。

如果肝总动脉受伤,有很多选择。可以在小网膜囊内暴露,将十二指肠向下牵拉有利于血管的显露。网膜孔位于门静脉前方和胆总管内侧,因此当损伤在肝门处时,普林格尔法(肝蒂血管阻断)将有助于控制出血。在胃十二指肠动脉发出的近端结扎肝总动脉是可能的,这取决于 SMA 的胰十二指肠下动脉的通畅度。肝总动脉有足够的直径,可以直接缝合。或者有限切除,尝试端-端吻合术。如果端-端吻合不可用,用自体静脉重建,甚至可考虑假体移植物。然而对于年轻、循环稳定、SMA 通畅、胃十二指肠动脉良好的患者来说,初期的结扎或栓塞肝总动脉不太可能造成远期并发症[12]。

如果患者稳定,当地的设施和专业人员许可,可以考虑腔内治疗。导管血管造影可以用来识别出血,并且这一操作可以与弹簧圈栓塞相结合。

肠系膜上动脉

肠系膜上动脉损伤最常见于穿透伤,且常合并其他伤。肠系膜上动脉是仅次于肾动脉钝性伤的容易受损的内脏动脉。快速的减速可以导致 SMA 起始部的撕脱伤(图 11-6)。减速伤可能造成内膜撕裂、夹层和栓塞。当考虑到小肠及其系膜的活动性时这就不足为奇了。这些损伤或早或晚

表现为肠道的缺血。

损伤可以发生在任何一个层面。使用 Fullen 分类法来描述 SMA 损伤分类是很有用的（表 11-1）。

SMA 的暴露如前所述。快速的左侧内脏旋内取决于患者的状态和医师的经验。严重低血压伴有持续性大出血的开腹手术患者需要一个腹主动脉血管钳。时间允许的情况下，脏器转位可以给 SMA 及分支提供最好的暴露。在 SMA 根部至中结肠动脉之间的任意一点结扎都可能导致小肠、盲肠和升结肠的大面积缺血。因此，这个部位（Fullen Ⅰ和Ⅱ型）的损伤需要修复。穿透伤导致的部分横切需要早期用 6-0 普理灵线修复。如果直接修复不可能，那么需要用到隐静脉或假体移植物。

如果患者的整体情况表明需要采用损伤控制程序，则可以通过放置临时腔内分流来避免长时间重建。经过一段时间的复苏，纠正低体温、酸中毒和凝血障碍后行后期的血管重建。如果有明显的小肠坏死，可考虑结扎近端肠系膜上动脉。交通支可能会保护近端空肠。然而，这个决定不能太过草率，因为会带来短肠综合征等并发症。

当决定采用移植物修复 SMA，远端吻合到远端 SMA 的残端、近端吻合到未受损的肾下腹主动脉的正前方。如果有胰腺的损伤或小肠的污染，

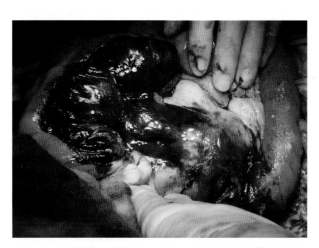

图 11-6　肠系膜上动脉(SMA)在一个快速的减速伤后破裂。图片显示了一个中心大血肿以及出血进入小肠系膜内

表 11-1　肠系膜上动脉损伤的 Fullen 分型

Fullen 分型	肠系膜上动脉的损伤节段
Ⅰ	肠系膜上动脉根部至胰十二指肠下动脉
Ⅱ	胰十二指肠下动脉至中结肠动脉
Ⅲ	中结肠动脉以远
Ⅳ	部分分支

移植物需要用网膜或周围软组织覆盖，这样可以保护移植物免受胰酶侵蚀，降低肠管 - 动脉瘘的发生率。目标是将移植物放在小肠系膜的后面，确定将小肠放回腹腔时移植物没有折断。

中结肠动脉以远的 SMA 损伤（Fullen Ⅲ型）可以结扎处理，但是可能会导致部分肠管的缺血。因此，这取决于损伤的部位有多近。越近的损伤越需要重建以避免中段结肠的缺血。SMA 的分支损伤（Fullen Ⅳ型）可以结扎或行肠管切除。

时刻准备着 24 小时的二次开腹手术。如果采用临时的转流，若患者没有好转甚至恶化，医师必须考虑到转流的阻塞或移位。如果是 SMA 的部分分支被结扎，也要考虑二次开腹手术。如果初次手术采用损伤控制技术，二次开腹手术时为小肠断端的吻合提供了生理学保障。

肠系膜下动脉

比起 SMA 和腹腔干，肠系膜下动脉的损伤很少见。几乎全是由穿透伤导致的。

与 SMA 或腹腔干的暴露相比，肠系膜下动脉的暴露是容易的。损伤多采用结扎处理。如果没有 SMA 或髂内动脉的损伤，缺血性并发症是罕见的。在创伤患者中没有关于结肠缺血的报道，尽管存在并存的闭塞性动脉疾病是可能的。术后任何的恶化都需要二次开腹并检查肠道活力。

肾动脉损伤

与右肾动脉相比，左肾动脉损伤的发生率略高。50% 的肾动脉钝性损伤导致血栓形成或夹层。完全撕脱的发生率为 10%[14]。远端肾动脉的损伤可能表现为区域Ⅱ（外侧区或肾周区）的血肿或出血。大多数近端肾动脉的损伤表现为中央或结肠系膜上的出血。

治疗受损肾动脉时，务必记住单侧功能肾的可能性以及 1/3 的人有副肾动脉。后者的解剖变异更常见于肾脏的下极。

肾动脉损伤的初诊可能是在创伤剖腹手术中发现的，比较常见的是穿透伤患者伴有高血压。钝性伤时，如果血流动力学稳定则可以进行影像学检查，CT 可以更好地诊断肾动脉的损伤。

关于肾周血肿的手术探查似乎有一些争议。大多数人会主张在穿透创伤之后进行探查。然而，远离肾门的稳定的血肿可以先严密监测。

钝性伤的处理取决于肾脏缺血的时间。诊断

晚、症状迟发会导致这群患者的肾脏失去功能。肾脏缺血超过6小时很难通过再通恢复功能,然而,如果缺血4~6小时提倡进行血管的重建。尽管有这些建议,大多数稳定的患者还是采取保守治疗。

持续扩张的Ⅱ型血肿,如果患者持续低血压或者肾衰竭,务必进行手术探查。如果血肿很明显在侧面,在主动脉分支处暴露近端肾动脉可以使血肿被控制住。

对于左肾动脉,近端的暴露可以通过向上拉结肠系膜、将小肠向右移位、移动十二指肠空肠曲、向头端移动左肾静脉实现。

暴露右肾动脉近端也可以通过这种方式实现,然而,由于厚重的腹膜后组织,快速暴露肾动脉近端不是很容易实现。Kocher手法处理十二指肠并将下腔静脉向一侧移位来显露右肾动脉。如果患者合并不断进展的血肿或出血并且低血压需要快速处理,上腹腔主动脉钳是最快的办法。近端肾动脉损伤必须考虑合并进行性扩展的中央型血肿,最快、最安全的控制出血的办法是使用上腹腔血管夹。

当患者合并复合伤且要求损伤控制手术时,如果不是孤立肾,肾动脉结扎、肾切除术是合理的选择。有经验的医师应该能够分离肾周筋膜,抬起肾脏,在靠近肾门处放一个血管夹来阻断远端肾动脉的出血。在没有使用主动脉钳的情况下这也是可行的。

如果患者是孤立肾,这是肾脏切除术的禁忌证,应该施行血管修复术。如果穿通伤只造成了轻微的撕裂伤,那么可以缝合修复。如果是大的撕脱伤,这部分血管需要切除。然后进行血管端-端吻合或利用大隐静脉、假体移植物来吻合。另一个方法是将脾动脉和左肾动脉连通或在右肾、肝动脉之间建立人造血管。

其他肾血流重建的方法包括主动脉旁路术以及将自体肾脏移植到盆腔。

如果诊断延迟,对于稳定的损伤,非手术治疗是一种方法,应该考虑到患者存在复合伤。

总的来说,血运重建的结果往往不尽如人意,导致许多中心采用保守治疗。血运重建的绝对适应证是孤立肾损伤或双侧肾动脉损伤。对于50%的血运重建患者,迟发的高血压仍然是一个问题。保守治疗的患者也可能出现这种迟发性高血压,这在至少1/3的保守治疗的患者中已经出现[15]。

腔内治疗

钝性伤导致的内膜撕脱、瘘、假性动脉瘤、阻塞,如果患者稳定应当考虑腔内治疗。

如果当地的设施和专业知识允许,应该考虑支架置入,尽管长期的结果仍然未知。这些患者需要长期随访。血管栓塞可能被认为是肾切除术的替代方法。然而,仍有可能行后期的肾脏切除术,因为患者可能患有顽固性高血压[16]。

死亡率

由于大多数钝性伤导致闭塞性损伤,因此孤立性肾动脉损伤的死亡率较低。不出所料,合并其他伤的死亡率更高。

髂动脉损伤

解剖

腹主动脉在第四腰椎水平分为左、右髂总动脉。髂总动脉向外向下走行越过骶髂关节后分为髂内、髂外动脉。在这个地方输尿管从外向内跨越髂动脉。两侧的髂静脉在右侧髂总动脉后方平第五腰椎水平汇合为下腔静脉。髂外动脉在腹股沟韧带处延伸为股动脉,髂内动脉向中间走行分为前后的分支。左侧髂总静脉走行于左侧髂总动脉的后内侧,右侧髂总静脉走行于右侧髂总动脉的下后方。髂动静脉的复杂位置是复合损伤高发病率的原因。

损伤机制

最常见的损伤机制是穿透性创伤,通常涉及髂总动脉的损伤,钝性创伤是动脉损伤的罕见原因。钝性伤的损伤更常见于盆腔骨折,导致直接裂伤或内膜撕裂(伴有血栓形成),更多地影响髂内动脉及其分支。1/4的患者合并动脉和静脉损伤。

临床表现

下腹部穿透伤合并严重低血压的患者要警惕髂血管的损伤。髂血管的损伤,下腹部穿通伤的患者应该考虑严重的低血压。如果患者出现腹胀,怀疑的可能性大大地增加,如果股动脉搏动微弱或消失,基本可以诊断髂总或髂外动脉损伤。血尿等提示盆腔内脏损伤的表现也增加这种怀疑的可能性。

大部分患者是通过开腹诊断的,如果患者情况稳定,也可通过 CT 检查来诊断。钝性伤常合并骨盆骨折。较为罕见的,也可以表现为继发于内膜撕脱,随后血栓形成的腿部缺血症状。

检查

不是所有的患者都需要做放射检查。这取决于患者的稳定性。合并穿通伤的不稳定患者需要立刻接受开腹手术。作为最初的高级创伤生命支持的一部分被采取的骨盆 X 线(ATLS)检查或许会发现异物(例如枪弹、爆炸碎片),需要考虑到髂血管损伤的可能性。

钝性损伤做骨盆 X 线检查骶髂关节的破坏,耻骨联合扩张,双侧上下耻骨支骨折。这些放射学发现与髂血管损伤风险增加有关。

最常用的两项检查是 CT 血管成像和导管血管造影。即使不是所有的创伤中心,CT 血管成像也可以在大多数情况下进行。CT 图像应检查盆腔血肿,造影剂外渗,假性动脉瘤,内膜撕裂和血栓形成(动脉腔内造影剂充盈缺损)。

导管血管造影在盆腔血肿的诊断中依然有重要的作用。它具有诊断和治疗的作用。它的作用取决于当地的经验和设备。如果手术室或创伤中心有介入设备并且有能力在手术室操作介入设备(例如杂交手术室),那么导管血管成像可以有效地确定出血部位,通过栓塞技术处理出血。然而,对于血流动力学不稳定的患者,将他带入远离手术室、缺少理想复苏设备的介入室是需要仔细考虑的。

除了鉴别和治疗出血来源外,血管造影也可用于诊断髂总和髂外动脉的内膜撕脱。其中有些可以用支架治疗。此外,大量出血可以通过近端放置腔内阻塞球囊来控制,随后患者可以被转移到手术室进行手术。

继发于钝性伤的骨盆骨折,尤其有盆腔出血证据的患者早期就要考虑血管造影术。框 11-1 列出了骨盆成像高度怀疑血管损伤的表现,有这些表现的建议早期行血管造影。

框 11-1	与血管损伤有关的骨盆放射学表现
耻骨联合脱位超过 2.5cm	
骶髂关节骨折	
蝶形骨折(两侧或上肢骨折)	

手术方案

对于穿通伤,开腹手术可以确定活动性腹腔内出血或Ⅲ型(盆腔)血肿或两者并存。传统上来说,穿通伤导致的Ⅲ型血肿应该进行手术探查。患者血流动力学不稳定仍是手术探查的指征。然而,如果患者稳定且设备允许,可以考虑采用血管造影术和腔内治疗。髂内动脉分支的出血可以使用栓塞术。

钝性伤导致的Ⅲ型血肿不常规开腹手术,除非存在提示髂总动脉或髂外动脉损伤的股动脉搏动减弱或消失。切记钝性伤可能与血管内膜撕脱、血栓形成有关,因此没有Ⅲ型腹膜后血肿不能除外主要的血管损伤。

活动性出血按照损伤控制原则处理。这包括直接的压迫、近远端的暴露以控制流入道和返血。

对于大的盆腔血肿,确定髂动脉的出血部位可能很困难,如果需要快速控制近端,可以按照如前所述的主动脉钳阻断。血管钳可以放在主动脉分叉点的正上方。同样,如果损伤靠近髂总动脉近端,血管钳可以放在主动脉远端。如果损伤部位更远(例如髂外动脉),髂总动脉可以通过分离上面覆盖的腹膜来暴露。近端控制可以通过使用尼龙血管带环绕血管实现,要避免损伤邻近的髂总静脉。髂总和髂外动脉的暴露可能需要移动盲肠或乙状结肠,并且要小心上方的输尿管。对于髂外动脉损伤,近端控制也需要暴露髂内动脉。这是通过近端和远端的血管牵拉、并向中间游离实现的。如果伴有大的血肿,远端控制可能很困难。如果直接暴露不可能(比如狭窄的骨盆),可以考虑增加一个低位横向的腹部切口或在腹股沟处暴露动脉。可能需要纵向的切口以及切断腹股沟韧带。在腹股沟处暴露动脉可以与阻塞球囊结合来获得近端的控制。然而,如果动脉有完全的横断或大的缺失,导管可能跑出动脉而不是进入损伤的近端。

修复的选择取决于损伤的大小和部位以及污染的程度。小的动脉损伤(比如刺伤)可以使用 5-0 或 4-0 的普理灵线初期修复。如果需要补片,可以使用血管或假体补片(比如聚四氟乙烯,牛心包膜)。在污染的情况下,静脉补片更好。完全的横断可以通过动脉断端的移动来实现端 - 端吻合。

大多数钝性伤或枪伤的患者都需要端 - 端吻合或植入假体。枪伤可能有明显的内膜损伤。动脉的断端需要仔细地检查。通常需要清创术,创造一个合适的动脉断端切口作为移植物的吻合口。通过取栓导管来取出远端的残留栓子。

最好避免复杂的需要解剖外旁路以及移动髂内动脉的动脉重建。这种操作很耗时，最好避免在重要血管上使用。如果患者危急需要损伤控制，可以使用管腔内分流术来建立临时的动脉连续性。

如果没有血管分流装置，可以使用大孔径无菌胃管、静脉管或导尿管来建造一个。近端和远端要缝合牢固。然后，一旦患者病情稳定，可以进行动脉重建。由于分流经常形成血栓，因此应该监测肢体缺血。理想状况下患者应该预防性地抗凝。然而，危重患者常常存在凝血功能异常，因此禁止系统性地抗凝。

除了最危重的情况，髂总和髂外动脉禁止在不确定远端灌注的情况下结扎（分流或解剖外旁路），因为这样会导致高截肢率，并且缺血的风险会使患者进一步恶化。后来的再灌注导致的再灌注损伤和器官衰竭与高死亡率有关。

如果患者情况稳定，可以植入假体移植物。如果存在严重的肠道污染、化脓性腹膜炎或损伤区域的感染，可以考虑解剖外旁路。然而，值得注意的是，在 Burch 等报道的 16 例患者的研究中，所有患者存在肠道和泌尿道污染的情况下使用了聚四氟乙烯移植物但没有被感染[17]。

髂内动脉及其分支的损伤很难处理。由于对侧髂内动脉分支的侧支供应，结扎这一侧的髂内动脉或分支可能不能控制出血。另外，手术暴露也很困难。如果血肿没有扩大不要去暴露。血管造影和栓塞是最好的方式。盆腔填塞以及后续的造影和栓塞一直是一种选择。

在血管修复或髂内分支结扎后出血仍可能存在。这对于枪击伤不常见。最安全的办法是盆腔填塞以及血管造影、栓塞。

血管损伤的并发症

动脉重建后最常见的早期并发症是血栓形成。细致的手术技术、球囊取栓、术中局部肝素化、血管造影都可以降低这种并发症的发生率。术后肢体的监测是必要的。下肢室间隔综合征仍是一个常见的问题，医师需要果断行筋膜切开术。一些中心提倡预防性的筋膜切开术，但这仍是一个有争议的话题。应该保持对腹部室间隔综合征的认识。监测腹内压、尿量、通气压力可以警惕医师们

是否需要为患者做腹部减压。假体移植物仍然有感染的可能性。假性动脉瘤、动静脉瘘、动脉肠瘘等远期并发症也有可能发生。

腹内创伤的腔内治疗

创伤最常见的介入治疗技术是球囊阻塞、栓塞和支架植入[18]。

栓塞控制出血

血管内栓塞技术对于控制出血特别有用。是否开始一项常规治疗计划将取决于当地的专业知识和介入设施。这些因素也必须与患者的血流动力学稳定性相平衡。一个不稳定的患者不应该在位于复苏设施或手术室以外的常规放射科进行治疗。如果患者变得不稳定，快速方便地转移到手术室是至关重要的。由有经验的介入放射医师来选择性地栓塞。

在开始栓塞之前需要考虑一些原则。对解剖结构的详细了解是至关重要的，包括动脉解剖结构的多样性。识别供血血管或整个血管床是否需要栓塞是很重要的。必须了解动脉区域之间吻合和侧支的存在，因为这需要栓塞流入和流出道。最后还要考虑对末端器官或血管领域的影响。

在创伤中使用的栓塞剂可以分为永久栓塞和临时栓塞，栓塞物可以进一步分为机械阻塞装置（例如弹簧圈），颗粒剂（例如凝胶泡沫）和液体药剂（例如硬化剂、黏合剂）[19]。使用哪种栓塞物取决于所需的阻塞持续时间，出血点的数量，动脉的大小，以及单个进食血管床还是整个血管床是栓塞目标。

凝胶泡沫导致可以持续几周的暂时性的闭塞，这为血管自愈提供了时间。凝胶泡沫可以是粉末或片状。粉末状的形式由颗粒组成，阻塞水平在毛细血管。片状的形式对于较大的血管更有用，在注射之前与造影剂混合而被分成直径 1~2mm 的片状。凝胶泡沫适合于多出血点和盆腔创伤。弹簧圈栓塞通过机械性栓塞和血栓形成效应造成永久性闭塞。弹簧圈由不锈钢或铂金制成，有不同尺寸并且通常涂有一层促进血栓形成的纤维。为了起效，弹簧圈必须放在动脉血管内稳定的位置。使用弹簧圈时，必须考虑到血管的供给。如果血管是终末动脉（例如肾动脉），只需要栓塞流入道，但如果不是这种情况，流入流出道都需要栓塞以防返血来达到止血的目的。

栓塞之前，务必行血管造影。如果造影剂外溢明确，出血的程度必须和患者的血流动力学情况相匹配。如果出血点的数量和休克不相匹配，那么在栓塞前必须寻找到其他的出血点。务必预料到栓塞导致的终末器官缺血。例如，在没有确定患者双肾都有功能的情况下不能栓塞肾动脉。使用"端孔"导管通过，稳定地释放栓塞物到靶血管，避免非靶血管的误栓。如果使用颗粒剂，带有对比度的测试注射通常足以确认注射期间导管尖端不移位。如果使用弹簧圈，术者可以通过导丝通过的情况来确定导管头端的位置是否正确。在栓塞的过程中，持续透视是必要的，应进行完整的血管造影以确认对血流的影响。在弹簧圈栓塞后，只要血流不是太快，耐心等几分钟就可以看到血管血栓形成。如果血流确实活跃，则需要在此处再栓塞一些弹簧圈。栓塞不是总能控制出血。同样的患者可能在手术过程中出现血流动力学障碍，需要开放手术。如果决定转开放手术，在损伤动脉近端可以放一个临时的球囊阻塞（例如，髂总动脉或主动脉）。转运患者的过程需要小心，这个腔内技术等同于用血管钳阻断，它可以为医师进行损伤控制手术提供时间，维持血压。

实质脏器和盆腔损伤的腔内治疗

钝性伤导致的盆腔内出血，多与骨盆骨折相关。一线治疗是稳定骨盆骨折，这通常可以控制静脉出血。持续的不稳定提示动脉出血，用凝胶泡沫栓塞髂内动脉通常是可行的。髂内动脉栓塞有盆腔缺血的危险；如果血管造影显示独立分支造影剂外渗，选择性栓塞可以更好地降低盆腔缺血的风险（图 11-7）。稳定的骨盆骨折在伴随进行的开腹手术前或术中可能需要紧急外固定。有创开腹手术中盆腔出血的控制可能具有挑战性，术中可通过腹膜外填充技术来促进止血。腹膜外填塞可以与后续的栓塞技术相结合来确保止血。大量的盆腔出血致死率仍然很高，超过 30%[20]。

虽然本章重点关注的是管理动脉损伤，血管栓塞技术也是被用来处理实质脏器损伤的非开放手术方法，因此这里需要进行一个简单的总结。脾脏仍然是腹部钝性损伤最常损伤的器官[21]。CT 提示活动性出血（造影剂外溢）、假性动脉瘤、腹腔积血以及重度脾脏损伤时需要行血管造影（图 11-8）。如果造影证实有活动性出血，应该进行血管栓塞。关于近端栓塞还是远端选择性栓塞存在着争议。现已公认，远端选择性血管栓塞有保留脾功能的益处，但同时再出血风险高——尽管最近的荟萃分析[22]均没能证实其结果有不同。肝脏的钝性损伤相比于动脉损伤，更多的是导致薄壁组织静脉出血。肝脏损伤通常以保守治疗为第一选择，如果患者情况稳定，并且 CT 表现没有造影剂外渗[21]。对于肾脏创伤，最重要的是在进行任何栓塞术前确定双肾都有功能。肾血管外渗、动脉撕裂、假性

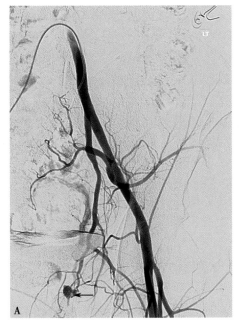
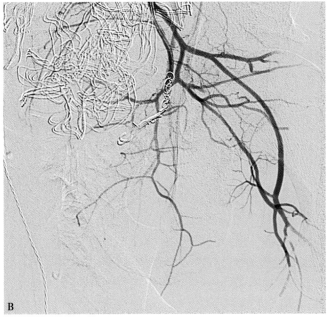

图 11-7　（A）左侧髂内动脉分支显示对比剂的溢出。这个患者是臀部的刺伤；（B）箭头显示对比剂的溢出。髂内动脉栓塞术后

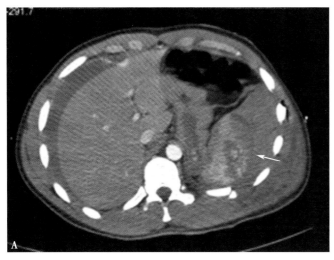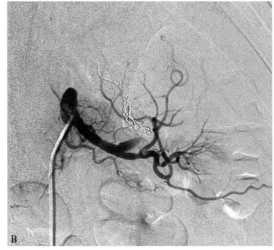

图 11-8　（A）CT 显示顿性伤造成的脾脏损伤；（B）箭头显示脾脏的血肿。选择性弹簧圈栓塞脾动脉

动脉瘤、肾血管瘘应该使用栓塞术进行治疗。选择性栓塞术可保护肾功能，减少肾脏梗死的体积。其他损伤，例如内膜撕脱，可用血管内支架进行处理[23]。

栓塞的并发症

　　弹簧圈或凝胶泡沫的错放可能导致非靶血管的栓塞；后果取决于错误栓塞动脉的供血面积。弹簧圈有办法取出，但凝胶泡沫无法取出。若错误地栓塞了髂总或髂外动脉则需要紧急建立旁路来维持肢体血供。即使是准确的栓塞也会导致实性器官如肝脏的大片组织梗死。临床表现为血管活性物质导致的早期腹痛、延迟发热、恶心、呕吐。给患者以镇痛支持治疗，如果没有形成脓肿，症状多可在 3 天后自愈。肾动脉栓塞可以导致高血压，如果没有通过降压药物改善血压，后期可能需要行肾脏切除术。

（邱涛　牛帅　译　张福先　校）

参考文献

1. Coimbra R, Hoyt DB: Vascular trauma: epidemiology and natural history. In Cronenwett JL, Johnston KW, editors: Rutherford's vascular surgery, ed 7, Philadelphia, 2010, Saunders Elsevier, pp 2312–2317.
2. Mattox KL, Feliciano DV, Burch J, et al: Five thousand seven hundred sixty cardiovascular injuries in 4459 patients: epidemiologic evolution 1958 to 1987. Ann Surg 209:698–705, 1989.
3. DeBakey ME, Simeone FA: Battle injuries of the arteries in World War II:an analysis of 2471 cases. Ann Surg 123:534–579, 1946.
4. Asenio JA, Forno W, Roldan G, et al: Abdominal vascular injuries: injuries to the aorta. Surg Clin North Am 81:1395–1416, 2001.
5. Demetriades D, Theodorou D, Murray J, et al: Mortality and prognostic factors in penetrating injuries of the aorta. J Trauma 40:761–763, 1996.
6. Asensio TA, Chahwan S, Hanpeter D: Operative management and outcomes of 302 abdominal vascular injuries. Am J Surg 180:528–534, 2000.
7. Lichte P, Oberbeck R, Binnebösel M, et al: A civilian perspective on ballistic trauma and gunshot injuries. Scand J Trauma Resusc Emerg Med 18:35, 2010.
8. Gunshot, fragment and blast injuries. In Botha A, Brooks A, Loosemore T, editors: Definitive surgical trauma skills, London, 2002, The Royal College of Surgeons of England, pp 101–111.
9. Mokoena T, Robbs JV: Surgical management of mycotic aneurysms. S Afr J Surg 29:103–107, 1991.
10. Robbs J: Abdominal vascular injuries. In Barros D'Sa AA, Chant AD, editors: Emergency vascular and endovascular surgical practice, ed 2, London, 2005, Hodder Arnold, pp 429–442.
11. Davis TP, Feliciano DV, Rozycki GS, et al: Results with abdominal vascular trauma in the modern era. Am Surg 67:565–571, 2001.
12. Burdick TR, Hoffer EK, Kooy T, et al: Which arteries are expendable? The practice and pitfalls of embolization throughout the body. Semin Interv Rad 25:191–203, 2008.
13. Mehta M, Darling RC, Taggert JB, et al: Outcomes of planned celiac artery coverage during TEVAR. J Vasc Surg 52:1153–1158, 2010.
14. Clark DE, Georgitis JW, Ray FS: Renal arterial injuries caused by blunt trauma. Surgery 90:87–96, 1981.
15. Haas CA, Spirnak JP: Traumatic renal artery occlusion: a review of the literature. Tech Urol 4:1–11, 1998.
16. Shoobridge JJ, Corcoran NM, Martin KA, et al: Contemporary management of renal trauma. Review in Urology 13:65–72, 2011.
17. Burch JM, Richardson RJ, Martin RR, et al: Penetrating iliac vascular injuries: recent experience with 233 consecutive patients. J Trauma 30:1450–1459, 1990.
18. Gould JE, Vedantham S: The role of interventional radiology in trauma. Semin Interv Rad 23:270–278, 2006.
19. Embolization. In Kessel D, Robertson I, editors: Interventional radiology: a survival guide, ed 2, Philedelphia, 2005, Elsevier, pp 193–212.
20. Thorson CM, Ryan ML, Otero CA, et al: Operating room or angiography suite for hemodynamically unstable pelvic fractures? Trauma Acute Care Surg 72:364–370, 2012.
21. Yao DC, Jeffrey RB, Mirvis SE: Using contrast-enhanced helical CT to visualise arterial extravasation after blunt abdominal trauma: incidence and organ distribution. AJR 178:17–20, 2002.
22. Schnüriger B, Konstantinidis A, Lustenberger T, et al: Outcomes of proximal versus distal splenic artery embolization after trauma: a systematic review and meta-analysis. J Trauma 70:252–260, 2011.
23. Chabrot P, Cassagnes L, Alfidia A, et al: Revascularisation of traumatic renal artery dissection by endoluminal stenting: three cases. Acta Radiol 51:21–26, 2010.

12

第12章 下腔静脉、门静脉、肠系膜静脉系统

STEPHANIE A. SAVAGE, TIMOTHY C. FABIAN

摘要

下腔静脉、门静脉、肠系膜静脉系统的创伤损伤不常见。这些损伤由于出血死亡率很高。这三种损伤的治疗方法主要是手术，取决于快速的反应和精湛的血管技术。更推荐早期的修复。当患者的生理状况不能耐受长时间的修复手术或损伤范围太广，可以考虑结扎。球囊阻塞以及支架的使用增加了医师的选择。此外，血管转流术为后期的修复提供了一个桥梁。

关键词： 下腔静脉（IVC），门静脉，肠系膜静脉，静脉损伤，无法压迫的出血

简介

腹部主要静脉的损伤是高度致命的，因此手术经验是有限的。目前的文献一致描述了肠系膜上静脉（SMV）、门静脉（PV）、下腔静脉（IVC）损伤的死亡率为50%～70%[1~3]。仅IVC损伤30%～50%的患者将无法生存到医院[4]。这些醒目的死亡率是由以下因素导致的：术中难以有效地到达这些结构，既包括血管的暴露，也包括近远端的控制，以及高流量的猛烈的出血和低血压[2,5]。发病率低又限制了创伤科医师的手术经验和学习机会。尽管在患者运输、出血控制、手术管理和重症监护病房（ICU）护理方面取得了进展，但这一系列损伤的死亡率仍保持不变。

历史背景

在历史文献中，这些伤害的频率不断增加。20世纪早期的战争损伤回顾提到了各种血管损伤，但很少提及静脉或动脉性腹部血管损伤[2]。一篇来自DeBakey和Simeone的文献中提到第二次世界大战中2 471例血管损伤中有2%是腹腔内的[6]。

30年后，来自Walter Reed血管注册处的一个引用记录了下肢水肿是下腔静脉损伤后结扎的后遗症[7]。Baylor小组已经发表了一些关于平民内脏血管损伤的全面综述。在1982年对312例血管损伤患者的回顾中，颈内静脉最常发生静脉损伤（5.7%的血管损伤），SMV损伤占2%，肠系膜下静脉（IMV）损伤占0.4%[2,8]。对30年间4 459例患者的再次检查发现，33.7%为腹部血管系统，3.8%为肠系膜血管[9]。

尽管在其他创伤领域取得了进步，但这三个腹部静脉损伤的死亡率在过去30年里没有什么变化。尽管综合评估不常见，但是使用高度专业化的管理措施挽救患者的英勇努力的案例报告非常丰富。描述介入血管技术在出血控制和修复中的作用的方法正变得越来越普遍。军队处理血管分流的经验为在一个缺血的地方暴露损伤部位复苏患者提供了一个独特的机会。随着静脉转流、肝脏移植等侵入性的操作普及，以后处理明显的下腔静脉、门静脉、肠系膜上静脉出血会变得更有经验。

主要腹部静脉损伤较少，主要是由于周围器官和腹膜后提供的保护。穿通伤占这些损伤的95%[2,10]。刺伤比枪伤或钝伤伤口的生存率要高一些[11]。表12-1是美国创伤协会制定的腹部血管损伤的器官损伤量表[12]。毫无疑问，无论是在野外还是术中，最常见的死亡原因是出血。

能活到医院的腹部血管损伤的患者可能伴有严重的休克或相对稳定。最近一篇关于这些疾病的报道指出，入院平均收缩压为90mmHg，心率95次/min[13]。除了低血压，非幸存者还有一个更高的损伤评分（ISS），更多相关损伤，年龄更大，剖腹手术时出血更多[11]。对于出血的量，超过7.2L的出血与死亡有关，主要静脉的损伤平均需要19个单位的浓缩红细胞以及7L的晶体[14]。一些作者也发现Glasgow昏迷量表对于预测死亡率在统计

学上很有意义。这种关系主要代表休克的程度和相关的损伤[10]。

　　腹部主要血管损伤的患者都一致地发现了相关的损伤，因为与关键血管结构有关。Asensio 等报道了 2～4 种与每种血管损伤有关的器官损伤[2]。在腹腔内的器官中，与下腔静脉、门静脉、肠系膜上静脉损伤有关的脏器损伤是肝脏和胃[3]。肝脏

表12-1	美国创伤外科协会——腹部血管损伤的器官损伤分级*
分级	描述
1级	无名的肠系膜上动脉或肠系膜上静脉分支
	无名的肠系膜下动脉或肠系膜下静脉分支
	膈动脉或膈静脉
	腰动脉或腰静脉
	性腺动脉或静脉
	卵巢动脉或静脉
	其他需要结扎的无名小动脉或小静脉结构
2级	肝右,肝左或肝总动脉
	脾动脉或脾静脉
	胃右或胃左动脉
	胃十二指肠动脉
	肠系膜下动脉或肠系膜下静脉,主干
	肠系膜动脉或静脉的一级分支
	其他需要结扎或修复的腹腔血管
3级	肠系膜上静脉,主干
	肾动脉或肾静脉
	髂动脉或髂静脉
	髂内动脉或静脉
	腔静脉,肾下段
4级	肠系膜上动脉,主干
	腹腔动脉
	腔静脉,肾上或肝下段
	主动脉,肾下段
5级	门静脉
	肝实质外静脉
	腔静脉,肝后段或肝上段
	主动脉,肾上段,膈下段

From Moore EE, Cogbill TH, Jurkovich GJ, et al: Organ injury scaling Ⅲ: Chest wall, abdominal vascular, ureter, bladder and urethra. J Trauma 33: 337, 1992.
* 该分级系统适用于器官实质外的血管损伤。依据特殊的器官损伤分级,如果血管损伤不超过器官实质2cm。如果有超过管径50%的损伤,增加一个级别至3级或4级。如果血管撕裂伤不超过管径的25%,增加一个级别至4级或5级。

的损伤是更有挑战性的，因为暴露肝脏损伤的部位可能需要扭转受损的血管结构，这会加重血管的阻力。主要静脉的损伤也很有可能造成伴行动脉的损伤，包括肝动脉、主动脉、肠系膜上动脉[3]。Coimbra 的一项回顾性研究中，94% 的门静脉和肠系膜上静脉的损伤有腹腔内的相关损伤，61% 包括其他主要的血管结构(最常见的是下腔静脉和肠系膜上动脉 SMA)[1]。35% 的肠系膜上动脉的损伤伴有肠系膜上静脉的损伤，邻近的主要结构都有很高的受损风险[15]。

　　同组的其他研究证明了多处血管损伤对生存率的影响。一组 302 例腹腔血管损伤患者的队列研究中，仅有一处血管损伤的患者死亡率为 45%。伴有两处血管损伤的患者死亡率上升至 60%，如果有三处血管损伤，死亡率猛增至 73%。超过三处腹腔血管损伤是尤为致命的[16]。

　　这种损伤的并发症发生率很高。术后并发症的发生是多因素的，可归因于相关损伤、患者年龄、合并症以及休克和出血程度。一般并发症包括呼吸衰竭、切口裂开、败血症和感染。腹部并发症包括被修复血管的血栓形成，腹腔室综合征，出血所致的计划外手术，血管活性药物需求，以及胃肠道并发症。在生还者中，因修复过程中血管结扎或持续时间较长的血管闭塞而导致的肠道或肝脏晚期缺血，也是其严重的并发症[2, 17]。

术前准备

　　术前准备最重要的部分是带着透彻的解剖学知识和血管显露方案、血管控制及血管修复的基本技术进入手术室。其他准备是针对血流动力学不稳定的患者，血流动力学不稳定的患者必须直接送到手术室。然而，并不是所有该类损伤的患者都如此危急。对于一些患者，术前影像只限于积极的超声对创伤的聚焦评估。对另一些患者来说，是根据损伤的性质决定是否行 CT 检查。在穿透性腹部创伤中，CT 作用有限，适用于无腹膜体征的血流动力学稳定的患者或有腹膜外损伤的患者。CT 对腹腔大静脉(主要是 IVC)的钝性损伤事件有益。

　　在 CT 中识别腔内损伤具有挑战性。下腔静脉造影剂外渗不常见于血流动力学稳定的患者中。潜在的大静脉损伤最常见的征象是腹膜后血肿。75%～91% 的腹膜后血肿在区域Ⅰ中发生，18% 的

患者会表现出Ⅱ区血肿，9% 会有Ⅲ区血肿[2, 13]。腹膜后血肿的存在应高度警惕有无腹部大血管损伤。尽管出现在升结肠和十二指肠周围的血肿可基本明确为 IVC 损伤，血肿出现的区域却并不一定能反映所损伤的血管。腹膜后腔能够容纳大量的血液，可达总血容量的 50%，并能对相对低压的静脉系统出血起到压迫止血的作用。

其他 CT 表现也可能显示潜在的静脉损伤。CT 上扁平的 IVC 能较好地提示低血容量和潜在 IVC 病变。扁平的 IVC 被定义为小于 4∶1 的最大横向前后比。一项研究中，84% 的患者与其他损伤合并出现的扁平 IVC 的存在，预测了治疗干预的必要性[18]。扁平 IVC 作为血流动力学不稳定的指标可能是创伤中一个有用的发现，因为这个表现可以被超声波检测出来。微小的 CT 表现，尤其是 IVC 损伤，可能包括不规则轮廓的腔静脉或腔内的充盈缺陷[19]。在极少数情况下，腹腔内脂肪疝突入血管腔可能提示 IVC 的撕裂[20]。探索这些血肿可能是不明智的，因为它可能随时出现大出血而危及患者生命[21]。尽管损伤机制和患者的状态可能需要手术来探索，但严重的静脉损伤预示需要外科医师制订最佳的方案，且麻醉和手术小组的其余人员需要为大量失血做好准备。

尽管有各种尝试，但患者可能在影像研究或快速转入手术室的过程中出现病情迅速恶化。在这些情况下，主张在急诊科或手术室紧急行开胸手术作为后续治疗前的桥梁。目前，这种方法被认为是害多于益的，因为开胸会带来显著的负代谢和生理后遗症。由于生存率非常低，急诊开胸手术的适应证非常有限。接受开胸手术的一般是有明显穿透伤或钝性创伤的患者。一项对 30 年来因为腹部血管损伤，主要为动脉损伤接受开胸手术的患者进行分析的文献显示，其术后存活率极低。目前的文献综述显示，因腹部血管损伤进行胸廓切开术的患者生存率为 10.5%（4/38）[11, 22, 23]。有穿透性腹部创伤、血流动力学不稳定和腹部扩张的患者可能受益于这种复苏抢救。该手术有助于显著限制或纠正持续失血，并可以在无持续出血的领域进行病因探索和损伤识别。虽然经胸可以更容易地到达并阻断主动脉，而不是阻断锁骨上动脉，但它必须有额外的侵入性操作来平衡。切口可产生明显的散热，而远端缺血时间又很有限。平衡这些获益和风险是外科医师持续存在的挑战。

手术管理

下腔静脉

在这一章讨论的三个主要的腹部静脉中，IVC 是最常被损伤的，需要一些复杂的决策。IVC 损伤的总体发病率为 0.5%～5% 的穿透性损伤和 0.6%～1% 的钝性创伤。30%～50% 的患者在到达医院之前因为失血或相关损伤死亡[4, 7]。到达医院存活的患者中，有 20%～57% 的患者将无法存活至出院，要么是在手术中失血死亡，要么是在术后危险情况下死亡。

IVC 的穿透性伤害比钝性伤害（0.6%～1%）更常见（0.5%～5%）。当 IVC 钝性损伤发生时，它是因广泛的分支血管和腹膜后固定血管发生扭转的结果。肝后静脉尤其受到肝韧带、后腹膜和肝实质的保护。当这种结构被强大的力量持续撕裂时，会造成灾难性的伤害[24]。

在所有腹部大静脉损伤中，对于 IVC 的创伤，无论是钝性还是穿透性，是最适合非手术治疗的。由于 IVC 是一种腹膜后的低压（3～5cmH₂O）结构，出血后由于腹膜后腔的包裹而填塞伤口进而限制出血。有对猪的研究发现，对 IVC 撕裂的非手术治疗有时是一种有效的策略[25]。有腔静脉血肿的血流动力学稳定的患者，采用非手术治疗[18]。当腹膜撕裂时，血肿压迫可以解除。为了尽量减少填塞解除的可能性，应避免大量的静脉液体复苏。大量液体复苏将极大地扩张腔静脉及损伤区域，并增加静脉压力导致出血。同样，那些有穿透性大血管损伤的患者最可能受益于液体限制和低血压的复苏，避免了大量液体压迫使血凝块离开损伤区域。有潜在腹部大静脉损伤的患者不应通过下肢进行静脉输液。一旦有明显的病情恶化迹象包括血流动力学不稳定、腹膜炎，以及乳酸水平变化或碱缺失，表明目前治疗不当，需要进行外科手术[18]。

IVC 的解剖影响手术决策和患者的预后。IVC 远端起源于髂总静脉的汇合处。腔静脉穿过右腹膜，从腰静脉、右侧性腺静脉、右肾上腺静脉和膈下静脉流出。然后，静脉穿过头侧后到肝实质。在许多情况下，肝脏完全包裹了腔静脉，使肝后暴露更具挑战性。肝静脉与 IVC 在膈肌裂隙下连接，包括多个小分支从肝脏进入侧方肝后腔静脉。穿过横膈膜后，近端 IVC 进入心包，流入右心房。

考虑到手术，IVC 被分为 4 个解剖部分：肾下

IVC、肾上 IVC、肝后静脉和肝上 IVC（图 12-1）。肾下 IVC 损伤的存活率最高，是因为必要时相对容易结扎和耐受阻断。肾上 IVC 也相对容易接近，但与肾脏、胰头和门静脉等结构更为密切相关。肾上结扎不易耐受[10]。肝后静脉长约 7cm，位置在肝后或肝实质内。该亚段的损伤几乎无一例外地包括肝实质损伤，血液通过肝内的损伤通道从静脉流入腹膜。手术显露是非常困难的，生存率极低[26]。最后，肝上静脉包括从肝脏穹隆到右心房之间的血管，包括肝静脉和横膈膜穿支。由于该段血流量高，很难处理近远端，故本区域损伤死亡率接近 100%。由于血管直径较大且手术入路困难，在那些术前已确定损伤的情况下，经皮介入技术很可能比开放手术提供更好的救助。

显露和松懈

根据损伤部位到达 IVC。在明确巨大的腹膜后血肿为腔静脉损伤时，无论损伤在哪一段，都从右侧入路到达腔静脉。具体来说，沿着白线分布，显露升结肠、肝曲和横结肠。然后用 Kocher 手法进行广泛操作，并将十二指肠和胰头向左牵拉，充分显露左肾静脉达到理想的显露效果（图 12-2）。通常这些操作会显露出血肿所在损伤部位。在制订有效的手术计划之前，不建议去探索血肿。尽管在大多数情况下，IVC 的近端和远端操作是可取的，但这并不总是可行的。即使近端和远端可以成功阻断，仍可能出现腰静脉和其他分支的大出血。无论能否成功完成对腔静脉的近端和远端阻断，一旦出现活动性出血，应直接对损伤部位压迫止血。随后，对该区域的近端和远端开始操作，并向出血部位"行进"。在这种情况下，损伤部位不会出现局部间断的出血。一个常见的错误是没有解剖到 IVC 的实质，只试图缝合腹膜组织以达到止血。分离下层的坚硬组织可以有助于识别 IVC 实质并进行上段修复。

由于其脆弱的特点和解剖位置，很难控制 IVC 的肝后和肝上部分[27]。牵拉挑开肝脏将有利于到达肝上 IVC 的近端部位[28]。通过悬吊韧带法完全显露肝脏，包括右三角、冠状动脉和镰状韧带，但有助于到达 IVC 肝后段。然而，试图在该区域松解肝脏通常会导致肝后伤口出血，肝脏和 IVC 的扭转也可能会扩大撕裂伤。虽然肺叶切除似乎是适当的，尤其是在肝实质损害的情况下，但这种方法通常是不被推荐的。切除覆盖的肝脏可以消除

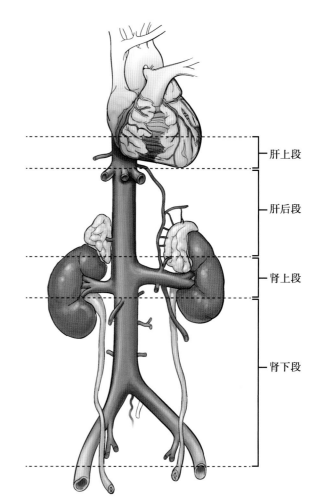

图 12-1　下腔静脉（IVC）解剖分段：包括肾下段、肾上段、肝后段和肝上段

被器官填塞的可能，但增加了剩余肝脏活动性出血的来源。游离肝上 IVC 几乎无一例外地需要分离横膈膜以达到充分的显露效果。此外，对肝上 IVC 的近端控制可能需要胸骨切开术，因为 IVC 的膈下段不容易钳夹和修复[29]。在这一区域工作时，必须格外小心，以避免损伤处的血栓转移或损伤到薄壁的肝静脉。介入方法包括使用顺行腔内球囊阻断流入道和流出道，可用于治疗肝上段 IVC 的损伤。

控制出血

如果在进入腹部时遇到大出血，通常需要立即钳夹主动脉。无论血管损伤的大小和位置，近端和远端阻断的标准原则总是适用。为了方便解剖，对 IVC 的人工压迫有助于显露损伤区域。传统的教学方法是将止血海绵贴在伤口的上、下方，用于近端和远端操作[4, 10]。使用这项技术时如果不格外慎重，可能会出问题，因为力量控制不佳可

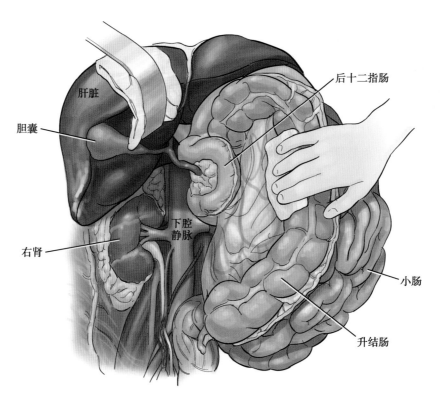

图 12-2　翻转内脏暴露下腔静脉（IVC）

能会扩大损伤，造成医源性损害，或者可能会撕裂分支。对损伤部位的压迫最好从个人的手指开始，这样提供了一个温和的触觉感受压。

　　虽然有效地控制了最初的出血，但这一操作掩盖了手术区域，也不能继续使用这只手显露或修复损伤。因此，随后的步骤包括使用其他的钝性器械来维持手动压力的控制。这些工具通常是海绵棒，它可以被基特纳剥离器取代。在这些情况下，海绵棒或基特纳剥离器可以被轻轻地放在出血源头的上、下方控制出血。这个装置的作用是，人手可以回归到其他操作，以便术区有更清晰的解剖、视野来修复损伤。初次使用手、海绵棒或基特纳剥离器可以避免在明确腔静脉或损伤部位前置入较大的金属血管钳。

　　在完成以上步骤时不能过分强调良好的照明、配置和充分牵拉，以及多功能吸引装置。对于腹部大静脉的线性损伤，可以用 Judd-Allis 钳夹住静脉端，用 Satinsky 钳或缝合来关闭损伤处（图 12-3）。在撕裂处的近端和远端简单缝合，即使是温和的向上牵引，也会增加撕裂的可能。这样可以控制出血和暴露初始缝合。在修复 IVC 和其他大静脉损伤时可以考虑使用一种更大的非切削针（例如，4-0 聚丙烯小针），这样在发生明显出血时可以方便探查。即使有充分的准备，小针通常会浸没在血

液里，不易探查到出血点，因此它很容易扩大原有的损伤。另一个常见的失误是不能解剖到 IVC 实质，不能放置钳夹或缝合腹膜组织以达到止血的目的。覆盖的坚硬组织有利于识别 IVC 静脉壁，并可对损伤结扎或缝合修复。

　　IVC 肝上和肝后段损伤的止血处理有特别的挑战。IVC 损伤通常伴有明显的肝实质损伤。肝实质损伤和腹膜后腔损伤都会引起出血。明确损伤及具体定位尤其困难。在这种情况下，直接压力包括压迫肝实质来重建组织和后期调整，直到麻醉能够弥补失血。如果有肝实质出血，则应采用 Pringle 手法。考虑到肝后腔损伤的情况，在游离肝脏时要仔细权衡，包括分离三角和冠状韧带及腹膜后附件。当在肝脏悬韧带后发现血肿时，应该避免解剖分离韧带。随着肝脏完全移动，现有的填塞被释放，将不可能重建一个自由浮动的肝脏填塞[31]。直接压迫止血可能很困难且不能充分止血，而辅助腔内技术可能有益于此。使用经皮腔内球囊闭塞血管可能是控制出血的一个更好的选择。球囊扩张后可以阻断血流，为近端和远端传统结扎止血争取时间，甚至可以立即进行初级修复。如果情况允许，在显露损伤前，应经皮穿刺置入球囊便于修复损伤。近端和远端球囊可通过双侧股静脉或结合股、颈内静脉置入[32]。在

某些情况下,通过损伤处置入球囊可能更为迅速。血管内移植物也可用于多处损伤患者的出血控制。在这种情况下,可以置入血管内移植物来覆盖损伤部位,并有利于在处理其他损伤时控制出血。

　　肝总血管阻断可用于肝周 IVC 或肝实质来源的广泛出血。这需要处理肝上和肝下 IVC[21]。由于横膈膜和肝脏之间没有足够的空间来放置血管钳或血管环来处理肝上段 IVC,因此这一操作需要胸骨切开或右侧胸腹切开,并采用 Pringle 手法分离膈膜。理论上,全肝阻断应该可以控制出血。

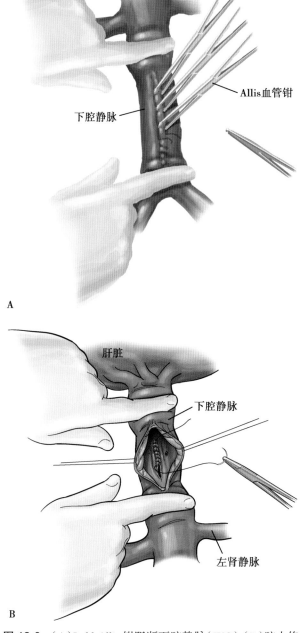

A

B

图 12-3　(A)Judd-Allis 钳阻断下腔静脉(IVC);(B)腔内修复后壁,IVC 裂伤

事实上,这些方法只能减少 40%～60% 的出血[33]。当使用这些方法减慢出血时,需要迅速进行修复。热缺血时间必须限制在 45～60 分钟[17,21],所以过程中需要间断松开 Pringle 钳。

　　不幸的是,这样会带来反复出血。Broering 等提出将缺血的性质变为冷缺血。通过给肝脏注入冷冻保存液,可能延长缺血时间,从而获得更好的修复机会[17]。然而,对那些极度不稳定、体温过低的患者,这种复杂的操作很少能成功。

　　如果肝脏游离不充分,不便于探查和修复,则需要完全阻断腹部血管。除了阻断 IVC 和运用 Pringle 法外,还可置入上腹主动脉夹来阻断所有流入腹腔和远端组织的血流。已经低血压的患者如果失去静脉回流通常会致血流完全停止[33,34]。然而,死亡率很高,在这种极端情况下,偶尔有患者能存活。

静脉修复事项

　　在控制出血和明确损伤后,需要把注意力集中在血管修复的细节上。与所选择步骤一样,应用血管外科的标准操作。这些操作包括适当的近端和远端处理,不仅仅是控制出血,而且能提供足够的血管长度来操作。分支血管的结扎和分离能扩大损伤的显露范围,便于操作。基本修复是管理的首选方法。使用肝素盐水冲洗损伤血管以去除血凝块,并易于对血管进行充分的探查。如果损伤部位的边缘呈锯齿状,且难以修复,则需要进行清创以确保缝线的完整性,但清创术应该小心谨慎,尽量减少管腔狭窄和之后血栓形成的可能。纵向缝合撕裂伤会减少狭窄的可能,但不适用于长段的撕裂伤修复。用细单丝缝线修补,张力应足以避免组织间撕裂,但要注意避免过度,以尽量减少狭窄。可以考虑使用尺寸更大的针,用细单丝线缝合,以利于能观察到明显的出血及明确出血部位。

　　静脉损伤的主要修复技术的应用将取决于损伤的位置、损伤的程度以及相关的损伤。当不能进行基本修复时,应该考虑端-端吻合,补片血管成形术,内置移植物,结扎。在选择修复或结扎时,最重要的决定因素是患者的生理状况。因为除了基本修复之外的所有方法都需要很长的时间来完成,不适用于那些低体温、易凝血的不稳定的患者。在这些情况下,通常只能选择结扎来修复控制损伤。

结扎

肾下静脉、髂静脉和左肾静脉较易耐受结扎，而门静脉和肠系膜上静脉对结扎的耐受性差，右肾静脉结扎容易导致肾脏功能丧失[16]。正如预期的那样，当存在大量的侧支循环时，结扎更成功。

有很多文献描述腔静脉结扎。它的死亡率很高，尤其是那些需要修复损伤的不稳定患者。20 世纪多次战争的经验公认结扎为腔静脉损伤的惯用做法[7]。在现代社会中，结扎仍然是处理腔静脉损伤的一种惯用方法。Navsariaetal 等报道有对 63% 的患者使用了结扎[30]。Huerta 等报道在 36 例腔静脉损伤中，1/3 使用了结扎，生存率为 41.7%[10]。Sullivan 等回顾了在 13 年内收集的 100 个 IVC 损伤案例。其中，43% 的肾下腔静脉损伤患者进行了结扎。作为一个群体，接受结扎的患者早期死亡率为 41%，总体死亡率为 59%。虽然修复组患者的早期死亡率和总死亡率为 21%，但结扎组患者的病情更严重。肾上腔静脉结扎的耐受性更差，死亡率高，除非患者有广泛的奇静脉和腰静脉系统侧支循环[10, 35]。肝后或肝上的腔静脉结扎都是致命的。

对结扎主要腹部静脉的犹疑不仅源于担心死亡，而且还考虑了结扎的潜在后遗症。结扎肾下静脉后主要考虑是否发生下肢肿胀，严重时可以引起急性间隔室综合征。一些团队提倡在接受腔静脉结扎的患者中预防性进行筋膜切开术。在 Sullivan 等最近发表的一篇文章中，3/4 接受腔静脉结扎的患者进行了预防性筋膜切开术，而在接受腔静脉修复的患者中，有 4% 的患者接受了该手术。从格雷迪纪念医院（Grady Memorial Hospital）的这一系列病例中随访 9 例 IVC 结扎的患者，结果显示没有任何一组患者在随访中有残留的下肢水肿[7]。另一组 30 例 IVC 结扎患者中发现有一些下肢水肿出现，但不需要在任何患者中进行筋膜切开术[30]。早前，Lucas 和 Ledgerwood 对 IVC 结扎的研究进一步支持了这样一种假设，即如果患者在最初的损伤中幸存下来，那么血管结扎就很少有长期后遗症[36]。因此，在 IVC 结扎后不建议使用筋膜切开术作为常规预防措施。相反，作为患者术后护理的一部分，应该常规密切监测下肢的间隔压力。如果怀疑有间隔压力上升，应该快速行筋膜切开术。

重建技术

当保证血流动力学和生理情况稳定时，可以考虑对腔静脉进行更复杂的修复。虽然静脉缝合后可以预想到管腔狭窄，缝合超过 50% 的腔静脉管径可能导致管腔过度狭窄，随后引起血栓形成，甚至完全的血栓闭塞。修复方法很大程度上取决于静脉损伤的程度。合并前后腔静脉撕裂伤是比较常见的。在腔静脉的肾下段，适当的松解可以显露血管后侧，以利于直接修复扭转的腔静脉。如果允许，应该保持线结在管腔外，消除血栓形成的风险。对于近端腔静脉，由于肾静脉和肝脏的约束，血管通常不会发生扭转。在这种情况下，可以行广泛的静脉前壁切开，以允许在管腔内修复静脉后壁（图 12-3）。修复后壁时线结必须在腔内。尽管很少有患者能足够耐受结扎，横断的血管可能更适合端 - 端吻合。比起远端血管，在腔静脉中行端 - 端吻合比较困难。由于内脏和腰椎血管的分支约束，松解腔静脉以延长血管长度是比较困难的。这尤其适用于创伤引起的血管缺失或需要清创的部分。如果长度缺失过多不能端 - 端吻合，则考虑置入腔内移植物。

虽然隐静脉可以用于构建螺旋静脉移植物，标准的大隐静脉移植物不能满足腔静脉的大口径（图 12-4）。对于腔静脉内置移植物，颈内静脉或髂外静脉是一种大口径的供体选择。用这些技术进行血管采集和重建需要大量的时间，而且事先需要考虑患者的病情能否承受这种修复。

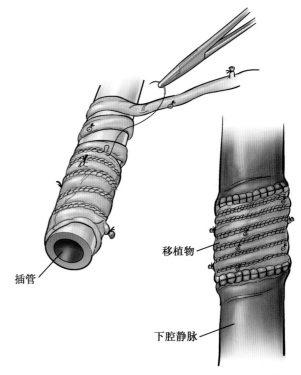

插管

移植物

下腔静脉

图 12-4 螺旋静脉移植物用于下腔静脉（IVC）修复

门静脉

门静脉的损伤并不常见，有文献记录 20 年里门静脉损伤占血管创伤的 0.1%[11]。与门静脉损伤相关的发病率和死亡率很高。特别是在肝门区域，相关损伤的发生率很高[3]。在一个对 99 例肝门损伤的多中心回顾中，如果有超过一处门脉结构损伤，存活率只有 20%。在术中死亡的肝门区损伤的患者中，85% 的患者至少有一处门静脉损伤[37]。

门静脉是由脾静脉和肠系膜上静脉在胰颈后方汇合形成的（图 12-5）。肝十二指肠韧带内，密切相关的肝动脉和胆管经常在同一时间受伤。门静脉的平均直径为 2cm。尽管其流速很高，接近 1L/min，但压力仍然很低，大约不超过 10mmHg[3]。

显露和游离

门静脉最好从右侧接近。升结肠和肝曲投影在患者中线或左侧。广义的 Kocher 手法是左侧投影的十二指肠和胰头附近充分游离显露门静脉和相关结构。胆总管可能需要被游离和牵拉到左侧以充分显露静脉前壁。分离胰颈可以显露门静脉更多的远端部分。当游离门脉结构时，经常需要 Pringle 手法（使用无损伤血管钳，血管环，脐胶带，或手工压力用于阻断门静脉）来控制出血[11]。

控制出血

在出现大出血时，近端操作将包括胸主动脉控制。这可能是唯一能够合理地控制流入道的方式——分别来自腹腔和肠系膜上动脉的内脏动脉血流。在病情不是极其严重的情况下，普林格手法通常是控制胰腺上门静脉损伤出血的最有效的方法。然而，这使得解剖和显露损伤区域变得相当困难。即使是比较局限的损伤，止血带或血管钳也会妨碍术野显露。应该避免钳夹过紧，防止损伤变得更为脆弱[2, 13, 38]。

在把静脉和肝动脉及胆管充分游离后直接压迫即可以局部控制近远端。这里，我们又回归到用手指利用海绵条或更低级的 Kittner 解剖海绵产生手工压迫这一方式的运用。一旦损伤暴露，可

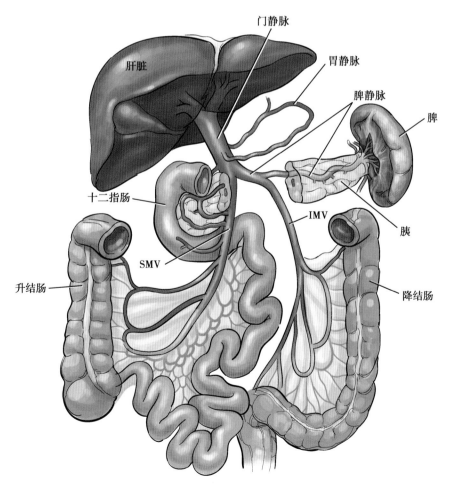

图 12-5　门静脉解剖。IMV，肠系膜下静脉；SMV，肠系膜上静脉

以使用 Judd-Allis 钳固定损伤，进而有利于缝合关闭伤口或使用止血带。

修复门静脉损伤

门静脉的修复遵循腔静脉的一般原则。在静脉损伤清创留下健康组织后，外科医师必须决定是否为患者进行初级修复。简单的修复包括使用 5-0 或 6-0 单丝线间断缝合。如果门静脉已经断裂，断端间如果张力较小就可以完成端 - 端吻合术。胰腺后的一些汇入门静脉的小分支可以被结扎和游离以增加额外的血管长度。此外，如果尚未完成控制，游离部分胰腺和结扎小分支可以使术区显露满意并达到吻合的条件。反向隐静脉腔内移植是可行的，但很少有患者病情足够稳定以接受这种操作。对于不能修复的损伤，唯一的方式是结扎。

门静脉结扎

如前所述，有门静脉损伤的患者通常会持续大量地失血，有多个相关的损伤，并且处于一个不能耐受长时间修复的极端状态。一项对 1958—1980 年 18 例因门脉损伤入院的患者的回顾中，当结扎被当作最后一根救命稻草，存活率只有 13%[11、39]。然而，在出现心血管衰竭前结扎门静脉时，存活率提高到 80%[39、40]。据报道门静脉结扎后生存率为 10%～85%。门静脉结扎比腔静脉结扎更耐受。如果需要结扎门静脉，麻醉团队必须意识到，在内脏循环中可能会有多达 50% 的血容量被阻断[3]。结扎导致静脉回流减少，进而引起内脏高压，但系统灌注不足。在术中和 ICU 都需要补充大量液体。由于门静脉堵塞，患者发生严重的内脏肿胀。

报告的高死亡率可能与没有满足大量液体需求有关。然而，许多关于门静脉结扎后高死亡率的报告是在我们认识到腹腔间隔室综合征和短暂的腹腔关闭的好处前做出的。现代液体和伤口管理可能会改善门静脉结扎的结果。

延迟并发症很常见。较低的肠系膜血流流速合并休克可能导致静脉血栓形成、肠缺血和坏死[15]。肠梗死的程度从部分到接近全部小肠梗死。此外，门静脉血栓形成和门脉高压可能在此情况下发生。当结扎是控制出血和为患者保证即时生存的唯一选择时，门静脉结扎并发症是确定又不可避免的。

肠系膜上静脉

肠系膜上静脉（SMV）不经常受伤，据报道占创伤性损伤的 0.1%[14]。这些损伤通常是通过穿透伤产生的。当由钝性损伤引起时，由于在非固定的肠系膜上施加的剪切力引起损伤，导致血管破裂。由于其与 SMA 的紧密联系，常常发生一连串的血管损伤。在 SMA 的右侧，静脉为空肠、回肠、阑尾、横结肠前半段的流出道。胰腺和十二指肠也部分依赖 SMV 回流。

由于 SMV 处在中央位置，相关的损伤是常见的。在一项针对 51 例有 SMV 损伤的患者的研究中，平均的损伤数目为 3.5 处[15]。与所有腹腔大静脉一样，死亡率很高，根据相关血管和实质器官损伤的数量，死亡率在 50%～71%[1]。

显露和松懈

虽然与门静脉相比，SMV 更容易接近，但成功到达其近端可能需要分离胰腺。解剖学上 SMA 与其他主要内脏及血管结构密切相关，当该区域出现相关损伤时，显露会变得更为复杂。

与其他腹腔主要静脉相比，SMV 的远端部分是相当容易到达的，且与接近 SMA 的方法一样（图 12-6）。如果损伤发生在胰腺下方数厘米处，直接从肠系膜底部着手的方法是合适的。内脏旋转可能是到达肠系膜根部的必要条件。如果需要非常接近 SMV 近端，则需要使用用于门静脉的接触镜。游离结肠和 Kocher 手法可以提供路径，必须通过分离胰体才能控制近端[2、15]。

出血控制和修复

远端 SMV 损伤可通过人工闭塞控制。随后解剖可置入止血带和血管钳闭塞近端和远端。正如上文所述，近端 SMV 损伤需要分离胰腺才能接近。近端 SMV 损伤出血较多，显露不佳时可致缝合结扎的难度增大，从而引起邻近组织止血不佳和医源性损伤。尽管后方的脾静脉出血也会在某种程度上导致损伤区域显露不好，通过闭塞 SMV 远端和 Pringle 手法，出血可能会暂时减少。这些操作可能足以减缓出血，并充分控制近端 SMV。SMV 的基本修复可通过 5-0 或 6-0 单丝线间断缝合完成。如果组织严重缺失不能进行基本修复，则需要移植隐静脉。

肠系膜上静脉结扎

外科文献表明，与门静脉结扎的患者相比，SMV 结扎的效果更好。各种研究表明，SMV 结扎的死亡率为 15%～33%，而修复组的死亡率为 36%～43%[11、41]。Asensio 等发现 84 例患者的死亡

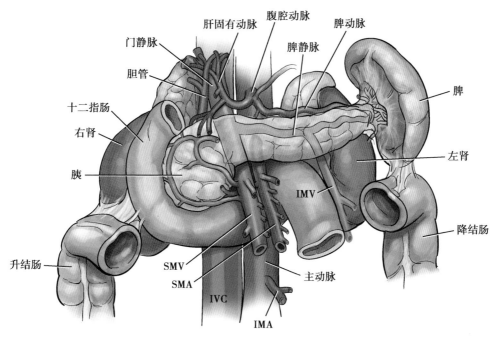

图 12-6 肠系膜上静脉。IVC，下腔静脉；SMA，肠系膜上动脉；SMV，肠系膜上静脉；IMA，肠系膜下动脉；IMV，肠系膜下静脉

率无差异，其中 53 例为 SMV 结扎[42]。总的来说，这些报告表明，需要 SMV 结扎的患者可能更耐受手术，与那些行静脉修复的患者效果一样。SMV 结扎有可能会出现内脏高压和晚期肠缺血，在门静脉结扎中也会出现。SMV 结扎后存活的患者应在腹腔关闭前再次评估小肠的血运情况。无论是 SMV，门静脉，还是 IVC，都不应该在患者已经进入不可恢复的休克状态时把结扎当作最后的稻草。冷静并判断患者有无结扎的需要，在修复失败大量失血之前迅速完成。

在有门静脉和肠系膜上静脉损伤的不稳定的患者中，如果损伤区域可以内置分流且不会造成进一步损伤时，应该考虑行临时分流术。静脉系统相对于动脉系统其血流流速较慢，因此分流者的血栓形成率更高。但是，这可能是额外的选择；而且如果发生血栓形成，最终的结果与结扎没有什么不同。

替代治疗

腔内技术

血管外科手术中腔内技术的出现和广泛应用，为血管创伤的治疗带来了令人振奋的结果。除了主动脉损伤内置移植物的案例外，大多数发表的经验都以病例报告的形式出现。然而，这些报告的数量越来越多且发人深省。腔内技术应用的两个主要领域是球囊阻断控制出血和支架移植修复损伤。

虽然介入放射学和腔内手术在大多数创伤中心都已经广泛应用，但创伤外科医师选择这种方式之前应该考虑到很多因素。首先，必须有熟练掌握这些技术的从业者。如果患者病情变化后不能立即应对，患者的血流动力学状态可能无法等到专家到达。其次，必须有杂交手术的条件，并且必须能够应对多种需要，比如抢救、手术探查以及腔内手术需要的 X 线检查。需要大量各种尺寸的导丝、导管和移植物等的储备[43]。对于入路困难的 IVC 损伤，经皮途径为其提供了最大的可能。门静脉和肠系膜上静脉由于其解剖特点不能经皮入路。

球囊阻断

利用球囊阻断控制出血是腔内技术最具吸引力的应用之一。在使用 Seldinger 技术插入导管鞘后经股静脉送入球囊。Bui 和 Mills 在 2009 年发表的一份病例报告中，描述了一例 IVC 裂伤在术前置入球囊控制持续出血，并经 CT 证实。进入腹腔后，迅速找到了损伤，失血较少，整体手术时间减少[4]。据报道在一例腰椎融合术中发生的医源性 IVC 损伤中，类似的技术被用于控制出血[44]。

在术前不知道有血管损伤的情况下,例如穿透伤,球囊阻断可能是有利的。定位时,可以在距离损伤远处或直接通过撕裂的血管到达损伤的血管。与标准的近端血管阻断一样,球囊阻断也会快速减少回心血量。血容量的减少会导致低血压,在某些情况下,甚至会发生循环骤停[32]。必须保护上肢的大血管通路。

支架移植物

血管内移植物可有效地治疗肝后和肝上 IVC 损伤。据报道,Hommes 和 Denton 等使用支架移植物联合开腹手术治疗 IVC 损伤[45, 46]。在肝后下腔静脉置入支架后应用标准的控制出血的方法,包括 Pringle 手法和压迫以修复损伤,在肝后腔静脉支架的支架上进行了治疗,以修复损伤。如果患者病情稳定可以选择腔内入路,那么直接行支架修复可能是肝后和肝上腔静脉撕裂伤的首选[44]。移植物置入前通过开窗保证肝静脉血流这一方法已经被运用。然而,对于是否需要长期抗凝来预防晚期移植物狭窄仍然是有争议的[43, 47]。

静脉分流

房腔分流

1968 年首次由 Schrock 描述,该分流功能性地绕过了肝后腔静脉损伤区域。在右心房耳通过小切口插入大直径胸导管。管腔流出道从右心房向外突出并夹闭,在管腔内的微孔被放置在心包内腔静脉内及损伤部位以下,通常为肾下腔静脉(图 12-7)。血管环或 Rummel 止血带用来保护管道周围的血管[33, 34, 48]。不幸的是,房腔分流后的幸存者极少。Burch, Feliciano 和 Mattox 报道的 31 例患者中只有 6 例在分流后存活下来,所有患者都是枪伤引起的腹膜后腔静脉损伤[48]。腔内技术的进步可能会使房腔分流术被淘汰。

临时静脉分流

在静脉损伤中应用临时人工血管分流术很有限。尽管绝大多数证据都来自肢体损伤,最近再次出现了对用于血管外科控制损伤的临时分流术的关注。一项 2009 年对美国军队发生的 64 例肢体动脉损伤的回顾性研究显示,有 38% 的患者同时伴有静脉损伤。研究中有数例患者进行了静脉分流术,且随后静脉连续性得到恢复[49]。虽然颈动脉分流术(如 Javid 或 Argyle 分流)是最广泛应用的动脉分流术,但腔内直径较大的腹腔大静脉

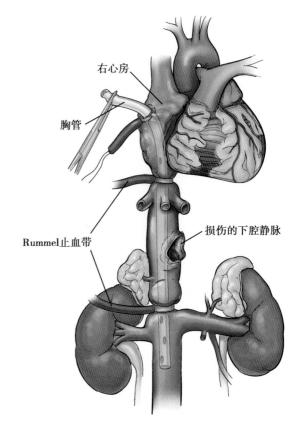

图 12-7 房腔分流

与小口径的胸管更匹配。使用静脉分流术治疗腹部创伤可以通过控制出血和为复苏抢救、手术计划的制订或有潜在可能转移到更高级的部门争取更多的时间,从而有助于损伤控制。

关于分流的远期通畅率大多数公布的数据来自民间创伤文献。在人类中,对 SMA 实施暂时性的血管分流术,长达 36 小时内没有发生血栓形成[50]。另一个团队在两组有动脉损伤的创伤患者中实施暂时性的血管分流术——分别是在骨科制动期间行分流术和需要控制损伤行分流术的群体。两组患者的通畅率都很好,其中 19 例中有 8 例患者(42%)需要分流 12～24 小时,最长分流时间为 52 小时[51]。这些患者均未接受系统性抗凝治疗。虽然临时动脉分流的通畅率是令人鼓舞的,但关于临时静脉分流的报告仍然很少,而在这些患者中,关于通畅率的客观数据也是有限的。Rasmussen 等在 2006 年的一篇综述中提到,4 例在战斗部队中发生静脉损伤的患者接受了分流术并一直保持通畅[52]。手术室里的分流时间受到传输的限制,然而,由于流速和压力的降低,如何保证静脉分流在较长时间内的通畅率仍不清楚。从实际的角度来看,如果出血是可控制的,但是患者的

在图中的标注:
右心房
胸管
Rummel止血带
损伤的下腔静脉

生理状态需要做损伤控制手术，相比结扎，临时的人工血管分流术是一种合理的选择。分流时需要保证近端和远端都有结扎，以防止在搬运和随后的 ICU 护理过程中发生意外。当患者的状态适合重建时，可能会在第二次查看时做出明确的手术选择。当需要进行损伤控制时，静脉分流是一种可接受的方案，但外科医师必须知道其通畅时间不能很好地确定。

静脉旁路、循环阻断和移植的运用

　　当年轻或健康的创伤患者发生腹腔大静脉损伤而致大出血，创伤外科医师可能会尝试激进的措施。毫无疑问，在不常见的出血控制措施中，报告中关于静脉旁路和循环阻断的成功率较低。为了完成这些措施，创伤中心必须有经验丰富的旁路专家和心脏专家以及善于插管的专业人士[29]。插管包括通过右心房或左肺动脉的开放方法（有利于防止右心负荷过重和三尖瓣反流）或经皮放置在股、锁骨下或颈内静脉[21, 27]。一旦转流，可能会为修复创造良好的手术视野。旁路手术后，术中失血减少；肾功能和 30 天生存率在静脉旁路手术中得到了改善。虽然这些研究已经在肝移植人群中进行，但是必须注意避免空气栓塞，并警惕与旁路相关的大容量转移引起的血流动力学效应[29]。低体温循环阻断的意义是由广泛的低体温激发潜在的组织保护作用而获益。然而，在多创伤患者中，肝素化循环的要求可能是令人望而却步的。

　　有关于严重 IVC 损伤伴广泛的肝脏破裂行肝移出或肝移植的报道。肝后修复行肝脏移出并自体移植后的存活率很低。如果能完全地隔绝肝脏，肝脏就会不伴出血地被修复并移植。紧接着第二个团队可处理体内残留的血管或其他内脏损伤。由于器官供应缺乏和相关的移植损伤，移植这一方案只有在特别的情况下才可行[53]。

术后护理和并发症

　　术后在 ICU 恢复的患者中，腹部大静脉损伤的患者会出现一些并发症（框 12-1），包括狭窄和 / 或静脉修复部位的血栓形成。IVC 结扎会发生下肢肿胀，通常是自限性的。门静脉和上肠系膜静脉狭窄或闭塞伴内脏高压可能发生[27, 30]。从 IVC 修复的长期结果来看还比较乐观，然而，血栓形成和潜在栓塞等并发症发生的可能性仍然值得关

| 框 12-1 | 管理腔静脉、门静脉和肠系膜静脉的要点和陷阱 |

- 肾下腔静脉（IVC）结扎更易耐受，是危重患者推荐的治疗策略
- 肝上腔静脉结扎是极其致命的
- 当出现灾难性大出血，结扎门静脉是一个合理的选择
- 当需要充分暴露门静脉时，分离胰头刻不容缓
- 门静脉结扎会导致术后大量的液体需求
- 结扎下腔静脉或门静脉需要多地关注肠道的血运情况
- 房腔分流和复苏性胸廓切开术的预后很差，应尽量避免。对待脆弱的患者，更推荐腔内治疗

注。虽然有关于 IVC 结扎后发生肺栓塞突然死亡的报道，但修复后发生静脉血栓栓塞症的文献很少。术后进行双相超声检查监测修复后的腔静脉，尤其是下肢水肿或有其他症状的患者。在有症状或高风险的患者中，可以考虑置入腔静脉滤器或延长抗凝治疗[30]。此外，在一些腔静脉钝性损伤的患者中，晚期有发生血栓形成和布加综合征的报道。

结论

　　尽管在院前护理和患者运输、开放性手术以及介入修复、损伤控制和 ICU 的管理方面发生了变化，但在过去的 30 年里，这种三联的高致命性静脉损伤的死亡率几乎没有变化[7, 11, 30]。与 20 世纪 80 年代和 20 世纪 90 年代相比，死亡率实际上已经升高。这可能反映了医院在患者的维护和运输管理上欠佳，而不是技术或护理的退化[7]。复苏策略正在发生改变，更强调红细胞与血浆比率的匹配，以及减少晶体液量，这一改变可能对低血压的静脉损伤患者尤其有益。损伤必须逐案评估，因为在这些情况下，没有任何单一的法则能够预测管理。坚持优良的血管技术以及快速止血、减少手术时间是成功的关键。暂时性血管分流术和腔内技术的应用提供了不断发展的治疗手段。

（李燕 译 张福先 校）

参考文献

1. Coimbra R, Filho AR, Nesser RA, et al: Outcome from traumatic injury of the portal and superior mesenteric veins. Vasc Endovascular Surg 38(3):249–255, 2004.
2. Asensio JA, Forno W, Roldan G, et al: Visceral vascular injuries. Vasc Trauma 82(1):1–20, 2002.
3. Pearl J, Chao A, Kennedy S, et al: Traumatic injuries to the portal vein: case study. J Trauma 56(4):779–782, 2004.

4. Bui TD, Mills JL: Control of inferior vena cava injury using percutaneous balloon catheter occlusion. Vasc Endovascular Surg 43(5):490–493, 2009.

5. Duncan IA, Sher BJ, Fingleson LM: Blunt injury of the infrarenal inferior vena cava—imaging and conservative management. S Afr J Surg 43(1):20–21, 2005.

6. DeBakey ME, Simeone FA: Battle injuries of the arteries in World War II: an analysis of 2,471 cases. Ann Surg 123(4):534–579, 1946.

7. Sullivan PS, Dente CJ, Patel S, et al: Outcome of ligation of the inferior vena cava in the modern era. Am J Surg 199(4):500–506, 2010.

8. Feliciano DV, Bitondo CG, Mattox KL, et al: Civilian trauma in the 1980s. A 1-year experience with 456 vascular and cardiac injuries. Ann Surg 199(6):717–724, 1984.

9. Mattox KL, Feliciano DV, Burch J, et al: 5,760 cardiovascular injuries in 4459 patients: epidemiologic evolution 1958 to 1987. Ann Surg 209(6):698–707, 1989.

10. Huerta S, Bui TD, Nguyen TH, et al: Predictors of mortality and management of patients with traumatic inferior vena cava injuries. Am Surg 72(4):290–296, 2006.

11. Fraga GP, Bansal V, Fortiage D, et al: A 20-year experience with portal and superior mesenteric injuries: has anything changed? Eur J Vasc Endovasc Surg 37:87–91, 2009.

12. Moore EE, Cogbill TH, Malangoni M, et al: Scaling systems for organ specific injuries. Table 17, <http://www.aast.org/Library/TraumaTools/InjuryScoringScales.aspx>.

13. Asensio JA, Petrone P, Garcia-Nunez L, et al: Superior venous mesenteric injuries: to ligate or to repair remains the question. J Trauma 62(3):668–675, 2007.

14. Petersen SR, Sheldon GF, Lim JRRC: Management of portal vein injuries. J Trauma 19(8):616–620, 1979.

15. Asensio JA, Berne JD, Chahwan S, et al: Traumatic injury to the superior mesenteric artery. Am J Surg 178:235–239, 1999.

16. Asensio JA, Chahwan S, Hanpeter D, et al: Operative management and outcome of 302 abdominal vascular injuries. Am J Surg 180:528–534, 2000.

17. Broering DC, Al-Shurafa HA, Mueller L, et al: Total vascular isolation and in situ cold perfusion for management of severe liver trauma. J Trauma 53(3):564–567, 2002.

18. Matsumoto S, Sekine K, Yamazaki M, et al: Predictive value of a flat inferior vena cava on initial computed tomography for hemodynamic deterioration in patients with blunt torso trauma. J Trauma 69(6):1398–1402, 2010.

19. Spencer Netto FAC, Tien H, Hamilton P, et al: Diagnosis and outcome of blunt caval injuries in the modern trauma center. J Trauma 61(5):1053–1057, 2006.

20. Cole K, Shadis R, Sullivan TR, Jr: Retrohepatic hematoma causing caval compression after blunt abdominal trauma. J Surg Educ 66(1):48–50, 2009.

21. Marino IR, di Francesco F, Doria C, et al: A new technique for successful management of a complete suprahepatic caval transection. J Am Coll Surg 206(1):190–194, 2008.

22. Graham M, Mattox KL, Beall AC, Jr, et al: Injuries to the visceral arteries. Surgery 84(6):835–839, 1978.

23. Lucas AE, Richardson JD, Flint LM, et al: Traumatic injury of the proximal superior mesenteric artery. J Trauma 193(1):30–34, 1981.

24. Albert D, Sam AD, Frusha JD, et al: Fatal avulsion of inferior vena cava following blunt abdominal trauma. Br J Hosp Med 71(6):352–353, 2010.

25. Posner MC, Moore EE, Greenholz SK, et al: Natural history of untreated IVC injury and assessment of venous access. J Trauma 26:698–701, 1986.

26. Buckman RF, Jr, Miraliakbari R, Badellino MM: Juxtahepatic venous injuries: a critical review of reported management strategies. J Trauma 48(5):978–984, 2000.

27. Liao GP, Braslow B, Schwab CW, et al: Cavopulmonary bypass to facilitate infrahepatic vena cava gunshot wound repair. Ann Thorac Surg 89:2026–2028, 2010.

28. Feliciano DV: Abdominal vessels. In Ivatury RR, Cayten CG, editors: The textbook of penetrating trauma, Baltimore, 1996, Williams & Wilkins, pp 702–716.

29. Kaemmerer D, Daffner W, Niwa M, et al: Reconstruction of a total avulsion of the hepatic veins and the suprahepatic inferior vena cava secondary to blunt thoracoabdominal trauma. Langenbecks Arch Surg 396:261–265, 2011.

30. Navsaria PH, de Bruyn P, Nicol AJ: Penetrating abdominal vena cava injuries. Eur J Vasc Endovasc Surg 30(5):499–503, 2005.

31. Yilmaz TH, Ndofor BC, Smith MD, et al: A heuristic approach and heretic view on the technical issues and pitfalls in the management of penetrating abdominal injuries. Scand J Trauma Resusc Emerg Med 18(40):1–7, 2010.

32. Angeles AP, Agarwal N, Lynd C, Jr: Repair of a juxtahepatic inferior vena cava injury using a simple endovascular technique. J Trauma 56(4):918–921, 2004.

33. Clark JJ, Steinemann S, Lau JM: Use of an atriocaval shunt in a trauma patient: first reported case in Hawai'i. Hawai'i Med J 69:47–48, 2010.

34. Rosenthal D, Wellons ED, Shuler FW, et al: Retrohepatic vena cava and hepatic vein injuries: a simplified experimental methods of treatment by balloon shunt. J Trauma 56(2):450–452, 2004.

35. Votanopoulos KI, Welsh FJ, Mattox KL: Suprarenal inferior vena cava ligation: a rare survivor. J Trauma 67(6):E179–E180, 2009.

36. Mullins RJ, Lucas CE, Ledgerwood AM: The natural history following venous ligation for civilian injuries. J Trauma 20(9):737–743, 1980.

37. Jurkovich GJ, Hoyt DB, Moore FA, et al: Portal triad injuries. J Trauma 39(3):426–434, 1995.

38. Emmiler M, Kocogullari CU, Yilmaz S, et al: Repair of the inferior vena cava with autogenous peritoneo-fascial patch graft following abdominal trauma: a case report. Vasc Endovascular Surg 42(3):272–275, 2008.

39. Stone HH, Fabian TC, Turkleson ML: Wounds of the portal venous system. World J Surg 6(3):335–340, 1982.

40. English WP, Johnson MB, Borman KR, et al: Mesenteric ischemia: an unusual presentation of traumatic intrahepatic arterioportal fistula. Am Surg 67(9):865–867, 2001.

41. Donahue T, Strauch G: Ligation as definitive management of injury to the superior mesenteric vein. J Trauma 28(4):541–543, 1988.

42. Asensio JA, Britt LD, Borzotta A, et al: Multiinstitutional experience with the management of superior mesenteric artery injuries. J Am Coll Surg 193(4):354–365, 2001.

43. Sam IIAD, Frusha JD, McNeil JW, et al: Repair of blunt traumatic inferior vena cava laceration with commercially available endografts. J Vasc Surg 43(4):841–843, 2006.

44. de Naeyer G, Degrieck I: Emergent infrahepatic vena cava stenting for life-threatening perforation. J Vasc Surg 41(3):552–554, 2005.

45. Hommes M, Kazemier G, van Dijk L, et al: Complex liver trauma with bilhemia treated with perihepatic packing and endovascular stent in the vena cava. J Trauma 67(2):E51–E53, 2009.

46. Denton JD, Moore EE, Coldwell DM: Multimodality treatment for grade V hepatic injuries: perihepatic packing, arterial embolization and venous stenting. J Trauma 42(5):964–968, 1997.

47. Watarida S, Nishi T, Furukawa A, et al: Fenestrated stent graft for traumatic juxtahepatic inferior vena cava injury. J Endovasc Ther 9:134–137, 2002.

48. Burch JM, Feliciano DV, Mattox KL: The atriocaval shunt. Facts and fiction. Ann Surg 207(5):555–568, 1988.

49. Gifford SM, Aidinian G, Clouse WD, et al: Effect of temporary shunting on extremity vascular injury: an outcome analysis from the global war on terror vascular injury initiative. J Vasc Surg 50(3):549–556, 2009.

50. Reilly PM, Rotondo MF, Carpenter JP, et al: Temporary vascular control during damage control: intraluminal shunting for proximal superior mesenteric artery injury. J Trauma 39(4):757–760, 1995.

51. Granchi T, Schmittling Z, Vasquez J, Jr, et al: Prolonged use of intraluminal arterial shunts without systemic anticoagulation. Am J Surg 180:493–497, 2000.

52. Rasmussen TE, Clouse WD, Jenkins DH, et al: The use of temporary vascular shunts as a damage control adjunct in the management of wartime vascular injury. J Trauma 61(1):8–15, 2006.

53. Boggi U, Vistoli F, Del Chiaro M, et al: Extracorporeal repair and liver autotransplantation after total avulsion of hepatic veins and retrohepatic inferior vena cava injury secondary to blunt abdominal trauma. J Trauma 60(2):405–406, 2006.

第13章 颈部和胸廓出口

FRED A. WEAVER, GABRIEL HERSCU

摘要

如果不能正确识别和处理颈部、胸廓出口血管损伤，可能会导致严重的神经系统功能障碍或死亡。该区域血管损伤包括轻微损伤到危及生命的损伤；前者初次检查时可能无异常，但结果也许会导致严重的神经系统功能障碍，而后者则需要立即治疗。颈部、胸廓出口血管损伤临床表现的多变性及其潜在的破坏性促使诊断方法、影像学检查和手术方案得到不断优化和改良。

颈部穿透性血管损伤需采用多种影像学检查、综合治疗计划和先进的手术技术。详细了解血管解剖知识以及手术所需暴露的视野和果断的手术决策是至关重要的，特别是那些病情不稳定需要立即手术的患者。有些看似平常的检查可能会导致钝性脑血管损伤患者出现迟发性、破坏性神经系统损伤。因此，必须对这些损伤保持高度警惕。详尽的筛查联合新型药物治疗和手术可以更好地识别这些损伤并可显著改善预后。

随着血管腔内技术的不断发展，越来越多的脑血管损伤使用了该方法，因其可以避免大切口和减少手术相关并发症。血管腔内技术的知识和经验已成为血管创伤管理的关键因素，并越来越多地应用于各种颈部、胸廓出口血管损伤。

关键词：颈动脉，椎动脉，锁骨下动脉，神经系统，CT血管造影（CTA），血管腔内

简介

如果对颈部、胸廓出口血管损伤认识不足或处理不当会导致破坏性神经系统损伤，甚至死亡。血管损伤的范围很广，除了那些危及生命需要紧急处理的损伤外，还有初步检查显示轻微损伤但最终导致严重的神经系统功能障碍的损伤。颈部、胸廓出口血管损伤患者临床表现的多样性及其潜

在的破坏性要求在诊断方法、影像学检查和外科手术方面重新进行评估。这些方面的改进会促使穿透性和钝性颈部、胸廓出口血管损伤处理方案的改变。

外科处理颈动脉损伤的历史可回溯至16世纪。在1552年，Ambroise Pare 第一个报道了采用结扎的方法成功地处理颈动脉损伤[1]，他把颈总动脉和颈内静脉一并进行了结扎。虽然患者存活下来，但出现了失语、偏瘫等并发症。Fleming 随后也报道了一例成功结扎损伤的颈总动脉的病例，而且预后良好，直到20世纪50年代这种方法一直都是外科处理颈动脉损伤的标准方案[2]。20世纪50年代开始动脉损伤一期修复，当时尝试了对颈动脉损伤进行修复并取得成功。随后这种血管重建技术广泛地应用于平民的颈动脉、锁骨下动脉损伤，也有少数椎动脉损伤患者使用此方法。最近，在某些颈、胸廓出口血管损伤患者中，血管腔内技术已取代传统开放手术。

适应证

颈、胸廓出口血管发生穿透性或钝性损伤常常伴有严重的合并症以及损伤远端部位的非血管性损伤。因此，谨慎应用高级外伤生命支持系统（ATLS方案）来稳定患者和治疗是至关重要的。初步检查应包括全面的神经系统检查、杂音的听诊、颈动脉和颞浅动脉触诊、监测双上肢脉搏和血压，因为双上肢脉搏降低或血压不同可能提示颈部或胸廓出口血管损伤。

颈动脉损伤患者常表现为损伤对侧神经功能障碍、失语、Horner 综合征或明确的颈前软组织损伤。椎动脉损伤患者表现为共济失调、头晕、呕吐、面部和躯体痛觉消失或视野缩小。头、颈、耳、面部、眶周疼痛提示可能存在出血或血管夹层[3]。头部闭合性损伤与颈动脉/椎动脉钝性损伤之间

存在高度相关性，许多患者在就诊时格拉斯哥昏迷评分（GCS）很低，这就使诊断过程变得复杂化。颈动脉 / 椎动脉钝性损伤患者在到达急诊室时血管检查结果可以无明显异常，然而在 10～72 个小时后就会发展为局灶性神经功能障碍[4]。锁骨下动脉穿透损伤往往是致命的。那些能够到达医院并且幸存的患者，50% 以上会出现血压降低而且需要紧急复苏开胸手术[5~9]。尽管存在明显的动脉损伤，但由于肩部有强大的侧支循环，上肢仍可触及脉搏。1/3 伴有臂丛神经损伤的锁骨下动脉损伤患者术后出现并发症[10~11]。第一肋骨骨折通常与锁骨下动脉钝性损伤有关。

在穿透性损伤的评估中，体格检查是非常重要的。多项研究已证实一系列体格检查对判断颈动脉损伤患者是否需要修复是有价值的，特别是颈部Ⅱ区血管损伤。此外，体格检查阴性表明Ⅰ区和Ⅲ区（图 13-1）明显颈动脉损伤的可能性小，现有文献指出体格检查在检测需要修复的颈动脉穿透性损伤患者中的灵敏度大于 95%[11~19]。

由于大多数颈动脉和椎动脉钝性损伤患者临床表现隐匿，推荐进行 CT 血管造影（CTA）或经导管血管造影检查来评估患者颈部血管钝性损伤的风险[20]。存在颈动脉 / 椎动脉钝性损伤风险的患者包括：（a）头颈部创伤，重度颈后伸、旋转或过度屈曲；（b）Ⅱ型或Ⅲ型骨折；（c）累及颈动脉的颅底

骨折；（d）闭合性颅脑损伤伴有弥漫性轴索损伤且 GSC < 6 分；（e）颈椎椎体或横突骨折、半脱位或韧带损伤，C_1～C_3 椎体任一平面的骨折；（f）座椅安全带的惯性伤或其他类型的挥鞭损伤伴有明显的颈椎疼痛、肿胀或精神状态改变[4]。

大多数不伴有神经功能障碍的颈动脉穿透性损伤患者应当进行修复。对于存在神经功能障碍的患者是否进行血管修复，过去存在争议。20 世纪 70 年代，Cohen 和 Bradley 提出在伴有神经功能障碍的颈动脉损伤患者中行修复术可能会导致颅内出血[21]。然而，随后有许多学者研究得出结论：无论是否存在神经功能障碍，进行颈动脉修复术术后死亡率降低和最终神经功能状态整体改善[22~25]。修复术的相对禁忌证包括无法进行手术修复的病变区域损伤，昏迷患者重建时间延误 3～4 小时，大面积脑梗死患者入院行 CT 或 MRI 检查，手术暴露和开放性取栓术后远端动脉血液回流障碍[26]。

对于神经功能完整的穿透性血管损伤患者有时可以进行非手术治疗。神经功能检查正常的颈动脉或椎动脉闭塞的患者，使用肝素进行观察和抗凝是一种可接受的方法。同样，诊断为微小动脉损伤的患者也不需要进行手术修复。微小动脉损伤包括非梗阻性或粘连性内膜瓣以及直径小于 5mm 的假性动脉瘤。已有记录了微小动脉穿透性损伤的安全性观察数据和随访 10 年的数据[27~28]。

对于钝性颈动脉损伤患者是否进行修复术取决于 CTA 或导管造影结果显示的颈动脉损伤分级：Ⅰ级，血管内膜损伤且管腔狭窄小于 25%；Ⅱ级，颈动脉夹层或血肿且管腔狭窄大于 25%；Ⅲ级，假性动脉瘤；Ⅳ级，血管闭塞；Ⅴ级，血管横断。患者最初接受非手术治疗，建议在 7～10 天后再行 CTA 或导管造影检查，因为超过 60% 的损伤患者将在该时间段内出现不同程度的病情恶化，尤其是Ⅰ级和Ⅱ级钝性血管损伤往往会发展为Ⅲ级假性动脉瘤。此外，损伤后 3～6 个月必须进行影像学检查，这主要是为了观察假性动脉瘤是否随着时间推移而发展恶化。

Fabian 第一个证明了在颈动脉钝性损伤患者中积极抗凝治疗可提高患者的生存率（P < 0.02）和改善神经系统的预后（P < 0.01）[29]。后续研究也证实了对于正在进行抗血栓治疗的无症状患者神经系统的后果得到改善的趋势[30~32]。颈动脉损伤治疗方案中抗血栓治疗包括肝素抗凝后改用华法林或单独使用阿司匹林或阿司匹林联合氯吡格雷。

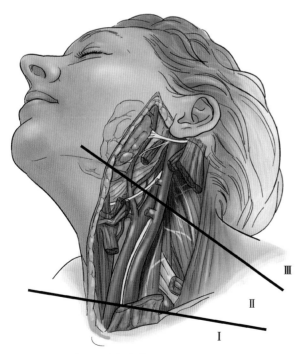

图 13-1 颈部的颈动脉分区。Ⅰ区从胸骨上凹到环状软骨。Ⅱ区从环状软骨到下颌角。Ⅲ区从下颌角到颅底

最近一项荟萃分析显示,颈动脉夹层中抗血小板治疗与抗凝治疗的卒中率或出血并发症无显著性差异[33]。然而,可能更推荐双重抗血小板治疗,因其安全性高而且费用低[4]。

目前的指南是,Ⅰ级和Ⅱ级颈动脉钝性伤患者进行抗血栓治疗。Ⅲ级损伤患者应进行外科手术修复。如Ⅲ级损伤不易暴露,则选择覆膜支架植入或裸金属支架加上动脉瘤内弹簧圈栓塞的方案(图13-2)。Ⅳ级损伤应进行抗栓治疗。Ⅴ级损伤往往与非血管性损伤相关,可能需要手术干预。如果可能,这些损伤应当进行手术修复,但在大多数情况下,由于损伤解剖位置特殊需要结扎或栓塞[4, 34]。颈动脉钝性损伤患者需要进行血管腔内修复术,而且手术应推迟至少7天,因为早期手术干预是卒中的高危因素[35]。

椎动脉钝性损伤的自然演变过程表明,90%的狭窄病变可以自愈,67%的血管闭塞只通过抗血栓治疗后就会再通[36]。目前的治疗方案包括使用肝素后改用华法林抗凝治疗或单独使用阿司匹林或阿司匹林联合氯吡格雷抗血小板治疗。这些治疗方案似乎有着相似的结果,但这些损伤的最佳治疗方案还有待证明[37]。椎动脉钝性损伤往往发生在颈椎固定和活动片段之间的连接处(图13-3)。V₂段是成人最常见的受累节段,而V₃段和V₂上段是儿童常见的受累部位。大约1/3的患者存在双侧损伤[37]。椎动脉钝性损伤或穿透损伤极少需要手术介入治疗或血管腔内修复术。

术前准备

对存在颈、胸廓出口血管损伤病史的患者的术前准备取决于是否存在活动性出血以及损伤的解剖部位。活动性出血或血肿扩大的患者应直接

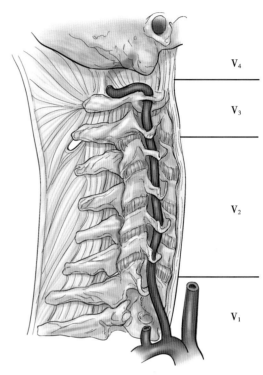

图13-3 椎动脉的解剖分段。V₁段自锁骨下动脉至进入C₆横突孔。V₂段自C₆横突孔到C₂横突孔的出口。V₃段是C₂横突孔到颅底之间的颅外段。V₄段终止于与对侧椎动脉交界处的颅内段

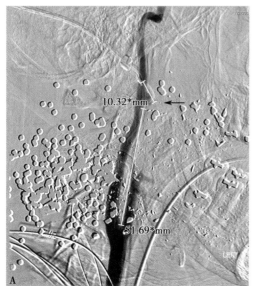
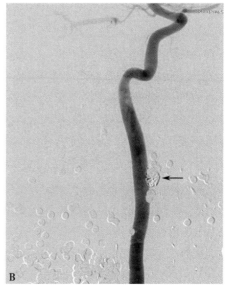

图13-2 (A)Ⅱ区和Ⅲ区的霰弹枪枪伤导致的右颈内动脉假性瘤造影,箭头示动脉瘤;(B)假性动脉瘤裸支架和弹簧圈(箭头)治疗完成后造影

到手术室进行手术探查、控制出血和修复血管。这种情况下，迅速经鼻或口腔进行气管插管建立气道至关重要，特别是Ⅱ区穿透性损伤患者。在没有明确出血证据的情况下，如果怀疑患者存在血管损伤则需要快速行诊断性造影检查，特定情况下也可以进行诊断性导管造影。这种方法尤其适用于Ⅰ区和Ⅲ区损伤的患者，因为手术进入损伤的血管很困难。虽然传统教学指出处理所有Ⅱ区穿透性血管损伤最好的方法是手术探查，但现有证据表明在没有出血的情况下进行 CT 平扫检查是安全可行的，并且可以减少一些手术探查阴性结果。在急诊对颈部Ⅱ区和胸廓出口血管进行超声检查在提供快速、准确的评估方面有很大的价值[38~40]。有必要注意和优先检查相关的非血管性损伤。伴有神经功能障碍或精神状态改变的患者在进行手术干预前需行头颅 CT 或 MRI 检查。

多数机构中 CTA 是确诊性检查。现已证明 CTA 检查结果是相当准确的，尤其对于穿透性血管损伤患者，可作为手术治疗的基础性检查[16, 41, 42]。然而，对于颈动脉和椎动脉钝性损伤 CTA 检查的准确性较差。最近发布的指南指出，对于可疑的钝性血管损伤需要行 16 层或更高级别的 CTA 检查来进行评估[4, 34]。然而，有研究证明，16 排 CT 扫描仪的敏感度为 29%～64%、64 排 CT 扫描仪的敏感度为 51%～54%[43~45]。由于大多数钝性血管损伤患者接受 CT 扫描的是躯体的一部分，因此增加颈部 CTA 检查是很容易完成的。血管造影应用广泛，但在钝性血管损伤患者中存在一定风险。根据损伤的机制、位置和类型，在诊断性血管造影后行血管腔内介入治疗可能是合适且准确的治疗方法。

危险因素

CTA 和导管造影：对于病情稳定没有出血的患者，手术干预治疗前必须进行 CTA 和导管造影检查，这是为了明确损伤程度和损伤部位，以便指导手术区域和近端需要暴露的部位。

钝性颈动脉 / 椎动脉损伤：大多数损伤抗血栓治疗方案包括肝素治疗后改用香豆素或抗血小板治疗。由于更好的安全性和费用低，双联抗血小板治疗是更好的选择[4]。未能识别这些损伤和没有抗血栓治疗会增加神经系统恶化和长期发病率的风险。

穿透性损伤：虽然穿透性损伤可能是在颈、胸廓出口动脉的某个手术可及的区域或片段，在准备手术时，应当考虑损伤的穿透路径。外科医师必须根据穿透伤的路径决定患者是否需要暴露更多的手术区域。

神经功能障碍：对怀疑或确诊的颈动脉 / 椎动脉损伤患者进行仔细的神经系统检查是必不可少的。术前神经功能状态的记录是预测和认识术后神经系统改变的关键。

相关的呼吸消化道损伤：颈动脉损伤在进行动脉修复术前必须先预测和评估呼吸消化道损伤。如果存在呼吸消化道损伤，则必须在修复的动脉和呼吸消化道损伤之间覆以肌肉使动脉修复能顺利进行。

臂丛损伤：胸廓出口血管损伤常伴有臂丛神经损伤。因此，术前仔细检查受累肢体对确定神经系统损伤程度至关重要。这有助于识别手术创伤或上肢骨筋膜室综合征导致的新的神经系统损伤。

近端血管控制：成功修复动脉损伤和减少失血量最重要的是在手术暴露血管损伤前控制动脉近端。这对锁骨下动脉和颈动脉Ⅰ区损伤尤为重要，无论是颈部损伤进行胸骨正中切开术或近端血管内球囊阻断，还是左锁骨下动脉损伤在左侧第 3、第 4 肋间行胸廓切开术，控制近端血管都是有必要的。左锁骨下动脉近端难以通过胸骨正中切开术来控制。

静脉损伤：静脉损伤通常和颈、胸廓出口动脉损伤有关。大多数患者都适合结扎且有助于将损伤最小化。损伤越靠近近端，静脉损伤需要手术修复的可能性就越大。双侧颈内静脉损伤时只修复一侧是可行的，这样可以防止颅内静脉高压。

颅、膈神经：颈、胸廓出口血管和这些神经的解剖位置关系，使其在进行手术暴露损伤血管和修复过程中易受到损伤。善于识别和保护这些神经对降低短期和长期的神经系统损伤很重要。

颈内动脉修复：颈内动脉由于钝性或穿透性损伤导致血栓形成并且会延伸至颅内。这就需要进行导管取栓术来去除远端颈内动脉血栓。如果没有血液回流，那么远端颈内动脉就不需要再行血液再灌注修复术。如果是血液回流恢复的患者，在施行再灌注修复术前进行血管造影观察所有远端血栓是否都已去除。

避免低血压和缺氧：继发于脑皮质损伤的神经功能损伤患者，维持正常血压、避免低氧血症是维持脑皮质周围缺血半暗带的必要条件。术中、术后没能维持正常血压和足够的氧饱和度会扩大脑损伤继而导致神经功能恶化。

手术方法和技巧

颈动脉

1969 年，Monson 将颈部分划为三个区域[46]。这样区分有利于颈动脉损伤的诊断和治疗。Ⅰ区从锁骨至环状软骨，Ⅱ区从环状软骨至下颌角，Ⅲ区从下颌角至颅底[47]。Ⅱ区颈动脉在颈动脉鞘内，鞘内还包括迷走神经和颈静脉。大多数情况下，下颌角下一至两横指处Ⅱ区颈总动脉分为颈内、外动脉。术前应警惕颈动脉分叉处的解剖关系，特别是那些Ⅱ、Ⅲ交界区损伤的患者。知晓这种分区是为了描述穿透性损伤的位置，这很重要。穿透伤可能会经过颈部、胸部或颅内其他区域。

颈动脉损伤修复术中手术区域的准备包括颈、胸部以及取大隐静脉侧大腿部的手术准备。Ⅰ区和Ⅲ区颈动脉损伤手术颇具挑战性。Ⅰ区颈动脉损伤近端控制则需胸骨正中切口。如果血容量正常可以进行血管腔内介入术，如近端动脉球囊封堵，可迅速控制出血且使切口最小化。如图 13-4 所示，如果胸骨切口是必需的，则可沿着同侧胸锁乳突肌前缘纵向延伸暴露颈动脉。切开颈动脉鞘，颈内静脉就会回缩从而暴露颈总动脉。应注意识别和保护颈动脉鞘内的迷走神经。

对于Ⅱ区颈动脉损伤，由于面静脉通常位于颈动脉分叉处，应当剥离并结扎面静脉使颈内静脉向外侧拉开来暴露颈动脉。沿颈内静脉内侧缘头端切开暴露近端颈内动脉。沿颈内动脉外侧缘切开暴露横向走行于颈内、外动脉表面的舌下神经。沿舌下神经攀找到舌下神经主干的接合处来识别这一重要神经。

Ⅱ、Ⅲ交界区暴露颈内动脉远端时可能需要分离枕动脉以及松解下颌后部筋膜来游离二腹肌后腹部。应注意识别和保护脑神经和脊髓副神经，这些神经通常隐匿于二腹肌后腹部肌纤维内，而且在Ⅲ区暴露时存在损伤风险。在口内用丝线固定下颌骨前端可能会获得额外的手术暴露区域，这要求术前进行良好的规划以及经鼻气道的建立。这种做法会扩大手术区域：由窄变宽的三角手术区域，沿颈内动脉 1～2cm 额外暴露视野[48]。其他

替代技术为下颌骨半脱位切开术，这种方法没有额外优势而且并发症的发生率更高。术前颈动脉、脑血管造影是手术治疗Ⅲ区颈部损伤必不可少的检查。

动脉修复包括保护近端和远端的控制，其次是暴露损伤区域。可采用 Fogarty 球囊导管清除血栓。颈动脉内放置大小合适的球囊导管阻断，球囊不可过度充气以避免动脉痉挛、血栓形成或血管穿孔。近端和远端动脉管腔应当用肝素盐水溶液（1 000U 肝素 /1L 生理盐水）冲洗并保持全身肝素化状态，如无禁忌应给予抗血栓形成和防止血栓播散的措施。血管腔内临时转流管如 Sundt 转流管或 Argyl 转流管可以迅速重建顺行动脉血流，并且应该用于Ⅱ区颈内动脉或颈总动脉分叉部位损伤。大多数情况下，没有血管转流管时也可以修复近端颈总动脉损伤。

修复的类型取决于损伤的程度。如果只是简单的损伤、小裂伤或偶发刺伤，一期修复或补片血管成形术是可取的。但对于更广泛的损伤，重要

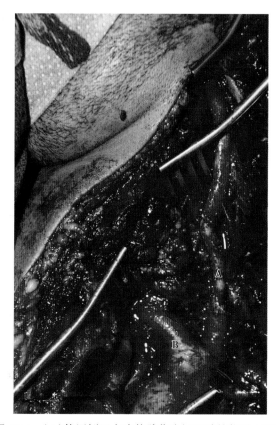

图 13-4 （A）使用倒置大隐静脉作为间置移植物对左颈总动脉Ⅰ区损伤进行修复；（B）注意自主动脉弓发出的无名动脉后方的左颈总动脉起始处。此路径是通过胸骨正中切口向近端延伸至左侧颈部的纵向切口，左锁骨下动脉起始端未暴露

的是要识别损伤动脉片段并进行清创使之恢复到正常动脉状态。更广泛的损伤需要进行端-端吻合、血管腔内移植,当相邻软组织损伤广泛,则需行旁路移植术。如果有必要可以使用静脉移植物进行自体修复,特别是伴随消化道损伤时。然而,对常见的颈动脉损伤也可利用人工血管进行修复。对于近端颈内动脉损伤的患者,如果人工血管移植物不可用,那么颈外动脉到颈内动脉转位术则提供了另一种选择(图13-5)。Ⅲ区颈内动脉损伤可延伸至颅底,这种情况下不能直接进行手术修复。需要根据损伤的类型,非手术治疗或血管腔内途径可能是更好的选择。特定情况下有必要进行结扎,但与此同时卒中的发生率也增高了[49]。所有修复术完成时伤口应无张力且由软组织覆盖。术中动脉造影或多普勒超声是必须要做的检查,主要是用来记录远端动脉修复和血管通畅情况[50]。血管腔内介入术也成功地治疗了枪伤导致的颈部Ⅱ、Ⅲ区颈内动脉假性动脉瘤。

血管腔内介入治疗适用于手术难以到达的区域(Ⅲ区远端)或需要更广泛的手术暴露(近端Ⅰ区)来修复的损伤。最初是用于小动静脉瘘和短段夹层的治疗,随着科技的进步和经验的积累,覆膜支架和裸金属支架可用于更严重的损伤。目前可考虑运用血管腔内介入术来治疗颈动脉损伤患者,尤其是合并多发伤的高危患者。可从股动脉入路,使用长鞘(大于70cm)或导管。一系列小至中型覆膜支架和裸金属支架现在已经市场化,可用于处理血管近端和远端损伤。随着越来越多的手术室转变成复合介入室,而且外科医师在血管腔内介

入治疗技术上变得更熟练,外伤性颈内动脉损伤的血管腔内治疗一定会得到扩展。

对于不适合进行开放手术或血管腔内修复术的Ⅲ区损伤患者来说可以考虑近端颈内动脉(ICA)结扎和颅外-颅内旁路术。特殊的Ⅲ区损伤进行单纯颈动脉结扎的结果可以通过结扎前诱发临时球囊血管闭塞试验来预测。神经功能完整的患者进行单纯结扎是可以接受的,颅外-颅内旁路术用于那些会发展成神经功能损伤的患者。

椎动脉

椎动脉是锁骨下动脉的第一个分支,通常在$C_6 \sim C_7$水平。至少在6%的人群中,左椎动脉直接从主动脉弓发出,位于左颈总动脉起始部和左锁骨下动脉之间[51]。椎动脉分为四个解剖节段。V_1段跨越主动脉弓起始部直到进入C_6横突孔。V_2段从C_6横突孔进入口C_2的横突孔。V_3段是C_2的横突孔与颅底之间的颅外段。V_4段为颅内段,始于枕骨大孔入口,终于同侧椎-基底动脉交界处。椎动脉循环路径长是其特有的性质,如果有必要,非优势侧椎动脉损伤可以进行单纯结扎[52, 53]。单侧椎动脉发育不良的发生率大约为10%,可通过术前CTA或导管造影来识别[37]。

椎动脉损伤的处理方法取决于损伤的解剖节段和对侧椎动脉的状态。椎动脉手术比颈动脉手术更困难,直接手术修复颇具挑战性。因此,对于大多数穿透性或钝性血管损伤患者,无论是哪个节段的损伤,结扎、栓塞或非手术治疗都是可取的。如果可行,可以考虑非手术治疗椎动脉损伤,

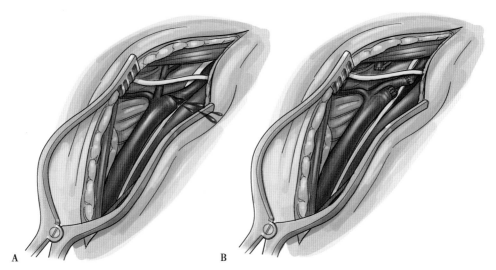

图13-5 颈外-颈内动脉转位术示意图。(A)近端颈内动脉损伤如图所示;(B)转位是将近端颈外动脉游离断开,然后将近端颈外动脉和远端颈内动脉进行端-端吻合

最重要的是要先确定哪侧椎动脉较大或占优势。如果确定是优势侧椎动脉损伤，则需要更多的尝试和努力来完成修复（例如，血管腔内支架或开放血运重建术）。在某些情况下，根据影像成像质量和损伤位置可能无法确定损伤的椎动脉是否是优势侧，那么可以尝试完成修复占主导地位的椎动脉。这种情况下，结扎或栓塞动脉是可行的，但同时发生后循环卒中的风险较高。支架或弹簧圈栓塞、球囊栓塞、组织黏合剂和其他止血剂已用于假性动脉瘤和特定的动静脉瘘患者。大多数椎动脉闭塞患者同时需要抗血栓治疗。椎动脉损伤的手术指征包括活动性出血和血管腔内介入治疗失败的患者。

罕见的钝性或穿透性血管损伤需要进行开放性手术修复，通过锁骨上胸锁乳突肌内侧横切口暴露椎动脉 V_1 段。分离胸锁乳突肌头部或分开两个头部纵向暴露颈动脉鞘。打开颈动脉鞘，分离颈动脉中部、迷走神经、颈内静脉外侧，再向后分离椎静脉就可直接到达椎动脉和锁骨下动脉近端。

很少需要暴露椎动脉 $V_2 \sim V_4$ 段，而且暴露椎动脉 $V_2 \sim V_4$ 段非常具有挑战性。暴露 V_2 段需要通过胸骨横突孔。同样，暴露 V_1 段可发现颈后深部的颈长肌。一旦将颈长肌从深部的骨性结构上剥离出来，就可看见前横突结节和椎体。用咬骨钳去除椎动脉孔前缘，显露椎动脉。由于静脉丛的存在，此过程中可能会出现中至重度出血。应当注意不可损伤颈动脉正后方的颈神经根。暴露颈动脉 V_3 段需要通过耳后通路，V_4 段只有通过开颅术才能看见。在神经外科医师的帮助下可以最好地暴露 V_3 和 V_4 段。

锁骨下动脉

左锁骨下动脉起源于主动脉弓，相当于第三个也是终末大血管。右锁骨下动脉起源于无名动脉。锁骨下动脉从起始部向第一肋骨外侧缘延伸。根据和前斜角肌的关系分成三段（图13-6）。第一段位于前斜角肌内侧，重要分支包括椎动脉、内乳动脉、甲状颈干；第二段为前斜角肌后侧；第三段很短，从前斜角肌外侧缘向第一肋骨外侧缘延伸，延续为腋动脉。膈神经在前斜角肌上方或内侧，在锁骨下动脉第一、第二段暴露过程中会损伤此神经。锁骨下动脉位于锁骨下静脉的后方，椎静脉、前斜角肌和胸导管的左侧[52]。

穿透性锁骨下动脉损伤通常伴有血流动力学

不稳定且需要立即治疗。伴有活动性出血的损伤，急诊暂时性措施可能需要进行胸廓切开术。在损伤血管处插入 Foley 导管且将球囊充盈可快速控制出血[6]。情况稳定的患者需要行导管造影或 CTA 检查来进一步明确穿透性损伤范围和损伤程度。

锁骨下动脉损伤的解剖节段决定了手术所需暴露区域。手术修复锁骨下动脉损伤时，手术区域应该包括颈、胸部。对于锁骨下动脉第一段损伤，控制右锁骨下动脉近端时必须行胸骨正中切开术。将胸骨切口延伸至锁骨上可充分暴露右锁骨下动脉穿透伤和血管损伤的程度。由于左锁骨下动脉起源于主动脉弓远端后侧，近端控制需要前外侧胸廓切开术，近端控制后，锁骨上切口即可暴露损伤血管；而且如果有必要的话，两个切口可由胸骨正中切口来连接。如果存在血流，可以在诊断性血管造影或手术时通过血管内球囊来控制锁骨下动脉的近端。

不管血管损伤是位于锁骨下动脉第二、第三段的左侧还是右侧，都需要锁骨上切口来进入和修复损伤部位。伴有颈部或锁骨上明显肿胀、纵隔增宽或胸腔内出血的损伤可能需要胸腔内近端控制。可通过锁骨下切口暴露腋动脉来控制血管远端。锁骨内侧半切除或分离和去除锁骨内侧半部分，虽然很少需要且可能会增加手术暴露区域，但并发症最少[6]。

锁骨下动脉损伤的开放性手术包括血管边缘清创术和经典修复术。如果上述方法不可行，那么血管腔内移植物或人工血管移植物是可以接受的。当需要更广泛地修复时，由于肩部和锁骨上

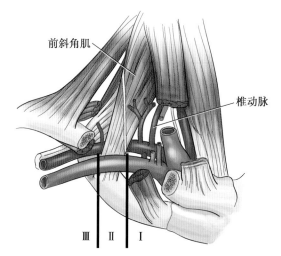

图13-6 锁骨下动脉的解剖。第Ⅰ段从锁骨下动脉起始处延伸至前斜角肌内侧缘。第Ⅱ段位于前斜角肌后方。第Ⅲ段从前斜角肌外侧缘延伸到第一肋骨外侧缘

窝有强大的侧支循环，通常可以提供足够的上肢灌注来维持上肢的运动，这时可以考虑单纯结扎。伴随静脉损伤是常见的，条件允许也可以进行静脉修复。即使会有轻至中度的手臂肿胀，锁骨下静脉结扎通常耐受性好，也就没必要进行更复杂的修复。当近端静脉损伤累及头臂静脉或上腔静脉时应尽可能地进行手术修复。

病情稳定的锁骨下动脉损伤患者行血管腔内修复的成功率超过93%[54~57]。腔内治疗可以作为确定性治疗或作为一种稳定病情的手段来为确定性治疗提供基础。据估计，大约50%的穿透性锁骨下动脉损伤可以进行血管腔内治疗[55,58,59]。治疗过程中可通过长导鞘或引导导管经股动脉进行诊断性动脉造影，也可以经同侧肱动脉入路，以便导丝和支架通过明确的锁骨下动脉损伤。一旦导丝穿过损伤段，覆膜支架则可顺利通过。如果有必要覆盖椎动脉，正常或占主导地位的对侧椎动脉应通过导管造影或CTA检查来记录。已有成功介入治疗锁骨下动脉闭塞的报道[60]。

术后护理、并发症和结局

手术或血管腔内修复治疗术后的患者应当放在ICU中进行监测以防血管或神经系统改变。脑水肿和脑梗死并发出血之前会有头痛和神经系统病情恶化[61]。脑损伤的恶化和肿胀可能与心动过缓和高血压有关。连续滴注药物如静脉注射钙通道阻滞剂可使高血压患者血压恢复正常。伴或不伴神经系统功能改变的颅外脑血管损伤，损伤部位血管可能对血液灌注丧失敏感性。应严格将平均动脉压和脑灌注压控制在正常水平（80～100mmHg），避免低氧血症是防止缺血半暗带区域神经损伤扩展的关键[62]。

颈部血管损伤术后凝血功能障碍和软组织肿胀导致气道损伤。要保护气道，就要进行气管插管直至血肿和水肿消退。对于Ⅰ区颈动脉和锁骨下动脉近端损伤，需要监测胸腔引流管或引流量，反复做胸部X线检查以便及时发现活动性出血。胸部CT也有助于确定患者是否存在出血。如果出现出血、顽固性低血压和血红蛋白下降的显著临床症状，应当及时返回手术室进行手术控制。

接受腋动脉或锁骨下动脉修复术的患者可能会发生上肢再灌注损伤和室间隔综合征。虽然这种现象在上肢很少见，但患者术后还是应密切注意前臂、手部疼痛或前臂、手部神经功能损伤。在这些患者中，可通过评估骨筋膜室压力和/或前臂筋膜切开来发现这些损伤。

在涉及左胸出口的损伤或修复中，可能会发生胸导管损伤。如果发生胸导管损伤，应留置引流管。如果引流物持续存在，需检查引流物中三酰甘油是否升高、是否存在乳糜微粒来评价是否存在胸导管损伤[63]。

没有禁忌证的情况下，术后抗血栓治疗应包括用静脉或人工血管移植物进行动脉重建后服用阿司匹林至少30天；接受支架置入的患者至少接受30天的双联抗血小板治疗，并在手术干预治疗后至少维持6个月。这种方案已用于颈动脉粥样硬化支架置入术后的患者[64]。有文献证实这一方案在血管损伤患者中是有利的[65~67]。随访过程中应进行CTA或支架超声复查来评估血管是否再狭窄[64]。

颈动脉重建术后神经功能的恶化有害无利。在大多数患者中，主要是动脉修复术后发生进行性脑水肿或脑血管闭塞。应采取适当措施来限制脑水肿，有时这种情况也会发生在颅骨切除术后。如果检测到动脉闭塞，颈动脉探查和修复术取决于神经功能障碍的程度、头颅CT检查结果、患者血流动力学的稳定性。对病情稳定的患者，头颅CT检查结果显示无脑损伤或轻微损伤，需要迅速返回手术室进行血栓切除和修复。一期修复时，在导管取栓通路远端行修复术和再灌注前要求重建颈内动脉血流。术中血管造影下完全清除颈内动脉远端血栓也是可行的。头颅CT显示存在大脑损伤的患者是非手术治疗的适应证，而且预后很差。

穿透性颈动脉损伤的死亡率高，全因死亡率高达60%[68]。大部分文献主要使用死亡率来表述，大约为20%，尽管已有报道可高达42%[69]。不良结局与最终的低血压或昏迷有关，穿透性颈内动脉损伤比穿透性颈总动脉损伤的卒中风险高[70]。伴有神经功能障碍的患者进行手术治疗可稳定或改善高达92%的患者的神经功能[25]。严重的手术结局通常由枪伤和刺伤造成，而且这种损伤的手术修复更复杂。孤立性椎动脉穿透性损伤可并发轻微神经系统损伤。

血管腔内治疗一直聚焦于无法进行手术的颈动脉和椎动脉假性动脉瘤患者。一项关于穿透性颈动脉损伤导致的假性动脉瘤进行支架植入术后平均随访 2.5 年的研究显示没有发生卒中或血管闭塞 [71]。最近一项研究将腔内介入治疗作为Ⅱ、Ⅲ区钝性颈动脉和椎动脉损伤的治疗方案，报道了术后有 4% 的卒中发生率和 11% 的死亡率 [65]。研究报道 13 例外伤性假性动脉瘤放置覆膜支架的成功率为 93%，随访 20 个月后没有发生卒中或支架闭塞 [66]。Herrera 平均随访 36 例采用血管腔内介入治疗的颅外颈动脉损伤患者，报告显示 94% 的患者治愈和 97% 的患者临床症状得到改善 [50]。

进行积极筛查和治疗临床隐匿性钝性颈动脉和椎动脉损伤很重要。经过抗血栓治疗和选择性血管腔内介入治疗的颈动脉和椎动脉钝性损伤患者的神经系统并发症发生率降低。回顾性分析了 147 例闭合性颈动脉和椎动脉损伤患者，未经治疗的患者卒中率为 25.8%，而那些接受治疗的患者卒中率为 3.9%[72]。钝性颈动脉损伤患者的卒中率会随着损伤严重程度的增加而增加。然而，钝性椎动脉损伤在所有损伤中卒中率都大约为 20%[3]。

2005 年的一篇综述分析了美国创伤数据库记录的数据，与穿透性颈动脉损伤患者相比，出院患者中颈动脉钝性损伤会导致更严重的功能障碍 [73]。78% 的非钝性颈动脉损伤患者出院后生活可以完全自理，而钝性颈动脉损伤患者只有 37% 可以完全自理。伤残的主要原因是发生卒中和其他相关的非血管性损伤。

锁骨下动脉损伤的开放性修复术常适用于伴有危及生命的并发症且病情不稳定的患者。那些能够到达医院的患者死亡率约为 34%，而到达医院且存活的患者死亡率约为 15%[11]。开放性手术修复的早期失败率约为 5%[55]。

锁骨下动脉损伤的血管腔内治疗避免了开放性手术大范围术野暴露的并发症，但存在长期耐受性、感染、支架断裂等问题。锁骨下动脉腔内修复术后并发症总体发生率约为 12%，包括支架移位、支架内血栓形成和支架断裂 [74]。然而，大多数报道称这些并发症可以通过再次血管腔内介入术来治疗。27 例锁骨下动脉和腋动脉损伤患者进行选择性治疗：开放性手术或血管腔内介入术，结果表明血管腔内修复术可显著缩短手术时间和减少术中出血量，而且可以维持一年的通畅 [58]。这些结果表明，血管腔内介入治疗是病情稳定患者的首选，特别是对于那些伴有锁骨下动脉假性动脉瘤的患者。

（张明逸 译　张福先 校）

参考文献

1. Watson WL, Silverstone SM: Ligature of the common carotid artery in cancer of the head and neck. Ann Surg 109(1):1–27, 1939.
2. Fleming D: Case of rupture of the carotid artery and wounds of several of its branches, successfully treated by tying the common trunk of the carotid itself. Med Chir J Rev 3(2):1817.
3. Burlew CC, Biffl WL: Blunt cerebrovascular trauma. Curr Opin Crit Care 2010.
4. Biffl WL, Cothren CC, Moore EE, et al: Western Trauma Association critical decisions in trauma: screening for and treatment of blunt cerebrovascular injuries. J Trauma 67(6):1150–1153, 2009.
5. Sobnach S, Nicol AJ, Nathire H, et al: An analysis of 50 surgically managed penetrating subclavian artery injuries. Eur J Vasc Endovasc Surg 39(2): 155–159, 2009.
6. Demetriades D, Chahwan S, Gomez H, et al: Penetrating injuries to the subclavian and axillary vessels. J Am Coll Surg 188(3):290–295, 1999.
7. Bricker DL, Noon GP, Beall AC, Jr, et al: Vascular injuries of the thoracic outlet. J Trauma 10(1):1–15, 1970.
8. Lin PH, Koffron AJ, Guske PJ, et al: Penetrating injuries of the subclavian artery. Am J Surg 185(6):580–584, 2003.
9. Graham JM, Feliciano DV, Mattox KL, et al: Management of subclavian vascular injuries. J Trauma 20(7):537–544, 1980.
10. Hyre CE, Cikrit DF, Lalka SG, et al: Aggressive management of vascular injuries of the thoracic outlet. J Vasc Surg 27(5):880–884, discussion 884–885, 1998.
11. Demetriades D, Asensio JA: Subclavian and axillary vascular injuries. Surg Clin North Am 81(6):1357–1373, xiii, 2001.
12. Sekharan J, Dennis JW, Veldenz HC, et al: Continued experience with physical examination alone for evaluation and management of penetrating zone 2 neck injuries: results of 145 cases. J Vasc Surg 32(3):483–489, 2000.
13. Beitsch P, Weigelt JA, Flynn E, et al: Physical examination and arteriography in patients with penetrating zone II neck wounds. Arch Surg 129(6):577–581, 1994.
14. Jarvik JG, Philips GR, 3rd, Schwab CW, et al: Penetrating neck trauma: sensitivity of clinical examination and cost-effectiveness of angiography. AJNR Am J Neuroradiol 16(4):647–654, 1995.
15. Demetriades D, Theodorou D, Cornwell E, 3rd, et al: Penetrating injuries of the neck in patients in stable condition. Physical examination, angiography, or color flow Doppler imaging. Arch Surg 130(9):971–975, 1995.
16. Inaba K, Munera F, McKenney M, et al: Prospective evaluation of screening multislice helical computed tomographic angiography in the initial evaluation of penetrating neck injuries. J Trauma 61(1):144–149, 2006.
17. Rivers SP, Patel Y, Delany HM, et al: Limited role of arteriography in penetrating neck trauma. J Vasc Surg 8(2):112–116, 1988.
18. Eddy VA: Is routine arteriography mandatory for penetrating injury to zone 1 of the neck? Zone 1 Penetrating Neck Injury Study Group. J Trauma 48(2):208–213, discussion 213–214, 2000.
19. Tisherman SA, Bokhari F, Collier B, et al: Clinical practice guideline: penetrating zone II neck trauma. J Trauma 64(5):1392–1405, 2008.
20. Biffl WL, Moore EE, Ryu RK, et al: The unrecognized epidemic of blunt carotid arterial injuries: early diagnosis improves neurologic outcome. Ann Surg 228(4):462–470, 1998.
21. Cohen CA, Brief D, Mathewson C, Jr: Carotid artery injuries. An analysis of eighty-five cases. Am J Surg 120(2):210–214, 1970.
22. Liekweg WG, Jr, Greenfield LJ: Management of penetrating carotid arterial injury. Ann Surg 188(5):587–592, 1978.
23. Robbs JV, Baker LW, Human RR, et al: Cervicomediastinal arterial injuries. A surgical challenge. Arch Surg 116(5):663–668, 1981.
24. Ledgerwood AM, Mullins RJ, Lucas CE: Primary repair vs ligation for carotid artery injuries. Arch Surg 115(4):488–493, 1980.
25. Weaver FA, Yellin AE, Wagner WH, et al: The role of arterial reconstruction in penetrating carotid injuries. Arch Surg 123(9):1106–1111, 1988.
26. Demetriades D, Asensio JA, Velmahos G, et al: Complex problems in penetrating neck trauma. Surg Clin North Am 76(4):661–683, 1996.
27. Stain SC, Yellin AE, Weaver FA, et al: Selective management of nonocclusive arterial injuries. Arch Surg 124(10):1136–1140, discussion 1140–1141, 1989.
28. Frykberg ER, Vines FS, Alexander RH: The natural history of clinically occult arterial injuries: a prospective evaluation. J Trauma 29(5):577–583, 1989.
29. Fabian TC, Patton JH, Jr, Croce MA, et al: Blunt carotid injury. Importance of early diagnosis and anticoagulant therapy. Ann Surg 223(5):513–522, discussion 522–525, 1996.
30. Cothren CC, Moore EE, Biffl WL, et al: Anticoagulation is the gold standard therapy for blunt carotid injuries to reduce stroke rate. Arch Surg 139(5):540–545, discussion 545–546, 2004.
31. Miller PR, Fabian TC, Bee TK, et al: Blunt cerebrovascular injuries: diagnosis and treatment. J Trauma 51(2):279–285, discussion 285–286, 2001.

32. Prall JA, Brega KE, Coldwell DM, et al: Incidence of unsuspected blunt carotid artery injury. Neurosurgery 42(3):495–498, discussion 498–499, 1998.

33. Lyrer P, Engelter S: Antithrombotic drugs for carotid artery dissection. Cochrane Database Syst Rev (10):CD000255, 2010.

34. Bromberg WJ, Collier BC, Diebel LN, et al: Blunt cerebrovascular injury practice management guidelines: the Eastern Association for the Surgery of Trauma. J Trauma 68(2):471–477, 2010.

35. Biffl WL, Ray CE, Jr, Moore EE, et al: Treatment-related outcomes from blunt cerebrovascular injuries: importance of routine follow-up arteriography. Ann Surg 235(5):699–706, discussion 706–707, 2002.

36. Lee YJ, Ahn JY, Han IB, et al: Therapeutic endovascular treatments for traumatic vertebral artery injuries. J Trauma 62(4):886–891, 2007.

37. Desouza RM, Crocker MJ, Haliasos N, et al: Blunt traumatic vertebral artery injury: a clinical review. Eur Spine J 20(9):1405–1416, 2011.

38. Cogbill TH, Moore EE, Meissner M, et al: The spectrum of blunt injury to the carotid artery: a multicenter perspective. J Trauma 37(3):473–479, 1994.

39. Bynoe RP, Miles WS, Bell RM, et al: Noninvasive diagnosis of vascular trauma by duplex ultrasonography. J Vasc Surg 14(3):346–352, 1991.

40. Fry WR, Dort JA, Smith RS, et al: Duplex scanning replaces arteriography and operative exploration in the diagnosis of potential cervical vascular injury. Am J Surg 168(6):693–695, discussion 695–696, 1994.

41. Munera F, Soto JA, Palacio D, et al: Diagnosis of arterial injuries caused by penetrating trauma to the neck: comparison of helical CT angiography and conventional angiography. Radiology 216(2):356–362, 2000.

42. Munera F, Soto JA, Palacio DM, et al: Penetrating neck injuries: helical CT angiography for initial evaluation. Radiology 224(2):366–372, 2002.

43. Goodwin RB, Beery PR, 2nd, Dorbish RJ, et al: Computed tomographic angiography versus conventional angiography for the diagnosis of blunt cerebrovascular injury in trauma patients. J Trauma 67(5):1046–1050, 2009.

44. Sliker CW, Shanmuganathan K, Mirvis SE: Diagnosis of blunt cerebrovascular injuries with 16-MDCT: accuracy of whole-body MDCT compared with neck MDCT angiography. AJR Am J Roentgenol 190(3):790–799, 2008.

45. DiCocco JM, Emmett KP, Fabian TC, et al: Blunt cerebrovascular injury screening with 32-channel multidetector computed tomography: more slices still don't cut it. Ann Surg 253(3):444–450, 2011.

46. Monson DO, Saletta JD, Freeark RJ: Carotid vertebral trauma. J Trauma 9(12):987–999, 1969.

47. Feliciano DV, Mattox KL, Moore EE: Trauma, ed 6, New York, 2008, McGraw-Hill Medical.

48. Mock CN, Lilly MP, McRae RG, et al: Selection of the approach to the distal internal carotid artery from the second cervical vertebra to the base of the skull. J Vasc Surg 13(6):846–853, 1991.

49. Nishioka H: Results of the treatment of intracranial aneurysms by occlusion of the carotid artery in the neck. J Neurosurg 25(6):660–704, 1966.

50. Herrera DA, Vargas SA, Dublin AB: Endovascular treatment of penetrating traumatic injuries of the extracranial carotid artery. J Vasc Interv Radiol 22(1):28–33, 2011.

51. Schwarzacher SW, Krammer EB: Complex anomalies of the human aortic arch system: unique case with both vertebral arteries as additional branches of the aortic arch. Anat Rec 225(3):246–250, 1989.

52. Leonard RJ: Human gross anatomy : an outline text, New York, 1995, Oxford University Press.

53. Cronenwett JL, Johnston KW, Rutherford RB: Rutherford's vascular surgery, ed 7, Philadelphia, 2010, Saunders/Elsevier.

54. Castelli P, Caronno R, Piffaretti G, et al: Endovascular repair of traumatic injuries of the subclavian and axillary arteries. Injury 36(6):778–782, 2005.

55. du Toit DF, Lambrechts AV, Stark H, et al: Long-term results of stent graft treatment of subclavian artery injuries: management of choice for stable patients? J Vasc Surg 47(4):739–743, 2008.

56. White R, Krajcer Z, Johnson M, et al: Results of a multicenter trial for the treatment of traumatic vascular injury with a covered stent. J Trauma 60(6):1189–1195, discussion 1195–1196, 2006.

57. Patel AV, Marin ML, Veith FJ, et al: Endovascular graft repair of penetrating subclavian artery injuries. J Endovasc Surg 3(4):382–388, 1996.

58. Xenos ES, Freeman M, Stevens S, et al: Covered stents for injuries of subclavian and axillary arteries. J Vasc Surg 38(3):451–454, 2003.

59. Danetz JS, Cassano AD, Stoner MC, et al: Feasibility of endovascular repair in penetrating axillosubclavian injuries: a retrospective review. J Vasc Surg 41(2):246–254, 2005.

60. Shalhub S, Starnes BW, Tran NT: Endovascular treatment of axillosubclavian arterial transection in patients with blunt traumatic injury. J Vasc Surg 53(4):1141–1144, 2011.

61. Towne JB, Hollier LH: Complications in vascular surgery, ed 2, New York, 2004, Marcel Dekker.

62. Owens WB: Blood pressure control in acute cerebrovascular disease. J Clin Hypertens (Greenwich) 13(3):205–211, 2011.

63. Valentine VG, Raffin TA: The management of chylothorax. Chest 102(2):586–591, 1992.

64. Brott TG, Halperin JL, Abbara S, et al: 2011. ASA/ACCF/AHA/AANN/ AANS/ACR/ASNR/CNS/SAIP/SCAI/SIR/SNIS/SVM/SVS guideline on the management of patients with extracranial carotid and vertebral artery disease: executive summary: a report of the American College of Cardiology Foundation/American Heart Association Task Force on Practice Guidelines, and the American Stroke Association, American Association of Neuroscience Nurses, American Association of Neurological Surgeons, American College of Radiology, American Society of Neuroradiology, Congress of Neurological Surgeons, Society of Atherosclerosis Imaging and Prevention, Society for Cardiovascular Angiography and Interventions, Society of Interventional Radiology, Society of NeuroInterventional Surgery, Society for Vascular Medicine, and Society for Vascular Surgery. Vasc Med 16(1):35–77, 2011.

65. DiCocco JM, Fabian TC, Emmett KP, et al: Optimal outcomes for patients with blunt cerebrovascular injury (BCVI): tailoring treatment to the lesion. J Am Coll Surg 212(4):549–557, discussion 557–559, 2011.

66. Wang W, Li MH, Li YD, et al: Treatment of traumatic internal carotid artery pseudoaneurysms with the Willis covered stent: a prospective study. J Trauma 70(4):816–822, 2011.

67. Cothren CC, Moore EE, Ray CE, Jr, et al: Screening for blunt cerebrovascular injuries is cost-effective. Am J Surg 190(6):845–849, 2005.

68. Demetriades D, Skalkides J, Sofianos C, et al: Carotid artery injuries: experience with 124 cases. J Trauma 29(1):91–94, 1989.

69. Richardson R, Obeid FN, Richardson JD, et al: Neurologic consequences of cerebrovascular injury. J Trauma 32(6):755–758, Discussion 758–760, 1992.

70. du Toit DF, van Schalkwyk GD, Wadee SA, et al: Neurologic outcome after penetrating extracranial arterial trauma. J Vasc Surg 38(2):257–262, 2003.

71. Coldwell DM, Novak Z, Ryu RK, et al: Treatment of posttraumatic internal carotid arterial pseudoaneurysms with endovascular stents. J Trauma 48(3):470–472, 2000.

72. Stein DM, Boswell S, Sliker CW, et al: Blunt cerebrovascular injuries: does treatment always matter? J Trauma 66(1):132–143, discussion 143–144, 2009.

73. Martin MJ, Mullenix PS, Steele SR, et al: Functional outcome after blunt and penetrating carotid artery injuries: analysis of the National Trauma Data Bank. J Trauma 59(4):860–864, 2005.

74. Hershberger RC, Aulivola B, Murphy M, et al: Endovascular grafts for treatment of traumatic injury to the aortic arch and great vessels. J Trauma 67(3):660–671, 2009.

第14章　上肢和交界区损伤

AARON C. BAKER, W. DARRIN CLOUSE

摘要

胸廓出口和肩部或交界区的上肢血管损伤对创伤科和血管外科医师来说是一项巨大的挑战。与其他血管损伤一样，损伤严重程度取决于损伤机制和损伤的解剖位置。上肢血管损伤不仅会导致致命性出血，还会导致组织缺血、缺血性神经病变、室间隔综合征和肌肉挛缩。神经、骨骼和软组织的损伤会导致手部功能障碍。某些情况下有必要进行截肢。在急性期或慢性期，导致肢体功能丧失或截肢的损伤对患者来说是"致命性"的损伤。处理这些损伤的最佳时机在于早期临床检查和正确遵循损伤控制原则，使用相关技术来明确诊断，对最佳治疗策略的快速选择。手术创伤需要控制近端出血，这就意味着需从胸部做一切口。与其他部位的血管损伤一样，血管腔内技术越来越能有效地阻止出血和恢复血流灌注。军事经验表明，通过院前和院内协议，可以有效地降低孤立性上肢血管损伤的死亡率，将治疗重点放在肢体功能结局上是更好的护理准则。

关键词：交界区损伤，上肢血管损伤，锁骨下动脉，腋动脉，肱动脉，桡动脉，尺动脉，尺神经，上肢静脉损伤

上肢血管损伤的流行病学

民用和军事两方面的报道（表 14-1）显示，早在美国内战时期就已有与战争有关的主要血管损伤的分布和结果 [1~22]。虽然有些出版物对血管损伤的报道是上肢多见，但往往难以找出上肢血管损伤的特定的流行病学特征。无论如何，在这些现有的研究中可以观察到关于上肢血管损伤的一些清晰的模式，并且可以对上肢血管损伤做出一般性评论。

第一，在军事和平民环境中上肢血管创伤不如下肢常见。在最近的几个民用研究以及 Balad

血管登记处（BVR）和联合国创伤登记处（JTTR）显示上肢动脉损伤占肢体动脉创伤的 30%～40%[1]。第二，穿透性损伤比钝性损伤更为常见，特别是在军事环境中。然而，钝性损伤比穿透性损伤具有更高的死亡率，特别是在民用环境中。这主要是取决于伴发伤。第三，上肢最常损伤的血管是肱动脉，最有可能是因为其解剖部位表浅。然后最常见的是前臂血管，而腋动脉和锁骨下动脉是上肢最不常见的损伤血管。第四，血管修复术、补片血管成形术和自体静脉移植是用于修复手臂创伤性血管损伤的最常用的技术。

最后，与肢体缺血有关的上肢动脉损伤发生率为 1%～28%，最新报道显示截肢率低于 10%[2]。在现代军事环境中，早期肢体损伤与上肢血管损伤的发生率明显比下肢多 [1,2]。多重机制爆炸伤，穿透性损伤和烧伤是血管损伤的常见原因。这与上臂表面积小、软组织结构覆盖和血运重建的差异有关。上肢血管损伤报告的死亡率更低，但不可忽视，在现代环境中死亡率为 0～34%[3]。这与罕见的伴发伤有关。

指征、表现和诊断

虽然出血和严重缺血是表明需要进行手术干预和修复的关键性决定因素，但是对上肢不同动脉段损伤的临床表现和诊断进行更深入的了解是至关重要的。对这种知识的深入了解可以促使医师做出更好的管理决策，包括应用非手术处理的情况。病情不稳定的患者应立即进入手术室。稳定的患者可进行进一步的诊断性造影检查以做出更好的治疗准备。胸片可以显示肋骨骨折和皮下积气积血，也可以提供关于纵隔的一些信息。连续多普勒超声（患侧肢体指数的测量）检测是一种快速简便的检查方法，可以测量双臂血压来判断血流量或动脉损伤。在血流动力学稳定的患者中，

表 14-1	军事和民事报道的上肢动脉损伤									
例子	类别	年份	穿透性损伤：钝性损伤	损伤的动脉数（UE：LE）	损伤动脉				
					锁骨下动脉	腋动脉	肱动脉	桡动脉	尺动脉
Graham 等	民事	1955—1978	93%：8%	93	93	NR	NR	NR	
Mattox 等	民事	1958—1988	NR	859：4 901‡	168	143	446	261	
Hardin 等	民事	1967—1979	84%：16%	100	NR	21	43	36	
Fitridge 等	民事	1969—1991	55%：45%	114	16	12	62	24	
Graham 等	民事	1970—1980	95%：5%	85†	9	51	13	NR	
Humphrey 等	民事	1970—1990	59%：41%‡	115：56:00	3	9	30	36	37
Pasch 等	民事	1979—1984	100%：0%*	48：91	NR	15	33	NR	
Costa 等	民事	1981—1987	0%：100%	15	15	NR	NR	NR	
Shaw 等	民事	1983—1992	78%：12%	43	15		28	NR	
Lin 等	民事	1991—2001	100%：0%	54	54	NR	NR	NR	
Demetriades 等	民事	1993—1997	100%：0%	79†	59		NR	NR	
Brown 等	民事	1992—1998	70%：30%	64	6	13	26	6	6
Menakruru 等	民事	1996—2002	16%：84%*	67：63	6	4	38	11	8
Zellweger 等	民事	1999—2002	97%：3%	124	NR	NR	124	NR	
Shanmugam 等	民事	2000—2002	55%：44%	27	0	2	13	7	5
Dragas 等	民事/军事	1992—2006	77%：23%	189	3	41	104	40	
Peck 等	民事	2004—2006	88%：3%*	40：150	NR	4	25	11	
DeBakey 等	军事	WWⅡ	NR	864：160	721	74	601	99	69
Hughes	军事	KW	NR	112：192	3	20	89	NR	
Rich 等	军事	1965—1968	95%：1.1%*	350：650	8	59	283	NR	
Clouse 等	军事	2004—2005	85%：15%	43	10		25	23	
Clouse 等	军事	2004—2006	94%：6%*	76：225	11		42	23	

LE，下肢。NR，未报道。UE，上肢。
* 数据结合了上下肢动脉损伤的总数据。
† 数据结合了上肢动脉和静脉损伤的总数据。
‡ 数据结合了所有心血管损伤数据。
§ 数据仅仅是上肢动脉损伤的数据。

CT 血管造影已被作为确定上肢血管损伤位置和性质的确定性检查方法，还可以检出是否存在其他伴发伤，可以做出最佳手术方案。多普勒超声有助于诊断锁骨下动脉以远部分的血管损伤。动脉造影仍然是有用的，特别是在考虑进行血管腔内修复时。

锁骨下动脉损伤

锁骨下动脉相对较短且周围存在保护性骨骼结构和肌肉组织，这些保护结构使上肢近端血管损伤很少见。虽然锁骨下动脉损伤中穿透性创伤更为常见，军事和民事事件对血管创伤的报道表明锁骨下动脉损伤的发生率为1%～10%[4]。

胸廓出口的骨性结构如肋骨或锁骨骨折时应考虑是否伴随锁骨下动脉损伤。锁骨下动脉损伤可能不会出现临床缺血的症状，因为肩部周围存在丰富的侧支循环。但患者会出现上肢远端脉搏减弱，患肢肢体损伤指数降低（<0.9），或者存在明显的血流动力学不稳定，如果存在以上这些情况就应怀疑是否存在隐匿性锁骨下动脉损伤。事实上，许多锁骨下动脉损伤的转归结果令人十分震惊。血气胸是常见的，其他体征包括膨胀性血肿

手术修复方法				手术相关的损伤			结局	
一期修复	AVAG/P	人工血管	结扎	神经	骨髓	静脉	截肢	死亡
33	8	17	0	18(19%)	17(18%)	38(40%)	NR	12(13%)
NR	NR	NR	NR	NR	NR	NR	NR	NR
69	19	0	19	46(46%)	6(6%)	14(14%)	2(2%)	NR
39	45	1	14	47(41%)	35(30%)	NR	9(7%)	3(2%)
20	13	28	0	23(35%)	NR	20(30%)	1(1%)	2(3%)†
126‡	40‡	15‡	47‡	63(29%)‡	70(32%)‡	NR	26(11.4%)‡	10(4.8%)‡
14	34	0	0	38%§	NR	62(45%)*	1(0.7%)*	0*
NR	NR	NR	NR	8(53%)	12(80%)	NR	2(13%)	1(7%)
NR	NR	NR	NR	13(30%)	3(6%)	NR	3(10%)	NR
38	10	3	3	17(31%)	NR	23(44%)	NR	39%
19	18	22	0	26(32%)	NR	20(25%)	NR	27(34%)†
27	32	6	6	12(19%)	8(13%)	20(31%)	4(5%)	2(3%)
103*	32*	4*	NR	16(10%)*	90(60%)*	13(9%)*	9(6%)	12(8%)
47	73	2	2	77(62%)	17(14%)	12(10%)		
5	12	2	6	6(22%)	10(37%)	10(37%)	1(3%)	0
57	99	2	6	91(55%)	45(27%)	62(37%)	10(6%)	4(2.4)%
4	25	2	9	NR	NR	15(38%)	4(3%)*	2(1.5%)*
81*	40*	14*	1 639*	NR	NR	NR	214(24%)§	NR
77	20	0	15	NR	NR	192(63%)*	13%*	NR
464*	462*	4*	15*	424(42%)*	285(29%)*	377(38%)*	19(2%)§	17(1.7%)*
7	26	2	1	38(88%)	10(23%)	5(11%)	4(9.3%)	NR
15*	47*	1*	13*	NR	NR	NR	7(8.5%)*	14(4.3%)*

AVAG/P，自体动静脉移植物或补片血管成形术。

引起锁骨上部和颈部周围组织严重肿胀或压迫气管。需立即采取措施的方案包括直接手动压迫锁骨区域或使用 Foley 导管填塞止血。可能同时存在颈椎或胸椎损伤，并且通常会伴有臂丛神经损伤以及相关的静脉损伤。应对这些损伤进行仔细的评估。

腋动脉损伤

腋动脉损伤比锁骨下动脉损伤更常见，因为它们缺乏胸部骨性结构的保护。与锁骨下动脉损伤相似，穿透性损伤是腋动脉最常见的损伤机制。

然而，与孤立性锁骨下动脉损伤相反，患者很少会出现休克，而且很少会出现血流动力学障碍。更常见的临床特征包括远端脉搏缺失或患肢肢体损伤指数降低（＜0.9），搏动性血肿和／或扩张性血肿。肩部丰富的侧支循环会避免临床缺血恶化，腋动脉损伤可能无法通过连续多普勒超声和测量患肢肢体损伤指数而被轻易识别。与其他形式的血管创伤一样，动脉造影是有用的诊断手段，包括那些正在考虑进行血管腔内治疗的患者[7]。然而，通过仔细的体格检查，连续多普勒超声和其他无创影像学方法，大多数腋动脉损伤无需进行动脉造影就可以确诊。肘关节前脱位或肱骨骨折均可导致腋动脉损伤，并且伴有臂丛神经和腋窝附近神经的损伤。

肱动脉损伤

肱动脉损伤患者，特别是穿透性持续损伤的患者通常会出现严重的血管损伤表现。然而，在某些情况下，由于肘关节周围存在强大的血管组织网络，临界性缺血可能不会进一步发展恶化。由肱动脉损伤引起的局部组织缺血程度取决于以下两个因素：

1. 伤口是否发生在肱动脉起源的近端或远端深部。
2. 与损伤相关的肌肉和软组织损伤程度。

第二个因素涉及深部肱动脉的损伤或中断，并且在伴有大片软组织缺损的穿透性损伤患者中更有可能发生明显的缺血。大多数肱动脉损伤可以通过体格检查发现，使用连续多普勒超声也可以诊断，测量患肢肢体损伤指数（正常指数＞0.90）。肱骨髁上骨折或肘关节脱位等其他损伤也可能导致肱动脉损伤[23]。另外，对于肱动脉损伤患者进行侵入性血流动力学监测或血管腔内手术时也应怀疑是否存在医源性肱动脉损伤或血栓形成。与上肢的其他血管损伤一样，在进行任何手术干预前都应进行彻底详细的神经系统检查和记录。

桡动脉和尺动脉损伤

前臂动脉损伤通常在肢体血管创伤系列报告中有报道。最常见的损伤机制是穿透性损伤。小鱼际锤击综合征是很少见的一种创伤，这种损伤主要是由于神经突起和远端尺动脉反复钝性损伤所导致的。可能会导致动脉瘤样扩张，血栓形成或远端栓塞。血肿形成也可导致前臂筋膜室综合征从而最终导致动脉 Volkmann 挛缩。一旦出现感觉、运动或血流灌注异常等张力性血肿的症状时应及时考虑行前臂筋膜切开术。

肩胛关节分离

这是由上肢和肩关节钝性损伤引起肩部组织附件与躯干的肌肉骨骼分离，从而导致肩关节伸展和撕裂伤并累及臂丛神经和上臂的脉管系统。主要体征表现为胸壁血肿、无脉、连续多普勒信号丧失、上肢运动功能障碍和肩部以下的感觉丧失。X 线可以显示横向移位的肩胛骨、锁骨骨折、胸锁关节断裂或肩锁关节断裂。这种损伤很少见，一项较大的系列研究报告了 52 例患者，都显示出不良结果主要与神经损伤有关，这表明进行血运重建是没有好处的[24]。动脉结扎应被视为积极控制出血的一种可行的方法。肌肉骨骼破坏的环境中存在神经和动脉损伤，一般推荐早期截肢[24]。应考虑到软组织的生存能力和重建的可能性，分阶段应用不同方法来处理通常是合理有用的。即使保肢成功，与孤立性臂丛神经损伤相比，肩胛骨分离已经显示出明显的短期和长期残疾的可能性[25]。

术前准备

不可预测的动脉损伤通常要求外科医师能够应用各种技术手段。在诊断和评估阶段，有效的应用各种手段技术评估术中和术后潜在的问题。未能正确进行术前准备可能会延长手术时间，并且可能会无意中导致结局变差。在健侧肢体中取一段静脉移植物通过中央静脉入路可能是有益的。如本文前几章所详述，应注意必须反复进行复苏。

处理中的一般注意事项

骨折和软组织损伤常伴有上肢血管损伤。现代战争中这种情况很特别，因为现今有高能简易爆炸装置。当处理与骨折和 / 或神经损伤相关的动脉损伤时，首先应当回顾相关的损伤原因。在进行血管修复术前，长期骨折患者应首先恢复长期持续或暂时性血流灌注。在大多数情况下，血管损伤和骨折是同时发生的，一旦其他方面的损伤得到处理，可以对骨折先进行永久性内固定治疗。考虑使用临时血管转流术以便在放置外固定之前尽快恢复肢体远端血液灌注。这种经过验证的处理方案或优先顺序可以快速将血液灌注到肢体远端，此方案更周全而且肢体功能更完善，更容易进行下一步的动脉和 / 或静脉重建术。

对于明显失活的组织进行清创时应当在考虑在初次截肢的情况下进行。根据我们的经验，可以在绝大多数进行保肢治疗的患者中通过深部解剖平面入路来进行血管旁路移植术。当软组织缺损范围广泛且存在空腔时，需选择根据哪条路径可以提供更好的移植通路来确定肌间和皮下入路。一旦病情恢复稳定，必须考虑对伴随的神经损伤进行修复，或者标记神经末梢以延迟神经修复，下文会有进一步的阐述。对于腋动脉损伤的患者，并且其他危及生命的损伤已经不需要特别关注的情况下，静脉损伤的修复可能会改善肢体结果。当肱动脉、头静脉和贵要静脉破裂共同发生时，我们需要认真考虑在上臂的至少一条静脉中进行重建（图 14-1）。肱动脉或贵要静脉比较适合进行重建，因为它们位于动脉损伤所需暴露的范围之内，并且更容易被软组织覆盖。

上肢损伤止血带的应用

上肢血管创伤使用止血带止血在现代平民创伤环境中尚未得到广泛的认可，但在战争环境中早已证明了止血带的有效性。在现代军事行动中，对肢体损伤患者中早期应用止血带已被证明是有效的且可以保肢。2009 年 Kragh 等报道了在没有休克的患者中院前使用止血带与在急诊存在休克的患者中使用止血带相比，前者止血效果更好（90% vs 10%；$P < 0.001$）[26, 27]。1.7% 的患者在应用止血带时会伴有神经麻痹，但是没有患者需要截肢。

在对以色列的另一项研究中，4 年来评估了所有使用止血带的患者，总共有 110 条止血带用于肢体损伤，其中 34 条止血带是用于治疗上肢创伤。在这项研究中，94% 的上肢损伤应用止血带都得到了良好的控制，相比之下，只有 74% 的下肢得到了控制[28]。在应用止血带过程中出现了神经系统并发症，其中 7 条肢体和 4 条肢体的神经麻痹发生在上肢。

腋动脉远端损伤最适合使用止血带来控制出血，包括卷带式止血带，如战争时应用的战争止血带

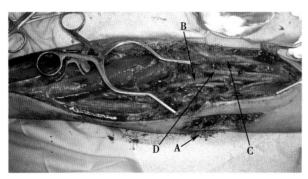

图 14-1　俯视图。左上肢内侧的高能枪伤导致子弹出口处出现爆裂性损伤。采用肱动脉 - 桡动脉的大隐静脉（GSV）旁路术处理肱动脉损伤，并间置大隐静脉移植物来修复损伤的贵要静脉，而且还进行了筋膜切开术。箭头分别表示损伤空洞，肱动脉 - 桡动脉的大隐静脉旁路，贵要静脉和正中神经。（A）损伤空洞；（B）肱动脉 - 桡动脉大隐静脉旁路；（C）贵要静脉；（D）正中神经

（CAT）和通常用于特种作战部队的止血带（SOFTT）以及紧急情况和军事止血带（EMT）等有气动压缩设计。对应用 CAT，SOFTT 或 EMT 的志愿者进行的一项研究发现，每种设计都能中断多普勒超声血流灌注[29]。

虽然在院前使用止血带存在一些争论，但是最近的战争研究已经将止血带列为防止出血和挽救生命的重要手段[30, 31]。很难将这些数据推广到军事环境以外的环境中，通过广泛的培训和快速的医疗运输，运用止血带已经取得成功的结果[32]。因此，普遍推荐平民院前使用止血带可能为时过早，上肢血管损伤时使用止血带应小心谨慎，以达到实现早期去除止血带的目的。

成功使用止血带的注意事项如下：

1. 用于控制出血的止血带，用于早期恢复血液灌注的临时血管分流器和筋膜切开术是面对损伤延迟愈合或复杂的上肢血管损伤时的重要辅助措施。
2. 悬吊患肢以便对损伤肢体进行适当的近端和远端控制，以及获取自体静脉如大隐静脉移植物。
3. 上肢交界区的手术暴露是困难的。需准备行胸骨切开术或胸廓切开术。
4. 在确定性血管修复术前应将长骨骨折进行固定。（立即放置临时血管转流装置，然后放置骨折固定装置。）
5. 实施静脉移植和静脉补片，避免动脉狭窄，这通常是一期修复的方案。
6. 人造血管移植物是上肢交界区损伤的一个可接受的选择，其与血管的直径匹配是重要的，感染并发症与腹股沟相比并不常见。
7. 修复静脉损伤可能会改善肢体结局，应当推广，特别是上肢交界区损伤。
8. 上肢血管损伤的血管腔内修复现已很常见，有良好的早期结果，特别是连接区的血管损伤。
9. 推荐使用多普勒超声作为血管腔内修复的监测手段。
10. 上肢血管创伤进行血运重建术后的护理十分重要，早期积极的康复治疗和抗血栓治疗是很重要的。

操作策略

过去处理复杂的肢体血管损伤的手术方案受

到"生命高于四肢"口号的影响。控制出血、复苏和损伤控制手术策略表明，在多种损伤情况下可以挽救生命和保肢。了解一些损伤控制的辅助手段如临时血管转流，对复杂的肢体血管损伤进行有条不紊地评估有利于最大限度地减少并发症和降低死亡率，同时这些措施也可以使肢体功能结局最优化。

临时血管转流术在上肢血管损伤中的应用

临时血管转流术可以在不能立即进行血管重建时快速恢复肢体远端的血液灌注（图14-2）。对于血管损伤的主要处理措施包括延迟的骨折固定术，伤口清创，确定性血管修复术，自体静脉移植物。初始治疗时缺乏专业的临床知识，或需要解决更多危及生命的损伤时可以使用临时血管转流术。关于使用血管转流管的全面讨论会在第17章中阐述。在军事战争环境中已明确地使用血管转流术来稳定和延缓外周血管损伤，以避免在资源和时间有限的严峻环境中进行血管重建，并允许在运输期间恢复和维持肢体血流灌注。此外，在大规模伤亡和损伤控制期间，对存在显著不良生理状况或其他伴发伤的患者可以使用临时血管转流术。在伊拉克期间已经进行了全面系统的评估 [33~35]。

Chambers 等报道了美国海军手术复苏系统（FRSS）中对27例患者使用了临时血管转流术。在运输过程中有6例患者（22%）出现转流管血栓形成，但并没有影响肢体的早期结果 [33]。本系列研究报告中只有3个转流管是被置在上肢血管损

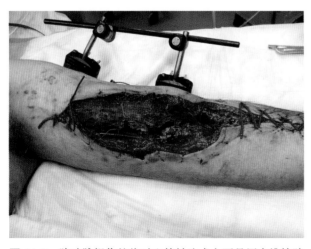

图14-2　肱动脉损伤的临时血管转流术主要是用来维持肢体远端的血流灌注，而骨折固定术则是维持肱骨的长度使之稳定

伤（肱动脉，肱静脉，尺动脉），没有报道显示有早期截肢的风险。上肢放置血管转流管的并发症发生在放置于肱动脉中的单一转流管，主要是由于在手臂运动过程中导致的血栓形成。另一个海军FRSS报告中也显示了类似的结果，96%的转流管通畅，早期保肢率达到100%。平均输送到达护理机构的时间是5小时48分钟（从3小时40分钟至10小时49分钟），这就表明肢体再灌注能力的相对重要性 [35]。Rasmussen 及其同事们记录了 Balad 血管注册登记中的数据，与将转流管放置在远端血管相比（膝关节或肘关节远端）（12%，n = 8），近端血管损伤使用（膝关节或肘关节近端）转流管可以显著增加血管通畅率（86%，n = 22）[34]。然而，早期肢体存活率并无显著性差异（95% 和 88%；P = NS），因此远端血管放置转流管无效时不会导致肢体功能降低。

2009 年，Gifford 等以病例对照研究的方法提出了一个长期疗效分析即时间 - 事件分析，利用联合战区创伤登记处（JTTR）包括 2003—2007 年 Balad 血管注册机构（BVR）和里德血管登记处（WRVR）收集到的数据描绘出血管转流管对免于截肢的影响 [36]。分别由 64 例和 61 例肢体动脉损伤患者组成了病例组和对照组，平均随访 22 个月。与对照组相比，分流组损伤严重程度评分分数明显高于平均值（18 vs 15，P = 0.05），使用 TVS 表明截肢风险降低，但差异无统计学意义 [RR = 0.47；95%CI（0.18~1.19）；P = 0.11]。有趣的是，静脉修复与保肢有关 [RR = 0.2；95%CI（0.04~0.99），P = 0.05]，而肢体严重程度评分高 [（MESS 8~12）；RR 16.4；95%CI（3.797~0.79），P < 0.001] 和骨折 [RR = 5.0；95%CI（1.45~17.28），P = 0.01] 可以预测是否需要进行截肢。进行重建术后，分流组和非截肢组的自由度分别为 78%，77%（P = -0.5），随着肢体损伤严重程度的增加，放置转流管后肢体功能也会明显改善。

虽然上述研究结果支持在战争环境中使用临时血管转流管来处理肢体血管损伤，而在平民环境中使用转流管的案例也已有报道 [37~42]。这些系列研究报告中关于使用临时血管转流管有着类似的结果和考虑。使用静脉转流术来治疗存在争论，其理论效应仍有待进一步研究和分析，而且在民用环境运输过程中存在是否进行适当转流的问题。

总的来说，这些经验体现了上肢临时血管转流术的可行性和有用性，特别是肱动脉损伤和更

近端的血管损伤。当然，使用转流管后的早期再灌注似乎对患者也没有任何危害。潜在的缺点就是转流会导致一些血管损伤无法识别，出于安全考虑需要进行更广泛的修复术，但这些缺点在放置转流管的总体结果上似乎是微不足道的。作者认为在处理重要的上肢血管损伤时使用转流管可以为制订明确的手术计划和获取自体静脉提供充足的时间，这点是非常重要且有益的。确定动脉损伤，血栓切除术，局部应用肝素和临时转流管的放置以提供肢体血流再灌注，同时可以延长骨折固定和获取自体静脉的时间。这种简单的处理流程可以更早地恢复血液流动，并且有充足的时间来排除其他血管损伤，还可以更好地进行血管再通，改善神经肌肉功能。

损伤肢体评分在上肢血管损伤中的应用

一个血肉模糊的肢体被定义为涉及软组织、骨骼、神经和脉管系统的复杂损伤。在处理这种损伤的早期阶段确定对哪些患者和哪条肢体进行处理会很有用，积极尝试保肢或更好的初次截肢可能是很困难的。在严重损伤的患者中进行保肢可能会导致不恰当的护理，而过早的截肢可能会错过最佳肢体功能恢复时间。

已经开发出一些评分系统来评估伴随的损伤，骨骼、软组织的损伤程度和性质，神经功能和血管特征。这些评分系统旨在帮助外科医师在进行损伤肢体管理的早期阶段做出正确的决策[43, 44]。这些评分系统在理论上可以区分这些四肢损伤患者是进行积极保肢治疗还是早期截肢。应用不同的评分系统，如肢体损伤严重程度评分（MESS）（表 14-2）和肢体损伤综合征指数（MESI）（表 14-3）可以预测肢体挽救指数（PSI）和保肢指数，已经对它们预测保肢能力和长期功能结局的能力进行了评估[45~47]。只有 MESI 被提出用来评估上肢，但是 MESS 也可应用于上肢血管损伤的评估[43, 47~49]。

最有力的研究证明肢体损伤评分系统主要集中应用于下肢血管损伤，并提出将 MESS 应用于上肢损伤时需谨慎[44, 49]。然而，确定 MESS（评估 4 个临床变量：骨骼 / 软组织损伤、肢体缺血、休克和年龄）的简单性可能导致其应用于评估损伤上肢的存活能力。Slauterbeck 等报道了 43 例血肉模糊的损伤上肢，发现所有 9 例手术患者的 MESS 均大于或等于 7，其中 34 条上肢得分小于 7 分，结果是保肢治疗[48]。Durham 等还回顾性地评估了上

肢和下肢进行保肢评分，结果显示 MESS 和 MESI 均可正确地预测上肢保肢指数（MESI Sn = 100%，Sp = 67%，PPV = 90%，NPV = 100）。有趣的是，作者得出了一个结论，这些评分系统不能准确地预测肢体功能结局，与肢体的活动能力和功能的恢复相关但不完全相同。

最近，MESS 评分系统应用于战争相关的上肢损伤。Rush 及其同事们将 17 例上肢和 43 例下肢患者组合在一起，建议 MESS 值为 7 分或以上的患者分为一组[50]。对 64 次进行转流与 61 次匹配的患者进行多元统计分析，对未进行临时转流的肢体动脉损伤平均随访 2 年，Giffod 发现 MESS 系统似乎微不足道[36]。这项控制研究包括 35 例损伤上肢和 90 例损伤下肢。MESS 小于 4 分的四肢存活率高。然而，MESS 为 5~7 分（RR 3.5；95%CI 0.97~12.4；P = 0.06）和 MESS 为 8~12 分的患者保肢生存率显著降低（RR 16.4；95%CI 3.79~70.98；P < 0.001）。

总的来说，我们认为关于肢体评分的数据表明，它们是主观临床经验的客观提示。提供了保

表 14-2	肢体损伤严重程度评分（MESS）	
因素	**损伤评分标准**	**得分**
骨骼损伤	低能损伤（刺伤，单纯性骨折，民事枪弹伤）	1
	中等能量损伤（开放性或复杂性骨折，关节脱位）	2
	高能损伤（近距离或军事枪弹伤，挤压伤）	3
	极高能损伤（伤口明显污染，软组织撕裂）	4
肢体缺血	动脉搏动减少或消失但肢体灌注良好	1*
	无脉，感觉异常，毛细血管充盈消失	2*
	寒冷，活动消失，感觉缺失，麻木	3*
休克	收缩压 > 90mmHg	0
	短暂性低血压	1
	持续性低血压	2
年龄	< 30 岁	0
	30~50 岁	1
	> 50 岁	2

Adapted from Johanse et al: Objective criteria accurately predict amputation following lower extremity trauma.

* 表示缺血时间 > 6 小时时得分加倍。

表 14-3	肢体损伤综合征指数（MESI）	
因素	损伤评分标准	得分
损伤严重程度评分	0～25 分	1
	25～50 分	2
	>50 分	3
皮肤	切割伤	1
	挤压伤 / 烧伤	2
	撕裂伤 / 脱套伤	3
神经	挫伤	1
	横断伤	2
	撕脱伤	3
血管	动脉横断伤	1
	动脉血栓形成	2
	动脉撕脱伤	3
	静脉损伤	1
骨骼	单纯性骨折	1
	不完全骨折	2
	不完全粉碎性骨折	3
	不完全粉碎性骨折伴骨损失范围 <6cm	4
	关节内外不完全性骨折	5
	关节内外不完全性骨折伴骨损失范围 >6cm	6
	骨损失范围 >6cm	加 1
年龄	40～50 岁	1
	50～60 岁	2
	60～70 岁	3
伴发疾病		1
休克	收缩压 <90mmHg	2

肢或截肢细微差别的提示，并提供了一般性指导意见。然而，将这些评分系统明确地用于指导是否截肢仍有待证实。外科医师的专业知识和意见在处理方法的选择中仍然至关重要。

上肢静脉损伤

上肢静脉损伤的最佳治疗方案仍然是一个有争议的话题。上肢静脉的结扎可以在严峻的条件下进行，或者当存在威胁生命但死亡率相对较低的损伤时也可以进行结扎。以前曾建议患者病情允许时可以进行上肢静脉的修复术[51, 52]。自体静脉修复越来越受到欢迎，Rich 报告了 377 例静脉

损伤患者，其中 124 例（32.9%）成功地进行了修复术。血管外缝合是最常见的修复方法（n=106），其次是端 - 端吻合（n=10），插入静脉移植物（n=5）和静脉补片移植（n=3）[53]。该报告指出血栓栓塞性并发症的发生与静脉修复术无关，和之前的预期一样。Rich 还表示，自体静脉修复可能对保肢治疗很重要；虽然存在许多修复失败的案例，但其中一部分患者可能需要再次进行血管重建[53]。对静脉回流或出血的有效的再通手术尚未得到证实。

在近期另一项大型军事系列研究中，Quan 等回顾性地观察了战争中 103 例静脉损伤的患者[54]。大多数（63%）都接受了治疗。结扎组和修复组之间术后血栓栓塞并发症无明显差异。2009 年，Giffod 及其同事们在对 135 例肢端血管损伤患者进行评估后发现将静脉修复视为独立的截肢保护性因素[RR=0.2; 95%CI（0.04～0.99），P=0.05]，其中 35 例为上肢。这导致作者相对积极地推崇修复上肢静脉损伤，特别是上臂近端，此处的大静脉代表静脉血流的分叉处。在这种多重机制损伤的情况下也应考虑进行上肢静脉修复，也许会导致软组织缺损进而损害通过患侧的侧支循环网络的静脉回流通路。在这些情况下，作者观察到维持或重建重要主干静脉血流、有无出血是决定保肢的重要因素。

除了下肢静脉损伤，很少有民用系列评分系统来评估上肢静脉损伤。Meyers 等报道了 34 例静脉损伤患者（26 例下肢，8 例上肢），并且所有进行静脉修复患者的早期通畅率为 61%，间置静脉移植物的早期通畅率为 40%。该报告并没有具体说明上肢和下肢功能结局之间的差异[55]。Nypaver 及其同事们对 32 例静脉重建术后患者的长期随访（平均 49 个月，范围 6～108 个月）超声检查发现长期通畅率为 90%[56]。然而，在这一系列研究中仅进行了 6 例上肢静脉重建（1 例腋静脉，5 例上臂静脉），60% 的肱静脉修复术后出现血管闭塞。

上肢血管损伤的腔内治疗

随着血管腔内技术的发展，上肢血管损伤的腔内治疗现已可用于血管性疾病的治疗，这些技术在血管创伤的诊断和治疗中的应用在平民环境中更常见[57]。血管腔内技术现在也已经在战争环境中应用了。在相关文献中可以找到现代战争中应用血管腔内治疗的几个案例。Rasmussen 及其同事们描述了 2004—2007 年在三级手术设施环境

中进行血管腔内治疗的成功案例[58]。在此期间，进行了 150 例导管手术，其中 12 例患者进行上肢血管造影来评估脉管系统，2 例患者接受支架置入处理锁骨下动脉损伤导致的闭塞。

　　导管应用于上肢近端和连接区血管损伤，在急性血管损伤和不太紧急的创伤性后遗症如动静脉瘘和假性动脉瘤患者中存在优势（图 14-3）。血管腔内技术还可以避免在臂丛和静脉结构相邻部位施行紧急切开手术。此外，覆膜支架被认为是穿透性和钝性血管损伤确定性处理方案的可行的替代方案[59, 60]（图 14-4）。存在血管损伤的确凿性证据（搏动性血肿、远端无脉、扩张性血肿、血管紧张或收缩）和血流动力学不稳定，可将患者立即送入手术室进行血管腔内修复来进行控制。血管腔

内手术要求了解导管相关的专业知识，在手术室能及时熟练地进行血管腔内手术。今天，随着杂交手术室的兴起，先进的腔内治疗变得越来越普遍，而且需要时可以直接在杂交手术室转换为开放性手术。

　　当患者病情稳定且血管损伤轻微的情况下，使用 CTA 或超声检查可确诊血管损伤是否进行血管腔内治疗。当血管损伤存在严重症状时，可以将患者直接进行血管造影和血管腔内治疗，而无需进行初步影像学检查。

　　通过球囊阻断术可以快速控制肱动脉近端损伤出血和肱动脉闭塞性损伤，随后进行血管腔内介入治疗或开放性手术修复。腔内控制出血和修复肱动脉闭塞性损伤可能需要从股动脉入路，或

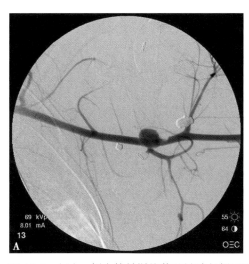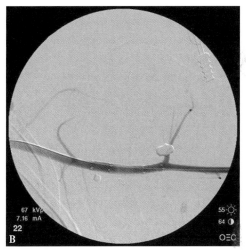

图 14-3　（A）一例由简易爆炸装置导致包括双下肢长骨骨折在内的 21 岁多发伤患者，因双侧肝门损伤行开胸手术，随后由于多发性肠道损伤而进行剖腹术。术后 CT 血管造影发现腋动脉 - 肱动脉交界处存在一个 6cm 大的假性动脉瘤；（B）左肱动脉的腔内治疗可以使用覆膜支架

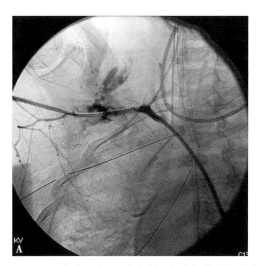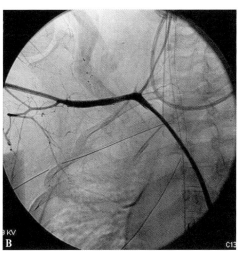

图 14-4　（A）一名 30 岁女性，右肩部高能钝性伤伴有锁骨骨折且锁骨下动脉存在活动性出血；（B）从股动脉入路使用覆膜支架进行腔内修复

在同侧肱动脉入路逆行,或两者都有。在导丝指引下穿过血管,从股动脉顺行或肱动脉逆行进入损伤的血管是具有挑战性的。由于穿刺部位到损伤血管的距离较短,许多人认为从肱动脉入路逆行效果较好。除了导丝导引外,其他腔内技术包括采用导引导管和球囊导管穿过损伤血管段。

据报道,自膨式和球囊扩张式支架可有效地控制无名动脉和腋动脉闭塞性损伤。相比之下,金属裸支架已被更多地报道用于治疗小夹层或血管内膜瓣状损伤。使用自膨式支架如 Wallgraft Endoprothesis(Boston Scientifc;Natick,MA)治疗的 62 例髂动脉、股动脉和锁骨下动脉损伤的多中心试验研究显示,支架的放置治愈了 93.5% 的髂股动脉损伤患者和 90% 的锁骨下动脉损伤患者[61]。其中 100% 的锁骨下动脉损伤中实现了血流恢复。没有与手术相关的死亡报道,最常见的术后并发症为血管狭窄或闭塞。虽然现有数据支持对动脉损伤患者进行血管腔内治疗,但该系列研究表明大多数手术并发症来源于医源性损伤(78%),本研究组与标准创伤人群之间的比较设计应谨慎进行。

Du Toit 及其同事们报道了 10 年内对 57 例穿透性锁骨下动脉损伤的患者进行支架成形术治疗[62]。该系列研究患者中有 1 例因其他损伤而死亡,3 例(5%)在早期出现无生命危险的支架闭塞。通过对 16 例患者的完整的随访资料,随访平均时间为 61 个月(8～104 个月),结果为 5 例患者出现肢体缺血;超过 50% 的患者 X 线显示支架内狭窄。这些患者成功地使用球囊血管成形术来进行后续治疗。随访中有 3 例无症状的患者出现支架闭塞,但不需要再次进行介入手术治疗。另外,还有多个报告显示血管移植物在上肢动脉创伤中的应用[63~70]。Hershberger 等回顾了 1995—2007 年发表的 195 项研究结果,提出膈上的动脉损伤的整体腔内治疗成功率为 96%[71]。所有报告对无名动脉($n=7$)、锁骨下动脉($n=91$)和腋动脉($n=12$)损伤时进行腔内介入治疗的成功率分别为 85.7%、96.7% 和 100%;围术期并发症的发生率分别为 0%、12.1% 和 8.3%;死亡率分别为 0%、3% 和 0%。这些报告中上肢血管损伤血管腔内修复后报告的罕见并发症包括穿刺部位形成假性动脉瘤、手臂功能障碍、支架断裂和血栓形成。

虽然放置支架后的短期持久性被认为等同于手术修复,但上肢创伤性损伤放置支架的长期持久性尚未完全明确[59、60、62、72~74]。尽管有这些担忧,迄今为止支架放置的结果还是令人满意的。具体来说,术后通畅率是可以接受的,很少有作者报道需要进行二次手术来处理上肢支架移植物闭塞。放置支架后可能会并发感染这是确实存在的问题,但并没有在使用覆膜支架的创伤患者中产生不良后果。其实作者还没有意识到或经历过在任何上肢损伤患者中放置支架移植物出现的相关感染性并发症。对患者选择性地放置支架进行血管腔内修复术,这对术后是否并发感染起着重要作用。上肢或连接性血管损伤比躯体其他部位血管损伤的并发感染的机会要少,而且避免损伤部位开放性切口从而产生保护性作用。创伤人群的整体年龄较小,随访的依从性差且终身抗血小板治疗的作用仍然是一个问题。然而,在急性血管损伤患者中放置血管腔内支架并不能排除未来需要二次开放性手术修复或再介入治疗。额外的研究评估表明需要较长的随访时间和不同的治疗方法才能对这些干预措施的耐受性进行独立的评估。随着血管腔内技术的不断发展,该方法应用于远端血管床变得更加可行。有报道使用血管腔内介入术成功地治疗了肱动脉横断伤,但长期结果尚不明确[75]。

手术技巧

交界区和锁骨下动脉的解剖学

上肢交界区由胸廓出口和肩部组成。第一肋骨、胸骨和脊柱的骨性胸廓出口形成骨性界限。锁骨将胸骨柄连接到第一肋骨上,而且这些骨性连接位于脉管系统周围,包括锁骨下动脉及其分支,暴露此处血管具有挑战性。胸廓出口周围的肌肉组织可视为一个倒锥体,与前后斜角肌一起附着于第一、第二肋骨上,分别在胸骨甲状肌、胸骨舌肌处附着于胸骨,胸锁乳突肌附着于内侧锁骨和胸骨。这一区域的解剖结构相当复杂,这就为深部的血管和神经创造了一个保护笼,但是在紧急情况下控制近端很容易导致相邻关键组织结构的无意损伤。

胸廓出口的大动脉结构主要是锁骨下动脉(图 14-5)。右锁骨下动脉起源于肋锁关节后的无名动脉,左锁骨下动脉起源于左侧第四肋间隙水平的主动脉弓。根据与前斜角肌的关系将锁骨下动脉分为三个部分,动脉分支形成围绕肩部的重要侧支循环(图 14-6)。第一部分靠近肌肉;分支

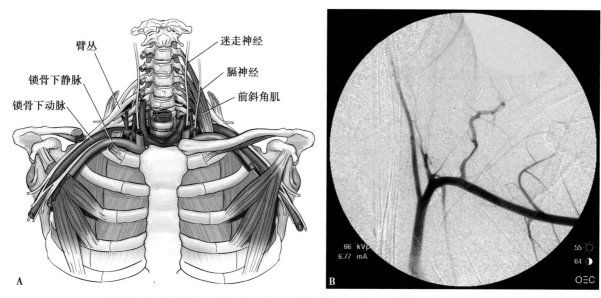

图 14-5　（A）胸廓出口部位的正视图；（B）左锁骨下动脉及其分支的血管造影图像

包括椎动脉、甲状颈干和胸廓内动脉。膈神经和迷走神经在动脉前方交叉前行，颈内静脉和锁骨下静脉在神经前方相汇。左侧胸导管穿过近端锁骨下动脉并汇入左颈内静脉和左锁骨下静脉的交界处。第二部分是锁骨下动脉的中部，在前斜角后方，与位于动脉后方和上方的臂丛神经相邻，并分出背侧支。第三部分位于前斜角肌的侧面且靠近臂丛，分支围绕着主干。这些分支与锁骨下动脉的第三部分密切相关。

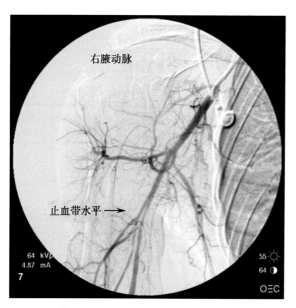

图 14-6　血管造影显示的肩部侧支循环。肩部重要的侧支血管有胸肩峰动脉、胸外侧动脉、肩胛下动脉以及旋肱前后动脉

交界区和锁骨下动脉手术治疗

右锁骨下动脉的近端可以容易地通过胸骨正中切开术来暴露。进一步扩大暴露范围可能需要将切口向锁骨方向延伸，伴或不伴锁骨头切除。左锁骨下动脉的起点位于主动脉弓更靠后的位置，必须通过高位左前外侧胸廓切开术来暴露（图 14-7）。可以通过胸骨中部切开术来控制中至远端左锁骨下动脉或椎动脉。需要暴露锁骨下动脉中部时，结合锁骨上 / 锁骨下双切口技术已有描述；但以作者的经验看来，单一切口与骨膜下锁骨切除术（伴或不伴同时进行重建）似乎是最迅速和灵活的方法。左锁骨下动脉远端或腋动脉近端血管损伤可以通过一个单独的锁骨上切口来暴露。或者，也可以通过骨膜下锁骨切除的方式来暴露锁骨下动脉。远端锁骨下动脉和近端腋动脉可以通过双切口的方法来暴露，但损伤血管的治疗可能需要进行侧向锁骨切除术，伴或不伴骨关节置换术。

分离锁骨下动脉和静脉区域时应注意邻近丰富的神经结构（图 14-8）。除了臂丛神经和迷走神经外，膈神经位于前斜肌上，应注意识别和保护。肩部和颈部周围的血管系统丰富，可在紧急情况下结扎锁骨下动脉以缓解上肢缺血。然而，也有可能会考虑进行临时血管转流术，并且作者认为，这是一种更好的快速替代方案。不能过分要求无张力修补锁骨下动脉，因为此处血管相对较薄，没有肌肉结构覆盖且组织细腻。因此，一期修复和补片血管成形术是具有挑战性的。如果可以进行

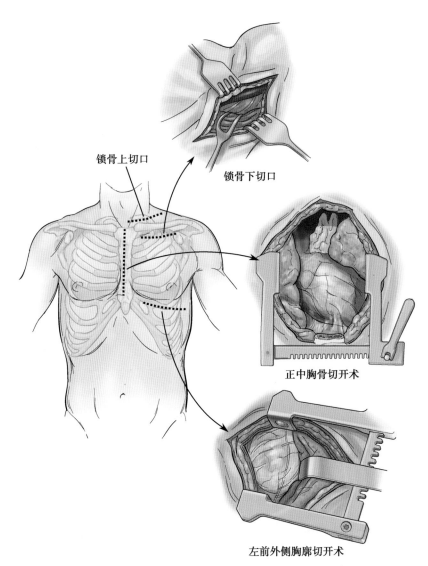

锁骨上切口

锁骨下切口

正中胸骨切开术

左前外侧胸廓切开术

图 14-7　手术时可以通过锁骨上、下切口（图 14-9），左前外侧胸廓切开术和胸骨
正中切开术来暴露交界区血管

这些修复术，建议使用纱布来止血。人造血管移植物可作为这些近端大血管和上肢进行血管重建的移植物。出于直径、大小和长度的考虑，可以使用自体静脉移植物如大隐静脉、颈内静脉甚至股静脉。选择哪条静脉移植物取决于患者自身的状况和相关的软组织损伤的严重程度。在更广泛的损伤中，可以通过结扎或旁路术进行血管重建，流入动脉可以选择近端血管如升主动脉，无名动脉或颈动脉。

腋动脉解剖

腋动脉是锁骨下动脉的延续，从第一肋骨外侧边缘延伸出来，成为肱三头肌外侧缘的肱动脉的一部分。腋动脉与胸小肌的关系可以将腋动脉分为三部分（图 14-9A）。第一部分只有一个分支：

胸上动脉。第二部分包含两个分支：胸肩峰动脉和胸外侧动脉。第三部分包括三个分支：肩胛下动脉，旋肱前、后动脉。腋动脉与腋静脉伴行，并且靠近肱动脉的后方。臂丛的分支围绕着腋动脉向远端移行，最终这些分支形成远端肱动脉和近端肱动脉水平的神经（图 14-9B）。

腋动脉损伤手术治疗

应准备同侧颈部、胸部、锁骨上窝和周围手臂的皮肤，并将其套在无菌巾中，以便进行近端控制。尝试将任何明显的血肿切开来获得近端控制是一个错误的概念，因为这可能导致过度失血以及损伤邻近神经。

在锁骨下方两横指并与锁骨平行处做一个小切口，使之可以进入近端腋动脉部位。通过该切

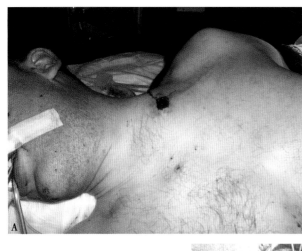
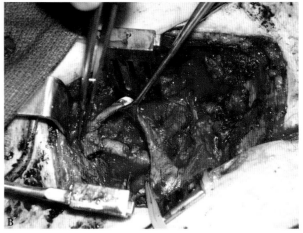

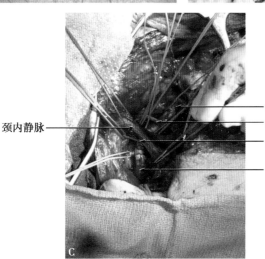

颈内静脉———

———无名动脉分叉连结处
———迷走神经
———膈神经
———锁骨下动脉—期修复

图14-8　（A）显示了左侧胸骨锁骨区域的枪伤；（B）俯视图。在锁骨上方做一个切口，并找到锁骨下动、静脉损伤部位。进行锁骨下动脉大隐静脉间置移植以及锁骨下静脉-颈内静脉-大隐静脉旁路术；（C）锁骨下动、静脉区域复杂的解剖结构使之在手术暴露期间需要进行仔细的解剖

口的上部对锁骨筋膜进行分离，打开可以接近近端腋动脉的可视空间。通过这种手术暴露来识别和分离胸大肌通常可以暴露整个腋动脉。在更近端的腋动脉损伤情况下，可以暴露锁骨下动脉和腋动脉来进行近端控制；但如果没有获得足够的可视空间，就要准备进行锁骨切除术。由于这些结构与神经、腋静脉和臂丛紧密相邻，因此使用血管钳的时候应该小心和准确。

可以对腋动脉进行端-端修复，连接和分离侧支以游离动脉进行无张力吻合。然而，大多数腋动脉损伤需要间置静脉移植物来进行重建从而进行更复杂的修复。与锁骨下动脉损伤的情况一样，使用自体静脉作为简单的间置静脉移植物是合理的选择，特别是伴有软组织损伤时。如果血管直径大小不匹配或无法获得静脉移植物时，人造血管移植物也是一个合理的选择。虽然有些人认为

上肢存在丰富的侧支循环可以将腋动脉结扎且影响很小，但相关的软组织损伤表明这些侧支可能已受损且会影响肢体的存活。临时血管转流术是结扎的良好替代方案，可恢复肢体血液灌注，稳定病情和创造延迟修复机会。

肱动脉解剖

肱动脉是腋动脉在肘窝的大圆肌下缘延伸的分支（图14-10）。它位于肱骨内侧，与正中神经、尺神经和桡神经密切相关。桡神经通过肱深动脉三角形区域。尺桡神经肱动脉后方向后内侧肱骨上髁突延伸。当肱动脉走行到接近肘关节时，正中神经通过动脉前交叉从外侧转到内侧。从腋窝穿出来后，肱动脉的走行是相当浅表的，是上肢最常损伤的血管。肱动脉的三个主要分支是（从近到远）肱动脉、尺侧副动脉和桡动脉。肱深动脉经

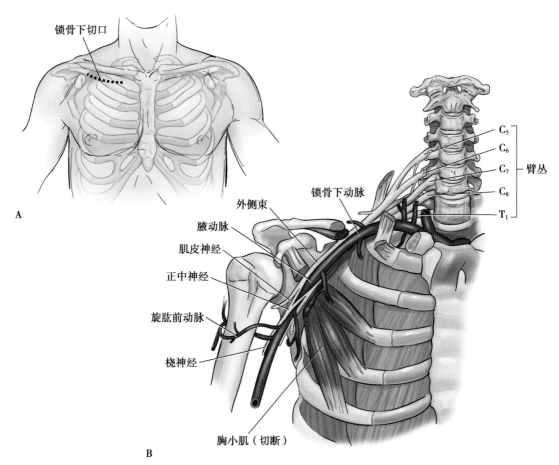

图 14-9　（A）平行锁骨在其下方做一个切口，这种方法也可以暴露近端腋动脉。根据和胸小肌的位置关系将腋动脉及其 6 个分支的手术解剖结构分成三部分；（B）臂丛神经束位于近端腋动脉后方，绕行至腋动脉远端。这种密切的解剖结构解释了腋动脉损伤患者伴有神经损伤的高发生率

过桡神经向后走行，并在肱三头肌的内侧和外侧头之间延伸。肱深动脉的分支形成重要的侧支循环网络包括腋动脉近端和前臂动脉远端。远端分支形成桡动脉侧支循环网络以及近端桡动脉分支。上、下尺动脉在尺神经内侧附近，并在肘部周围提供侧支循环。

肱动脉损伤的手术治疗

如果发生血管出血，可以通过徒手压迫肱动脉来控制出血近端。由于血管收缩和局部血栓形成，出血可能已经停止。与其他上肢血管损伤一样，应将同侧颈部和胸部准备好并消毒铺单，以防手术需要暴露血管更近端部分。手部和腕部应该暴露，以便脉搏的触诊和多普勒超声探查。

在上臂肱二头肌和三头肌中央可触及的凹槽处做一个纵向切口（图 14-11）。此切口可以根据手术需要向近端和远端延伸。随着胸大肌的收缩，手术暴露部位应尽可能和腋动脉远端一样高。由

于贵要静脉、正中神经和尺神经与肱动脉紧密相连，需要小心进行解剖分离且控制血管没有过度收缩。如果可以，应该保留贵要静脉，结扎分支，游离血管使血管更容易收缩。必须将远端肱二头肌腱膜剥离来暴露肱动脉。正中神经位于肱动脉的深部和侧面。

低能量损伤机制导致的肱动脉损伤在动脉未失活的情况下可以进行一期修复。正如预期的那样，这种修复很少用于由高能钝性和穿透性机制引起的损伤，处理这些损伤时需要小心使用静脉补片，更常用的方法是间置自体静脉移植物。加压于吻合口两端可以避免血管腔狭窄。在某些情况下，由于肱动脉的直径相对较小而且易发生痉挛，那么就可以使用间断缝合技术。肱深动脉起始远端肱动脉的损伤会导致不同程度的局部缺血，这主要取决于损伤部位的侧支循环。因为患者生理状况不稳定或术者缺乏相关的专业知识导致肱动脉重建不可行的情况下建议使用临时血管转流术。

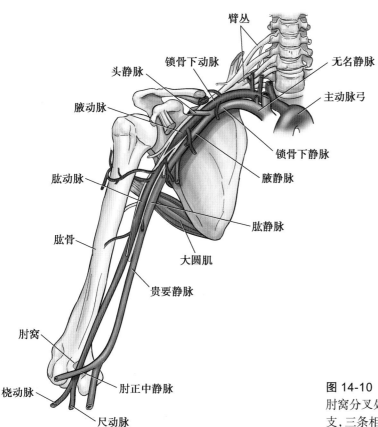

图 14-10 肱动脉是腋动脉的延续,从大圆肌下缘延伸至肘窝分叉处。其中重要的解剖关系包括三条主要的动脉分支,三条相关的静脉、神经和肌肉

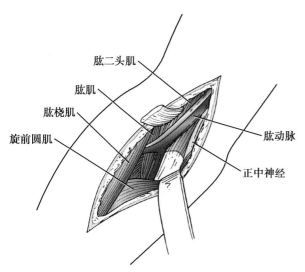

图 14-11 肱动脉的手术暴露可以通过沿着动脉走行的纵向切口来快速获得,将切口做S形弧形延伸,要么跨过腋动脉近端,要么跨过肘前窝远端。注意正中神经和贵要静脉是紧靠肱动脉走行的

桡动脉和尺动脉的解剖

肱动脉穿过肘前窝后分为桡动脉和尺动脉。虽然桡动脉是肱动脉直接的延续,但尺动脉直径通常较大(图 14-12)。

桡动脉只在近端有一个分支,组成肘部的侧支循环;它是桡侧返动脉,在前臂桡动脉与桡神经伴行。桡动脉终末端是掌深弓。

尺动脉发出两个分支即前、后尺侧副动脉,形成肘部周围侧支循环的远端部分。尺动脉的另一分支是骨间总动脉,经后侧方进入骨间膜,其分叉进入与骨间膜方向相反的前后侧骨间动脉。尺动脉终末端是掌浅弓,在前臂尺动脉与尺神经伴行。

桡动脉和尺动脉损伤的手术治疗

通常前臂出血可以直接进行控制。应将上肢近端,整个手部和手指都准备好并以包裹的方式覆盖,以便进行适当的近端和远端控制以及手术暴露和对桡动脉和尺动脉的评估。在肘前窝上做一个 S 形切口来暴露桡动脉和尺动脉近端。用如上所述的方式来辨别肱动脉,然后沿肱动脉向远端走行有助于识别尺动脉和桡动脉。桡动脉位于肱二头肌边缘的中部,并且该肌肉中间的凹陷部可作为在前臂做切口的标记。在腕部远端通过在动脉稍侧面做纵向切口来暴露桡动脉。

尺动脉向深处前行直到肱二头肌上方的旋前圆肌，在进入更表浅的位置前一直都在上臂近端的前外侧肌深处，大约在前臂的中部，这使暴露血管近端变得更加困难。在手臂的内侧，在内上髁

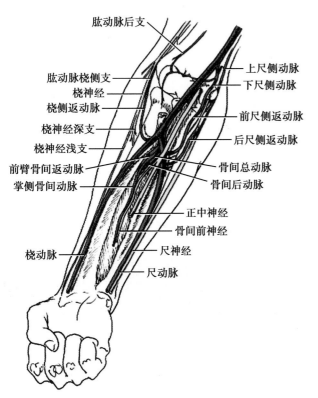

图 14-12 尺、桡动脉和尺、桡神经的解剖关系很密切

远端四横指处做一个纵向切口，并且在尺侧腕伸肌和指浅伸肌之间可以找到动脉。可以通过在尺侧腕伸肌处做一个纵向切口来暴露腕部尺动脉，可以避免损伤与尺动脉伴行的尺神经。

通常，前臂动脉损伤的处理方式取决于腕部和／或手部是否存在令人满意的连续多普勒信号。尽管损伤血管存在流出道阻塞，如果掌弓存在血流信号，血管结扎是手术修复的可行的替代方案。使用永久性缝线缝合血管单一撕裂伤来进行一期修复也是可行的。进行端 - 端吻合时，需要采用间断缝合技术以保证充足的血管张力空间。由于前臂存在明显的血管损伤进而引起前臂急性缺血，需要取静脉移植物来进行修复。为了可以进行血流重建，腕部损伤需要有手外科医师的帮助（图 14-13）。腕／手部的血管重建使用的血管移植物包括前臂静脉或足背静脉以及各种其他动脉移植物[76]。

上肢血管损伤的非手术治疗

包括假性动脉瘤在内的非闭塞性动脉损伤，如果损伤没有影响血流，那么就可以进行非手术治疗[77, 78]。辅以抗凝或抗血小板治疗，包括血栓或夹层在内的损伤如果发生缺血性临床症状，应立即动脉造影来进行血管腔内或开放性手术。定期对这些患者进行随访，利用非侵入性成像技术（如多普勒超声）进行评估是一种合适的方法来确

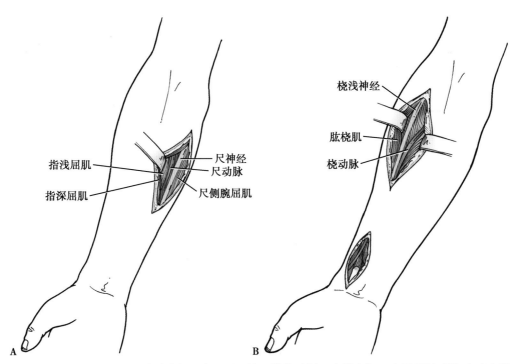

图 14-13 （A）可以通过在前臂内侧距内上髁远端四横指处做一个纵向切口来暴露尺动脉；（B）上肢内凹槽沟可作为暴露肱桡肌内侧缘桡动脉的标志

定非闭塞性损伤的进展或通畅情况。血管腔内治疗方法用于治疗上肢轻微损伤的效果尚不明确。

术后护理

监测

围术期患者需要密切监测损伤肢体状况及其血流灌注情况。将患者放置在重症监护室或中级护理病房中来恢复患者的正常生理状态的决定是由制度规定的，还取决于患者的失血量以及持续液体复苏情况。在患者恢复脉搏之前，连续多普勒超声检查有助于决定是否进行血管修复，存在血流信号并不一定表示血管通畅。肢体灌注恢复的评估指标包括四肢温暖，感觉运动功能恢复和毛细血管充盈正常。多普勒超声还可用于评估修复术后的血管的通畅性，在某些情况下还可以辨别手术方案的优劣，从而有利于进一步地二次重建术。

如果没有进行筋膜切开术或未完成手术，则应通过定期反复检查来警惕室间隔综合征的存在和发展。本章后面将更详细地讨论间隔室综合征。

伤口护理

当皮肤伤口不愈合时，在对软组织生存能力进行评估或在筋膜切开术之前等待开放伤口闭合时，可以使用负压敷料（VAC）进行负压吸引，这有利于开放性伤口的愈合[79~80]。负压治疗可促进伤口愈合，但软组织或肌肉应适当地覆盖重建的血管，以充填在真空敷料和血管之间的间隙，从而防止血管移植物干燥和吻合口破裂。同样，某些类型的损伤伤口闭合可能会延迟，然而无论是否可以解决一期愈合延迟、皮肤移植物或肌肉痉挛等问题，都需要对伤口进行连续冲洗和清创来尽快恢复软组织的完整性（图 14-14）。一期愈合延迟的伤口应该是无张力、压力小，这样可以避免出现不良结果。肢体抬高有助于减轻水肿。

康复

上肢损伤后应尽早进行物理治疗和功能锻炼，能有效地预防关节挛缩和肌肉萎缩。对感觉运动缺陷进行仔细评估是旨在康复或尝试功能锻炼来弥补已丧失的功能的治疗前提。身体承重状态和功能恢复时间方面的协调需要其他参与患者护理的专家的协调配合。

与下肢相比，上肢血管损伤后的康复治疗通常是一个具有挑战性的过程，这也恰恰证明了手和前臂进行的都是一些复杂的活动。

结果和并发症

上肢血管损伤后的结果

上肢和交界区动脉损伤治疗后普遍接受的结果如框 14-1。一般来说，我们能观察到肢体越远端的损伤，截肢或死亡的概率就越小。上肢血管损伤的结果良好，很大程度上是因为院前急救和

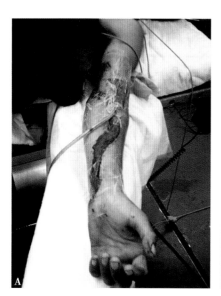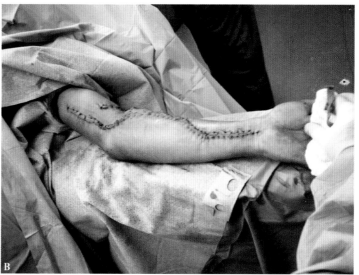

图 14-14　（A）在前臂筋膜切开术后放置负压吸引装置；（B）负压吸引可以保护伤口允许伤口延期闭合。6 天后可以将伤口完全闭合

早期复苏的管理,这就意味着上肢动脉损伤很少是导致死亡的独立危险因素。此外,保肢本身也许是治疗成功的一个负面指标,因为许多肢体保肢治疗后即使在进行血运重建后组织存活,肢体也可能会伴有疼痛或存在功能障碍[81~82]。最终这些问题可能会导致截肢、康复治疗和放置假肢的时间延迟。上肢血管损伤动脉重建术后的功能结局作为评价的基准,有几项研究对此进行了评估。

Hardin 等在 13 年的回顾性研究中观察了 99 例上肢动脉损伤患者,包括 21 例腋动脉,43 例肱动脉,12 例桡动脉,13 例尺动脉和 10 例桡动脉和尺动脉联合伤,最终只有 5 例患者需要进行截肢[8]。49 例(49%)患者肢体功能完全恢复,其余 50 例患者存在一定程度的永久性功能障碍。腋动脉损伤与严重神经功能障碍的高发生率有关,这主要是由于臂丛神经与腋动脉解剖关系密切,组织缺血发生率较高。枪伤更多的是导致长期肢体功能障碍,而撕裂伤、刺伤和钝性损伤往往与肢体功能恢复情况相关。

Brown 等对 71 例上肢动脉损伤接受手术治疗的患者进行了回顾性研究[19]。平均随访 6.3 个月(0~33 个月),发现保肢率为 94%。钝性血管损伤的患者比穿透性血管损伤患者更易发生严重残疾。那些伴发骨折的患者可能与无骨折患者一样可以达到功能的完全恢复。合并神经损伤的患者无论是否合并骨折都不太可能完全恢复功能,这就强调了保护相关神经的重要性。此外,神经延迟修复的患者更容易发生严重残疾或晚期截肢。作者发现那些需要行筋膜切开术的患者无法获得功能恢复且会留下极其严重的残疾。从现有的数据中

框 14-1	战争环境中行筋膜切开术的指征
撤离时间 >4~6 小时而延迟了血管重建的时间	
动静脉均有损伤	
挤压伤	
高能损伤	
血管修复	
动脉或静脉结扎	
昏迷,闭合性颅脑损伤或硬膜外镇痛	
间隔室高压	
预防作用	

Adapted from starnes BW et al: Extremity vascular injuries on thebattlefield: tips for surgeons deploying to war. J Trauma 60: 432-442, 2006.

可以清楚地看出动脉灌注和骨折固定通常是可行的。然而,在许多患者中,严重的神经功能后遗症和软组织破坏的程度直接决定了预后。

上肢血管损伤并发症

上肢动脉损伤和修复术后并发症包括缺血/再灌注损伤、血栓形成、吻合口出血、感染和假性动脉瘤。并发症随损伤的类型和严重程度而不同。但在文献中没很好地定义,大多数文献都侧重于使用死亡率和肢体挽救来描述,而不是修复术后相关并发症。作者在对 45 例上肢血管损伤患者的分析表明,血管修复术后早期并发症包括感染(4.7%)、血栓形成(9.3%)、吻合口出血(2.3%)和早期截肢(9.3%)[2]。对于术后并发症的高度怀疑,提倡反复进行临床评估以及早期多普勒超声或 CTA 检查,以便早期诊断和治疗,从而减少相关并发症和死亡率。

上肢骨筋膜室综合征

与下肢相比,上肢骨筋膜室综合征并不常见。骨筋膜室综合征可影响前臂运动功能,但很少累及上臂(肱三头肌或三角肌)。任何钝性或穿透性肢体创伤患者都应考虑是否存在骨筋膜室综合征,特别是那些长时间缺血或转送时间长的患者,以及那些需要大量液体复苏的患者。骨筋膜间隔综合征最早的症状是患肢疼痛加重。随着症状的进展,体格检查表现越来越明显,包括骨筋膜室内压增高,被动牵拉疼痛,进行性感觉丧失和麻木。远端脉搏消失是晚期的表现。

骨筋膜室直接压力测量有助于诊断,正常的骨筋膜室内压力范围为 0~9mmHg。有争议的是骨筋膜室内压力超过 30mmHg 被认为需要及时行筋膜切开术。一些人使用舒张压与筋膜室压之间压差作为骨筋膜室综合征的衡量标准。当压差小于 30mmHg 时提示存在骨筋膜室综合征。然而,测量压力正常并不能排除骨筋膜室综合征的存在,因有可能会延迟发生筋膜室综合征,这时应考虑预防性骨筋膜室切开术。如果预期患者在得到治疗需要长时间转运,这就显得尤为重要。在严峻环境下如军事战斗期间,骨筋膜室内压力不易测量,行预防性筋膜切开术的指针要比城市民用环境中宽得多。在一项来自伊拉克和阿富汗对上肢损伤患者进行空运撤离时的研究中表明,行筋膜切开术可以预测死亡率和组织损伤严重程度,而

延迟筋膜切开术会导致死亡率增加、组织丢失和截肢[83]。

Kim 等回顾了 139 例肱动脉损伤患者，其中 29 例（20.9%）被诊断为上肢骨筋膜室综合征。多动脉损伤、术中出血和开放性骨折被认为是会发展为骨筋膜室综合征的重要独立危险因素（OR 值分别为 1.12，5.79 和 2.68）[84]。在一项随访研究中，Kim 等开发了一项上肢动脉损伤骨筋膜室综合征的预后评分。该评分基于上述三个变量（术中每出血 100ml 得 1 分，存在多动脉损伤记 6 分，存在开放性骨折记 3 分）[85]。评分低于 2.5 分的患者并发骨筋膜间隔综合征的敏感度为 97%，特异度为 37%。评分为 20 分的患者并发骨间膜室综合征的特异度为 97%，敏感度为 38%。尽管这个评分系统可以为上肢动脉损伤后是否需要进行筋膜切开术提供帮助，但该评分系统尚未得到前瞻性验证。

上肢前臂筋膜切开术的皮肤和筋膜切口从上臂下内侧延伸，在肘窝内侧和外侧成为含有肱二头肌腱膜的间隙（图 14-15）。切口向外侧充分延伸以打开伸肌上的前臂筋膜，然后将切口以弧形向掌侧延伸来暴露筋膜，同时是否暴露出腕管取决于损伤的类型和组织损伤的程度。在穿透性损伤患者中，损伤本身可以使部分骨筋膜室打开，从而降低筋膜室间的压力。

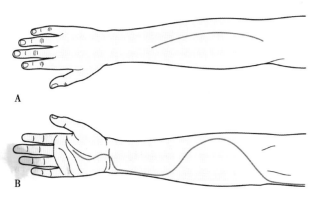

图 14-15 （A）上肢筋膜切开术应从肘内侧做一个切口，并将切口以 S 形在肘窝处包括肱二头肌腱膜在内从内侧至外侧延伸。切口的横向延伸必须足够长以利于打开伸肌筋膜室。将切口缓慢延伸至掌筋膜有助于降低其筋膜室压力；（B）很少需要做对侧切开

（梁刚柱 译　张福先 校）

参考文献

1. Clouse WD, Rasmussen TE, Peck MA, et al: In-theater management of vascular injury: 2 years of the Balad Vascular Registry. J Am Coll Surg 204:625–632, 2007.
2. Clouse WD, Rasmussen TE, Perlstein J, et al: Upper extremity vascular injury: a current in-theater wartime report from Operation Iraqi Freedom. Ann Vasc Surg 20:429–434, 2006.
3. Costa MC, Robbs JV: Nonpenetrating subclavian artery trauma. J Vasc Surg 8:71–75, 1988.
4. Debakey ME, Simeone FA: Battle injuries of the arteries in World War II: an analysis of 2,471 cases. Ann Surg 123:534–579, 1946.
5. Demetriades D, Chahwan S, Gomez H, et al: Penetrating injuries to the subclavian and axillary vessels. J Am Coll Surg 188:290–295, 1999.
6. Graham JM, Feliciano DV, Mattox KL, et al: Management of subclavian vascular injuries. J Trauma 20:537–544, 1980.
7. Graham JM, Mattox KL, Feliciano DV, et al: Vascular injuries of the axilla. Ann Surg 195:232–238, 1982.
8. Hardin WD, Jr, O'Connell RC, Adinolfi MF, et al: Traumatic arterial injuries of the upper extremity: determinants of disability. Am J Surg 150:266–270, 1985.
9. Hughes CW: Arterial repair during the Korean war. Ann Surg 147:555–561, 1958.
10. Humphrey PW, Nichols WK, Silver D: Rural vascular trauma: a twenty-year review. Ann Vasc Surg 8:179–185, 1994.
11. Lin PH, Koffron AJ, Guske PJ, et al: Penetrating injuries of the subclavian artery. Am J Surg 185:580–584, 2003.
12. Mattox KL, Feliciano DV, Burch J, et al: Five thousand seven hundred sixty cardiovascular injuries in 4459 patients. Epidemiologic evolution 1958 to 1987. Ann Surg 209:698–705, Discussion 6–7, 1989.
13. Menakuru SR, Behera A, Jindal R, et al: Extremity vascular trauma in civilian population: a seven-year review from North India. Injury 36:400–406, 2005.
14. Pasch AR, Bishara RA, Lim LT, et al: Optimal limb salvage in penetrating civilian vascular trauma. J Vasc Surg 3:189–195, 1986.
15. Peck MA, Clouse WD, Cox MW, et al: The complete management of extremity vascular injury in a local population: a wartime report from the 332nd Expeditionary Medical Group/Air Force Theater Hospital, Balad Air Base, Iraq. J Vasc Surg 45:1197–1204, Discussion 204–5, 2007.
16. Rich NM, Baugh JH, Hughes CW: Acute arterial injuries in Vietnam: 1,000 cases. J Trauma 10:359–369, 1970.
17. Shanmugam V, Velu RB, Subramaniyan SR, et al: Management of upper limb arterial injury without angiography—Chennai experience. Injury 35:61–64, 2004.
18. Shaw AD, Milne AA, Christie J, et al: Vascular trauma of the upper limb and associated nerve injuries. Injury 26:515–518, 1995.
19. Brown KR, Jean-Claude J, Seabrook GR, et al: Determinates of functional disability after complex upper extremity trauma. Ann Vasc Surg 15:43–48, 2001.
20. Zellweger R, Hess F, Nicol A, et al: An analysis of 124 surgically managed brachial artery injuries. Am J Surg 188:240–245, 2004.
21. Blaisdell FW: Civil War vascular injuries. World J Surg 29(Suppl 1):S21–S24, 2005.
22. Dragas M, Davidovic L, Kostic D, et al: Upper extremity arterial injuries: factors influencing treatment outcome. Injury 40:815–819, 2009.
23. Endean ED, Veldenz HC, Schwarcz TH, et al: Recognition of arterial injury in elbow dislocation. J Vasc Surg 16:402–406, 1992.
24. Sampson LN, Britton JC, Eldrup-Jorgensen J, et al: The neurovascular outcome of scapulothoracic dissociation. J Vasc Surg 17:1083–1088, Discussion 8–9, 1993.
25. Riess KP, Cogbill TH, Patel NY, et al: Brachial plexus injury: long-term functional outcome is determined by associated scapulothoracic dissociation. J Trauma 63:1021–1025, 2007.
26. Kragh JF, Jr, Walters TJ, Baer DG, et al: Survival with emergency tourniquet use to stop bleeding in major limb trauma. Ann Surg 249:1–7, 2009.
27. Kragh JF, Jr, Walters TJ, Baer DG, et al: Practical use of emergency tourniquets to stop bleeding in major limb trauma. J Trauma 64:S38–S49, Discussion S–50, 2008.
28. Lakstein D, Blumenfeld A, Sokolov T, et al: Tourniquets for hemorrhage control on the battlefield: a 4-year accumulated experience. J Trauma 54:S221–S225, 2003.
29. Walters TJ, Wenke JC, Kauvar DS, et al: Effectiveness of self-applied tourniquets in human volunteers. Prehosp Emerg Care 9:416–422, 2005.
30. Kotwal RS, Montgomery HR, Kotwal BM, et al: Eliminating preventable death on the battlefield. Arch Surg 146:1350–1358, 2011.
31. Moore FA: Tourniquets: another adjunct in damage control? Ann Surg 249:8–9, 2009.
32. Walters TJ, Mabry RL: Issues related to the use of tourniquets on the battlefield. Mil Med 170:770–775, 2005.
33. Chambers LW, Green DJ, Sample K, et al: Tactical surgical intervention with temporary shunting of peripheral vascular trauma sustained during Operation Iraqi Freedom: one unit's experience. J Trauma 61:824–830, 2006.
34. Rasmussen TE, Clouse WD, Jenkins DH, et al: The use of temporary vascular shunts as a damage control adjunct in the management of wartime vascular injury. J Trauma 61:8–12, Discussion 12–5, 2006.
35. Taller J, Kamdar JP, Greene JA, et al: Temporary vascular shunts as initial treatment of proximal extremity vascular injuries during combat operations: the new standard of care at Echelon II facilities? J Trauma 65:595–603, 2008.

36. Gifford SM, Aidinian G, Clouse WD, et al: Effect of temporary shunting on extremity vascular injury: an outcome analysis from the Global War on Terror vascular injury initiative. J Vasc Surg 50:549–555, Discussion 55–6, 2009.

37. Granchi T, Schmittling Z, Vasquez J, et al: Prolonged use of intraluminal arterial shunts without systemic anticoagulation. Am J Surg 180:493–496, Discussion 6–7, 2000.

38. Nichols JG, Svoboda JA, Parks SN: Use of temporary intraluminal shunts in selected peripheral arterial injuries. J Trauma 26:1094–1096, 1986.

39. Reber PU, Patel AG, Sapio NL, et al: Selective use of temporary intravascular shunts in coincident vascular and orthopedic upper and lower limb trauma. J Trauma 47:72–76, 1999.

40. Sriussadaporn S, Pak-art R: Temporary intravascular shunt in complex extremity vascular injuries. J Trauma 52:1129–1133, 2002.

41. Johansen K, Bandyk D, Thiele B, et al: Temporary intraluminal shunts: resolution of a management dilemma in complex vascular injuries. J Trauma 22:395–402, 1982.

42. Subramanian A, Vercruysse G, Dente C, et al: A decade's experience with temporary intravascular shunts at a civilian level I trauma center. J Trauma 65:316–324, Discussion 24–6, 2008.

43. Gregory RT, Gould RJ, Peclet M, et al: The mangled extremity syndrome (M.E.S.): a severity grading system for multisystem injury of the extremity. J Trauma 25:1147–1150, 1985.

44. Johansen K, Daines M, Howey T, et al: Objective criteria accurately predict amputation following lower extremity trauma. J Trauma 30:568–572, Discussion 72–3, 1990.

45. Bonanni F, Rhodes M, Lucke JF: The futility of predictive scoring of mangled lower extremities. J Trauma 34:99–104, 1993.

46. Bosse MJ, MacKenzie EJ, Kellam JF, et al: A prospective evaluation of the clinical utility of the lower-extremity injury-severity scores. J Bone Joint Surg Am 83-A:3–14, 2001.

47. Durham RM, Mistry BM, Mazuski JE, et al: Outcome and utility of scoring systems in the management of the mangled extremity. Am J Surg 172:569–573, Discussion 73–4, 1996.

48. Slauterbeck JR, Britton C, Moneim MS, et al: Mangled extremity severity score: an accurate guide to treatment of the severely injured upper extremity. J Orthop Trauma 8:282–285, 1994.

49. Togawa S, Yamami N, Nakayama H, et al: The validity of the mangled extremity severity score in the assessment of upper limb injuries. J Bone Joint Surg Br 87:1516–1519, 2005.

50. Rush RM, Jr, Kjorstad R, Starnes BW, et al: Application of the Mangled Extremity Severity Score in a combat setting. Mil Med 172:777–781, 2007.

51. Timberlake GA, Kerstein MD: Venous injury: to repair or ligate, the dilemma revisited. Am Surg 61:139–145, 1995.

52. Timberlake GA, O'Connell RC, Kerstein MD: Venous injury: to repair or ligate, the dilemma. J Vasc Surg 4:553–558, 1986.

53. Rich NM, Hughes CW, Baugh JH: Management of venous injuries. Ann Surg 171:724–730, 1970.

54. Quan RW, Gillespie DL, Stuart RP, et al: The effect of vein repair on the risk of venous thromboembolic events: a review of more than 100 traumatic military venous injuries. J Vasc Surg 47:571–577, 2008.

55. Meyer J, Walsh J, Schuler J, et al: The early fate of venous repair after civilian vascular trauma. A clinical, hemodynamic, and venographic assessment. Ann Surg 206:458–464, 1987.

56. Nypaver TJ, Schuler JJ, McDonnell P, et al: Long-term results of venous reconstruction after vascular trauma in civilian practice. J Vasc Surg 16:762–768, 1992.

57. Starnes BW, Arthurs ZM: Endovascular management of vascular trauma. Perspect Vasc Surg Endovasc Ther 18:114–129, 2006.

58. Rasmussen TE, Clouse WD, Peck MA, et al: Development and implementation of endovascular capabilities in wartime. J Trauma 64:1169–1176, Discussion 76, 2008.

59. Danetz JS, Cassano AD, Stoner MC, et al: Feasibility of endovascular repair in penetrating axillosubclavian injuries: a retrospective review. J Vasc Surg 41:246–254, 2005.

60. du Toit DF, Strauss DC, Blaszczyk M, et al: Endovascular treatment of penetrating thoracic outlet arterial injuries. Eur J Vasc Endovasc Surg 19:489–495, 2000.

61. White R, Krajcer Z, Johnson M, et al: Results of a multicenter trial for the treatment of traumatic vascular injury with a covered stent. J Trauma 60:1189–1195, Discussion 95–6, 2006.

62. du Toit DF, Lambrechts AV, Stark H, et al: Long-term results of stent graft treatment of subclavian artery injuries: management of choice for stable patients? J Vasc Surg 47:739–743, 2008.

63. Babatasi G, Massetti M, Le Page O, et al: Endovascular treatment of a traumatic subclavian artery aneurysm. J Trauma 44:545–547, 1998.

64. Brandt MM, Kazanjian S, Wahl WL: The utility of endovascular stents in the treatment of blunt arterial injuries. J Trauma 51:901–905, 2001.

65. Janne d'Othee B, Rousseau H, Otal P, et al: Noncovered stent placement in a blunt traumatic injury of the right subclavian artery. Cardiovasc Intervent Radiol 22:424–427, 1999.

66. Jeroukhimov I, Altshuler A, Peer A, et al: Endovascular stent-graft is a good alternative to traditional management of subclavian vein injury. J Trauma 57:1329–1330, 2004.

67. Renger RJ, de Bruijn AJ, Aarts HC, et al: Endovascular treatment of a pseudoaneurysm of the subclavian artery. J Trauma 55:969–971, 2003.

68. Stecco K, Meier A, Seiver A, et al: Endovascular stent-graft placement for treatment of traumatic penetrating subclavian artery injury. J Trauma 48:948–950, 2000.

69. Teso D, Bloch R, Pohlman T, et al: Simultaneous endovascular repair of traumatic rupture of the right subclavian artery and thoracic aorta. Ann Thorac Surg 91:281–283, 2011.

70. Lonn L, Delle M, Karlstrom L, et al: Should blunt arterial trauma to the extremities be treated with endovascular techniques? J Trauma 59:1224–1227, 2005.

71. Hershberger RC, Aulivola B, Murphy M, et al: Endovascular grafts for treatment of traumatic injury to the aortic arch and great vessels. J Trauma 67:660–671, 2009.

72. Bates MC, Campbell J: Emergent stent graft isolation of a knife-related subclavian arterial venous fistula: lessons learned during long-term follow-up. Catheter Cardiovasc Interv 66:483–486, 2005.

73. Carrick MM, Morrison CA, Pham HQ, et al: Modern management of traumatic subclavian artery injuries: a single institution's experience in the evolution of endovascular repair. Am J Surg 199:28–34, 2010.

74. Xenos ES, Freeman M, Stevens S, et al: Covered stents for injuries of subclavian and axillary arteries. J Vasc Surg 38:451–454, 2003.

75. Maynar M, Baro M, Qian Z, et al: Endovascular repair of brachial artery transection associated with trauma. J Trauma 56:1336–1341, discussion 41, 2004.

76. McClinton MA: Reconstruction for ulnar artery aneurysm at the wrist. J Hand Surg [Am] 36:328–332, 2011.

77. Dennis JW, Frykberg ER, Veldenz HC, et al: Validation of nonoperative management of occult vascular injuries and accuracy of physical examination alone in penetrating extremity trauma: 5- to 10-year follow-up. J Trauma 44:243–252, discussion 2–3, 1998.

78. Stain SC, Yellin AE, Weaver FA, et al: Selective management of nonocclusive arterial injuries. Arch Surg 124:1136–1140, Discussion 40–1, 1989.

79. Labler L, Rancan M, Mica L, et al: Vacuum-assisted closure therapy increases local interleukin-8 and vascular endothelial growth factor levels in traumatic wounds. J Trauma 66:749–757, 2009.

80. Jacobs S, Simhaee DA, Marsano A, et al: Efficacy and mechanisms of vacuum-assisted closure (VAC) therapy in promoting wound healing: a rodent model. J Plast Reconstr Aesthet Surg 62:1331–1338, 2009.

81. Burkhardt GE, Gifford SM, Propper B, et al: The impact of ischemic intervals on neuromuscular recovery in a porcine (Sus scrofa) survival model of extremity vascular injury. J Vasc Surg 53:165–173, 2011.

82. Hancock HM, Stannard A, Burkhardt GE, et al: Hemorrhagic shock worsens neuromuscular recovery in a porcine model of hind limb vascular injury and ischemia-reperfusion. J Vasc Surg 53:1052–1062, Discussion 62, 2011.

83. Ritenour AE, Dorlac WC, Fang R, et al: Complications after fasciotomy revision and delayed compartment release in combat patients. J Trauma 64:S153–S161, Discussion S61–2, 2008.

84. Kim JY, Buck DW, 2nd, Forte AJ, et al: Risk factors for compartment syndrome in traumatic brachial artery injuries: an institutional experience in 139 patients. J Trauma 67:1339–1344, 2009.

85. Kim JY, Schierle CF, Subramanian VS, et al: A prognostic model for the risk of development of upper extremity compartment syndrome in the setting of brachial artery injury. Ann Plast Surg 62:22–27, 2009.

第15章　下肢血管损伤

15

NEIL G. KUMAR, BRIAN S. KNIPP, DAVID L. GILLESPIE

摘要

下肢血管损伤往往伴随高致残率及死亡率,当损伤涉及躯干及下肢交界处时尤为棘手。下肢关节区域的损伤常见于远端髂动脉和近端股动脉。如果没有明显的外伤表现,下肢交界性血管损伤往往难以诊断,而且在并存其他损伤时处理更为棘手,因为这些损伤通常较隐蔽,难以进行控制和手术修复。下肢血管损伤的治疗关键在于早期诊断和控制大出血、早期复苏以及及时合理地恢复患肢的缺血状态。其中最重要的、对生命和四肢有重大意义的一项干预措施即控制大出血和缺血损伤区再灌注。下肢血管损伤(骨盆、股骨、股骨-腘窝、胫骨处的动脉)的解剖部位、损伤严重程度及伴有其他合并损伤的处理都是影响患者预后的因素。

关键词: 下肢创伤,损伤的肢体,止血带,血管转流术,静脉损伤,动脉损伤,切断术

简介

血管损伤中以手足血管损伤较为常见。肢体关节处的血管损伤特别难处理且可能是致命的。最重要的是,远端髂动静脉及近端股动静脉的损伤在控制出血方面极具挑战性。交界性血管损伤这一概念是在21世纪提出的,尽管使用止血带控制出血比较有效,但当下肢穿透性损伤位于近端时止血带止血的效果就不明显(如躯干和下肢的关节区域),尤其远端髂动静脉及近端股动、静脉破碎所导致的大出血进行急救时往往很难压迫控制出血,因为这些血管大多是粗大的,而且位于腹股沟韧带和骨盆深处。这些损伤容易造成大出血,军队将之命名为"关节处下肢血管损伤"来促进对此处血管损伤的研究学习及制订治疗策略。很多远端出血如股骨、腘窝、胫骨处的血管损伤也可导致大出血,但是急救措施如止血带就可以控制出

血。不论从哪个解剖层面上看,下肢血管损伤的挑战不仅在于出血的控制,还在于损伤血管的复原和血管重建后的肢体灌注情况。

历史背景

2001—2009年死于战争损伤的人群中,如果能妥善处理出血,41%的伤员是有存活可能的[1]。在这篇文章中,可能存活的伤员死亡意味着除致命的头部损伤、心脏损伤或由于爆炸导致的肢体缺损等因素以外,还存在其他可导致死亡的因素。其中躯干血管损伤占48%,四肢血管损伤占31%,关节区域血管损伤占21%[2]。表15-1显示了过去和现在军事环境中下肢血管损伤的发生率。由古至今在军事冲突环境中下肢血管损伤的发生率都较高。由躯体创伤所导致的大出血发生率却有所下降,这可能是得益于护甲的普及。四肢大出血率也有所下降,这可能是得益于止血带的广泛应用。随着躯体护甲的发展,渐渐地四肢血管损伤在整体血管损伤中占比也随之增加。由于四肢和关节护甲发展的局限性,战争中四肢血管损伤仍很普遍。

下肢血管损伤在日常生活中也很常见,而髂动静脉损伤的发生率则比在战场上的发生率要高。Mattox等报道了232例髂动脉损伤及289例髂静

表 15-1　下肢血管损伤的发生率

时期	髂动脉	股动脉	腘动脉	胫动脉
1910年代	1%	35%	12%	11%
1940年代	2%	21%	20%	20%
1950年代	2%	31%	26%	18%
1960年代	3%	35%	22%	0%
21世纪	2%	28%	9%	10%

数据来源于参考文献[5-12]。

脉损伤的患者，在一个单中心日常生活损伤登记处的数据显示髂动静脉损伤在所有血管损伤中分别占 4% 和 5%[3]。在城市创伤急救中心，股动静脉和腘动静脉损伤较髂动静脉损伤更为常见，更易影响肢体运动功能。Branco 等报道股血管损伤占所有四肢血管损伤的 25%[4]。在 Asensio 等的报道中股血管损伤发生率更高，占外周血管损伤的 70%[5]。然而，在四肢血管损伤中，孤立性血管损伤最常见的是腘动静脉，大多是由于钝性击打造成的。相对于其他四肢血管损伤，钝性损伤多数情况下会导致骨折或关节脱位，往往需要长时间住院而且截肢率相对较高。

这几年，在所有血管损伤中胫动静脉损伤的发生率有所增加。最近，一项研究四肢血管创伤的报道指出胫动静脉是最常见的损伤血管，占 36%[6]。胫血管损伤的机制中，最常见的为枪伤（37%），其次为车祸（26%）[7~10]。

临床表现及诊断

对任何潜在的四肢血管损伤或关节区域血管损伤的评估处理均参照由美国外科医师学会（ACS）及其创伤委员会（COT）确立的标准来进行[11]。首先，为避免大出血，必须以止血带或人力控制出血。参考出血部位，若没有标准作战应用止血带（CAT），则使用充气式血压袖带压迫伤处近端来控制出血。正如前面所提及的，最棘手的问题在于连接性血管损伤，既难以应用止血带又难以压迫止血。在这种情况下，无论有无促进止血的介质如作战纱布，仍需要压迫止血，并紧急进行手术处理。如不见明显的出血，急救时则有时间检查股骨、腘窝和足等处的脉搏。在急诊或重症监护室，触诊往往会导致错误的阴性或阳性结果，因此这种检查应由多普勒超声修正。多普勒超声应用于血管损伤诊断见本书第 5 章。触诊脉搏时应同时判断下肢是重度还是轻度血管损伤。重度损伤的标志为，明显可见的血管撕裂或堵塞、搏动性出血、进行性扩大的肿块、明显震颤、血管杂音或出血点远端肢体缺血。轻度损伤的表现则较为隐晦，包含患处出血、外周神经损伤、下肢重大血管的创伤、创伤联合症状如长骨骨折和血管受损表现等。

在几乎所有案例中，一旦出现重度损伤表现则意味着需要进行手术干预。一些干扰因素如下肢各种级别的穿刺伤，通过 X 线片或其他影像学

手段如多普勒超声、计算机断层血管造影（CTA）在重度损伤时也可以取得良好的结果。轻度损伤时，必须多次使用多普勒评测伤肢损伤指数（IEI）。最初，检查者可根据损伤肢体远端（如手腕、脚腕、足）的血管信号判断肢体自然灌注情况。例如，典型的强烈清晰的双相或三相血管信号，这与虚弱的单相信号有明显区别，后者的出现意味着血管受损。然而，当患者体温过低或血压过低时，血管信号的质量也容易受到影响。较为客观的方法是多次使用多普勒和血压腕带测定损伤指数（IEI）。

IEI 是通过比较患肢动脉收缩压的多普勒信号和对侧健康肢体的多普勒信号得出的。这种方法和用于诊断下肢血管堵塞的踝肱指数（ABI）类似。在创伤区域，有时可能是比较患侧上肢和健侧上肢，此时 ABI 也可作为 IEI。当不存在血管损伤时，患侧与健侧的数值比率应小于 0.9 或更高。当 IEI 数值小于 0.9 时，尤其当患者对侧 IEI 数值正常时，意味着存在血管流通受限及动脉受损。

更重要的是，对于低温或低血压患者需要反复测量 IEI 以免出现误差。对于存在下肢骨折或脱位的患者也应当反复测量。对于上述下肢创伤的患者，当骨折经过处理，患者复苏，体温上升后，多普勒信号和 IEI 数值会有所提升。然而，当 IEI 指数持续小于 0.9 时，意味着存在血管受损，应当进行深部血管成像或直接手术探查[12]。在多数患者中有轻度血管损伤和持续降低的 IEI 表现，需要进行深部血管诊断性影像学检查如多普勒超声、CTA 或传统血管成像。在复杂病例中，术中应进行血管成像，为术中探查创造条件。在下肢骨折或脱位的患者中，骨折的治疗和血管损伤的治疗可以同时进行。

髂骨远端和股骨近端连接区血管损伤

在所有伤及关节区域的穿刺伤中均应当考虑到有髂外动静脉损伤，包括涉及腹部、臀部、腹股沟等处的创伤（图 15-1）。髂外动静脉损伤的临床表现和下肢血管损伤的典型表现大致相同。此外，还包括腹部膨隆，肠破裂（如直肠出血），泌尿生殖器损伤（如血尿、阴道或阴茎口出血）。在下腹部穿刺伤或骨盆创伤，当股动脉脉搏消失或双侧股动脉搏动不一致则应警惕，警示存在髂动脉出血。

关节连接处血管损伤的隐匿表现最初可能是由于下腹部或骨盆创伤使接近髂动脉的血管受损伤。在这些患者中，术者应注意需要进行进一步

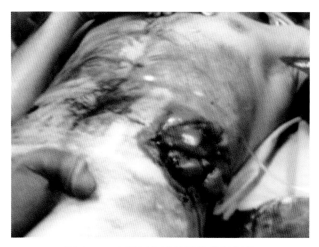

图 15-1　交界区穿透性损伤伴肠损伤

的影像学检查或直接进行手术探查。但一般不建议对下腹部损伤或骨盆损伤伴有血流动力学不稳定的患者进行深部血管造影。对于这些患者，应当在有足够灌注充分复苏的情况下进行手术探查。对下腹部穿刺伤患者，术中应进行剖腹探查控制出血。如果下腹部穿刺伤或骨盆骨折患者的血流动力学尚正常，仍需进一步做影像学检查，包括下腹部或骨盆平片及 CTA。除去能清楚提供腹内、腹膜后结构及骨盆骨折的情况，CTA 还可以表现出髂动脉或股动脉的出血或堵塞情况。在这些案例中，使用 CTA 诊断快速准确，更利于制订合理手术计划。

与穿刺伤不同，造成髂动脉受损的钝性损伤往往是内部缓慢失血。如果患者存在骨盆不稳定性骨折，建议早期应用固定器并进行进一步详细诊断。在骨盆周围早期应用支架对于控制联合复杂骨盆骨折的静脉出血较为有效，可以稳定骨折，避免血管堵塞。对于存在血流动力学不稳定的这类创伤患者，最好在稳定止血的同时行动脉血管成像，尤其早期在 CTA 观察到髂内动脉分支堵塞时。栓塞或出血血管最好在手术室进一步处理，行腔内介入治疗或传统开放性手术。

股动脉和腘动脉损伤

股动脉或腘动脉损伤患者的表现或典型或不典型。然而，有研究表明涉及此处的多数创伤多伴随出血或后续缺血表现。在部分患者中出现危及肢体的并发症很有可能是由于忽视或误诊了血管损伤，因为活动出血总会得到控制或缺血表现不完全。尽管多数具备典型症状的股动脉或腘动

脉损伤均需要手术干预，很多复杂病例仍有必要行双侧对比 CTA 血管成像。在一些受砍伤的下肢创伤，往往同时存在血管损伤和骨折，最好以 CTA 成像定位骨折和血管损伤部位。下肢多发任何级别穿刺伤也最好在术前行血管成像和或 CTA 判断情况。在这些病例，尽管已经出现出血和或缺血表现，如果没有对比成像仍难以定位手术部位。单纯物理诊断假阳性率高达 87%[13]。由于误诊，钝性伤患者中截肢发生率很高。对于任何存在前后膝关节脱位的患者，外科医师必须时刻高度怀疑腘窝血管损伤、股骨远端骨折或胫骨平台骨折。在有些情况下，术中血管成像的附加诊断可以缩小手术探查的范围。近来一些研究提议结合 IEI 超声多普勒、CTA 结果进行选择性血管成像和术中探查。如果这些非侵袭性手段的检查结果异常则可以不使用对比成像而直接进行术中探查。处理膝关节脱位的患者时，选择性实施血管成像和手术往往安全、有效，可以减少不必要的术中大范围的探查（图 15-2 和图 15-3）。

胫骨平台损伤

在踝和足有多条侧支循环（胫前、胫后、腓动脉），血流灌注充分，相对其他近端下肢损伤处理

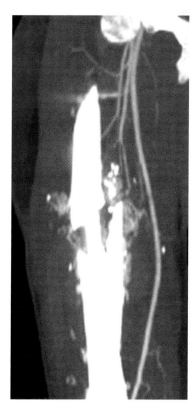

图 15-2　明显移植物伪影下的 CT 所显示的血管形态

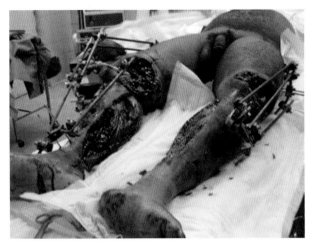

图 15-3　修复血管之前,在不影响血管暴露的前提下,快速进行外固定

较为简单。只有当这三条动脉全部损伤时才有可能造成危及生命的缺血,而这不太常见。在城市对于受到腿穿刺伤的患者(如膝盖以下),一般不太可能存在缺血,而受到钝性创伤者缺血发生率分别为 33% 和 68%[12~16]。造成这种现象的原因可能就是充分血流灌注,穿刺伤难以同时损伤所有小腿动脉。相反,腿部钝性创伤往往导致胫腓骨复杂骨折(如盖氏骨折),易伤及所有胫骨区域动脉造成严重缺血。研究表明当胫动脉受到钝性损伤时,97% 的情况下有复合骨折[17]。钝性机制导致胫动脉创伤造成开放性骨折,同时伴随软组织损伤的发生率为 59%,伴随外周神经损伤的发生率为 53%[18~19]。相比之下穿刺伤发生这种并发症的概率要小得多,造成胫骨血管创伤伴随骨折的发生率为 31%,软组织损伤为 6%,神经损伤为 20%。同腘窝诊断方法一致,胫骨血管也需选择影像学诊断。多数情况下,只当出现缺血表现时(IEI进行性下降 < 0.9)需要做动脉对比成像和或手术探查。

术前准备

对于血流动力学稳定的患者,有必要进行影像学检查作为确诊的依据。影像学方法有助于确定患者血流动力学情况和校正模棱两可的物理学检查。对比剂溢出意味着存在血管损伤。即使没有活动性溢出,骨盆血肿也可作为静脉血管损伤或髂内动脉或分支出血征象。管腔内缺乏对比剂则表明血管可能堵塞或有断裂。对于 CT 已诊断

或疑似血管损伤的,可进一步进行造影来确诊以及早进行基于腔内的手术干预。对有些穿刺伤患者进行多层 CT 血管成像(MDCTA)的局限性较高,尤其是当患处存在金属弹片或其他爆炸残留物时。在这种情况下,金属遗留物可能导致邻近血管成像不清。然而,尽管存在局限,在多数情况下进行 MDCTA 后可以立即确诊(图 15-4)。Inaba等研究认为 MDCTA 在诊断严重下肢创伤时有重要的价值。在他们的研究中,63 例患者中只有一例由于残留物出现成像模糊,其余均提供了重要信息协助诊断。在他们后续的临床试验中,所有在 MDCTA 后做的影像学检查都证实了 MDCTA的诊断准确且必须[19]。在 White 等对 MDCTA 血管损伤成像结果的分析中还提到了 MDCTA 的其他优点。在他们的研究中,共 20 例患者中有 15 例多处肢体多发性创伤进行了 CT 检查[20]。这意味着不仅是下肢创伤,也有上肢创伤一并进行了检查。这项研究同时描述了在有金属异物情况下的MDCTA 结果。最终 White 及其同事们研究证实 10例中的 8 例患者无论是在有外部金属固定器还是在有髓内钉的情况下,通过 MDCTA 均可以给出准确、清晰的诊断。结合这两项研究表明,即使在没有典型症状和 IEI 指数的情况下,MDCTA 确实是一种诊断血管损伤的有效方法。

髂骨远端和股骨近端交界血管损伤

如前所述,躯干和骨盆交界处骨折时的出血量大而难以控制,必须立即压迫止血。手术处理交界处血管损伤时,既需要腹股沟切口,也需要移植切口,以充分暴露髂外动脉(图 15-5)。一旦暴

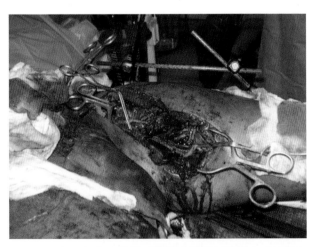

图 15-4　探查损伤区域并对损伤血管进行清创直到正常血管处

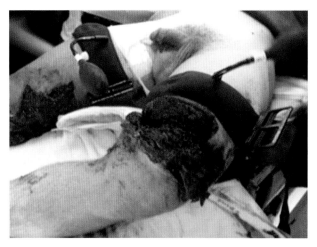

图 15-5 双侧止血带的应用可以争取时间将患者运输到可以进行外科手术修复的地点。止血带的应用可防止因出血而导致的死亡

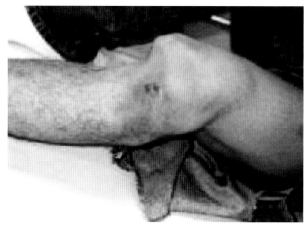

图 15-6 膝关节后脱位

露,可用血管夹夹闭髂动脉或股动脉来止血。为在院外或院前急救时快速对交界处出血进行压迫止血,一些装备如战时术前准备夹(CRoC)及交界性出血紧急救治工具(JETT)。这些工具设计初衷即是在战时情况下救治者可以对患处进行压迫止血处理。CRoC 和 JETT 及其他急救工具在抢救交界处血管损伤时发挥的作用还没有得到足够重视。然而,已经有很多关于它们发挥重要作用的报道。除了这一小部分可以成功控制交界性出血的辅助工具,仍需要研究更多方法或工具,以便在紧急的院外情况控制交界区出血。

股动脉和腘动脉损伤

对于肢体损伤,战时伤亡护理委员会(TCCC)的院前急救指南中明确规定,控制出血的决策包含止血带和局部止血剂。大量有关指南的内容在本书第 15 章。TCCC 指南强调了三点:妥善处理患者,避免二次损伤,完成急救任务。进一步地对股动脉和腘动脉损伤患者的处理则位于第四,包括合理控制出血,建立静脉或骨内通路,对休克患者进行复苏。Kotwal 等发现熟悉并遵守这些指南和其他院前急救指南可以避免重度创伤患者的不必要死亡[20]。

若仅通过压迫使出血得到控制,亦需要合理应用止血带。缚紧止血带直至患肢出血停止或肢体远端脉搏消失(图 15-6)。如果单一止血带难以控制出血,应当加用第二条。Kragh 等报道,在休克发生前使用止血带止血比起在休克发生后应用的死亡率更低。需要反复强调的是,止血带一定

需要合理使用,错误使用可能会出血导致死亡。在应用止血带的 408 例患者中,有 309 例重症患者,发生神经麻痹的概率为 1.7%[21]。未曾并发血栓、肌肉坏死、僵直、疼痛、筋膜切开术、肾衰竭。需要明白的是,止血带在现代战争中的使用时间是相对短的,因为绑上不久就会去除,进行下一步处理。有关战场和急诊室的报道建议,止血带的使用时间应当短于 2 小时[22]。由于应用止血带有导致肢体完全缺血的不良反应,在未来应用于战时和急诊时应重新评估。

胫骨平台损伤

胫骨血管损伤常常由穿刺伤或钝性伤导致,一般伴随胫腓骨骨折。创伤处理优先级由是否存在出血和/或完全缺血来判断。当控制出血变得棘手时,在处理骨折和血流动力学稳定前,可以暂时结扎出血血管,或行临时血管转流术。当远端肢体完全缺血时也适用(如完全无多普勒信号)。然而,在多数情况下,只要骨折受到合适处理如牵引复位固定,就可以恢复下肢灌注。若处理骨折后动脉缺血征象持续存在(即 IEI < 0.9),需要进行 CTA 或更多动脉成像来诊断[23]。相对地,尤其在开放性穿刺伤,可以探查评估胫动脉情况,可避免多余的影像学检查(图 15-7)。

需要注意的几点

1. 应当在出血得到控制、患者复苏、脱离病危状态后对患肢进行血管损伤严重程度的评估。
2. 交界性血管创伤死亡率高,当下腹部、骨盆、臀部以及腓骨等部位受伤时应当提高警惕。

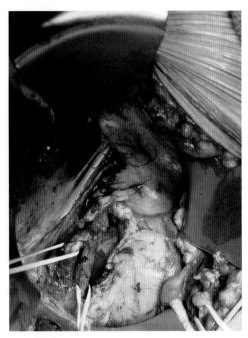

图 15-7　移植切口可以快速暴露髂动、静脉；使用血管阻断带游离髂动脉来探查出血的髂静脉

3. 直接手动压迫止血和止血带止血可能难以控制交界性或下肢近端创伤的出血。

4. 需要多次对双侧肢体进行多普勒超声检查来提高检查结果的灵敏度。

5. CTA 是一种有效的辅助诊断方法，特别是对于那些下肢血管受损表现不明显的患者。

6. 小腿的前间隔室是下肢筋膜切开术中最常被忽视的间隔室。务必实施纵向切口保证各筋膜室都被分离。打开小腿前间隔室暴露肌肉和神经肌肉束，分离前间隔室和侧间隔室之间的肌间隔。必须保证肉眼可见两边筋膜室之间完全分离。

手术策略和技术

术前准备始于将患者向手术室转移的过程中，因为缺血时间越长则截肢率越高，神经肌肉恢复的可能性更小。手术消毒应当覆盖从脐至脚趾的全部双下肢区域。手术区域包括下腹部是为了暴露腹膜后，如果必要可以处理髂血管。术前双下肢的准备是为了在必要时可以从健侧取隐静脉进行移植血管重建。另外，为患侧下肢做经皮血管腔内造影成像时，可以采用翻越法从对侧股动脉穿刺入路。在某些罕见的股动脉或髂动脉远端血管损伤的复杂病例中，健侧股动脉可以作为下肢

血供来源（如股动脉旁路）[24]。

无论哪个解剖部位，当受损血管暴露时应立即开始修复。根据外科医师的经验和解剖学，首先应当控制损伤近侧动脉血管。多数情况下，交界处和股骨近端血管损伤都需要暴露腹膜后控制髂血管[25]。腘窝处和胫部动脉三分叉区域的创伤也可通过控制近端血管限制流量来急救。相反，位于大腿的股骨表浅创伤和位于胫动脉三分叉以下的创伤可以通过扩大伤口和直接血管探查来进行急救处理。

一旦受伤血管段暴露且出血得到控制，应当立即评估损伤范围和肢体远端灌注。其中灌注可在手术室连续使用多普勒得到。血管创伤程度从伴有血栓形成的血管挫伤到伴有缺损片段的血管横断伤。应当牢记，在考虑处理方法时，结扎是一种可选择的方法。也就是说，下肢血管创伤不是必须要求恢复血管重建或受伤区段的血运。例如，胫前动脉、股浅动脉或股深动脉的一条分支损伤通常可以结扎损伤血管而不会对肢体血流灌注产生影响。因为在这些部位存在丰富的侧支循环，即使不修复血管，在缺血存在的条件下也可以保证肢体存活。应用以上处理方法的场合可以通过以下方法来预测：毛细血管可再充盈且患处存在动脉多普勒信号。对于存在严重的危及生命的创伤的患者，无论截肢是否首要，血管结扎都可以是一种可考虑的危害控制方法。在一些控制创伤的情况下可能不会过多顾及肢体功能，因为在必要情况下为挽救患者生命需要截肢。

无论下肢血管损伤的解剖平面在何处，一旦决定进行手术就必须按手术标准进行血管重建。血管创伤中应用肝素作为抗凝剂时需遵照一些基本原则[26]。在伴有局限软组织损伤的孤立性下肢血管创伤的情况下，血管重建之前和手术期间通常会使用肝素。与此相反，躯干或头部损伤或严重下肢血管创伤的患者，伴有复杂的软组织损伤是不能接受全身使用肝素来治疗的[34]，因此，尽管抗凝药物在大多数情况下是更好的选择，但抗凝药物的使用必须由手术医师、麻醉科医师、神经外科医师和其他专业的医师密切沟通得出判断。当考虑使用肝素时，应该认识到并充分掌握局部限量地使用肝素的益处，肝素可以在修复血管的部分向近端和远端注入[35]。外科医师还必须打开并检查患者血管，对受伤部分进行清创，直到看见正常的血管壁。

一定要清除血管腔内血小板聚集和血栓，直接使用镊子或 Fogarty 球囊导管将血栓取出，并向腔内注入稀释后的肝素（即肝素化盐水）（图15-8）。如上所述，应将这种稀释后的肝素滴入受损血管部分的近端和远端，以减少评估和修复期间血栓形成的风险。下肢血管重建通常包括一期修复、补片血管成形术或原位间置移植物。对于腘动脉和胫动脉损伤的患者来说将损伤区段血管结扎进行血管旁路术也是一种可选的方法。无论何种方法，血管重建时常用显微器械，需要单线缝合。

首选缝合方法为纵向动脉缝合术（或静脉缝合术）。对于多数下肢损伤的患者，由于血管过细，这种缝合术往往难以进行。如果超过50%的血管壁未受损，采用自体静脉移植物或其他人工合成的血管移植物可能是修复和防止管腔狭窄的一种可行的选择[36]。在血管离断时进行端-端吻合是另一种可采取的主要的修复方式。为了实现主要血管的端-端吻合，在边缘进行清创术后血管必须是无张力的。因为肢端血管是富有弹性的，并且在创伤时会经常发生痉挛和收缩，清除血管周围组织就可以进行很好的吻合。某些情况下，血管部分被切断且有缺损，就需要行血管移植。大多数情况下，我们的经验是重要的肢端血管损伤，尤

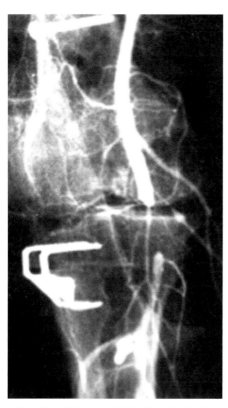

图15-8 膝关节后脱位患者的腘动脉造影（见前面的图片）

其是穿透性枪伤或爆炸伤需要进行血管局部切除和血管移植。

当需要进行血管间置移植时通常优先选择大隐静脉倒置吻合。在伤口存在污染时，比如开放性损伤或穿透性损伤，尤其推荐使用自体静脉移植。人工合成血管如膨化聚四氟乙烯（ePTFE）或聚酯（Dacron，涤纶）也可以用于较大的血管（即近端）损伤，其直径大小与受伤的血管直径相匹配时是血管移植物的首选。现代战争证明了隐静脉作为下肢血管创伤的血管移植物的有效性。然而，这种方法也有难于应用的地方，例如复杂的下肢爆炸伤，常导致多条血管严重破损。在这种情况下，隐静脉大部分（不是全部）出现受损或缺失是不能用作血管移植物的。在这些情况下，临时血管转流术或人工血管的创造性使用已被证明在短期和中期有效。在检查战争相关的登记册时，对爆炸性下肢复合损伤进行下肢血管修复的95例患者中有14例使用了 ePTFE 移植物。其中79%的移植物具有长期耐受性，而且可以使患者的病情稳定下来并能运送到美国具有5级水平医疗设备的环境中[37]。在许多情况下，患者接受了更有意义的评估，再次手术和切除人工合成移植物，有利于保留自体静脉。重要的是此过程中没有出现短期或中期人工合成血管的损伤，截肢以及因移植失败而导致的死亡证实了可以择期手术的创伤患者中该种损伤控制方法的实用性（比如，切除损伤血管前先进行血管移植）[31]。在一些损伤模式中也应考虑使用远离损伤区域的人造移植物进行损伤解剖外旁路术，原位静脉移植物是不可能取得该疗效的[32]。

肢体静脉损伤的注意事项

肢端静脉损伤的管理类似于动脉损伤，包括修复方式的选择和血管结扎后静脉血流灌注的恢复。肢端静脉损伤的结扎比动脉损伤结扎更易耐受且更常见，虽然在某些情况下应考虑修复较大的近端静脉的损伤。尤其是那些孤立性腘静脉、股浅静脉和股总静脉损伤的患者，如果患者生理条件允许，那么就有必要进行血管修复来减少急性静脉高压和远期复发的可能性。现代战争中的经验展示了这种选择性修复策略对于更近端的静脉损伤的实用性和有效性（即修复一部分而不是全部）。来自 Walter Reed 的研究显示静脉修复术后

2 年通畅率达 85%，而且慢性静脉炎的症状也呈现出逐渐减少的趋势。重要的是，关于肢端静脉修复的一组队列研究显示并没有增加静脉血栓或肺栓塞形成的发生率[33]。

全身情况差的多发性损伤患者损伤的肢端静脉应予以结扎。相似的，复杂的肢体静脉损伤患者大多数情况下都需要使用长段静脉移植物或人造血管移植物联合血管结扎术来进行修复。临时血管转流术为一些更大的、更近端的静脉损伤提供了选择进一步治疗方案的时间。在这种情况下，分流器允许持续静脉血流流出（即减压），同时患者身体复苏，并且外科医师有机会考虑明确的管理策略，即最后是决定血管重建还是直接结扎。为了使静脉转流有效时间延长，经验表明患者需要进行全身肝素化以免并发血栓形成。维持静脉通畅和血液流出伴或不伴有临时血管转流术的使用在某些静脉分支处或主干静脉中尤其重要，比如腘静脉、股深 - 股浅 - 股总静脉的交汇处、髂静脉。Parry 等使用临时血管转流术治疗 18 例肢端静脉损伤，其中 16 例转流除去后进行静脉修复。放置临时血管转流器通常是快速的并且允许在拔除转流器之前处理和稳定伴随的骨折并可考虑给予血管修复[34]。侧 - 侧静脉缝合术是修复静脉撕裂伤最简单的方法，而端 - 端吻合术和补片血管成形术可用于不伴静脉片段缺失的静脉损伤的修复。对于大范围的静脉损伤，可以通过自体静脉或人造血管移植物进行修复，这是优先选择的治疗方法。如前所述，Walter Reed 的现代经验证实了在战争中首次观察到的结果，即肢体静脉损伤的修复并不增加血栓性静脉炎或肺栓塞的发生率[35]。

主张常规结扎受损肢体静脉者，其观点是直接结扎的不良反应不仅少，而且可控，并且长期的并发症会随着静脉的恢复而减轻。结扎术的支持者也认为急性静脉高血压症状可通过抬高肢体和使用弹力袜来缓解。Timerblake 和 Kerstein 研究报道显示，对 64% 的伴有独立的股静脉受损的患者和 59% 的伴有动脉损伤的患者进行结扎，只有 1/3 的患者发生短暂水肿，并且没有进展为永久性后遗症。Kurtoglu 等建议，对于广泛肢端静脉撕裂的患者应接受结扎，并结合使用腿筋膜切开术、抬高患肢、加压和监测深静脉血栓形成。该组研究人员报道显示，尽管伴随动脉损伤的需要血运重建，但是肢端静脉结扎导致轻度静脉病变（CEAP 分类 $C_2 \sim C_3$）仅占其患者的 60%[37]。

与此相反，一些研究报道了肢端静脉修复的优点，表明这种方法可能在从重大创伤恢复过程中发挥作用。Parry 等检查了几种处于普通创伤环境的肢端静脉修复方法的短期通畅性，发现不管血运重建类型是什么（一期修复，静脉血管成形术，血管移植），血管通畅率都接近 75%[38]。该研究小组还报道了静脉修复术后早期就有血栓形成，随着时间的推移血管会逐渐再通。在较长的随访研究中，Kuralay 等的长期随访研究报道指出，血管修复术后的通畅性主要取决于静脉损伤的解剖学位置，而不是血管修复术的类型。这个小组运用对土耳其卫生系统军事人员的随访来比较下肢静脉修复的短期和长期效果。该组报告显示在受伤和静脉修复后平均 6 年的时间，股总静脉、股静脉和腘静脉的通畅率分别为 100%，78% 和 60%[41]。研究发现这一组病例尤其是腘静脉以下血管损伤修复术后不久都有血栓形成。该组研究表明在较大的更近端静脉中较高的静脉血流量大大地改善了通畅性。值得注意的是，与较小、较远端的静脉相比较而言，对于较大静脉的修复可能有技术上的优势，这是因为较小、较远端的静脉尺寸小，进行修复时通常有很大的挑战性。如上所述，这是自 20 世纪 70 年代以来最大的军事静脉损伤修复的回顾性研究，Walter Reed 组的 Quan 等报道了这些已修复的静脉短期的通畅率为 85%，并且静脉血栓形成率或血栓栓塞发生率没有增加[39]。

髂股交界处损伤

可以通过经腹路径在结肠系膜前下方剥离结肠周围的腹膜将结肠分离出来，然后将升结肠（右侧髂血管部位）或降结肠（左侧髂血管部位）向内侧旋转来暴露髂血管（图 15-9）。髂外动脉在腹股沟韧带下方汇入股动脉时受到骨盆壁的保护。虽然在腹股沟韧带处髂外动脉远端周围有髂静脉穿过，但其主要分支还是腹壁下动脉。与其他血管损伤一样，通过直接压迫明显出血部位来控制出血。钳夹髂总动脉可以获得近端控制。值得注意的是，匆忙、盲目地将血管钳应用于没有剥离或暴露的血管，经常会出现一些问题，主要是对邻近血管结构的损伤。这种情况在髂血管区域的问题尤其严重，因为髂静脉直接位于髂动脉下方并与之伴行。因此，术者应该小心地将血管钳放置在髂动脉近端，不要因为受手术周围环境的影响而不经意地损伤邻近的静脉。必要时，应用血管钳阻断主动脉远端可获得近端控制。将腹股沟韧带剥离也可能是远端控制连接区血管损伤所必需的。仔细剥离腹股沟韧带对分离和控制髂内动脉是必需的，以防止主干血液逆流或盆腔出血。在解剖过程中，还必须注意辨认和避免在骨盆边缘跨过髂动脉前面的同侧输尿管损伤。仔细剥离暴露血

管的最近端和最远端，在暴露血管的中间区域就可以将损伤血管和髂内动脉分离出来。

在髂动脉穿透性损伤和 / 或连接区股动脉损伤的情况下，也可以通过腹膜后切口来暴露和控制损伤血管（图 15-10）。在这种情况下，可以选择在耻骨上方某一部位做一弧形切口，沿腹直肌缘向左右上下延伸切口。沿腹直肌外侧缘将切口加深直至到达腹膜平面，从而暴露腹膜和腹部内容物。这一切口可以做得很快，以便暴露髂动脉并进行近端控制。然而，这一切口只能暴露腹膜外部分而无法进行腹腔探查。Niel 经常使用这种方法，因其过程迅速而且可以更好地暴露下肢连接区血管损伤以便探查。

结扎髂内动脉一般能够获得良好的耐受性，并且不会导致结扎髂总动脉或髂外动脉时所造成的严重缺血性后果。结扎髂总动脉或髂外动脉应被视为极端情况下的保命手术，这种近端血流流入处动脉被结扎时肢体的耐受性很差，导致近端肢体坏死的可能性很高。动脉修复的耐受性差可能与缺血 / 再灌注损伤的严重程度有关。在患者伴有其他危及生命的损伤或生理状态不稳定的复杂情况下，可以考虑使用临时血管转流术来恢复并维持髂动脉或髂股动脉段的血流灌注。对于这种复杂的情况，如果条件允许可以通过血管转流管来维持血流灌注，而且这种方法要优于单纯结扎损伤区段血管。大号血管转流管，如 14F 或 16F

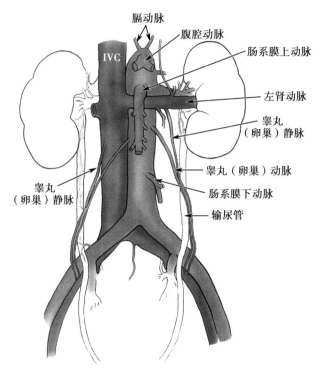

图 15-9 交界区的外科解剖

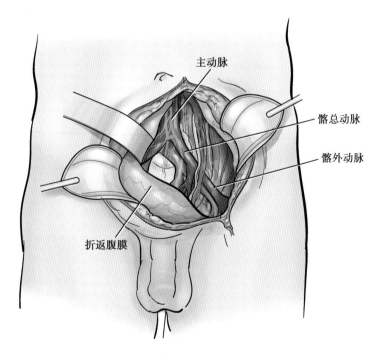

图 15-10 腹膜后径路暴露髂动脉

导管，在恢复髂动脉血流灌注后可以插入损伤的髂动脉末端来恢复下肢血流灌注。使用丝线缝合将转流管固定在动脉上，用缝线将其中部固定有利于定位和拔出，还有利于识别转流管有无移位和脱出（图15-11）。下肢远端动脉损伤（如股浅动脉或腘动脉）也可以使用同样的方法插入一个小型的血管转流管来限制下肢缺血时间直到可以考虑施行动脉修复术（图15-12）。与单纯动脉结扎相比，转流管的放置不仅明显降低了肢体缺血所带来的负担，而且可以显著降低死亡率和截肢率[40]。

当需要挽救患者生命但没有其他可选的治疗方案时，可以将损伤的髂总动脉或髂外动脉剥离并用丝线缝合损伤近端，这种损伤控制手段应与小腿部筋膜室切开术（双切口）相结合，以监测肢体肌肉活力，并降低骨筋膜室综合征的发生率。当患者病情稳定后可以考虑进行恢复下肢血流灌注的手术，例如使用 8mm 环形聚四氟乙烯进行股股旁路移植术。如果患者不能耐受进一步的手术，则应在外科重症监护室对患者进行复苏，并尽早考虑返回手术室进行解剖外旁路术或截肢。

股动脉和腘动脉的损伤

在腹股沟韧带处做一个纵向切口可以暴露股总动、静脉。暴露股总动脉的切口近端定位于腹股沟韧带中点。将切口向远端延伸 8～10cm，这有利于损伤血管远端和近端的充分暴露、控制和修复（图 15-13）。开始时需要避开血肿或存在创伤的部位直到损伤远端和近端得到控制。在股浅动脉闭塞的情况下，股深动脉为下肢提供的血流灌注无法避免下肢缺血的发生。如前所述，在这些情况下应使用多普勒超声在术前或术中探查足部动脉血流信号。同一切口可以暴露股深动脉。股深动脉通常起源于股总动脉后外侧。大约 1/3 的患者存在两条股深动脉。值得注意的是，旋股外侧静脉穿过股深动脉近端部分，需要仔细识别、结扎、分离以充分暴露股深动脉，避免损伤该静脉。如果患者病情稳定且可以迅速完成手术，那么股深动脉损伤的患者应当进行修复。手术方式包括直接修复、置入血管植入物或近端结扎、远端与股浅动脉吻合。如果这些方式都难以实施，则应进行结扎。对于年轻患者，如果股浅动脉未受损，结扎股深动脉的耐受性比较好。Woodward 等的报告

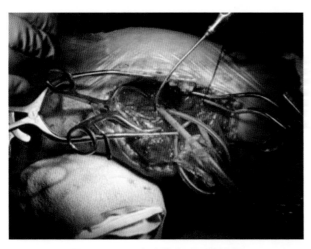

图 15-11　股浅动脉临时血管转流

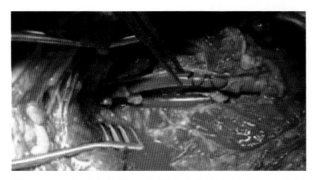

图 15-12　临时血管转流术的同时进行缝合固定；血管再探查时就可以明显看见转流管

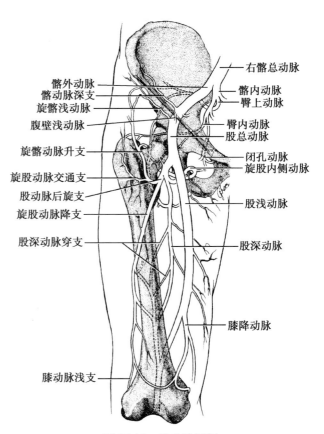

图 15-13　股动脉解剖

中指出，股腘动脉损伤接受修复的患者没有因为结扎股深动脉而发展到需要截肢的。

股腘动脉损伤的机制通常决定了血管重建的类型。刺伤或撕裂伤可以通过侧 - 侧缝合或端 - 端缝合的方法来进行修复。枪伤或爆炸性穿透伤往往需要先进行清创，直到看见损伤血管的正常部分，然后置入血管移植物。如前所述，在这些情况下最常用的血管移植物是自体隐静脉。然而，某些特殊情况下如没有可取的隐静脉或存在正常的隐静脉但主要用于以后更紧急的重建术，这时也可以使用人工合成血管移植物[31,41]。

暴露腘窝处需将膝关节稍屈曲（即青蛙腿的姿势）且在大腿后方腘窝下面放置软垫以抬高大腿。这个动作使大腿内侧肌肉可以从股骨上松弛下来，以肌肉自身的重力就可以暴露膝上间隙。相反，暴露膝下间隙需将软垫置于膝上，使腓肠肌和比目鱼肌可以从胫骨上松弛下来。虽然这些步骤看似简单，但在这个具有挑战性的解剖部位是必不可少的。患者膝关节无法弯曲或者所放置的软垫无法移动时会导致术者无法暴露腘窝间隙。

一旦选择上述方法来暴露膝上间隙，则需要在缝匠肌前缘做一个切口（图15-14）。肌肉向后下方收缩，暴露出含有神经血管束的膝上间隙。腘静脉通常位于腘动脉内侧并覆盖腘动脉，因此在操作过程中首先看到的是腘静脉。为了更好地暴露近端组织，可以将附着在股内收肌群中的大收肌上的肌腱分离（图15-15）。在胫骨内侧后方2～3横指处做一切口可以暴露膝下间隙。这时应注意避免损伤此处的隐静脉，因为隐静脉通常位于该处皮肤

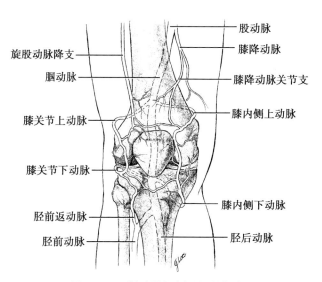

图 15-14 腘动脉解剖及骨性标志

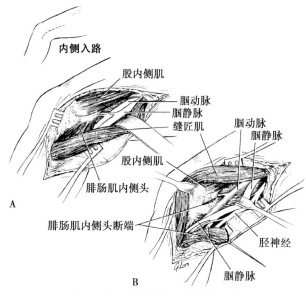

图 15-15 膝内侧切口暴露腘动脉

内侧切口的正下方。剥离腓肠肌内侧头最近端及其附着在胫骨上的部分有助于暴露膝下间隙。膝关节上下的操作步骤完成后，下一步应当进行仔细定位，用手持拉钩将深浅部位暴露出来，寻找并剥离腘动脉。如果有必要也可以使用 Weitlaner 和 / 或 Henly 牵拉器以便能够更好地暴露手术视野。Henly 牵拉器有一组可调节深度的刀片有助于打开膝上和膝下间隙。

如果在努力分离组织和牵拉后仍无法找到腘动脉，那么就需要分离半膜肌、半腱肌和股薄肌的肌腱以扩大手术视野。虽然对这些肌腱组织进行剥离是可以接受的，但还是会导致一些不良结局，因此在大多数情况下不需要这样做。Niel 在开始手术暴露腘窝深部时一般不分离这些肌腱附件，而是努力进行更温和的步骤来暴露腘窝深部。如果损伤性质或患者本身组织结构需要更广泛地暴露手术视野，那么可以将这些肌肉的肌腱分离。

胫骨平台损伤

胫动脉起源于胫骨平台下方腘动脉的末端。大多数下肢（91%）都有许多分支模式，胫前动脉作为第一分支，胫腓干分出胫后动脉和腓动脉。还有其他分支模式，例如大约3%的下肢没有明确的胫腓干而是直接分出三叉分支型的胫前、胫后和腓动脉。血管损伤中更重要的是要警惕解剖变异而导致的足部血流灌注模式的改变。据报道，约有1%的下肢胫后动脉或胫前动脉先天发育不全。可以通过多普勒超声来识别这些血管变异，在这

种罕见的情况下，最重要的是要意识到腓动脉可能是足部唯一的血供来源。

胫后动脉和腓动脉位于下肢后间隔室的深部，最好通过如前所述所做的内侧切口来寻找。在胫骨内侧缘下方1～2横指处做个一切口，再次提醒需要注意避免损伤大隐静脉。这一切口可以是膝下暴露切口的延续，也可以根据损伤部位分开做切口。皮肤、皮下组织和浅筋膜均需切开以打开小腿后方间隔室。附着在胫骨内侧缘上的比目鱼肌必须沿胫骨长轴纵向切开，进入伴有胫后动脉和腓动脉走行的小腿后方深间隔室。胫后动脉位于腓动脉内侧，因此是做内侧切口后首先看到的。

胫前动、静脉位于小腿前间隔室，可以通过在小腿侧方做一个纵切口来暴露和控制。切开和分离筋膜来打开由肌间隔分隔的前、外侧间隔室。胫前动脉位于胫前肌下方前间隔室的深部、骨间膜的表面，并和腓深神经伴行。为了明确定位该神经肌肉束，通常会将胫前肌和趾长伸肌钝性分离。由于胫、腓骨非常接近骨间隙狭窄，完全暴露胫前动脉是非常困难的。

对于孤立性胫动脉损伤患者，由于足部血液循环冗长的特性使其可以通过结扎来进行损伤控制，而且可以通过多普勒超声来对损伤进行评估。相反，如果是腘动脉远端或胫腓干损伤则会导致非常严重的下肢缺血。胫动脉损伤时必须立即控制出血，减少骨折发生的可能性，对患者进行复温、复苏，并使用多普勒超声来检查足部血流灌注情况。大多数情况下，在进行这些处理后足部如果出现动脉信号就表明下肢存在血流灌注，那么就无需再进一步的处理。如果进行这些处理后足部没有多普勒信号就必须注意，可能除胫动脉外还有其他血管损伤或损伤部位在胫腓骨干。对于这种情况的处理方案有：①尝试使用小口径临时血管转流管来恢复血流灌注；②使用膝下胫腘旁路术或大隐静脉间置移植物来进行血管重建；③直接结扎损伤血管，继续保守治疗。

Burkhardt等对与战争相关的胫动脉损伤的患者进行分析，证实了对胫前动脉损伤患者进行选择性血管重建的有效性（即修复部分而不是所有血管）。Burkhardt及其同事们认为部分胫动脉损伤患者可以直接进行结扎保守治疗观察，而且不会增加远期截肢率。在这项研究中，没有进行血管重建的患者（22%）与接受胫动脉重建的患者（19%）之间截肢率无显著性差异。与是否需要进

行胫动脉重建相关的因素有：一条以上胫动脉闭塞，足部缺乏多普勒血流信号，损伤严重程度评分（ISS）<16分。对于两条血管闭塞的患者，选择何种治疗方式并不影响结果，但只有腓动脉闭塞而不存在前胫动脉或胫后动脉闭塞的患者更倾向于接受旁路手术。观察研究发现严重损伤的患者（ISS>16分）是不太可能进行胫动脉重建的，而结扎和预处理是控制损伤有效的方法[7, 43]。因此，当下肢缺血性损害已经超过6小时或肢体受到严重损伤伴有足部严重骨折时应进行一期截肢术而不是尝试进行保肢治疗[27]。

术后护理

连接区下肢血管损伤患者术后护理需要有外科手术团队、重症监护团队和护理人员之间良好的沟通和配合。对严重损伤患者进行标准重症监护是在术后24小时内开始的。脉搏、多普勒血流信号和生命体征一起进行检查和监测。动脉搏动的位置和强弱或多普勒信号（单相、双相、三相）都要记录在术后病程中。出血患者血管超声检查结果或信号发生改变时是否需要进行开放性手术或血管造影取决于患者自身的血流动力学稳定性。

如患者出血风险很低，可使用球囊导管处理血栓形成，同时预防性皮下注射低分子量肝素。如果存在一侧肢体静脉损伤并已进行结扎治疗，那么应将下肢抬高并用弹力绷带将脚趾到腹股沟处加压包扎，监测动脉脉搏或多普勒信号。第一个24～72小时内必须监测整条下肢血流灌注情况及是否发生骨筋膜室综合征，即使已经完成小腿筋膜切开术，大腿部发生骨筋膜室综合征的风险仍然存在[42]。

并发症

肢体血管损伤修复术后最显著的并发症是血栓形成或血管闭塞。尽管有其他因素的影响，小血管损伤的一期血管修复要比使用长的人工合成移植物导致这种并发症的风险低。术后连续监测脉搏，早期识别和处理该并发症是降低截肢率的必要措施。使用人造血管移植物时需要特别注意移植物感染的临床表现。虽然对术后及短期内的移植物感染没有过多的报道，但感染的主要症状包括发热、白细胞增多和持续出血。当怀疑存在

移植物感染时,应当进行清创手术将血管移植物去除并重建血运。

影像学检查是发现静脉损伤晚期表现的关键。创伤性动静脉瘘会表现出长时间压痛、水肿、静脉曲张、触诊或听诊异常。在某些情况下可以使用双相超声来诊断相关的静脉损伤。超声是一种很好的影像学检查手段,优点为便捷、无创和有效。然而,对于伴有广泛软组织或关节损伤的患者超声是不可行的,这时应当进行CT静脉造影(图15-16)。

髂股动脉连接区损伤

对股总动脉损伤患者进行及时处理和修复现已取得了令人鼓舞的成果。在全国范围内,孤立性下肢股总动脉损伤患者的死亡率很低(7.5%)[44]。死亡患者都存在低血压且格拉斯哥昏迷评分(GSC)小于3分,即使没有头部损伤[9]。术后并发症也很常见(23%),包括伤口感染(15%)、静脉血栓(3%)、术后出血(2.5%)、急性呼吸窘迫综合征(ARDS)(2%)和动脉血栓形成(0.5%)[43]。与术后并发症风险增加相关的因素包括ISS评分大于2分、生理状态紊乱(酸中毒、低体温、低血压、凝血病)和存在其他合并伤[8]。

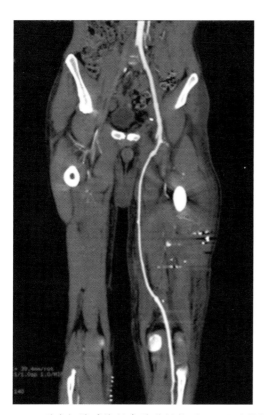

图15-16 手术切除感染的旁路移植物后CT显示的起自清洁区的解剖外旁路

有报道显示股动脉损伤后需要进行小腿筋膜切开术的概率为25%左右[44, 45]。与孤立性动脉损伤相比,伴随静脉损伤的动脉损伤需要额外进行小腿筋膜切开术(分别为33%和13%)[8]。需要进行筋膜切开术的其他影响因素包括输注浓缩红细胞(PRBC)(8.2 vs 1.8)、血浆(3.7 vs 0.8)和血小板(0.5 vs 0.1)进行复苏,关节脱位和开放性骨折[7]。

总体上,股动脉损伤后的截肢率还是很高的(15%~35%)[47]。截肢主要是针对不可能保肢的患者,例如患肢发展为坏疽和肌肉坏死。与其他损伤机制相比,钝性损伤和高速枪弹伤会导致截肢延期。这可能是由于这类损伤都是高能损伤,而且会导致相关的神经和软组织损伤。在血运重建术方面,与截肢率增高有关的因素是手术失败和再次手术探查[46]。

股腘动脉损伤

腘动脉损伤与股总动脉和股浅动脉损伤相比死亡率相对较低,但截肢率较高[9]。军事经验表明患者对结扎的耐受性很差,而且有很高的截肢率[8, 9]。然而,利用现代血管外科手术技术尽量减少缺血时间,通过血管修复术来增加保肢率。

胫骨平台损伤

对穿透性胫动脉损伤并发缺血的患者进行及时的血运重建术可以取得很好的效果。单独进行血运重建就足以维持小腿的血流灌注。只要在结扎前先进行动脉造影来观察侧支循环状况,发现膝关节处的孤立性血管损伤具有良好的耐受性。然而,如果腓动脉是唯一残存完好的动脉,那么就有必要对胫前动脉或胫后动脉进行血管重建。如果钝性创伤患者出现缺血表现时那么截肢率就会升高[27]。

延迟的筋膜切开术和改良的筋膜切开术(扩大切口或开放损伤的间隔室)会增加死亡率。因此,Niel通常使用双切口的方法对存在骨筋膜室综合征风险的患者进行预防性筋膜切开术,这些患者包括长期缺血(>4小时)、血运重建术前和严重的致畸性下肢损伤。在那些肢体大静脉损伤需要进行结扎的患者、出血性休克需要立即复苏的患者以及那些伴有动脉和静脉损伤的患者中进行腿筋膜切开术的指针应该放宽[18]。由于延迟筋膜切开术会导致并发症和死亡率增加,因此如果在进行一

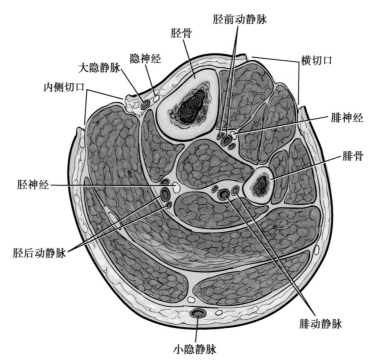

内侧切口
大隐静脉
隐神经
胫骨
胫前动静脉
横切口
腓神经
腓骨
胫神经
胫后动静脉
腓动静脉
小隐静脉

图 15-17　双切口行下肢四个筋膜室切开术

期血管修复时不确定是否存在骨筋膜室综合征的情况下通常倾向于进行筋膜切开术[47]。

使用双切口的方法可以将四个间隔室快速安全地进行减压。在胫骨侧面做一纵向切口使前间隔室和外间隔室可视化。在筋膜上做一横向切口可以使这些间隔室的压力降低。第二个切口紧靠胫骨后内侧。该切口用于进入两个后间隔室（图 15-17）。必须要注意避免损伤腓浅神经和隐静脉。此外，当对前间隔室和外间隔室进行减压时，应首先明确肌间隔的位置以确保两个间隔室确实是被打开了，以免被相似的肌肉群所误导。

结论

无论日常生活还是军事环境中四肢血管损伤都是很常见的。现代战争的经验表明损伤初期必须控制出血，包括使用止血带或直接手动压迫止血，可以使用也可以不使用止血剂。出血控制后的处理方案包括：①持续绑止血带或将损伤血管结扎；②使用临时血管转流术来恢复肢体血液灌注（动脉和 / 或静脉）；③血管重建术。后续处理方案的选择取决于肢体血管损伤的解剖位置；无论是动脉损伤还是静脉损伤或两者都有，损伤的严重程度和患者的生理状态是很重要的（即是否存在相关伴发伤或生理状态不稳定）。经验丰富的外科医师在处理不

复杂单一的血管损伤时可以简单地进行血管重建术，但当患肢的损伤模式更复杂时那些损伤控制辅助措施和多学科合作处理方法则更为重要。

（蒋玉洁 译　赵珺 校）

参考文献

1. Eastridge BJ, Hardin M, Cantrell J, et al: Died of wounds on the battle-field: causation and implications for improving combat casualty care. J Trauma 71(1 Suppl):S4–S8, 2011.
2. Kotwal RS, Montgomery HR, Kotwal BM, et al: Eliminating preventable death on the battlefield. Arch Surg 146(12):1350–1358, 2011.
3. Kragh JF, Jr, Walters TJ, Baer DG, et al: Practical use of emergency tour-niquets to stop bleeding in major limb trauma. J Trauma 64(2 Suppl):S38–S49, Discussion S49–50, 2008.
4. Kragh JF, Jr, Walters TJ, Baer DG, et al: Survival with emergency tourni-quet use to stop bleeding in major limb trauma. Ann Surg 249(1):1–7, 2009.
5. Fox CJ, Gillespie DL, O'Donnell SD, et al: Contemporary management of wartime vascular trauma. J Vasc Surg 41(4):638–644, 2005.
6. Woodward EB, Clouse WD, Eliason JL, et al: Penetrating femoropopliteal injury during modern warfare: experience of the Balad Vascular Registry. J Vasc Surg 47(6):1259–1264, Discussion 1264–1265, 2008.
7. Burkhardt GE, Cox M, Clouse WD, et al: Outcomes of selective tibial artery repair following combat-related extremity injury. J Vasc Surg 52(1):91–96, 2010.
8. Debakey ME, Simeone FA: Battle injuries of the arteries in World War II: an analysis of 2,471 cases. Ann Surg 123(4):534–579, 1946.
9. Hughes CW: Arterial repair during the Korean war. Ann Surg 147(4):555–561, 1958.
10. Makins GH: On gunshot injuries to the blood vessels, New York, 1919, William Wood and Company.
11. Rich NM, Baugh JH, Hughes CW: Acute arterial injuries in Vietnam: 1,000 cases. J Trauma 10(5):359–369, 1970.
12. Ziperman HH: Acute arterial injuries in the Korean war; a statistical study. Ann Surg 139(1):1–8, 1954.
13. Mattox KL, Feliciano DV, Burch J, et al: Five thousand seven hundred sixty cardiovascular injuries in 4459 patients. Epidemiologic evolution 1958 to 1987. Ann Surg 209(6):698–705, Discussion 706–707, 1989.
14. Branco BC, Inaba K, Barmparas G, et al: Incidence and predictors for the need for fasciotomy after extremity trauma: a 10-year review in a mature level I trauma centre. Injury 42(10):1157–1163, 2010.

15. Asensio JA, Kuncir EJ, Garcia-Nunez LM, et al: Femoral vessel injuries: analysis of factors predictive of outcomes. J Am Coll Surg 203(4):512–520, 2006.
16. Kauvar DS, Sarfati MR, Kraiss LW: National trauma databank analysis of mortality and limb loss in isolated lower extremity vascular trauma. J Vasc Surg 53(6):1598–1603, 2011.
17. Mullenix PS, Steele SR, Andersen CA, et al: Limb salvage and outcomes among patients with traumatic popliteal vascular injury: an analysis of the National Trauma Data Bank. J Vasc Surg 44(1):94–100, 2006.
18. Franz RW, Shah KJ, Halaharvi D, et al: A 5-year review of management of lower extremity arterial injuries at an urban level I trauma center. J Vasc Surg 53(6):1604–1610, 2011.
19. Surgeons ACo: Advanced trauma life support for doctors, ATLS: student course manual, 2008, American College of Surgeons.
20. Gillespie DL, Woodson J, Kaufman J, et al: Role of arteriography for blunt or penetrating injuries in proximity to major vascular structures: an evolution in management. Ann Vasc Surg 7(2):145–149, 1993.
21. Inaba K, Potzman J, Munera F, et al: Multi-slice CT angiography for arterial evaluation in the injured lower extremity. J Trauma 60(3):502–506, Discussion 506–507, 2006.
22. Johansen K, Lynch K, Paun M, et al: Non-invasive vascular tests reliably exclude occult arterial trauma in injured extremities. J Trauma 31(4):515–519, Discussion 519–522, 1991.
23. Lynch K, Johansen K: Can Doppler pressure measurement replace "exclusion" arteriography in the diagnosis of occult extremity arterial trauma? Ann Surg 214(6):737–741, 1991.
24. Degiannis E, Velmahos GC, Levy RD, et al: Penetrating injuries of the iliac arteries: a South African experience. Surgery 119(2):146–150, 1996.
25. Frykberg ER: Popliteal vascular injuries. Surg Clin North Am 82(1):67–89, 2002.
26. Applebaum R, Yellin AE, Weaver FA, et al: Role of routine arteriography in blunt lower-extremity trauma. Am J Surg 160(2):221–224, Discussion 224–225, 1990.
27. Padberg FT, Jr, Rubelowsky JJ, Hernandez-Maldonado JJ, et al: Infrapopliteal arterial injury: prompt revascularization affords optimal limb salvage. J Vasc Surg 16(6):877–885, Discussion 885–886, 1992.
28. White PW, Gillespie DL, Feurstein I, et al: Sixty-four slice multidetector computed tomographic angiography in the evaluation of vascular trauma. J Trauma 68(1):96–102, 2010.
29. Butler FK, Jr, Hagmann J, Butler EG: Tactical combat casualty care in special operations. Mil Med 161(Suppl):3–16, 1996.
30. Jeffrey P, Salomone MD, McSwain NE: PHTLS: prehospital trauma life support, 2006, Elsevier Mosby.
31. Vertrees A, Fox CJ, Quan RW, et al: The use of prosthetic grafts in complex military vascular trauma: a limb salvage strategy for patients with severely limited autologous conduit. J Trauma 66(4):980–983, 2009.
32. Daugherty ME, Sachatello CR, Ernst CB: Improved treatment of popliteal arterial injuries using anticoagulation and extraanatomic reconstruction. Arch Surg 113(11):1317–1321, 1978.
33. Quan RW, Gillespie DL, Stuart RP, et al: The effect of vein repair on the risk of venous thromboembolic events: a review of more than 100 traumatic military venous injuries. J Vasc Surg 47(3):571–577, 2008.
34. Parry NG, Feliciano DV, Burke RM, et al: Management and short-term patency of lower extremity venous injuries with various repairs. Am J Surg 186(6):631–635, 2003.
35. Rich NM, Hobson RW, Collins GJ, Jr, et al: The effect of acute popliteal venous interruption. Ann Surg 183(4):365–368, 1976.
36. Timberlake GA, Kerstein MD: Venous injury: to repair or ligate, the dilemma revisited. Am Surg 61(2):139–145, 1995.
37. Kurtoglu M, Yanar H, Taviloglu K, et al: Serious lower extremity venous injury management with ligation: prospective overview of 63 patients. Am Surg 73(10):1039–1043, 2007.
38. Kuralay E, Demirkilic U, Ozal E, et al: A quantitative approach to lower extremity vein repair. J Vasc Surg 36(6):1213–1218, 2002.
39. Quan RW, Adams ED, Cox MW, et al: The management of trauma venous injury: civilian and wartime experiences. Perspect Vasc Surg Endovasc Ther 18(2):149–156, 2006.
40. Ball CG, Feliciano DV: Damage control techniques for common and external iliac artery injuries: have temporary intravascular shunts replaced the need for ligation? J Trauma 68(5):1117–1120, 2010.
41. Feliciano DV, Mattox KL, Graham JM, et al: Five-year experience with PTFE grafts in vascular wounds. J Trauma 25(1):71–82, 1985.
42. Day CP, Orme R: Popliteal artery branching patterns—an angiographic study. Clin Radiol 61(8):696–699, 2006.
43. Whitman GR, McCroskey BL, Moore EE, et al: Traumatic popliteal and trifurcation vascular injuries: determinants of functional limb salvage. Am J Surg 154(6):681–684, 1987.
44. Cargile JS, 3rd, Hunt JL, Purdue GF: Acute trauma of the femoral artery and vein. J Trauma 32(3):364–370, Discussion 370–371, 1992.
45. Feliciano DV, Herskowitz K, O'Gorman RB, et al: Management of vascular injuries in the lower extremities. J Trauma 28(3):319–328, 1988.
46. Hafez HM, Woolgar J, Robbs JV: Lower extremity arterial injury: results of 550 cases and review of risk factors associated with limb loss. J Vasc Surg 33(6):1212–1219, 2001.
47. Ritenour AE, Dorlac WC, Fang R, et al: Complications after fasciotomy revision and delayed compartment release in combat patients. J Trauma 64(2 Suppl):S153–S161, Discussion S161–S162, 2008.

第四部分

血管损伤与治疗热点

第16章 损伤控制：血管损伤患者的院前急救护理

LORNE H. BLACKBOURNE, FRANK K. BUTLER

摘要

近年来在伤员的院前急救管理方面发生了巨大的变化。集体管理即所谓的战术战斗伤员护理系统（TCCC），这些新的战时院前创伤护理策略的重点是明确战场死亡可预防的常见原因，并采取专门的管理策略来避免死亡。

血管损伤和随后发生的血管破裂出血仍是战争伤员"可避免死亡"的最常见的原因，因此，TCCC非常重视血管损伤的管理。在战争中积极使用止血带来控制肢体出血；止血敷料如纱布用于不适合使用止血带的解剖部位的可压迫性出血；正在引入用于控制交界处出血的新干预措施；纤溶抑制剂如氨甲环酸有助于提高不可压迫性出血患者的生存率。还强调了预防和管理与创伤相关的凝血障碍和低体温以及使用低张溶液复苏来代替大容量晶体液复苏。如果有条件的话可以以1:1的比例输注血浆和浓缩红细胞（PRBC）来控制院前损伤以及复苏。最后，在伤员运送过程中呼吁更多医术精湛的医务工作者参与制定撤离策略，将运送时间最小化以确保伤员可以得到最佳的治疗措施。

这些院前管理措施（护理的改进、撤离战略的发展和个人防护装备的改进）的组合在现代战争中达到了前所未有的伤员高生存率。其中有许多策略在日常创伤系统中也得到越来越多的认可。

关键词： 纱布，冻干血浆，止血剂，人造血浆，低张溶液复苏，交界处出血，院前护理，战术战斗伤员护理系统（TCCC），止血带，氨甲环酸

简介

控制血管破裂引起的出血一直是创伤护理的基石[1]。在全球，创伤性损伤是导致1～59岁患者死亡的主要原因[2, 3]。在美国，创伤是1～40岁患者死亡的主要原因，每年死亡人数超过15万[4, 5]。

创伤管理的目的是确保患者存活以及最大限度地实现和维持患者最佳功能恢复的潜力。

在民用[6]和军事[7]环境中对创伤患者的院前护理已经有了综合概述。本章更关注的是院前护理的两个方面即控制血管创伤引起的出血及预防和治疗失血性休克。

可避免的死亡

避免可预防的死亡在战争创伤护理中最为重要。每例可预防的死亡伤员都是一次行动呼吁。尽一切努力尽可能地保肢并减少创伤带来的其他可避免的不良后果。

要了解战争中可能存活的死亡发生率需要检查武装部队法医（AFME）的尸体解剖记录[8, 9]。已发表的报告显示21世纪战争中发生的潜在伤亡事故发生率为15%～28%[8, 9]。出血仍然是造成伤员死亡的主要原因[8~11]。减少可预防的死亡人数的关键是快速明确地控制血管破裂导致的出血。

可以将院前损伤出血分为以下两种类型：可压迫性（肢体出血或不适合使用止血带的外出血）和不可压迫性（内出血）。四肢是战争中伤员最常见的创伤解剖区域，占所有战争创伤的50%以上[11]。在多发伤伤亡事故中（通常来源于爆炸装置产生的碎片），82%的战争伤员至少有一条肢体受伤[11]。Martin的报道描述了151例院内死亡事件表明主要死亡原因是头部损伤（45%）和出血（32%）。活动性出血的诊断和休克复苏（尽量维持凝血功能在正常水平范围内）方面的改进提高了两类出血患者的生存率[12]（图16-1）。

一般护理

战术战斗伤员护理系统（TCCC）是一套给战场上伤员使用而制定的院前创伤护理指南[13~14]。

院前创伤生命支持（PHTLS）是 TCCC 的重要辅助手段[6]。主要是非医务人员在院前可以实施的急救措施，更倾向于对钝性创伤的管理，因此 PHTLS 反映了日常损伤模式的流行病学性质。现已完成了一项全面的 PHTLS 计划来降低伤员的死亡率[25]。在过去的 15 年里民用和军事院前创伤护理部门之间的合作日益密切，在第七版《PHTLS 手册》中不断交换信息和管理理念，并发布了两套管理策略[6, 7]。

控制肢体出血：止血带

止血带用于创伤患者已有 500 年的历史[26]，值得注意的是战争中可以预防的伤员死亡的主要原因是肢体伤口出血。Maughon 在 1970 年发表的关于美国战争人员死亡原因的研究报告中指出可预防死亡人数占 7.4%[27]。

需要明白 Maughon 的研究和 Ron Bellamy 撰写的文章的含义，Ron Bellamy 是 TCCC 的创始人，于 1996 年创立了这一战略系统，呼吁对战争伤员积极使用止血带来控制危及生命的肢体出血[14]。这种呼吁理念与民用创伤课程和创伤中心的教程相反，但是 Mabry 对在 Mogadishu 作战期间美国特种作战部队伤亡事件中肢体出血的分析中提供了进一步的证据[28]。在 21 世纪战争中肢体出血是可预防的死亡原因的数据资料在不断增减[8, 9, 29]。2008 年 Kelly 的报告指出截至 2006 年 12 月，未能及时使用止血带控制出血的肢体出血患者中死亡人数为 77 例，死亡率为 7.8%。即使在 2006 年，美军在战争中的肢体出血死亡率也与在 20 世纪 60 年代中观察到的基本相同。

可以将上述研究结果与记录了经过 TCCC 训练的突击队员的 Kotwal 研究结果进行比较[15]。突击队是美国作战军队中仅有的三个军队中的一个，2001 年之前该战斗部队就实施并完成了 TCCC 训练，而且他们是唯一分享自己作战经验的组织。在 21 世纪战争中每个突击队员都需要配备止血带并接受培训。在近年的战争中，那些无法进行院前控制肢体出血而导致的可预防死亡事件人数为零。

两篇出版物都提倡大量使用止血带来控制美军作战人员的肢体出血。首先，Holcomb 在 2007 年分析了 OEF 特别行动恶性事件死亡人数，表明在战争期间的几年里肢体出血仍然是可预防死亡的主要原因[30]。其次，美国陆军外科研究所的报

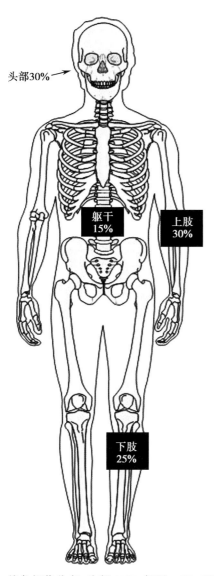

图 16-1　战争损伤分布：头部 30%；躯干 15%；下肢 25%；上肢 30%（ From Owens B, et al: Combat Wounds in Operation Iraqi Freedom and Operation Enduring Freedom. J Trauma 64: 295-299, 2008. ）

TCCC 认识到在处理战争创伤的同时将药物治疗与集体战术战略相结合是有必要的，还强调务必使伤员失血量最小化，并迅速成为减少战争死亡的有效手段。在 21 世纪战争之前对美国陆军部队进行 TCCC 训练的一项研究中，发现 419 例伤员中可预防死亡的总体发生率为 3%，没有一例死亡患者是由于缺乏院前干预而导致的[15]。建议所有部署战斗人员和医务人员都应掌握 TCCC 策略[16~18]，这是美国军事作战医疗培训的一部分[19~21]，也是军队"作战急救"课程的内容[22]，对特种作战部队来说是必须要掌握的[23]。美国、英国、加拿大、澳大利亚和新西兰的军队作战计划也都采纳了 TCCC 作为战争护理标准[24]。

告中对商业化止血带的实验室评估阐明了哪种止血带最适合在战斗中使用[31]。符合要求的三种止血带分别是战争专用止血带（CAT）、特种作战部队战术止血带（SOFTT）和紧急医疗止血带（EMT）（图 16-2）。EMT 是一种充气止血带，易受弹道损伤（子弹或弹片撞击）而使止血带失去止血功能。虽然某些单位仍然优先选择 SOFTT，但是 CAT 已经用于特种作战部队[23]且在 2005 年后应用于陆军。CAT 和 SOFTT 都很轻巧方便而且相对比较便宜。这些止血带可以很容易地用于自身或他人的损伤肢体，并且坚固牢靠又足够小，便于携带。CAT 已被指定为美国陆军的个体化创伤护理模式，并在战争中已被证明是有效且可靠的[32]。需要不断地评估和测试新模型的效果来继续优化止血带的设计[7, 33]。

在整个 TCCC 指南中血管创伤的关联性很明显。具体来说就是最后更新于 2014 年 10 月的指南呼吁在急性期护理阶段（在战争创伤护理阶段进行紧急有效的处理）使用止血带的情况如下[7]。

如果战术可行，可以控制危及生命的外出血：

- 伤员自行使用止血带包扎来控制出血。
- 使用 TCCC 推荐的肢体止血带用于允许使用止血带损伤部位的出血。
- 救护人员使用止血带从制服外包扎受伤肢体的近心端。如果危及生命的出血部位不明显，请将止血带"又高又紧"（尽可能地位于近心端）地包扎在患侧肢体上，并嘱咐伤员将其覆盖。

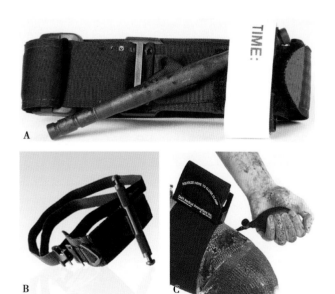

图 16-2 （A）战场止血带（CAT）；（B）特种作战部队战术止血带（SOFTT）；（C）紧急和军用止血带（EMT）

当火力阶段损伤不会对生命构成直接威胁时，该阶段的护理被称为战术护理（TFC），止血带的使用指南如下：

出血

a. 评估无法识别的出血并控制所有出血来源。如果尚未完成这些步骤就要使用 TCCC 推荐的肢体止血带来控制危及生命的外出血，必须是用在适合使用止血带的损伤部位或任何创伤性截肢。直接将止血带包扎在伤口 2～3 英寸（1 英寸约为 2.54 厘米）以上的制服上。如果止血带不能控制住出血，应使用第二条止血带与第一条止血带并排绑上。

b. 对可压迫性伤口出血不可使用肢体止血带或去除止血带的辅助用品，应选择 TCCC 推荐的战争纱布作为止血敷料。如果没有战争纱布也可以使用 Celox 纱布和 Chito 纱布。使用止血敷料包扎时应至少按压 3 分钟。如果出血部位适合使用连接性止血带，就应立即使用 TCCC 推荐的连接性止血带。一旦可以使用就不要拖延。如果连接性止血带不可用或准备使用时，应包上止血敷料并加压。

c. 重新评估已使用的止血带。暴露伤口并确定是否需要继续绑上止血带。如果需要的话就将肢体止血带继续绑在伤口 2～3 英寸以上的制服上以确保止血。如条件允许还应检查损伤肢体远端脉搏。如果还存在出血或远端脉搏仍然存在，可以考虑绑紧止血带或并排使用第二条止血带，以控制出血。

d. 如果满足以下三个条件：肢体止血带和连接性止血带应尽快转为止血敷料或压力敷料：无休克；条件允许可密切监测伤口出血情况；控制住截肢肢体的出血。如果可以使用其他方式来控制出血，应尽量在 2 小时内转换止血带。除非有密切的监测和实验检查，否则不要除去 6 个小时以上的止血带。

e. 止血带应用期间应露出并清楚地标记所有止血带。使用不可破坏的标记。

美国陆军和 TCCC 已采用使用止血带来控制血管损伤与出血的附加建议（框 16-1）。

已证明在住院期间使用止血带可显著有效地减少由于肢体出血引起的可预防性死亡[34]。为了使止血效果最大化，在伤员大量失血导致失血性（Ⅲ类）休克前必须用止血带来控制肢体出血，如

框 16-1	止血带的应用

需要记住的三点：

1. 止血带使用时间小于 2 小时对上下肢的损害罕见。

2. 在手术过程中止血带通常会放置几个小时。

3. 面对严重的肢体出血，与其面临出血而导致的死亡，倒不如接受小风险的肢体损害。

六个易犯错误：

1. 当需要使用止血带时却不使用。

2. 当不需要使用止血带时却用了。

3. 止血带放置的位置太近。

4. 止血带没有绑得足够紧。

5. 情况允许，尽可能不要去掉止血带。

6. 定期松开止血带促进血液流动。

过度失血导致的死亡

股动、静脉完全横断时出血至死亡的时间是多少？

大多数此类损伤患者出血至死亡的时间大概是 10 分钟，然而也有一些人的出血至死亡时间小于 3 分钟。

止血带的应用：

1. 对于危及生命的出血患者的战斗阶段护理应立即使用止血带。

   在战斗期间对伤员和陆军医护兵 / 医师应用止血带是非常危险的。

   关于是接受相对有风险的进一步受伤还是出血至死必须由医护人员来决定。

   在患者进入休克之前应用止血带的救命意义更为明显。

2. 不会危及生命的出血可以忽视直到战争战术护理阶段。

3. 在战斗护理阶段将止血带应放在出血部位近端的制服上。

4. 绑紧止血带直到止血。

5. 在战争战术护理阶段将伤口暴露并将止血带直接放在出血部位以上 2～3 英寸的皮肤上。

6. 检查远端动脉搏动。

7. 绑紧止血带或者根据需要再绑上第二根止血带以消除远端动脉搏动。

8. 注意止血带的应用时间。

去除止血带

1. 应用 2 小时后需要检查止血带是否还在原位以及有无其他方法可以控制出血。这有助于减少止血带导致的局部肢体缺血性损伤。

2. 尽快去除直接加压或止血敷料变得切实可行且有效，除非伤员处于休克状态或止血带使用时间已经超过 6 小时。

3. 只有战地医务兵、医师助理或医师才能去除止血带。

4. 如果肢体远端动脉搏动消失请勿取下止血带。

5. 如果伤员在应用止血带后 2 小时内可以到达医院的情况下就不要试图去除止血带。

去除止血带的方法

1. 按照惯用方法使用战争纱布。

2. 松开止血带。

3. 直接加压 3 分钟。

4. 检查出血。

5. 如果没有出血可以用压力敷料覆盖战争纱布。

6. 将止血带留在原位但松开。

7. 监测压力敷料下方的出血情况。

8. 如果使用非止血带的方法不能很好地控制出血应迅速去除，并且重新绑紧止血带直到出血得到控制且远端动脉脉搏消失。

果能够正确规范地遵循 TCCC 指南就很少出现并发症。在 Kragh 研究的 232 例患者有中 309 条肢体使用了止血带，因止血带引起的缺血导致肢体损失无其他可预防的因素[32]。

2005 年以来 TCCC 和止血带的使用在美国军方得到越来越多的认可。在现代战争中，每 100 例战斗死亡者中有 7 例死亡是由肢体伤口出血而造成的。近 40 年的时间里肢体损伤出血导致的可预防的死亡人数并没有减少。Eastridge 报告指出战争结束后 TCCC 在军事方面被广泛地应用，肢体出血导致的军事死亡人数下降至 2.6%。院前使用止血带来止血是最近发生的战争中的主要经验教训之一[13, 21, 35, 36]。

非肢体创伤外出血的控制

止血剂

一些解剖区域如颈部、腹股沟和腋窝因有大血管结构而不适合使用止血带。这些区域的出血常常称为交界性出血，因为它是源于躯干和四肢之间的过渡区域的血管出血。对于交界性出血更广泛的描述会在后文中出现。对于战争伤员，一旦护理进入了战斗战术阶段，更高的安全性和更多的时间意味着可以获得额外控制出血的选择。控制交界性出血的选择通常包括局部应用止血剂和敷料。

　　HemCon 止血敷料和快速凝血颗粒是 TCCC 系统中推荐使用的初始止血措施，基于动物试验模型中可以有效控制严重出血而得出的结论[7, 37, 38]。研究发现这些药物疗效很好，尽管有报道指出一些伤员在使用快速止血颗粒时会并发皮肤热反应的可能[39, 40, 41]。这些止血剂在民用创伤环境中也有很好的效果[39]。

　　现已研发出新型止血剂并已投入使用，在美国陆军外科研究所（USAISR）和海军医学研究中心（NMRC）中都进行了测试[42]。两个实验室都发现新型战争纱布和 Woundstat 止血剂比 HemCon纱布和快速凝血颗粒能更有效地控制出血。一项陆军外科研究所的研究将股动脉切开 6mm 的动物模型中发现 6 只使用安慰剂纱布止血的动物中只有 2 只存活，10 只使用战争纱布的动物中有 8 只存活。观察到使用战争纱布或 Woundstat 止血剂时没有发生任何显著的皮肤热反应（图 16-3），还发现 Celox 纱布比 HemCon 纱布和快速止血颗粒的止血效果更好（图 16-3，表 16-1）。

　　根据 ISR 和 NMRC 的研究结果，TCCC 指南改变了，对于不适合放置止血带的部位损伤时推荐使用战争纱布（图 16-4）作为控制出血维持生命的第一线治疗措施。需要注意的是，虽然 WoundStat 止血剂也有效，但美国国际研究中心的后续研究证据表明使用 WoundStat 止血剂会导致损伤血管形成闭塞性血栓，并产生内皮细胞毒性[43]。由于有血栓栓塞并发症发生的可能导致 TCCC 不推荐使用该药物。

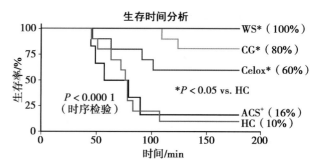

图 16-3　生存时间分析。ACS，加强型凝血海绵；CG，战场纱布；HC，HemCon 纱布；WS，WoundStat 止血剂（Courtesy Dr. Bijan Kheirabadi.）

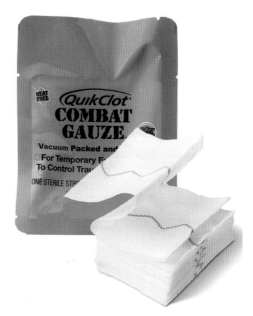

图 16-4　战场纱布

表 16-1　几种止血纱布 / 止血剂的比较					
	QC ACS	HemCon	Celox	WoundStat	CombatGauze
止血效果	+	+	+++	++++	++++
不良反应	无	无	未知	有	无
开始使用	√	√	√	√	√
培训	+	+	+	+++	++
轻便耐用性	++	+++	+++	++	+++
2 年使用率	√	√	√	√	√
极端环境中的稳定性	√	√	√	√	√
FDA 批准	√	√	√	√	√
生物可降解性	否	否	是	否	否
价格（$）	～30	～75	～25	30～35	～25

Courtesy Dr. Bijan Kheirabadi.

战争纱布具有作为纱布而不是颗粒制剂的优点。根据他们的经验,在战斗战术伤亡护理委员会中的战斗医疗人员、陆军和空军都表示更倾向于使用纱布而不是颗粒制剂来止血。他们指出粉末状或颗粒状药物在控制位于狭窄部位底部的血管损伤出血中效果不佳。这种情况下使用止血纱布更有效。颗粒制剂在大风条件下(由直升机向上或向下运送撤离造成的)会造成眼睛损害,并且在随后的手术中很难去除。

应对出血部位持续加压 3 分钟以使止血纱布能够发挥作用。简单地应用战争纱布包扎而不加压是不够的[44]。直接手动按压 3 分钟后可以绑上压力敷料以覆盖伤口并保持一定程度的压力[7]。注意伤口的位置和轮廓可能会影响止血效果,Littlejohn 发现位于狭窄部位底部的血管损伤出血的动物模型中,战争纱布的止血作用不大[45]。不使用两种止血剂时发现直接手动按压与标准纱布在控制出血方面没有任何差异[44]。

Ran 的报告中 14 例伤员使用战争纱布后止血成功率为 79%[46]。大多数敷料可用于不能使用止血带止血的解剖部位,没有报告指出出现显著的不良事件。在将来可能会使用更先进的止血剂,而且有一个标准化的出血模型来评估这些止血措施的疗效。USAISR 和 NMRC 目前使用的模型是将股动脉做一个 6mm 切口的动物模型,当伤口未经处理或未使用标准纱布敷料包扎时死亡率很高。应使用这种标准化动物模型对新型止血制剂进行测试以便客观地评估其相对于战争纱布的效度[42,47]。下一代止血敷料设计的关键是能控制存在凝血功能障碍的出血模型的出血。

交界性出血

"交界性出血"是指由爆炸装置(IED)导致军事人员血管创伤和外出血的特殊类型[48,49]。经常会看到可拆卸性爆炸装置导致的复杂爆炸伤(DCBI)伤员腹股沟处或下肢近端血管损伤中有危及生命的出血且难以使用止血带进行止血(图 16-5)。"交界性"的脉管系统涉及腋动脉、股动脉近端、髂动脉远端和颈动脉。这些血管受损的伤员约占战争中可能存活的死亡人数的 20%[9]。这些交界性脉管系统损伤被称为"非穿透性可压迫性损伤",将这些损伤与可以用止血带加压包扎的肢体损伤和不可压缩性穿透性损伤区分开来。Eastridge 及其

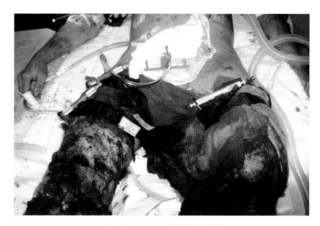

图 16-5 下半身爆炸伤

合著者回顾了在 21 世纪战争中美国所有 4 596 人战斗死亡伤员,发现交界性出血患者超过了肢端出血患者,这是可压迫性损伤出血可预防死亡的主要原因;这些交界性出血死亡事件大多发生在 DCBI 伤员中[50]。

尽管有新闻报道使用战争纱布止血对大多数伤员很有效,但在止血带和/或防弹纱布无效的情况下,需要一种备用措施来控制出血[1]。USAISR 已经评估了交界性止血装置即战斗就绪止血钳装置(CRoC),并发现它在控制交界区域如腹股沟和腋窝部位的出血是一种很有前景的止血技术[51,52]。对于腹股沟部位血管损伤,该装置可以通过对腹股沟韧带水平髂外动脉进行加压来控制出血(图 16-6)。加压表面用螺丝钉拧紧,止血钳的反压力作用于躯体背面。于 2011 年 8 月已将 CRoC 装置提交给 TCCC 并建议纳入指南[52a]。该建议由美国国防卫生委员会于 2011 年 8 月予以批准。近期 TCCC 推荐使用交界性损伤紧急治疗工具和 SAM 交界性止血带作为交界性出血的控制装置[52b]。

控制出血:直接加压

直接加压也可控制外出血。这种方法甚至可以用于主干血管如颈动脉或股动脉损伤的出血[27]。尽管尝试直接加压止血,但这种损伤的伤员最终还是会由于出血过多而死亡,因为想要直接加压起到止血效果,就必须持续加压且压力要足够大才能有效地控制住出血。最好在坚硬的表面对患者进行直接加压来保持有效的反压力,对于大出血必须进行持续加压,直到伤员到达可以进行手术修复的地方。尽管颈动脉损伤患者持续性自我

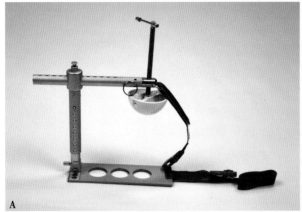

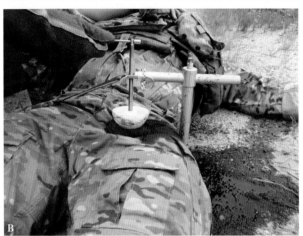

图 16-6　（A）战伤固定器;（B）战伤固定器的放置

加压可能有效,但如果伤员正在被运送或运输在担架上时直接加压就难以维持[27],而且直接加压也可能会妨碍医师处理其他伤口或其他伤亡人员。因此,止血带和止血剂是控制战斗中危及生命的外出血的首选方法。不涉及大动脉或大静脉的轻微损伤的少量外出血的伤口可以直接用纱布或绷带加压包扎处理,或者也可以直接忽略,无需处理,直到在战争护理或战争疏散护理（TACEVAC）阶段时才需要进行治疗。

不可压迫性损伤出血

胸、腹部创伤导致血管破裂引起的内出血被称为不可压迫性躯体出血[53]。这种情况下最重要的救命措施是将伤员快速运送到医疗机构进行手术控制出血（即手术止血）。不可压迫性躯干出血不仅会导致休克和死亡,而且还可能存在相对不利的非贯通伤。运输胸、腹部穿透性创伤伤员应在紧急情况下完成。可能有助于提高不可压迫性损伤出血伤员生存率的其他措施包括避免过度强

效的院前液体复苏,避免服用引起血小板减少的非甾体抗炎药（NSAID）和有效预防与低体温相关的凝血病[7]。

目前,不可压迫性躯体出血的院前治疗措施包括充足的液体复苏以保持足够的肢体灌注从而避免严重肢体缺血,同时还可以避免过度复苏和再次出血。目前,美国陆军外科研究所（USISR）和美国国防部高级研究计划局以及国防部研究部门研究的重点是开发主动脉闭塞再通和机械性止血的新方法。

预防和处理创伤导致的凝血病

创伤患者发生凝血病可能与以下因素有关:

● 酸中毒（与休克有关）
● 低体温（加重休克）
● 大容量晶体液复苏
● 治疗性抗凝药物（用于预防血栓栓塞性疾病的华法林或抗血小板药物）
● 无意识地服用抗凝药物（自己服用非甾体类抗炎药）来缓解疼痛或炎症
● 内源性凝血（创伤引起的组织因子释放）

在急诊科需要输血的战斗伤员中凝血病是常见原因（38%）,并且与死亡率增加6倍有关[54]。在一项研究中发现严重创伤伴有急性创伤性凝血病的患者独立于损伤严重程度、输血或其他出血标志物的早期死亡的比值比为8.7[55]。自1996年以来,在TCCC施行过程中也强调了在战争伤员和积极从事战斗行动的军人中应避免使用损伤血小板的药物[14,7]。低体温引起的凝血病也有了很好的阐述,其结果是使血小板功能降低、凝血酶联活性降低和纤维蛋白溶解系统的改变。低体温的发展不仅仅是暴露在寒冷环境中导致的,也可以是发生在温暖的环境里的,由于血容量减少而导致躯体产热来维持体温的功能降低。休克使患者更易受到低体温的影响,并可能促使血栓形成恶化进而导致凝血功能障碍。TCCC建议采取积极措施来对抗战斗中的低体温,包括联合使用有效加热装置与被动隔热毯[7]。

创伤引起的凝血病的恶化可能是由于大量输液导致的,这些输液并不能补充由于出血而损失的凝血因子,这在下节会有详细的叙述。创伤性凝血病的处理标准是输注血浆[56,57]。早期大量输注血浆可以增加创伤患者的生存率[56~58]。战斗损

伤人员不可使用新鲜冰冻血浆，而应努力开发更实用的干燥血浆。

静脉内止血药物

不可压迫性血管损伤持续存在时，静脉内（IV）应用促凝药物或预防已形成凝块裂解的药物更为重要。医疗机构早已使用重组因子Ⅶa（rⅦa），这有利于促进需要大量输血的不可压迫性损伤出血患者的止血[59, 60, 61a]。虽然在最近的一项荟萃分析中发现动脉（而非静脉）血栓栓塞并发症增加了[61]，但是一项随机对照试验发现，在严重钝性或穿透性损伤患者中使用rⅦa可显著改善出血（由输红细胞的要求减少和需要大量输血的患者数量所反映的），而不会增加包括血栓栓塞等不良事件的发生率[62]。第二项随机对照试验发现，在钝性创伤患者中使用rⅦa后血制品的需求量下降，而且没有增加血栓形成不良事件的发生率[63]。在目前的战斗中该药物主要用于需紧急住院的患者。由于重组因子Ⅶa的成本非常高且它的生存优势缺乏有力证据，致使其院前常规使用是不切实际的。

氨甲环酸（TXA）是防止血凝块裂解的抗纤维蛋白溶解剂（兼具有抗炎活性）。CRASH-2试验是一项大型（超过20 000例患者）前瞻性试验，TXA用于创伤性出血或被认为有出血风险的患者中[64]。亚组数据分析了时间对TXA治疗结果的影响。这个分析的重点对象是1 063例因出血而死亡的患者。如果在伤后1小时内及时给予TXA，出血导致死亡的风险会显著降低（5.3% vs 7.7%），伤后1~3小时的死亡率也会明显降低（4.8% vs 6.1%）。然而，对于损伤时间超过3小时的患者，TXA组的死亡率反而有所增加。对CRASH-2研究的亚组分析可以得出以下结论：我们的研究结果强调在创伤性出血患者中早期使用氨甲环酸的重要性，并建议创伤系统应适当配合以促进这一建议的实施[65]。一篇2011年的Cochrane综述指出，氨甲环酸能够安全地降低创伤性出血患者的死亡率，而不增加不良事件的风险[65a]。

英国部队常规使用TXA，通常由院前医疗急救反应小组（MERT）在战斗伤员撤离期间提供，或者在堡垒营的三级医疗机构急诊中发生休克时使用。MATTERS的研究回顾性分析了2009年1月至2010年12月英国和美国的创伤患者使用TXA的益处[66, 67]。该研究分析了896例伤员的24小时死亡率和28天死亡率，其中293人使用了TXA，

603人没有使用。本研究结果如下：

- 需要大量输血患者应用TXA后血制品的需求量降低。
- 应用TXA降低了28天死亡率：16.4%和23.2%，$P = 0.018$。
- 在接受大量输血（≥10U PRBC）的患者中，使用TXA患者的28天死亡率显著降低：13.6%和27.6%，$P = 0.003$（图16-7）。
- 使用TXA治疗是本研究的独立预测因子：优势比为0.08（0.02～0.42），$P = 0.003$。

在对上述研究结果进行审查后，TCCC委员会建议在院前使用TXA（Dorlac, CoTCCC会议记录，2011年8月）[67a]。修订的TCCC指南要求在战争场地护理和TACEVAC护理中使用TXA如下：

氨甲环酸（TXA）

如果创伤患者预期需要输血（例如：发生出血性休克，一次或多次重大截肢，躯体穿透性损伤或有证据的严重内出血）。

- 尽快但不要晚于伤后3小时，在100ml生理盐水或乳酸林格钠溶液中加入1g TXA静脉输注。

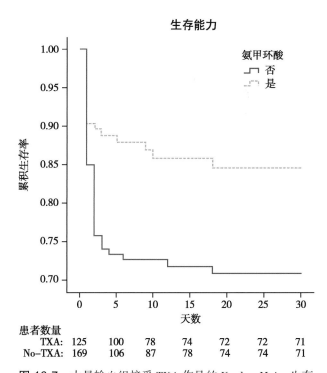

图16-7 大量输血组接受TXA伤员的Kaplan-Meier生存曲线[From Morrison JJ, Dubose JJ, Rasmus-sen TE, et al: Tranexamic acid decreases mortality following wartime injury: the military application of tranexamic acid in trauma and emergency resuscitation study（MATTERS）. Archives of Surgery 2012. 147: 113-119, 2012.]

- 在输注人造血浆溶液或其他液体治疗后开始第二次使用 1g TXA。

该方案的变更由美国国防卫生委员会于 2011 年 8 月批准[67b]。

院前液体复苏：晶体液和胶体液

尽管已经广泛应用此方案，但人类试验中并没有证据表明院前输注大剂量晶体液可以提高创伤患者的生存率[4, 14, 68~70]。一些证据表明与晶体液相结合的大剂量液体复苏法反而降低了患者的生存率[71~73]。这种情况可能是由于凝血因子的稀释以及促进创伤性凝血病的发生、发展而导致的[74]。后者与死亡率增加 6 倍有关[54]。在一些伤亡事故中使用大剂量晶体液对休克患者进行院前液体复苏是可以预防死亡的，此方案并没有在 TCCC 中明确公布[7, 75]。

人造血浆（BioTime, Inc., Alameda, CA）是由 6% 羟乙基淀粉混悬于乳酸晶体液中而制成的溶液，与标准晶体液中的电解质相比，这种溶液的胶体渗透压更大且可以很好地保留血管内液。此方案可以对低容量（低血压）患者进行复苏。人造血浆的低张力液体复苏是由美国陆军医学研究所和物资指挥部（MRMC）在 2001—2002 年度海军研究系列液体复苏会议上推荐的[76, 77]，随后被 TCCC 采纳[78]。目前 TCCC 关于在 TFC 中进行液体复苏的建议如下[77a]：

- 最近 TCCC 提出的院前液体复苏的建议与战斗护理和战术疏散护理阶段的处理原则一致[77a]。这些建议在下面的"运送护理"部分中会有详细概述。当血液制品在理论上可行时是出血性休克复苏的首选溶液。然而，对于战争护理阶段伤员的护理时血液制品通常不适用于美国大多数军事和医疗人员。这种情况下首选人造血浆溶液，其次是乳酸林格平衡 A 溶液[77a]。

在迈阿密莱德创伤中心进行的一项大型非随机研究发现，使用人造血浆液体复苏可以改善患者的早期生存率，并且对凝血功能没有不利影响[79]。然而，对该研究结果的解释是很复杂的，因为研究者没有控制其他复苏液体在研究人群中的应用。羟乙基淀粉与肾损伤和死亡率增加有关，虽然在本研究中羟乙基淀粉仅在院内（而不是院前）使用，与不适应人造血浆的患者相比使用者本身的损伤更严重，对低血容量性休克者没有明确定义的复苏方案[80]。

近年来一项随机对照临床试验研究评估了自由使用低张力溶液复苏策略降低了术后凝血病的发生率和术后早期死亡的风险[74]。院前创伤液体复苏策略限制了静脉输液（如 1996 年 TCCC 文献中的建议[14]），而且一些民间组织也采用了此复苏方案[69]。尽管如此，使用晶体液治疗出血性休克仍然很普遍，研究人员指出在正在进行的 ISR 院前创伤干预措施中，87% 接受院前液体复苏的伤员使用了晶体溶液[81]。

院前液体复苏：血浆

2010 年 1 月在达拉斯举行的液体复苏会议上指出院前液体复苏的首要任务是输注冻干血浆[75]。类似地，美国特种作战指挥部外科医师指出特种作战部队必须经常在远离固定医疗机构的恶劣环境中作战[82]。即使没有红细胞，血浆也被证明是优于人造血浆溶液的，不仅可以扭转由创伤导致的凝血病，还可以提高动物模型的生存率[83]。早期积极使用等离子液体与创伤患者的生存率相关[56-58]。当缺乏全血和红细胞时，TCCC 推荐使用血浆（包括干燥血浆）而不是人造血浆或晶体液来进行液体复苏[84]。

血浆中的凝血因子在运用蒸汽干燥技术制备干燥血浆的过程中被保留[56]。对猪模型中的凝血研究显示蒸汽干燥的血浆会产生类似于 FFP 的凝血作用[56]。速冻干燥血浆已被陆军军医和拆除复杂爆炸装置的工作组确定为战争创伤护理的首要血制品[48]。Dubick 指出："在美国国际研究院赞助的关于院前常规进行液体复苏的研讨会上达成了共识，绝大多数讨论者赞成对干燥血浆产品的开发来扩大和维持血容量，同时可以提供创伤性损伤所失去的凝血因子[85]。"国防部采取一切必要措施来加快干燥血浆制品与没有血液制品的医疗机构、撤离服务平台的对接，这一建议最近得到美国国防卫生委员会的批准[16, 17]。

运输护理

损伤控制复苏

严重血管创伤和出血患者的明确液体复苏包括置换已丢失的血液成分，要么使用新鲜全血，要么使用比例为 1：1：1 的血浆 - 血小板 -PRBC 平衡液进行输血。将平衡液输血与限制性晶体溶液相结合避免过度复苏时称为损伤控制复苏（DCR）[30]。

已证明输注血浆和 PRBC 的比例为 1：1 时可提高需大量输血患者的生存率 [86]。现在 DCR 是越来越多民用创伤中心的护理标准 [30, 71, 86, 87]。减少晶体溶液的使用并避免过度液体复苏，同时使用 1：1：1 的平衡 DCR 溶液可以降低一系列对剖腹术患者损伤控制的死亡率 [71]。目前使用 DCR 的联合机构创伤系统临床实践指南（CPG）指出，使用大量晶体溶液复苏增加了腹腔间隔室综合征的发生率、多器官功能衰竭和死亡率，并强调需要限制伴有持续性出血的急性期（ED）患者的晶胶体溶液量 [88]。在后援医院（CSH）进行的一项病例对照研究表明伴有血管损伤的患者进行 DCR 处理后可以明显改善患者的生理状态、凝血功能、酸中毒和贫血且不增加血栓形成的风险 [89]。由于院前止血带的使用，损伤控制复苏和标准化的临时血管转流术使战争人员肢体血管损伤的结果有所改善 [21, 90]。

虽然 DCR 已经成为创伤出血患者院内管理的既定措施，但在院前运输过程中血液制品的应用仍然受到限制。最近，英国 MERT 对伴有出血性休克的伤员以 PRBC：血浆为 1：1 的比例进行常规治疗 [91]。认识到尽快启动休克患者的确切液体复苏的重要性，目前 TCCC 对 TFC 和 TACEVAC 中液体复苏的建议如下 [91a]：

液体复苏

a. 出血性休克伤员对复苏液的选择优先顺序是：全血*；血浆：红细胞：血小板为 1：1：1；血浆：RBC 为 1：1，单独血浆或 RBC；人造血浆；晶体液（乳酸林格平衡盐溶液）。

b. 评估出血性休克（在没有脑损伤和桡动脉搏动减弱或消失的情况下精神状态的改变）。

　1. 没有休克。
　　● 不需要立即进行任何静脉补液。
　　● 如果伤员有意识且可以吞咽，可以考虑口服补液。

　2. 如果患者存在休克且经指挥部门或战区血液制品管理条例批准后可以使用血液制品。
　　● 用全血*进行复苏，如果不可用。
　　● 用血浆：红细胞：血小板的比例为 1：1：1，如果不可用。

　　● 以 1：1 的比例用平衡溶液和红细胞，如果不可用。
　　● 用无水干燥血浆、液体血浆或单独使用解冻血浆或 RBC。
　　● 每种液体复苏后对伤员进行重新评估。继续液体复苏直到有明显的桡动脉搏动、精神状态改善或收缩压达到 80～90mmHg。

　3. 当患者发生休克时，由于战争或物资缺乏导致经指挥部门或战区血液制品管理条例批准后仍无法获得血液制品时。
　　● 用人造血浆进行复苏，如果不可用。
　　● 用乳酸林格平衡溶液，每次 500ml 静脉滴注后重新评估伤员的病情。
　　● 继续液体复苏直到伤员存在明显的桡动脉搏动、精神状态改善或收缩压达到 80～90mmHg。
　　● 当达到上述一个或多个终点时即可停止液体复苏管理。

　4. 如果怀疑 TBI 导致精神状态改变的伤员多伴有身体虚弱或脉搏消失，根据需要进行复苏以恢复和维持正常的桡动脉搏动。如果有条件监测血压，至少需要将收缩压维持在 90mmHg。

　5. 反复重新评估伤员，检查是否再次发生休克。如果再次发生休克需要重新检查外出血控制措施以确保它们仍然有效并重复以上的液体复苏流程。

随着复苏条例的不断改进、血制品可用性的改善、生理状态监测技术的发展、通信 / 信息技术的成熟，院前人员能够使用远程损伤控制复苏（RDCR）系统来更好地指导他们进行复苏 [92]。根据出血（包括出血性休克）致死的病理生理学更精确的定义，针对出血的独特病理生理学可能需要进行额外的干预措施 [93]。

综合战术撤离护理注意事项

在军事创伤的情况下，术语"战术疏散护理"（TACEVAC）包括两种撤离。医疗撤离（MEDEVAC）是使用专用空中救援组织将伤员送至可以进行手术的医疗机构。这些平台通常没有攻击性武器且标有红十字标志。相比之下，伤员撤离（CASEVAC）不是专门用于疏散伤员的，没有红十字标志，但通常备有武器和盔甲。术语"战术疏散护理"包括 MEDEVAC 和 CASEVAC[7]。

---

* 包括血细胞和血浆的所有成分。

目前所实施的 TACEVAC 并不规范。美国陆军直升机撤离平台使用的是小型 HH-60 直升机，并且配备了 EMT-B 训练有素的医疗人员，尽管陆军 TACEVAC 正在转型使用具有临床护理经验的护理人员，而不是以前使用的 EMT-B 训练有素的医疗人员。空军"佩德罗"直升机使用的也是 HH-60 型，但只有两名训练有素的来自巴勒斯坦的护理人员。训练撤离机组人员达到重症护理人员护理水平可以使伤员取得更好的结果，由重症监护训练有素的护理人员（CCFP）运送的伤员死亡率为 7.9%，而由基本 EMT 训练的护理人员运送的伤员死亡率为 15.1%[94]。值得注意的是，TACEVAC 的医师通常没有进行急诊或 EMS 监督方面的培训，并没有接受 TCCC 所要求的课程与训练[95]。

英国的 MERT 于 2006 年在赫尔曼德省启动，因为该地区的 TACEVAC 时间很长。实质上英国国防医疗服务部试图使用 MERT 作为伤员的复苏室。典型的 MERT 配有一名院前医师（急诊医学或麻醉）、一名急救内科护士和两名护理人员。这些工作人员为伤员提供四对经验丰富的手、额外的医疗决策能力以及先进的气道管理技术（包括机械通气和吸氧），开胸和/或胸廓切开术、骨折（包括骨盆）内固定或夹板固定、脊柱固定，在 TACEVAC 期间输注 PRBCs 和新鲜冷冻血浆来预防低体温和液体复苏。MERT 通常使用大型 CH-47 型直升机来运送伤员[95]。由于发生了很多 IED 攻击事件造成非常严重的伤亡事件，英国 MERT 小组优先用于撤离受伤最严重的伤员[95]。

TCCC 和国防卫生委员会下的创伤小组委员会审查了 TACEVAC 护理的现状，并提出以下关于撤离期间护理的建议：

1. 在成功地建立 MERT 模式之后，需要发展一名由美国先进 TACEVAC 护理机构培训的飞行人员。该平台将有一个急诊医学或重症监护医师主导的团队，并使用容量最大的机身（CH-47/CH-53/CV-22）。本质上它将用于最重要的伤员，并提供血液制品，先进的气开放道技术和静脉给药技术，如吗啡、氯胺酮和 TXA。

2. 优化 TACEVAC 反应时间。曾经有一个国防部长指挥了用时最多（60 分钟）的撤离，但是运送到最佳护理机构所需的时间最短，这对严重伤员来说可能是保命性的。这在设备不齐全的场所中尤为重要。

3. 应在任务规划阶段确定敌方限制疏散方案以避免由于地面火力战斗而导致撤离延误。如果有必要应计划使用没有红十字标志的武装装甲机，并可在这些机身上使用组合式的医疗包装。

4. 伴有飞行护理人员的 TACEVAC 平台提供者需达到或超过民用标准。
   - 训练有素的医务人员
   - 训练有素的护士
   - 飞行能力训练有素的医师
   - 也可以选择接受培训的 CCFT
   - 运送严重伤员时至少有两位上述人员出现在该平台上
   - 上述人员中至少有一位出现在严重伤员身边

5. 在 TACEVAC 平台上应给严重伤员常规提供 PRBC 和平衡盐溶液。如果没有血制品可用，应限制晶体溶液的使用量，使用人造血浆进行低张溶液复苏。

6. 在空中撤离时给 TACEVAC 平台供应者提供强大的部署前创伤经验。
   - 创伤护理培训中心
   - 持续的 ICU 或创伤经验
   - 其他创伤轮流进行护理以保证创伤患者都得到处理
   - TCCC 培训
   - 手外伤应成为飞行医务人员部署工作的主要重点

7. 按照"TCCC 指南"的 TACEVAC 部分所述，建立 TACEVAC 护理标准协议。不断地审查这些有循证依据的指南，必要时需进行修改。

8. 提供由来自部署 JTS 团队的有资格的 EMS 医疗提供者对护理机构 TACEVAC 护理平台进行监督。

9. 改进 TACEVAC 护理协议以促进护理流程的改进。

10. 确保在 TACEVAC 机构提供医疗监督的医师在创伤护理方面受过包括 TCCC 的培训并且有一定的经验。

11. 护理机构中应将 TACEVAC 里的所有成员能力标准化，这是共同的要求。并不是所有的护理都需要提供，但所有伤亡人员都应该得到相同质量的护理。

12. 对 TACEVAC 护理人员飞行能力的评估应该是 JTTS 质量保证的一部分。这就需要足够的护理协议。缺乏这些协议就会成为继续后续治疗的不利因素。

这些建议在 2011 年 6 月 14 日美国国防卫生委员会的会议上得到了批准，2011 年会议记录了关于该主题的备忘录[95a]。

未来展望

经过多年的战争，血管创伤或破裂出血与不可压迫性躯干出血、交界性出血仍然是对战斗伤员进行护理的挑战[10]。改善血管损伤导致的失血和缺血等不良影响将需要采取双管齐下的方法。短期目标是更好的液体复苏以避免失血和严重缺血，特别强调早期改善凝血功能。长期目标则是探索非肢体穿透性损伤的机械性止血方法、从外部加压于血管（如新型连接性止血带）到血管腔内闭塞（如球囊导管）、非特征性创伤的止血手段[51, 96]。

（蒋玉洁 译 赵珺 校）

参考文献

1. Blackbourne LH, Mabry R, Sebesta J, et al: Joseph Lister, noncompressible arterial hemorrhage, and the next generation of tourniquets. AMEDD J 56–59, 2008.
2. Borgman M, Spinella P, Holcomb J, et al: The effect of FFP:RBC ratio on morbidity in trauma patients based on transfusion prediction score. Vox San 101(1):44–54, 2011.
3. Peden MM, McGee K, Krug E, et al: Injury—a leading cause of the global burden of disease; 2000, Geneva, 2002, Department of Injuries and Violence Prevention, Noncommunicable Diseases and Mental Health Cluster, World Health Organization, p 9.
4. Holcomb J, Spinella P: Optimal use of blood in trauma patients. Biologicals 38:72–77, 2010.
5. Centers for Disease Control and Prevention: Deaths: final data for 2004, Atlanta, GA, 2007, U.S. Department of Health and Human Services, CDC, National Center for Health Statistics.
6. Butler FK, Giebner SD, McSwain N, et al, editors: Prehospital trauma life support manual, ed 8, Military Version, 2014.
7. http://www.usaisr.amedd.army.mil/assets/pdfs/TCCC_Guidelines_140602.pdf. Accessed 15 January 2015.
8. Holcomb JB, McMullen NR, Pearse L, et al: Causes of death in special operations forces in the global war on terror. Ann Surg 245:986–991, 2007.
9. Kelly JF, Ritenhour AE, McLaughlin DF, et al: Injury severity and causes of death from Operation Iraqi Freedom and Operation Enduring Freedom: 2003-2004 versus 2006. J Trauma 64:S21–S27, 2008.
10. Eastridge B, Hardin M, Cantrell J, et al: Died of wounds on the battlefield; causation and implications for improving combat casualty care. J Trauma 71:S4–S8, 2011.
11. Owens B, Kragh J, Wenke J, et al: Combat wounds in Operation Iraqi Freedom and Operation Enduring Freedom. J Trauma 64:295–299, 2008.
12. Martin M, Oh J, Currier H, et al: An analysis of in-hospital deaths at a modern combat support hospital. J Trauma 66:S51–S61, 2009.
13. Butler F: Tactical Combat Casualty Care: update 2009. J Trauma 69(Suppl):S10–S13, 2010.
14. Butler FK, Hagmann J, Butler EG: Tactical Combat Casualty Care in special operations. Mil Med 161(Suppl):3–16, 1996.
15. Kotwal RS, Montgomery HR, Mabry RL, et al: Eliminating preventable death on the battlefield. Arch Surg 146(12):1350–1358, 2011. [E-pub 15 August 2011].
16. Dickey N, Jenkins DJ, Butler FK: Defense Health Board Memo on Tactical Combat Casualty Training for Deploying Military Personnel, 14 June 2011.
17. Dickey N, Jenkins DJ, Butler FK: Defense Health Board Memo on Dried Plasma, 14 June 2011.
18. Wilensky G: Defense Health Board Memo on Tactical Combat Casualty Care and Minimizing Preventable Fatalities, 6 August 2009.
19. Robinson AR: Policy Guidance on updates to the Tactical Combat Casualty Care (TCCC) course curriculum. BUMED letter Ser M3/5/10UM35810 dated, 10 March 2010.
20. Green CB: Incorporating Tactical Combat Casualty Care (TCCC) course curriculum updates into Air Force medical training. Air Force Surgeon General letter dated, 21 August 2010.
21. Fox RC: Tactical Combat Casualty Care (TCCC) guidelines and updates. Marine Corps Administrative message 016/11 dated, 10 January 2011.
22. Dempsey ME: Improvements to Tactical Combat Casualty Care (TCCC) and the Combat Lifesaver Course; TRADOC ltr, 8 April 2010.
23. U.S. Special Operations Command message: Tactical Combat Casualty Care Training and Equipment, 22 March 2005.
24. Amor SP: ABCA Armies' Program Chief of Staff letter dated, 22 February 2011.
25. Ali J, Adam RU, Gana TJ, et al: Trauma patient outcome after the Prehospital Trauma Life Support program. J Trauma 42:1018–1021, 1997.
26. Mabry RL: Tourniquet use on the battlefield. Mil Med 171:352–356, 2006.
27. Maughon JS: An inquiry into the nature of wounds resulting in killed in action in Vietnam. Mil Med 135(1):8–13, 1970.
28. Mabry RL, Holcomb JB, Baker AM, et al: United States Army Rangers in Somalia: an analysis of combat casualties on an urban battlefield. J Trauma 49:515–529, 2000.
29. Beekley AC, Sebesta JA, Blackbourne LH, et al: Prehospital tourniquet use in Operation Iraqi Freedom: effect on hemorrhage control and outcomes. J Trauma 64:S28–S37, 2008.
30. Holcomb JB: Damage control resuscitation. J Trauma 62:S36–S37, 2007.
31. Walters TJ, Wenke JC, Greydanus DJ, et al: Laboratory evaluation of battlefield tourniquets in human volunteers. U.S. Army Institute of Surgical Research Technical Report 2005-05, September 2005.
32. Kragh JF, Jr, Walters TJ, Baer DG, et al: Survival with emergency tourniquet use to stop bleeding in major limb trauma. Ann Surg 249:1–7, 2009.
33. Taylor D, Vater G, Parker P: An evaluation of two tourniquet systems for the control of prehospital lower limb hemorrhage. J Trauma 71(3):591–595, 2011. [Epub ahead of print.]
34. Kragh JF, Walters TJ, Baer DG, et al: Practical use of emergency tourniquets to stop bleeding in major limb trauma. J Trauma 64:S38–S50, 2008.
35. Butler FK, Holcomb JB, Giebner SG, et al: Tactical Combat Casualty Care 2007: evolving concepts and battlefield experience. Mil Med 172(S):1–19, 2007.
36. Beekley AC, Starnes BW, Sebesta JA: Lessons Learned from modern military surgery. Surg Clin N Am 87:157–184, 2007.
37. Alam HB, Uy GB, Miller D, et al: Comparative analysis of hemostatic agents in a swine model of lethal groin injury. J Trauma 54:1077, 2003.
38. Pusateri AE, Modrow HE, Harris RA, et al: Advanced hemostatic dressing development program: animal model selection criteria and results of a study of nine hemostatic dressings in a model of severe large venous hemorrhage and hepatic injury in swine. J Trauma 55(3):518, 2003.
39. Rhee P, Brown C, Martin M, et al: QuikClot use in trauma for hemorrhage control: case series of 103 documented uses. J Trauma 64:1093–1099, 2008.
40. Wedmore I, McManus JG, Pusateri AE, et al: A special report on the chitosan based hemostatic dressing: experience in current combat operations. J Trauma 60:655–658, 2006.
41. McManus J, Hurtado T, Pusateri A, et al: A case series describing thermal injury resulting from zeolite use for hemorrhage control in combat operations. Prehosp Emerg Care 11:67–71, 2007.
42. Kheirabadi B, Scherer M, Estep J, et al: Determination of efficacy of new hemostatic dressings in a model of extremity aterial hemorrhage in swine. J Trauma 67(3):450–460, 2009.
43. Kheirabadi B, Mace J, Terrazas I, et al: Safety evaluation of new hemostatic agents, smectite granules, and kaolin-combat gauze in a vascular injury wound model in swine. J Trauma 68(2):269–278, 2010.
44. Watters J, Van P, Hamilton G, et al: Advanced hemostatic dressings are not superior to gauze for care under fire scenarios. J Trauma 70:1413–1419, 2011.
45. Littlejohn L, Devlin J, Kircher S, et al: Comparison of Celox, ChitoFlex, WoundStat, and Combat Gauze hemostatic agents versus standard gauze in control of hemorrhage in a swine model of penetrating trauma. Acad Emerg Med 18:340–350, 2011.
46. Ran Y, Hadad E, Daher S, et al: QuikClot Combat Gauze for hemorrhage control in military trauma: January 2009 Israel Defense Force experience in the Gaza Strip—a preliminary report of 14 cases. Prehosp Disaster Med 25:584–588, 2010.
47. Kheirabadi B, Arnaud F, McCarron R, et al: Development of a standard swine hemorrhage model for efficacy assessment of topical hemostatic agents. J Trauma 71:S139–S146, 2011.
48. Caravalho J: OTSG Dismounted Complex Blast Injury Task Force Report, 2011.

49. Holcomb J: Devastating Dismounted IED Injuries in OEF; Defense Health Board presentation, 8 March 2011.
50. Eastridge BJ, Mabry R, Seguin P, et al: Pre-hospital death on the battlefield: implications for the future of combat casualty care. J Trauma Acute Care Surg 73:S431–S437, 2012.
51. Kragh JF, Murphy C, Dubick MA, et al: New tourniquet device concepts for battlefield hemorrhage control. AMEDD J 38–48, 2011.
52. Kinzle R: Development of a Field Packable Junctional Tourniquet. ISR MilTech report, 21 Jan 2011.
52a. Dickey N, Jenkins D: Combat ready clamp. Defense Health Board Memorandum of 23 September 2011.
52b. Kotwal R, Butler F, Gross K, et al: Management of junctional hemorrhage in Tactical Combat Casualty Care: TCCC Guidelines-proposed change 13-03. J Spec Oper Med 13:85–93, 2013.
53. Morrison JJ, Rasmussen TE: Noncompressible torso hemorrhage: a review with contemporary definitions and management strategies. Surg Clin North Am 92(4):843–858, 2012.
54. Niles SE, McGlaughlin DF, Perkins JG, et al: Increased mortality associated with early coagulopathy of trauma in combat casualties. J Trauma 64:1459–1465, 2008.
55. Mitra B, Cameron P, Mori A, et al: Acute coagulopathy and early deaths post major trauma. Injury 43(1):22–25, 2010.
56. Shuja F, Finkelstein RA, Fukudome E, et al: Development and testing of low-volume hyperosmotic spray-dried plasma for the treatment of trauma-associated coagulopathy. J Trauma 70:664–671, 2011.
57. Gonzalez EA, Moore FA, Holcomb JB, et al: Fresh frozen plasma should be given earlier to patients requiring massive transfusion. J Trauma 62:112–119, 2007.
58. Wafaisade A, Maegele M, Lefering R, et al: High plasma to red blood cell ratios are associated with lower mortality rates in patients receiving multiple transfusion (4 < red blood cell units < 10) during acute trauma resuscitation. J Trauma 70:81–89, 2011.
59. Perkins JG, Schreiber MA, Wade CE, et al: Early versus late recombinant factor VIIa in combat trauma patients requiring massive transfusion. J Trauma 62:1099–1101, 2007.
60. Holcomb JB: Use of recombinant activated Factor VIIa to treat the acquired coagulopathy of trauma. J Trauma 58:1298–1303, 2005.
61. Levi M, Levy J, Andersen H: Truloff D: Safety of recombinant activated Factor VII in randomized clinical trials. NEJM 363:1791–1800, 2010.
61a. Martinowitz U, Zaarur M, Yarun BL, et al: Treating traumatic bleeding in a combat setting: possible role of recombinant activated Factor VII. Mil Med 169:8–16, 2004.
62. Boffard KD, Riou B, Warren B, et al: Recombinant Factor VIIa as adjunctive therapy for bleeding control in severely injured trauma patients: two parallel randomized, placebo controlled, double-blind clinical trials. J Trauma 59:8–18, 2005.
63. Hauser CJ, Boffard K, Dutton R, et al: Results of the CONTROL Trial: efficacy and safety of recombinant Factor VII in the management of refractory traumatic hemorrhage. J Trauma 69:489–500, 2010.
64. CRASH-2: Effects of tranexamic acid on death, vascular occlusive events, and blood transfusion in trauma patients with significant hemorrhage (CRASH-2): a randomized, placebo-controlled trial. Lancet 376(9734):23–32, 2010. Online.
65. CRASH-2 Collaborators: The importance of early treatment with tranexamic acid in bleeding trauma patients: an exploratory analysis of the CRASH-2 randomised controlled trial. Lancet 377:1096–1101, 2011.
65a. Roberts I, Shakur H, Ker K, et al: CRASH 2 Trial collaborators: Antifibrinolytic drugs for acute traumatic injury. Cochrane Database Syst Rev 2011.
66. Morrison JJ, Dubose JJ, Rasmussen TE, et al: Tranexamic acid decreases mortality following wartime injury: the military application of Tranexamic acid in trauma and emergency resuscitation study (MATTERS). Arch Surg 147(2):113–119, 2012.
67. Morrison JJ, Ross JD, DuBose JJ, et al: Association of cryoprecipitate and tranexamic acid with improved survival following wartime injury: findings from the MATTERs II Study. JAMA Surg 148(3):218–225, 2013.
67a. Dorlac W: Proposed addition of TXA to the TCCC Guidelines; CoTCCC Minutes, August 2011.
67b. Dickey N: Defense Health Board Memorandum: Prehospital recommendations regarding the addition of tranexamic acid to the TCCC Guidelines. 23 November 2011.
68. Haut ER, Kalish BT, Cotton BA, et al: Prehospital intravenous fluid administration is associated with higher mortality in trauma patients: a national trauma data bank analysis. Ann Surg 2011. In press.
69. Cotton BA, Jerome R, Collier BR, et al, Eastern Association for the Surgery of Trauma Practice Parameter Workgroup for Prehospital Fluid Resuscitation: guidelines for prehospital fluid resuscitation in the injured patient. J Trauma 67(2):389–402, 2009.
70. Dries DJ: Hypotensive resuscitation. Shock 6:311–316, 1996.
71. Cotton BA, Reddy N, Hatch QM, et al: Damage control resuscitation is associated with a reduction in resuscitation volumes and improvement in survival in 390 damage control laparotomy patients. Ann Surg 254:598–605, 2011.

72. Ley EJ, Clond MA, Sprour MK, et al: Emergency department crystalloid resuscitation of 1.5 L or more is associated with increased mortality in elderly and non-elderly trauma patients. J Trauma 70:398–400, 2011.
73. Bickell WH, Wall MJ, Pepe PE, et al: Immediate versus delayed fluid resuscitation for hypotensive patients with penetrating torso injuries. N Engl J Med 331:1105, 1994.
74. Morrison CA, Carrick MM, Norman MA, et al: Hypotensive resuscitation strategy reduces transfusion requirements and severe postoperative coagulopathy in trauma patients with hemorrhagic shock: preliminary results of a randomized controlled trial. J Trauma 70:652–663, 2011.
75. McSwain N, Champion HR, Fabian TC, et al: State of the art fluid resuscitation 2010: Prehospital and Immediate Transition to the Emergency Department. J Trauma 70:S2–S10, 2011.
76. Holcomb J: Fluid resuscitation in modern combat casualty care: lessons learned in Somalia. J Trauma 54:S46–S51, 2003.
77. Champion HR: Combat fluid resuscitation: introduction and overview of conferences. J Trauma 54(5, Suppl):7, 2003.
77a. Butler F, Holcomb J, Schreiber M, et al: Fluid resuscitation for hemorrhagic shock in Tactical Combat Casualty Care: TCCC Guidelines Change 14-01 2 June 2014. J Spec Oper Med 14:13–38, 2014.
78. Butler FK: Fluid resuscitation in Tactical Combat Casualty Care: brief history and current status. J Trauma 70:S11–S12, 2011.
79. Ogilvie M, Perira B, McKenney M, et al: First report on safety and efficacy of hetastarch solution for initial fluid resuscitation at a level 1 trauma center. J Am Coll Surg 210:870–880, 2010.
80. Lissauer M, Chi A, Kramer M, et al: Association of 6% hetastarch resuswith adverse outcomes in critically ill trauma patients. Am J Surg 202:53–58, 2011.
81. Lairet JR, Bebarta VS, Burns CJ, et al: Prehospital interventions performed in a combat zone: a prospective multicenter study of 1,003 combat wounded. J Trauma Acute Care Surg 73:S38–S42, 2012.
82. Deal V: USSOCOM TCCC Issues; CoTCCC meeting minutes, November 2010.
83. Alam H, Bice L, Butt M, et al: Testing of blood products in a polytrauma model: results of a multi-institutional randomized preclinical trial. J Trauma 67:856–864, 2009.
84. Butler F, Holcomb J, Schreiber M, et al: Fluid resuscitation for hemorrhagic shock in Tactical Combat Casualty Care: TCCC Guidelines Change 14-01-2 June 2014. J Spec Oper Med 14:13–38, 2014.
85. Dubick MA: Current concepts in fluid resuscitation for prehospital care of casualties. AMEDD J 18–24, 2011.
86. Borgman MA, Spinella PC, Perkins JG, et al: The ratio of blood products transfused in patients receiving massive transfusions at a combat support hospital. J Trauma 63:805–813, 2007.
87. Holcomb JB: Optimal use of blood products in severely injured trauma patients. Hematology 2010:465–469, 2010.
88. Joint Theater Trauma System Clinical Practice Guideline for Damage Control Resuscitation, March 2011.
89. Fox C, Gillespie D, Cox D, et al: The effectiveness of damage control resuscitation strategy for vascular injury in a combat support hospital: results of a case control study. J Trauma 64:S99–S107, 2008.
90. Fox C, Perkins J, Kragh J, et al: Popliteal artery repair in massively transfused military trauma casualties: a pursuit to save life and limb. J Trauma 69:S123–S134, 2010.
91. Calderbank P, Woolley T, Mercer S, et al: Doctor on board? What is the optimal skill-mix in military pre-hospital care? Emerg Med 28(10):882–883, 2010. [Epub ahead of print].
91a. http://www.usaisr.amedd.army.mil/assets/pdfs/TCCC_Guidelines_140602.pdf. Accessed 15 December 2014.
92. Gerhardt RT, Berry JA, Blackbourne LH: Analysis of life-saving interventions performed by out of-hospital medical personnel. J Trauma 71:S109–S113, 2011.
93. Blackbourne L, Baer D, Cestero R, et al: Exsanguination shock: the next frontier in prevention of battlefield mortality. J Trauma 71:S1–S3, 2011.
94. Mabry R, Apodaca A, Penrod J, et al: Impact of critical care trained flight paramedics on casualty survival during helicopter evacuation in the current war in Afghanistan. J Trauma Acute Care Surg 73:S32–S37, 2012.
95. Mabry R: OEF MEDEVAC and Enroute Care Director After-Action Report dated, 7 February 2011.
95a. Dickey N, Jenkins D, Butler F: Tactical evacuation care improvements within the Department of Defense. Defense Health Board Memo, 8 August 2011.
96. Blackbourne LH, Czarnik J, Mabry R, et al: Decreasing killed in action and died of wounds rates in combat wounded. J Trauma 69(1):S1–S4, 2010.

参考书目

Arnaud F, Teranishi K, Tomori T, et al: Comparison of 10 hemostatic dressing in a groin puncture model in swine. J Vasc Surg 50(3):632–639, 2009.

Arnaud F, Parrento-Sadalan D, Tomori T, et al: Comparison of 10 hemostatic dressings in a groin transaction model in swine. J Trauma 67:848–855, 2009.

Bellamy RF: The causes of death in conventional land warfare: implications for combat casualty care research. Mil Med 149:55–62, 1984.

Clarke JE, Davis PR: Medical evacuation and triage of combat casualties in Helmand, Afghanistan: October 2010-April 2011. Mil Med 177:1261–1266, 2012.

Fox CJ, Patel B, Clouse WD: Update on wartime vascular surgery. Perspect Vasc Endovasc Ther 23(1):13–25, 2011. [E-pub 17 April 2011].

Owens B, Kragh J, Macaitis J, et al: Characterization of extremity wounds in operation Iraqi Freedom and Operation Enduring Freedom. J Orthop Trauma 21:254–257, 2007.

Wafaisade A, Lefering R, Tjardes T, et al: Acute coagulopathy in isolated blunt traumatic brain injury. Neurocrit Care 12:211–219, 2010.

17

第17章 损伤控制外科技术和临时血管转流术

DANIEL J. SCOTT, TODD E. RASMUSSEN

"我们不应满足于前人的研究结果，或认为前人已经证明了一切，相反前人的经验应该作为促使我们进一步研究的动力。"

——Ambroise Paré

摘要

过去30年来，处理多发伤患者的方法发生了根本性的变化。对手术控制损伤的热情越来越高，迅速稳定严重损伤患者的手术策略主要关注的是控制血管损伤和出血，后者通常意味着如果简单快速的手术修复不可行就需要进行血管结扎。然而，使用临时血管转流术来迅速恢复主干损伤血管的血液灌注已成为血管结扎的公认替代方案。虽然血管转流术并不是一个新颖的概念，但由于近年来战争的丰富经验使转流管的使用受到了极大的普及。在民用文献中回应了复杂肢体血管损伤，转流管的使用是由损害控制的必要性来决定的而不是将患者运送到更高水平护理机构来决定的。一些外科医师已经将这些方法延伸运用到躯干血管损伤的患者中，对这些存在威胁生命的损伤的患者进行躯干血管结扎常常具有显著的并发症和死亡率。因此，血管管腔内转流术是一个有潜力的概念，为外科医师解决了到底是修复还是结扎的难题。

关键词：血管的，损伤，创伤，血管，转流，损伤控制手术，结扎，临时血管控制，肢体血管损伤，躯干血管损伤

简介

二十多年来对严重伤员的管理发生了根本的变化，其中最显著的变化就是损伤控制或分期剖腹术概念的改变。1983年Stone及其同事们对创伤分期手术进行了具有里程碑意义的描述[1]。主要是用来减轻已有危及生命损伤患者的生理负担，在17例患者中表现出了显著的生存优势。后来由Rotondo等创立的"损伤控制手术"来控制死亡三联征，即低体温、酸中毒和高凝状态的概念已几乎被所有重大创伤中心所接受，并具有可重复性[2~4]。Stone及其同事们描述的分期剖腹术的一个重要原则是注意控制和修复主干血管损伤。出血（和随后发生的出血性休克）也许是导致高凝性出血三联征的最重要因素。同时，严重血管损伤患者的处理往往很困难、技术要求高而且非常耗时，所有这些因素都将导致结扎无效。本章回顾了一种新技术，作为结扎可行的替代方案，并遵循损伤控制的处理原则——临时血管转流术。

在多发伤患者中施行临时血管转流术有许多好处。不仅可以对损伤的血管进行再灌注和／或静脉减压，而且还有充足的时间将患者运送到具有更高水平的护理机构中处理伴有生命危险的损伤。在这种情况下，"额外的时间"是指在进行复苏、整形外科手术、颅骨减压术或其他损伤控制程序的同时通过转流管使损伤的动、静脉恢复血流灌注。

血管转流术的历史

植入式人造导管具有悠久的历史，在第一次世界大战中由Tuffer和Makins第一次描述[5,6]。这些石蜡内衬银管最初是利用无缝线技术的优势，并且是永久性的放置。置管的目标并不是追求导管的长期通畅，而是临时的血流灌注方式，即当导管缓慢闭合时会引起侧支形成。1932年Blakemore和Lord使用了一种名为Vitallium的新型复合合金（由钴、铬和钼组成）。最初，Vitallium导管内衬是静脉移植物，但后来很快就采用了插入静脉的双管法作为无缝线时的技术（图17-1）。尽管有伤员使用的理论优势和广泛的传播，这种导管的使用还是受到限制，将创伤患者撤离到可以进行手术

的医疗机构的时间延长，这也是使此方法使用受到限制的原因之一[7~9]。

血管转流术作为暂时恢复血液流动的方法起源于 1954—1962 年，更宽泛的时间可延伸到 1981—1985 年[10, 11]。Eger 等在 1971 年第一次对临时血管转流术进行了现代描述，他们在进行矫形手术之前使用临时血管转流术。最终证明这种做法在复杂的腘动脉损伤患者中可以降低肢体截肢率[10, 12]。

当前使用的血管转流术

现代使用血管转流术在控制民用损伤中取得了进展，但在 2001 年"9•11 事件"发生之前，使用临时血管转流术仅局限于少数患者[13~20]（表 17-1）。战时是手术经验、技术和技巧的复兴时期。Rasmussen 等在一份报告中描述了处理 126 例肢端血管损伤患者的为期 1 年的经验，其中有 30 例患者使用了临时血管转流术来控制血管损伤。在该报告中，转流管被视为损伤控制的辅助装置，有利于创伤事故撤离且允许血液灌注，同时可以有时间管理其他危及生命的损害。在这一系列伤员中，57% 的伤员在到达更高水平的护理机构（通常在初次手术后不到 2 小时）时具有通畅的血流。作者指出对于大血管近端损伤放置转流管后的通畅率较高（86%）[21]。在这个初步报告中指出使用血管转流术的有利经验得到了其他战争手术组提供的后续系列病例的证实[22~24]。在即将手术的部位置入转流管最初是用来控制锁骨下动脉损伤的患者，随后便应用于

表 17-1　民用转流管的小型报道		
作者	发表年份	病例数
Hossny 等	2004	9
Sriussadaporn 等	2002	7
Reber 等	1999	7
granchi 等	2000	19
husain 等	1992	5
Khalil 等	1986	5
Nichols 等	1986	13
Johansen 等	1982	10

Adapted from Rasmussen TE, Clause WD, Jenkins Dh, et al: The use of temporary vascular shunts as a damage control adjunct in the management of wartime vascular injury. J Trauma 61：8-12, 2006; discussion 12-15.

需要更高层次的护理下插入移植进行修复的损伤（图 17-2）。

Gifford 及其同事们提供了他们唯一的研究来阐明使用临时血管转流术后的长期结果。他们的研究使用了病例对照的方法，表明使用临时血管转流术在血管修复后的几年中没有不良结局产生，而且还可能延长保肢治疗的时间窗，特别是那些最严重的四肢损伤患者[25]。最后，在最近跨度为 10 年的综述文献中搜集了格雷迪纪念馆中 Feliciano 小组的平民损伤控制经验，Subramanian 等认为临时血管转流术对于某些血管损伤是有效的。该研究显示，主干血管损伤后转流率为 95%，总体生存率

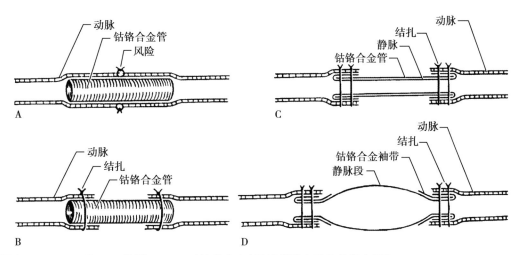

图 17-1　Blakemore 和 Lord 使用 Vitallium（钴铬合金）转流管的实验和临床应用（From Wolters Kluwer/Lippincott William and Wilkins, annals of Surgery 1945）［Also in Hancock H, Rasmussen TE, Walker AJ, et al: History of temporary intravascular shunts in the management of vascular injury. J Vasc Surg 52(5): 1405-1409, 2010.］

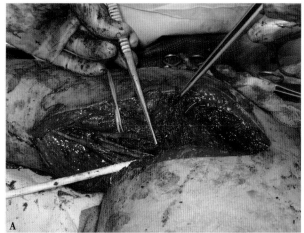

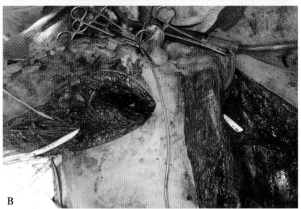

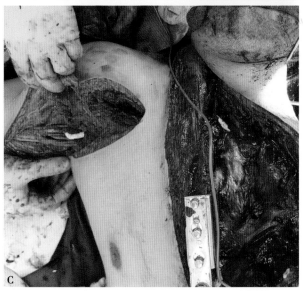

图 17-2 （A）此图显示了将 Javid 转流管放置在右腋动脉远端。转流管近端连接到右锁骨下动脉最近端，沿解剖外路线放置在锁骨上方、胸大肌下方以及右锁骨下动脉中部的损伤区；（B）同一病例放大的图像显示出胸骨正中切开术暴露部位的近端。近端的 Javid 转流管已经被移除，并且使用照片上的止血钳进行固定。将一个 6mm 大小的 ePTFE 血管移植物的近端连接到右锁骨下动脉起始部，并且沿解剖路径将其远端连接到腋动脉；（C）使用 6mm 大小的 ePTFE 进行右锁骨下动脉最近端 - 右腋动脉成功重建术后的图像。在这种情况下对锁骨下动脉损伤处的缝合仅在锁骨近端进行（Photographs courtesy Todd E. Rasmussen.）

为 88%。在这 101 例进行血管转流的患者中，作者证实了二次截肢率为 18%[21~26]（表 17-2）。

适应证

损伤控制生理状态不稳定或优先排除血管损伤重建术的患者是使用临时转流的主要指征。当需要进行其他高级优先手术时需快速放置转流管，这对减少血管损伤的再灌注时间（即氧气输送）是很有效的。转流管放置后且肢体或其他终末器官存在血液灌注而不是缺血状态时就可以进行相关的骨折固定术、剖腹手术、开颅手术或胸廓切开术。最后，如果外科医师由于缺乏训练而放弃主干血管重建术，那么放置转流管则是有效的。在长期缺血的情况下进行血管转流术可以给终末器官提供血液灌注，甚至可以输注限制血栓形成或缺血 / 再灌注损伤的药物（如肝素或甘露醇）。在严重损伤肢体的主干血管中放置临时转流管可以将肢体固定并能够进行清创，如果需要进行二次手术就需要对患肢进行重新评估。这种策略的实施需要有组织地动员外科医师在完成初次手术后预定时间内对患肢进行重新评估[12]（表 17-3）。

转流管材料

许多中空管状装置可以用作临时血管转流装置，包括大口径血管导管、无菌静脉导管、气管内导管、胃管和小口径胸导管。虽然这些暂时性转流管可以提供临时的血流灌注，但这些导管并不是为此而设计的，因其容易引起血管损伤，而且由于材料的自身物理特征容易导致血栓形成。目前通常使用的创伤转流管并没有获得 FDA 的批准，在进行颈动脉内膜剥脱术和处理其他年龄相关性血管疾病时外科医师只有依靠无商品标签的设备，包括 Javid（Bard PV，Tempe，AZ）、Argyle（Covidien，Mansfeld，MA）、Sundt（Integra，Plainsboro，NJ）和 PruittInahara（LeMaitre Vascular，Burlington，MA）转流管。在创伤患者中缺乏对转流管和其他损伤控制方法的有效性进行比较的研究，尽管相似的血管创伤可以使用其他方法[26]。然而，对通常使用的转流管的血流动力学和流体力学的研究中推断出转流管似乎更倾向于大直径线性（短）分流，这样的分流容易产生高流速和高远端灌注压[27]。

表 17-2 军事和民用环境中进行的临时血管转流术

作者	年份	转流管放置位置	转流管类型和数量		通畅率	平均转流时间	早期(<30天)再次截肢率	并发症
Rasmussen 等（军事环境）	2004—2005	动脉:30 静脉:4	Javid Argyle Sundt	16 12 2	动脉:近端86% 远端12% 静脉:近端100%	<2h	2	0
Taller 等（军事环境）	2006—2007	动脉:14 静脉:9	Javid Argyle Unknown	NL NL NL	动脉:近端100% 静脉:89%	5h	0	0
Chambers 等（军事环境）	2004—2005	动脉:18 静脉:11	Javid Sundt	NL NL	动脉:近端86% 远端50% 静脉:82%	1.5h	3(1)	0
Borut 等（军事环境）	2003—2007	动脉:42 静脉:8	Argyle Sundt Javid 12 Frfeeding tube	NL NL NL NL	NL:NL	NL	4(0)	0
Subramanian 等（民用环境）	1997—2007	动脉:72 静脉:29	Argyle Chest tube pruitt-Inahara 5Fr feedingtube 16ga Angiocath	61 16 20 1 1	动脉:91% 静脉:100%	23,5h	10(1)	0

数据来自参考文献[21~26]。ga, gauge; h, 小时; NL, 未列出。

* 近端表示肱动脉和上肢近端或腘动脉和下肢近端。† 括号表示由于转流管血栓形成导致的继发性截肢。‡ 转流相关并发症:转流管移位、出血或血栓栓塞。

表 17-3 临时血管转流术的适应证

损伤控制手术
需进行固定的复杂骨损伤（例如 gustilo Ⅲc 型骨折）
在获取静脉期间临时恢复血流灌注
存在其他需处理的伴发伤
缺血时间延长（>6 小时）
肢体撕脱伤再植术
损伤肢体的再评估时间延长而暂时性地恢复血流

Adapted from Eger M, golcman L, goldstein A: The use of a tempo-rary shunt in the management of arterial vascular injuries. Surg gynecol Obstet 132(1): 67-70, 1971.

当需要使用较小直径（小于 12F）的转流管进行转流时，Aufero 等还建议使用锥形转流管[28]。

在选择所需的转流管的类型时，必须对转流管的几种物理特性进行权衡，表 17-4 列举了常用的转流管的功能特性。当手术空间有限且血管间隙或血管损伤很小时，使用较短的线性转流管更有效。将线性转流管放置在损伤血管的内部，一旦成功放置就不可能与伤口敷料、手术牵拉器、矫形装置或监测装置电源线缠绕在一起，通常是环绕在损伤肢体上（图 17-3，图 17-4）。环形转流管则较长，而且有一部分是延伸到血管外的，因此更容易发生缠绕。然而，环形转流管在连接较长损伤血管方面更有效，如穿透性连接性血管损伤或涉及重要运动功能的不稳定性骨折的血管损伤，对于这些损伤来说环形转流管可能是优先选择的。在这些情况下使用长的环形转流管并不影响损伤处的运动范围，而且活动时不会使转流管脱落或移位。最后，环形转流管可以显示动脉或静脉血流，这可以通过多普勒超声来评估（图 17-5）。Pruitt-Inahara 转流管是一项独特的设计，当需要进行血管造影或药物输注时起了很大的作用。由于近端和远端存在球囊的保护使 Pruitt-Inahara 转流管的放置变得很容易，而且避免了过度的血管近端和远端的切开（图 17-6）。

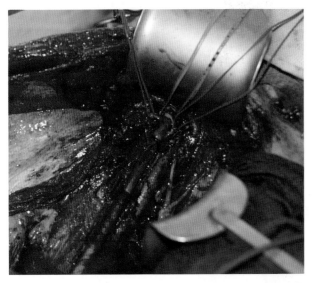

图 17-3 图中在腹股沟韧带正上方的左髂外动脉损伤处使用的是 12F Argyl 转流管。该转流管是沿着血管轴放置在短段损伤动脉内,不会被其双头拉钩或其他手术仪器所影响。这种转流管有丝线结扎保护且放置 6 小时后还是通畅的(Photographs courtesy Todd E. Rasmussen.)

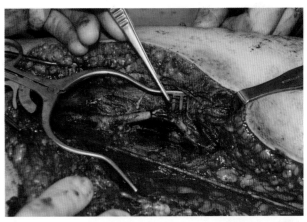

图 17-4 在正好远离左股深动脉起始处的左股浅动脉近端损伤处放置 12F Argyl 转流管的照片。近端股浅静脉存在血流转流,但在此图中很难看到,因其位于股动脉深部。还显示了已经暴露的左侧大隐静脉,可作为这种损伤情况下重建术的移植物。虽然该患者动脉转流管放置后 5 小时仍通畅,但静脉转流管已经有血栓形成。在去除转流管之后,该患者成功地进行了动脉和静脉重建(Courtesy Todd E. Rasmussen.)

表 17-4	转流管的类型			
名称	类型	特征	构成	型号
Bard	直线型	斜形头 圆头 侧边孔	聚氯乙烯	直径:9F,10F,12F,14F,16F 长度:13cm
	Javid	圆锥形		
	Brener	锥形 有 W 形臂或侧臂		
	Burbank	锥形 深部有标记		
Covidien	Argyle	环形 4 种尺寸齐全	聚氯乙烯	直径:8F,10F,12F,14F 长度:环形 11cm 直线型 6cm
Integra	Sundt	环形 钢加强型 非加强型 锥形末端	硅胶	直径:3mm×4mm 3mm×5mm 4mm×5mm 长度:环形 30cm 直线型 10cm
LeMaitre	pruitt-Inahara	三通型 彩色编码 深部标志 带保护套 4 种尺寸齐全	聚氨酯(乳胶球囊)	直径:8F,9F,10F,12F,14F 长度:外部 31cm 内部 15cm、13cm

Data from manufacturer websites www.bard.pv.com/_vascular/product.php=37;www.kendall-ltp.com/Kendall-LTp/pageBuilder.aspx?topicID=67419&breadcrumbs=81035:0,67418:0;integalive.com/Neurosurgeon/Neurosurgeon-product-Detail.asp;www.lemaitre.com/medical shunts.asp.

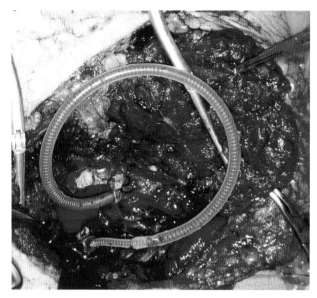

图 17-5 袢状（30cm）Sundt 转流管可以弥补右股浅动脉的缺损段。尽管很难观察到损伤的解剖细节，但这种损伤是通过暴露膝上腘动脉而将其暴露的。需注意该转流管可从损伤处移出且长度足够长，可用于动脉损伤或缺损长度过长或易活动的不稳定性骨折（Photographs courtesy Todd E. Rasmussen.）

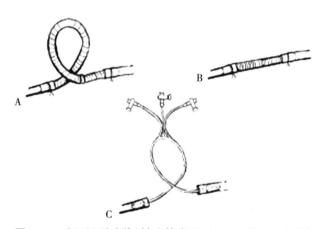

图 17-6 新型（颈动脉）转流管类型。（A）环形（Sundt）转流管；（B）线形（Sundt）转流管；（C）三通成袢型 pruitt-Inahara 转流管（Cour-tesy Daniel J. Scott and Todd E. Rasmussen.）

置管技术

虽然血管转流管的置入步骤看似简单，但如果置入时不顾周围组织也会造成组织损伤。应当小心切开损伤的血管，同时使用血管钳。如果使用血管内球囊阻断术就可避免这一步骤，损伤近端控制是耗时的且具有挑战性（如近端锁骨下损伤）。一旦损伤血管得到控制并切开，应立即进行 Fogarty 球囊导管血栓切除术，同时确保肢体血流灌注和血液回流。如果需要的话可以进行超声扫

描来定位进行血栓栓塞切除的导管。将肝素盐水溶液注入损伤血管的近端和远端（也称为局部肝素化），然后再用血管钳夹住血管。应仔细检查血管末端，小心切开或进行清创直到血管恢复到正常模样或看似正常的血管。必须选择适当尺寸和轮廓的转流管。将转流管小心地置入损伤血管远端并用 0 号丝线固定，要保证有血液回流。然后将转流管置入血管近端并用丝线固定，血流重新建立。用手持多普勒超声对血流进行评估以确定血流通畅，对肢体远端动脉信号进行记录有助于重复多次多普勒检查。如果转流管穿过非损伤交界处，需用接头夹板夹住转流管以免脱落。理想的状态是将转流管固定封闭并用软组织覆盖。如果伤口暴露在外，覆盖伤口的真空敷料不应直接放置在损伤血管上。考虑到需要进行筋膜切开术，就必须在患者和图表上标注转流管放置的时间。

放置时间

转流管可以维持多长时间（即放置时间）并没有达成共识，这取决于需转流的血管类型和患者的临床情况。一般情况下，只要患者条件允许可以进行血管修复后就应将转流管移除，放置转流管的相关并发症包括血栓形成和随时间推移转流管的移动和脱落。有报告指出转流管的有效放置时间为 30 分钟至 24 小时。然而，只要患者临床情况允许就可以将转流管移除并尝试进行血管修复术。战争报告指出平均转流时间反映了将患者运送到更好或适当水平的护理机构所需的时间（平均为 2～5 小时）。平民病例系列报告指出放置时间能更好地反映损伤控制到建立正常生理状态所需的时间（平均 24 小时）。特别是血管通畅时间长达 52 小时[16]。

特别注意事项

解剖部位（近端大血管与远端小血管）

关于是否使用临时血管转流术作为损伤控制辅助手段的最重要的考虑因素是损伤的解剖部位。临时放置转流管并不适用于所有损伤，应集中用于那些大血管近端或主干血管损伤。这些血管损伤对远端或终末器官的影响较大，因为这些血管通常是四肢或终末器官所依赖的主干血管或分支。

因此，对这些较大损伤血管进行结扎或持续使用止血带后会带来严重的后果，这时就可以使用临时血管转流术来快速恢复血流量以缓解这些不良后果。

对于存在双重血供部位的小动脉或远端动脉的损伤对肢体或末端器官的影响相对较小。包括前臂和下肢，其中尺动脉和桡动脉供应手部血流灌注，胫动脉和腓动脉供应足部血液灌注。这些动脉中的一条损伤通常不会影响肢体活动能力，并且结扎损伤血管是有效的损伤控制策略。Lavenson 及其同事证明了在战时对于存在血管损伤的肢体进行多普勒超声检查以明确患肢生存能力方面具有实用价值[29]。损伤远端的可听多普勒信号的存在或不存在可以提供重要信息，而且决定了远端小血管损伤是否需要进行临时转流术。本文中小动脉或远端动脉损伤是不需要使用临时血管转流的。如果没有其他损伤，这样的远端小血管损伤使得转流管的放置会变得困难。以 Daniel 的经验来看，远端血管损伤中有少数患者放置了转流管这有待进一步的考证，这一观察结果可能反映了放置转流管时所面对的挑战以及有限的血液流出量[21]。

抗凝

对放置临时血管转流装置的患者使用最高剂量抗凝剂或全身抗凝时应谨慎。虽然在这种情况下使用抗凝剂是合理的，但必须要考虑是否存在其他部位出血的风险。最重要的是，全身性抗凝可能会导致伴有闭合性头部或实体器官损伤患者出现危及生命的出血。然而，软组织损伤和骨折或筋膜切开部位的出血也有可能发生。由全身肝素化引起的软组织、骨折或筋膜切开术切口部位的出血常常是缓慢而持久的，因此容易被创伤和麻醉团队忽视，这就容易导致患者的复苏延迟。

大多数平行数据和临床观察结果并不支持进行全身抗凝治疗。Dawson 等早期研究了在不进行全身性肝素化治疗的情况下使用 Argyl 转流管在猪模型中可以维持通畅 24 小时[30]。Gifford 及其同事提出了类似的研究结果，证明没有完全抗凝时使用 Sundt 转流管可以维持通畅 18 小时[31]。另外，大多数相似的临床系列研究表明在没有进行全身性肝素化治疗的情况下，在军事和民用环境中使用临时血管转流术仍然是有效的。这些报告大多数都承认在罕见的孤立性血管损伤患者中可以选择性使用全身肝素化治疗，但还是具有一些不可抗拒的因素，如初始转流时发生血栓形成

或远端血液循环超负荷。全身性抗凝治疗不是放置临时血管转流管的常规辅助处理措施。相反，Daniel 建议局部大量使用肝素，而且只有在罕见的孤立性血管损伤的情况下才能进行全身性抗凝，并且需要密切监测是否发生出血并发症。

静脉转流

肢体动脉转流术成功应用的一个伴随问题是临床血管转流管在孤立性或伴有静脉损伤患者中的应用价值。对静脉损伤患者进行转流术的大部分经验都是来自战时，那时静脉损伤常伴随肢体主干血管的损伤。静脉系统的临时转流有几个理论上的好处，包括结扎损伤大静脉后降低静脉高压状态，继而减少损伤远端伤口包括筋膜切开术伤口的出血。理论上，静脉血流出也可改善动脉血流入肢体远端或终末器官，最终改善肢体血液灌注。像动脉转流管一样，这些装置在静脉损伤患者中的放置比较简单。虽然血流量低于动脉，但静脉转流的通畅率和动脉是相似的[21~23]。有文献报道曾成功使用血管转流术来处理静脉损伤的病例，Parry 及其同事观察了 18 例患者，这些患者要么可以进行骨折固定术，要么可以在损伤控制手术期间控制出血。所有静脉转流管再次检查时都是通畅的且平均放置时间为 22 小时[32]。

远端血管损伤选择处理方案时，临时血管转流术是可以接受的，甚至是优先选择的。具体来说，肢体或终末器官冗长的血管损伤时可能会导致一种情况，即生存力取决于切断血管中的任意一条是否恢复血流量。常常使用多普勒超声来辅助确定[21~29]。如果超过一条远端小动脉损伤（如尺动脉和桡动脉同时受损），就会导致损伤部位多普勒信号缺失，这时推荐使用血管转流装置[33]。具有放置转流管丰富经验的学者声称在穿透性血管损伤患者中，切断的血管两端必须进行结扎并暴露。他们强调这种情况下在血管中放置转流装置来弥补血管损伤并不困难，也不会增加额外时间。在我们自己的身体中，即使是远端血管转流失败也不能放弃挽救四肢，这也就意味着去除血栓转流装置进行血栓切除术，如果有必要可以进行血管重建术[21]。

保肢原则

对损伤肢体做出明确的处理决策是复杂的。无论是保肢还是截肢，多个个体和环境的特异性

因素都会影响治疗方案的选择。也许最重要的影响因素是肢体的血流灌注状态。及时恢复肢体的血流灌注可以说是肢体存活和最终功能结果所依赖的最关键的措施。Glass 等回顾性研究了 101 例严重下肢损伤的病例，发现保肢治疗受缺血持续时间的影响很大。当缺血时间超过 6 小时保肢率就从 87% 降至 61%，在该研究中使用临时血管转流术使截肢率从 27% 降至 13%[34]。在这种情况下，早期使用临时血管转流术来恢复选择性血管损伤模式的肢体血液灌注作为初始治疗措施来确定是否要保肢。

筋膜切开术（预防性）

肢体室间隔综合征的发展对是否进行保肢具有深远的影响。肢体室间隔综合征一旦确诊需要立即进行筋膜切开术以缓解间隔室高压并恢复受影响组织床的血液灌注。然而，识别室间隔综合征是颇具挑战性的，特别那些经常在不同医疗机构中经过多层次创伤护理的患者。因此，当需要进行临时血管转流时，预防性筋膜切开术已被视为手术标准做法。虽然没有前瞻性研究，但在最近一份报告中强调了预防性筋膜切开术的优点，并且该报告记录了与室间隔室综合征延迟治疗或漏诊相关的死亡率增加了 4 倍[35]。

患者自主选择需要放置的临时转流管类型是发生肢体间隔室综合征最大的危险因素。这些患者通常存在血管损伤并伴有缺血、潜在的肌肉损伤和骨挫伤，而且需要大量输液来进行复苏。这些因素解释了军事和民用系列报告中的高预防性筋膜切开率，从 60% 至 100%[21, 25, 26]。建议在需要放置转流管及存在以下任何一种情况的患者可以考虑进行预防性筋膜切开术：严重肢体损伤[伤害量表（AIS）≥3 级或严重程度量表（MESS）≥5 分]；动静脉混合性损伤；长时间缺血或放置止血带时间超过 1～2 小时；穿透性或粉碎性损伤；近端膝关节或前臂脉管系统损伤；血管损伤相关开放性骨折或神经损伤；术中失血[36~39]。

血管分支

需要特别注意血管分支处损伤，如股总动脉分为股浅和股深动脉或肱动脉分为桡动脉和尺动脉。结扎其中的一个分支而另一个分支进行转流术是一个不错的选择，这样血流就可以灌注到双侧肢体。Choudry 等描述了一例使用直径为 14.5F

的双腔透析导管 Mahurkar（Covidien, Mansfeld, MA）制成的简易转流装置来恢复股总动脉穿透性损伤患者的血液流动[40]。这些损伤很少见且使用转流管的临床经验相对较少。如果遇到大动脉近端分支损伤的患者，如股总动脉分叉处损伤，Daniel 建议使用环缩法阻断股深动脉防止血液回流，并将转流管放置在肢体主干血管。环状闭塞或暂时性阻断大血管分支的其他一些方法应在复查和去除转流管后可以进行血管重建。将创新力应该用于这些具有挑战性的损伤中，然而，作为外科医师必须记住对于这些损伤控制情况选择任何处理方案都应该是基础和快速的。

躯干血管损伤

临时血管转流术已成为结扎治疗躯干血管损伤的有用的替代方案。躯干血管损伤可能与泌尿生殖道或胃肠道污染、严重失血（血流动力学不稳定和凝血病）和具有挑战性的手术暴露伤口有关。虽然这些情况可能会迫使外科医师首先考虑"结扎"，并接受终末器官缺血的代价，此时放置血管转流管可能是更好的选择。2005 年，Feliciano 在 Grady Memorial 报告了使用临时血管转流术处理髂动脉损伤患者的结果是戏剧性地降低了截肢率（由 47% 降至 0）和死亡率（由 73% 降至 43%）[41]。

肠系膜动脉损伤很少见，但死亡率高。历史上对这种情况的处理仅限于是否进行结扎或修复。肠系膜血管（SMA）的管腔内转流报告包括平行研究和临床经验都很少[42]。Subramanian 及其同事描述了 2 例在肠系膜上动脉中放置转流管。虽然这 2 例转流管都出现了栓塞并发症，而且只有 1 例患者完成了整个研究（撤离护理后）[26]。Reilly 等描述了对腹部穿透性损伤进行损伤控制手术期间成功地使用了 SMA 转流管。尽管放置时间已经接近 36 个小时，但转流管仍然具有通畅性[43]。通常建议将肠系膜上动脉损伤的转流作为损伤控制模式中重建的替代方案，并限于 Fullen Ⅰ区和Ⅱ区的血管损伤（主动脉到结肠中动脉）。

重要的内脏静脉损伤也是非常致命的，包括肠系膜上静脉和门静脉。Asensio 等回顾性研究了 51 例肠系膜上静脉损伤患者，发现存活率为 55%，死亡率随着每次额外的血管损伤而增加。Daniel 发现第一次对肠系膜上静脉损伤患者进行血管修复时具有生存效益，尽管他们主张对存在多个其他危及生命的损伤刺激导致病情不稳定的患者进行快速结扎。预期结扎会导致肠系膜水肿和静脉充血，并且可能引起内脏高压综合征和肠坏死[44]。门静脉损伤的其他报告也建议进行静脉缝合，尽管也有报告指出结扎与最后静脉侧支循环形成与患者存活有关[45~47]。关于对内脏血管中使用临时血管转流术的评估研究很少，这就需要进一步的努力。

结论

再次受到战争期间血管创伤的刺激，处理这种损伤模式的策略已经产生并会继续延续下去。这显著影响了并发症的发生率和死亡率。在大面积创伤的背景下，临时血管转流术可以提供充足的时间进行重新评估以及做出血管损伤相关的手术决策和血管修复策略。血管转流术缩小了修复和结扎之间相互矛盾的差距。随着转流管的应用和普及，专业知识和技术也将随之增长；并且随着这些方面的进步，威胁性和致命性损伤的结果一定会得到改善。

（蒋玉洁 译　赵珺 校）

参考文献

1. Stone HH, Strom PR, Mullins RJ: Management of the major coagulopathy with onset during laparotomy. Ann Surg 197(5):532–535, 1983.
2. Rotondo MF, Schwab CW, McGonigal MD: "Damage Control": an approach for improved survival in exsanguinating penetrating abdominal injury. J Trauma 35(3):375–382, 1993.
3. Moore EE, Thomas G: Orr Memorial lecture. Staged laparotomy for the hypothermia, acidosis, and coagulopathy syndrome. Am J Surg 172(5):405–410, 1996.
4. Diaz JJ, Jr, Cullinane DC, Dutton WD, et al: The management of the open abdomen in trauma and emergency general surgery: part 1–damage control. J Trauma 68(6):1425–1438, 2010.
5. Tuffier: French surgery in 1915. Br J Surg 4:420–432, 1917.
6. Makins GH: On gunshot injuries to the blood-vessels, founded on experience gained in France during the Great War, 1914–1918, Bristol, 1919, John Wright and Sons, pp 109–111.
7. Hancock H, Rasmussen TE, Walker AJ, et al: History of temporary intravascular shunts in the management of vascular injury. J Vasc Surg 52(5):1405–1409, 2010.
8. Blakemore AH, Lord JW: A nonsuture method of blood vessel anastomosis: review of experimental study report of clinical cases. Ann Surg 121:435–452, 1945.
9. Debakey ME, Simeon FA: Battle injuries of the arteries in World War II. Ann Surg 123:534–579, 1946.
10. Rich NM, Spencer FC: Vascular trauma, Philadelphia, PA, 1978, WB Saunders.
11. Brusov PG, Nikolenko VK: Experience of treating gunshot wounds of large vessels in Afghanistan. World J Surg 29(Suppl 1):S25–S29, 2005.
12. Eger M, Golcman L, Goldstein A: The use of a temporary shunt in the management of arterial vascular injuries. Surg Gynecol Obstet 132(1):67–70, 1971.
13. Hossny A: Blunt popliteal artery injury with complete lower limb ischemia: is routine use of temporary intraluminal arterial shunt justified? J Vasc Surg 40(1):61–66, 2004.
14. Sriussadaporn S, Pak-art R: Temporary intravascular shunt in complex extremity vascular injuries. J Trauma 52(6):1129–1133, 2002.
15. Reber PU, Patel AG, Sapio NL, et al: Selective use of temporary intravascular shunts in coincident vascular and orthopedic upper and lower limb trauma. J Trauma 47(1):72–76, 1999.
16. Granchi T, Schmittling Z, Vasquez J, et al: Prolonged use of intraluminal arterial shunts without systemic anticoagulation. Am J Surg 180(6):493–496, 2000.
17. Husain AK, Khandeparker JM, Tendoldar AG, et al: Temporary intravascular shunts for peripheral vascular trauma. J Postgrad Med 38:68–69, 1992.
18. Khalil IM, Livingston DH: Intravascular shunts in complex lower limb trauma. J Vasc Surg 4:582–587, 1986.
19. Nichols JF, Svodoba JA, Parks SN: Use of temporary intraluminal shunts in selected peripheral arterial injuries. J Trauma 26:1094–1096, 1986.
20. Johansen K, Bandyk D, Thiele B, et al: Temporary intraluminal shunts: resolution of a management dilemma in complex vascular injuries. J Trauma 22:395–402, 1982.
21. Rasmussen TE, Clouse WD, Jenkins DH, et al: The use of temporary vascular shunts as a damage control adjunct in the management of wartime vascular injury. J Trauma 61(1):8–12, discussion 12–15, 2006.
22. Taller J, Kamdar JP, Greene JA, et al: Temporary vascular shunts as initial treatment of proximal extremity vascular injuries during combat operations: the new standard of care ad Echelon II facilities? J Trauma 65(3):595–603, 2008.
23. Chambers LW, Green DJ, Sample K, et al: Tactical surgical intervention with temporary shunting of peripheral vascular trauma sustained during Operation Iraqi Freedom: one unit's experience. J Trauma 61(4):824–830, 2006.
24. Borut J, Acosta JA, Tadlock M: The use of temporary vascular shunts in military extremity wounds: a preliminary outcome analysis with 2-year follow-up. J Trauma 69:174–178, 2010.
25. Gifford SM, Aidinian G, Clouse WD, et al: Effect of temporary shunting on extremity vascular injury: an outcome analysis from the Global War on Terror vascular injury initiative. J Vasc Surg 50(3):549–555, discussion 555–556, 2009.
26. Subramanian A, Vercruysse G, Dente C, et al: A decade's experience with temporary intravascular shunts at a civilian Level I trauma center. J Trauma 65:316–326, 2008.
27. Grossi EA, Giangola G, Parish MA: Differences in carotid shunt flow rates and implications for cerebral blood flow. Ann Vasc Surg 7(1):39–43, 1993.
28. Aufiero TX, Thiele BL, Rossi JA, et al: Hemodynamic performance of carotid artery shunts. Am J Surg 158(2):95–99, 1989.
29. Lavenson GS, Rich NM, Strandness DE, Jr: Ultrasonic flow detector value in combat vascular injuries. Arch Surg 103:644–647, 1971.
30. Dawson DL, Putnam AT, Light JT, et al: Temporary arterial shunts to maintain limb perfusion after arterial injury: an animal study. J Trauma 47:64–71, 1999.
31. Gifford SM, Eliason JL, Clouse WD, et al: Early versus delayed restoration of flow with temporary vascular shunts reduces circulating markers of injury in a porcine model. J Trauma 67:259–265, 2009.
32. Parry NG, Feliciano DV, Burke RM, et al: Management and short-term patency of lower extremity venous injuries with various repairs. Am J Surg 186(6):631–635, 2003.
33. Burkhardt GE, Cox M, Clouse WD, et al: Outcomes of selective tibial artery repair following combat-related extremity injury. J Vasc Surg 52:91–96, 2010.
34. Glass GE, Pearse MF, Nanchahal J: Improving lower limb salvage following fractures with vascular injury: a systematic review and new management algorithm. J Plast Reconstr Aesthet Surg 62:571–579, 2009.
35. Ritenour AE, Dorlac WC, Fang R, et al: Complications after fasciotomy revision and delayed compartment release in combat patients. J Trauma 64:S153–S162, 2008.
36. Branco BC, Inaba K, Barmparas G: Incidence and predictors for the need for fasciotomy after extremity trauma: a 10-year review in a mature Level I trauma centre.
37. Gonzalez RP, Scott W, Wright A: Anatomic location of penetrating lower-extremity trauma predicts compartment syndrome development. Am J Surg 197(3):371–375, 2009.
38. Morin RJ, Swan KG, Tan V: Acute forearm compartment syndrome secondary to local arterial injury after penetrating trauma. J Trauma 66(4):989–993, 2009.
39. Kim JYS, Buck DW, Forte AJV, et al: Risk factors for compartment syndrome in traumatic brachial artery injuries: an institutional experience in 139 patients. J Trauma 67:1339–1344, 2009.
40. Choudry R, Schmieder F, Blebea J: Temporary femoral artery bifurcation shunting following penetrating trauma. J Vasc Surg 49(3):779–781, 2009.
41. Ball CG, Feliciano DV: Damage control techniques for common and external iliac artery injuries: have temporary intravascular shunts replaced the need for ligation? J Trauma 68:1117–1120, 2010.
42. Ding W, Ji W, Wu X, et al: Prolonged indwelling time of temporary vascular shunts is associated with increased endothelial injury in the porcine mesenteric artery. J Trauma 70:1464–1470, 2011.
43. Reilly PM, Rotondo MF, Carpenter JP, et al: Temporary vascular continuity during damage control: intraluminal shunting for proximal superior mesenteric artery injury. J Trauma 39(4):757–760, 1995.

44. Asensio JA, Petrone P, Garcia-Nunez L, et al: Superior mesenteric venous injuries: to ligate or to repair remains the question. J Trauma 62(3):668–675, 2007.

45. Mattox KL, Espada R, Beall AR: Traumatic injury to the portal vein. Ann Surg 181(5):519–522, 1975.

46. Graham JM, Mattox KL, Beall ACJR: Portal venous injuries. J Trauma 18(6):419–422, 1978.

47. Fraga GP, Bansal V, Fortlage D, et al: A 20-year experience with portal and superior mesenteric venous injuries: has anything changed? Eur J Vasc Endovasc Surg 37(1):87–91, 2009.

18

第18章 损伤控制：血管损伤所需移植物注意事项

NITEN SINGH, REAGAN W. QUAN

摘要

用于血管创伤修复的血管移植物的选择取决于以下几个因素：损伤的解剖部位、软组织损伤和污染的严重程度、受损血管的直径大小。血管重建的方法有：一期修复、补片血管成形术、间置（原位）血管移植物和血管旁路术。肢体血管损伤最常使用的血管移植物是大隐静脉。人造移植物更常应用于腹部、骨盆或胸部大血管损伤的修复。在创伤患者中，特别是对于那些软组织污染严重的患者是否使用人造移植物还存在争议。使用自体静脉或人造移植物进行修复时可能会并发血栓形成、吻合口感染或移植物损伤。使血管移植物远离污染区并确保有活性的软组织覆盖以减少发生移植物相关并发症的风险。使用各种类型血管移植物进行修复后的结局并没有很好地描述，创伤和年龄相关性疾病之间的固有差异限制了血管移植物在这些患者中的使用。对组织工程化的自体血管移植物的研究和开发可能会为未来处理血管创伤提供"现成"的替代方案。

关键词： 血管移植物，自体静脉，动脉，人造的，ePTFE，涤纶，感染

简介

1949年，Jean Kunlin 首次成功完成了一例下肢缺血的大隐静脉旁路术[1]。这并不偶然，因为他的前辈们一直致力于完善动脉手术技术的研究。Alexis Carrel 开发了精细吻合技术，以及自体静脉移植物和同种异体移植物进行了研究；而 Jay McClean 发现了肝素并且成功地应用于 Kunlin 的手术中[2]。同样，目前我们对血管创伤的治疗方案都是基于民用和军事创伤的经验和教训。例如，在第二次世界大战中绝大多数血管损伤患者采用结扎治疗，截肢率为49%；只有少数患者使用了静脉移植物（40例），截肢率为58%[3,4]。由于将伤员运送到创伤个体服务中心的时间很长，这就必须对损伤血管进行结扎。随着运送时间的缩短以及过去的经验教训，Rich 及其同事对大部分伤员实施了动脉修复术而且取得了巨大的成功，总体截肢率为13%。在这些创伤经验中，所使用的静脉移植物几乎都是大隐静脉；46%的患者进行了这种重建术式[5]。1960—1970年平民环境中的血管创伤患者放弃结扎治疗后的截肢率为2%～10%[6]。平民和军事环境中处理损伤患者技术的进步促成了当前血管损伤修复的标准，在那些可以进行血管修复的患者中，根据需要间置静脉移植物或进行隐静脉旁路术。

如何定义选择血管移植物的问题

在紧急情况下取得最佳血管移植物是许多研究项目的主要争论点。理想的血管移植物应该具有以下特点：耐用、耐感染、易储藏、易取用。许多关于急性外周血管旁路术的研究已证明下肢自体静脉要优于人造血管，人造血管通常更适合于直径较大的动脉损伤。与军事环境中的创伤患者不同，一般来说平民创伤患者年龄较小且没有会导致血管修复变得复杂的动脉粥样硬化闭塞性疾病。创伤修复的限制性因素主要是大多数患者除血管损伤外可能还伴有骨关节、软组织或腹部损伤，而这些损伤是需要注意的。对这些患者进行血管修复通常是可行的，但是如果所要修复的血管穿过污染的伤口或损伤的软组织，就有可能导致手术不成功。具体来说就是要确保有足够的软组织覆盖血管移植物使其免受污染和破坏，这决定了最终手术的成败。

如本文所述，处理血管损伤的方法通常很明确，包括一期修复、间置静脉移植物或旁路移植术来恢复血流灌注。补片血管成形术是处理不是特别严重的血管损伤的有用方法。最后，某些情况

下也可以选择结扎。在考虑是否需要进行血管重建或结扎损伤动脉前，应先检查患者的生理状况以及其他部位有没有并发伤。此外，还必须注意血管结扎后可能会导致局部缺血的发生。如果动脉损伤程度很小，那么也可以直接进行清创、游离血管和一期修复。

如果损伤的动脉不能进行一期修复或不能安全结扎，那么就需要间置静脉移植物或更长的旁路移植术。当不能进行血管结扎时，可以考虑使用临时血管转流术可作为间置静脉移植物或旁路术的桥梁，这一部分会在本书的后面章节中提到。在考虑间置静脉移植物或旁路术进行血管重建时就必须考虑以下三个重要的技术因素：①流入血管；②流出血管；③血管移植物。虽然血管损伤本身是明确的，但患者往往不能识别自身存在的其他并发伤。整体损伤严重程度和任何程度的血流动力学不稳定都将会影响血管移植物的选择和手术结局（图18-1）。血管移植物是否容易获得及其长度也是进行血管重建时所要考虑的因素。如果可以开发一种可以用于军事和民用两种环境中的解决方案，那么将会是鼓舞人心的，但是损伤患者所处的环境（以及损伤性质）往往是不同的。本章将介绍用于修复血管损伤的血管移植物的选择。

血管移植物类型

将血管移植物应用于血管创伤患者和动脉粥样硬化闭塞或动脉瘤患者中的处理原则是相同的。血管移植物可以分为以下几类：①自体静脉或动脉（即自体移植物）；②人造血管；③生物材料。血

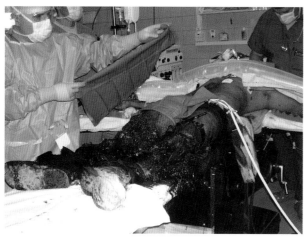

图18-1　简易爆炸装置引起的巨大软组织损伤

管创伤患者伤口污染率与损伤类型和软组织损伤严重程度成正比。污染程度可能很小，如单一刺伤或玻璃碎片割破伤；污染程度也可能很严重，如伴有软组织损伤的开放性股骨骨折。在近十多年来，简易爆炸装置（IEDs）导致伤口严重污染从而造成血管创伤变得复杂[7]。传统经验强调当伤口存在污染时，可以使用自体静脉移植物进行血管修复。然而，由于不同创伤模式的复杂性如双下肢血管同时损伤，这种情况下血管移植物可能就不适合或不可行。如果无法获得自体静脉，也可以通过结扎、临时血管转流术、人造移植物或生物材料进行血管重建来控制损伤出血[8]。

自体血管

标准血管移植物是自体组织，而且最常用的是静脉。只有极少数情况下会选择使用动脉移植物来进行血运重建。由于静脉系统有很多分支流出道，因此取静脉时选择范围广。下肢静脉有最长和最常用的静脉，包括大隐静脉、小隐静脉、股静脉，甚至足背静脉。上肢的头静脉和贵要静脉可以单独使用或作为单段长移植物。颈部的颈前、颈外和颈内静脉通常可以作为可选的静脉移植物，而且最常用于颈动脉修复，因为它们的解剖位置很接近。

使用自体静脉进行修复时需要安全、有效地分离和取出所需的静脉。一般可以通过做连续单一切口、跳跃式切口或最新微创技术来取浅静脉。做单一切口来取大隐静脉是最方便和最常用的方法。然而，使用这种方法取自体静脉时的伤口感染和裂开的发生率为17%～44%[9, 10]。为了减少这些并发症的发生率，已经尝试进行多点剥脱术来取大隐静脉。虽然这种方法可能需要大量时间和熟练的技术，但一个大型研究结果表明使用此方法的伤口并发症的发生率明显降低了（9.6%）[11]。取大隐静脉的微创技术是内窥镜。该技术主要是通过经皮电切术来取大隐静脉。虽然使用内窥镜可以减少伤口感染的风险，但是电切术增加了静脉热损伤的风险。我们希望能够减少获取大隐静脉时的伤口并发症，似乎随着微创技术的发展所需的手术时间也增加了，对该技术的熟练程度和专业知识的要求也变得严格。因此，大多数血管创伤中心中以微创技术来获取大隐静脉是不切实际的。

虽然很少使用动脉移植物，但它和损伤血管

的直径更匹配且不需要破坏瓣膜。动脉移植物具有以下几个优点：改进的操作特性、顺应性匹配程度高以及良好的通畅性。使用自体动脉是可行、有效的，但是动脉来源相对较少。由于动脉的解剖部位使动脉的获取变得颇具挑战性，而且动脉不像静脉那样有冗余的分支，因此在创伤患者中使用动脉移植物仍然受限。乳内动脉（即胸廓内动脉）是最常用的动脉移植物。然而，由于其特殊的解剖位置只能通过胸骨正中切开术来取该动脉。当乳内动脉和大隐静脉都无法获得时，胃网膜右动脉可用于冠状动脉旁路移植术，并且具有良好的通畅性[12]。最常使用的同种异体动脉移植物是桡动脉，其直径为2～4mm。也可以使用髂内动脉，但不常见，除非是在儿科血管损伤这些特殊情况。由于反复使用不正规的药物导致股动脉损伤引起的感染性股动脉假性动脉瘤，对此 Klonaris 等描述了使用髂内动脉进行修复的好处。该报告描述了 12 例患者中有 9 例（5 例动脉补片修复，4 例间置动脉移植物）使用髂内动脉进行血管重建。修复术后 19 个月，Klonaris 等的报告指出没有患者出现并发症或肢体损失等情况[13]。最后，颈外动脉也可以作为修复颈内动脉近端损伤的自体动脉移植物。当颈内动脉近端损伤时，可以将颈外动脉转移到颈内动脉中部或远端。其他动脉如腹部深层的腹壁下动脉可用作微血管移植物来代替损伤的动脉段，但在创伤患者中通常不会考虑这些微小动脉损伤[14]。

人造血管

自从采用编织型尼龙制成了第一个人造血管后就陆陆续续开发出各种材料的人造血管，包括胶原涂层的编织涤纶（Hemashield Dacron，Maquet Germany）、肝素涂层的涤纶、膨体聚四氟乙烯（ePTFE）、肝素涂层的 ePTFE（PROPATEN，Gore Medical，Flagstaff，AZ）、有保护套的 PTFE（Distaflo，Bard PV，Tempe，AZ）、环形增强的 ePTFE 甚至由编织涤纶和 ePTFE 组成的混合物（Triplex，Vascutek Terumo，苏格兰，英国）。在主动脉和髂动脉等大血管损伤患者中使用人造血管已获得巨大成功。然而，不管人造血管的组成成分是什么，高血栓形成率仍然是在小血管中使用人造血管的限制因素。在 Bergen 和 Veith 的经典研究中将静脉移植物与 ePTFE 进行了比较，在对年龄相关性疾病进行血管重建时发现这些血管移植物之间的短期（2

年）通畅率具有显著的差异性。这些研究报告发现使用大隐静脉的长期通畅率优于动脉[15, 16]。现如今人造血管用于择期搭桥手术，但主要还是用于股骨和膝盖以上部位的血管损伤。在 ePTFE 的腔内涂覆肝素来尝试改善移植物的通畅性。在血管创伤患者中使用人造血管得到了部分学者的支持，他们认为短段或长段人造血管是持久耐用的，而且在污染损伤中比静脉移植物更有效。一些研究者还指出保留自体静脉作为未来血管重建所需的移植物，这相对于人造血管也是一种优势。

生物移植物：同种异体移植物

血管移植物最新的结构是生物移植物，包括同种异体移植物或异种移植物。同种异体移植物是由冷冻保存的动、静脉或保存处理的人脐静脉（HUV）组成。Dardik 从 20 世纪 70 年代开始就使用 HUV 作为血管移植物[17]。在妊娠 37～40 周时，HUV 的直径（2～3mm）与小动脉相似，并且含有适量的胶原蛋白和弹性蛋白以保持管壁弹性。Li 等在对 HUV 微观结构的定性分析中发现这些胶原蛋白与弹性蛋白的比例和同直径的动脉相似。Li 等的研究结果还表明 HUV 具有与同直径的动脉相似的形态结构和微观结构。该研究者得出结论，由于 HUV 和其他动脉的相似性，HUV 可作为小动脉如冠状动脉、肱动脉、桡动脉和胫动脉的替代物[18]。Neufang 等回顾分析了 211 例进行股腘旁路术的患者（使用第二代戊二醛稳定的 HUV 移植物）发现 5 年后的一期通畅率、一期辅助通畅率、二期通畅率和保肢率分别为 54%、63%、76% 和 92%（膝上和膝下的血管移植物无明显差异）[19]。

包括死亡者的隐静脉在内的冷冻保存的隐静脉同种异体移植物已被视为血管移植物的另一种选择。这种同种异体移植物的早期通畅性差。Walker 等研究了 35 例下肢有症状性缺血的患者接受下肢旁路术。1 个月的一期通畅率为 67%，12 个月为 28%，18 个月为 14%[20]。为了提高冷冻保存的静脉的通畅率，Buckley 等前瞻性研究了进行股腘旁路术的患者，并进行抗凝治疗。对 24 例伴有下肢缺血的患者，使用冷冻保存的隐静脉进行旁路移植术并辅以阿司匹林、低剂量肝素、低分子量葡聚糖 40、双嘧达莫和华法林等抗凝治疗。本研究中的 6 个月保肢率为 88%，24 个月为 80%[21]。虽然该报告显示出良好的通畅性，但还是有少数患者需要更高水平的抗凝治疗。

现已开发出冷冻保存的动脉同种异体移植物作为冷冻保存静脉的替代物。冷冻保存的动脉主要源于胸降主动脉和肾下腹主动脉，以及尸体的髂动脉和股动脉。由于血管移植物直径各不相同，可以为躯体中任何部位损伤的血管提供适当大小的冷冻保存的同种异体移物。冷冻保存的同种异体移植物通常用于治疗人造血管感染或污染的伤口如细菌性动脉瘤或主动脉消化道瘘。虽然已有报道使用冷冻保存的动脉同种异体移植物对存在污染伤口的损伤血管进行修复，但此类报道并不多。在存在感染的腹部血管和末端血管床中使用该移植物的报告表明，在顽固性或复发性感染的患者中不仅可以考虑安全地使用该移植物，而且可以用于创伤患者[22]。

生物移植物：异种移植物

动物来源的移植物（异种移植物）包括牛颈动脉（Artegraft，North Brunswick，NJ）、牛心包膜、牛颈静脉（Contegra，Contegra，Medtronic，Santa Rosa，CA）以及猪肺动脉。将牛颈动脉作为血液透析移植物最初是由 Chinitz 报道的[23]。Kennealey 将牛颈动脉与 ePTFE 分别作为血液透析移植物的通畅性进行了比较。虽然二期通畅性没有显著性差异，但对一期和辅助性一期通畅率进行比较发现使用牛颈动脉的通畅率明显高于 ePTFE（分别为 60% vs 10%；一年通畅率为 60% vs 21%）[24]。虽然在血管创伤方面没有对牛颈动脉进行深入的研究，但经验表明某些情况下使用牛颈动脉进行血管修复可能是有效的。类似地，牛颈静脉在先天性心脏病患者进行右心室流出道重建术中也起到一定的作用[25]。尽管牛颈静脉应用于血管创伤中的相关问题有待解决，但该移植物的直径为 12～22mm，似乎和躯干血管比较匹配[26]。

移植物的选择

损伤部位和性质

在考虑选择何种移植物时血管损伤的解剖部位起着重要作用。需要使用移植物的血管创伤如果是相对无威胁性的，如低速穿透性损伤，那么该损伤可以进行原位间置移植物血管重建术。相反，如果损伤范围广，伴有严重污染或软组织损伤，没有可用的软组织来覆盖间置的移植物，这些情况下就会排除原位间置移植物进行血管重建的可能，而需要将移植物放置在相应的替代部位或解剖部位以外。了解损伤血管的直径大小以及污染和软组织损伤的严重程度有助于对移植物的类型作出最佳选择。表 18-1 总结了严重创伤导致的动脉损伤。

胸腹部损伤

胸主动脉及其分支受到胸骨和肌肉的保护。高能的钝性损伤通常可以损伤这些血管且都是致死性的。在日常生活中钝性主动脉损伤（BAI）通常表现为降主动脉近端横断伤或动脉韧带远端横断伤。这种情况下患者依赖于纵隔外膜周围组织的完整性而存活。虽然这种情况长期下去会病情会变得不稳定，但是对于将病情控制住的 BAI 患者可能有时间被运送到创伤中心来进行开放性间置移植物或腔内支架介入治疗。胸主动脉的穿透性损伤通常是致命性的，因其附近有许多重要的组织结构，甚至该部位的低速穿透性损伤（即刺伤）都有可能是致命的[27, 28]。腹主动脉的钝性伤很少见，占主动脉损伤的 5%[29]。大多数腹主动脉损伤患者都会涉及肾下动脉段，其分支也可能受累。腹主动脉及其分支的穿透性损伤常伴有实质性或空腔脏器损伤进而导致出血和肠道污染使病情变得复杂化[30]。

表 18-1 创伤引起的动脉损伤

动脉	正常直径 /mm
颈总动脉	10
无名动脉	12～14
锁骨下动脉	10
腋动脉	8～10
桡动脉	4～6
胸主动脉	20～25
腹主动脉	15～20
髂总动脉	10～14
髂外动脉	8～10
髂内动脉	8～10
股总动脉	8～10
股浅动脉	6～8
股深动脉	6～8
腘动脉	6～8

肢体动脉

肢体动脉钝性损伤通常导致血管内膜断裂以及血流受限。对于钝性血管损伤患者明确血管损伤的诊断和位置很困难。正如其他章节所阐述的，这种情况通常可以使用多普勒超声、计算机断层扫描（CT）或常规动脉造影等影像学技术来明确诊断以及损伤部位。由于直接或间接挫伤（即震荡效应）导致的血管穿透性损伤可能会导致血管横断或内膜损伤。血管部分横断可能没有血管收缩从而导致严重出血。相比之下，上肢弹性动脉完全性横断常导致血管收缩从而起到相应的止血作用。在上肢，腋动脉和肱动脉经常发生穿透性损伤；在下肢，股浅动脉和腘动脉受累最多[31~33]。较小的胚胎血管也可能受损伤。然而，与近端大血管相比，孤立性血管损伤的死亡率和并发症的发病率都较低。如果多发性胫动脉损伤发生在肢体一侧，那么局部缺血严重程度甚至截肢倾向的结局可能会更差。

血管损伤的理想移植物

理想血管移植物的特征包括：持久性（即患者的寿命）、抗感染、有与周围组织结合的能力以及与损伤血管的直径相当。直到开发出人造生物血管前所达成的共识就是自体静脉移植物是不错的选择。然而，鉴于创伤机制和损伤血管直径大小不同，术者将需要熟悉的不仅仅是静脉血管系统中的大隐静脉。表 18-2 列举了几种常见的血管移植物，每种都列出了优点和缺点。

血管移植物的选择取决于损伤的解剖部位。近五十多年来，颈部和肢体血管损伤的百分比都

有所增加[34]。虽然这些部位血管损伤比较罕见并且与死亡直接相关，但战时确实发生了。躯干大血管损伤通常需要使用 ePTFE 或涤纶移植物来进行血管重建。这些血管移植物由于其现有可用性和直径大两个有利因素而使之经常用于躯干血管损伤。对于躯干小血管损伤或伴有肠道污染的患者，可以考虑使用自体静脉移植物进行重建。这些情况下需要根据患者损伤的严重程度来确定是否需要使用股深静脉或大隐静脉作为血管移植物。

主动脉损伤通常进行一期修复，也可以使用人工血管进行血管重建，其原因在前文中已提及。主动脉重建时可使用分叉型血管移植物，与股深静脉侧侧缝合 5cm 长以建立一个直径接近主动脉的共同大通道。这种新型主动脉血管修复术几乎完全是用于去除感染的人造主动脉移植物后的择期或限期手术，并且很少用于创伤的一期修复[35]。髂动脉的重建可以使用人造血管、大隐静脉或股静脉，这主要取决于患者本身的情况。使用大隐静脉构建大直径血管移植物的一个方法称为"分段移植物"。这种情况下将长段大隐静脉纵向打开并且分成两个大致相等的片段，然后将这两个片段进行侧侧缝合并连接到一个中小型胸导管伤。此时该分段移植物发生了变化，即该方法可以使自体大隐静脉的直径扩大为原始直径的两倍[36]。

由于躯干血管损伤特别是大血管损伤时使用自体静脉进行修复有所限制，传统方法是使用胶原涂层的人工血管、编织涤纶或 ePTFE 来进行修复。编织涤纶移植物的缺点是在移植物的使用寿命期限内会展宽达 40%。因此，编织涤纶移植物的直径要比进行修复的动脉的固有直径小。由于

表 18-2　创伤中常见的血管移植物					
移植物类型	易获取性	耐用性	耐感染	尺寸	其他问题
自体静脉（如大隐静脉）	如果没有多发伤（如简易爆炸装置导致双下肢损伤）则易获取	很好	如果有足够的组织覆盖耐感染性就非常好	对上下肢都很匹配	如果没有良好的组织覆盖就容易形成假性动脉瘤或移位
人工血管	可买到	和大隐静脉不同却很好	很好；可用浸渍抗生素的人工血管	对所有损伤都适用	如果放置在污染部位则容易导致假性动脉瘤或血栓形成
同种异体移植物	冷库保存	非常好	众多研究报道了腹腔内成功放置的例子	适合多种损伤	需要冷藏保存，并且需要时间来解冻，在恶劣环境下不容易获取

ePTFE 移植物是多孔的，因此浆液性液体易于从移植物中滤出。这种现象也被称为"发汗"，可导致移植物血肿形成。为了减少各移植物的缺点，可以使用多层编织涤纶和 ePTFE。新型 Triplex 人工血管（Vascutek Terumo，Renfreswshire，苏格兰）就有三层。内层是标准的无覆盖的涤纶移植物（DuPont，Wilmington，DE），外层是标准的 ePTFE 移植物，这两层由密封的弹性薄膜的中心层融合在一起[37]。

可以辅以药物来增加疗效，如使用利福平（60mg/ml）预先涂层编织涤纶移植物将抗生素传送到损伤部位并降低移植物感染的风险。类似地，当损伤部位存在污染时也可以对 ePTFE 移植物进行相似的处理来降低感染的风险。Fisher 等描述了使用独特的甲基丙烯酸酯技术使素米诺环素和利福平与 ePTFE 移植物相结合，这种方式不仅可以促进抗生素释放，还可以降低感染的风险。在体外与抗生素结合的 ePTFE 移植物会缓慢持续地局部释放抗生素，其抗金黄色葡萄球菌和表皮葡萄球菌感染的时间最多是 2 周[38]。

用于修复上下肢动脉损伤的可行且最适合的移植物是大隐静脉。通常推荐从对侧下肢来取大隐静脉以减少由创伤引起的任何部位静脉阻塞的风险。应注意下肢损伤时是否同时伴有动脉和静脉损伤，这一点尤为重要。McCready 的一系列研究中，在 49 例肢体创伤患者中发现有 43 例同时存在股动脉和腘动损伤，并且用大隐静脉来进行重建，术后 33 个月的结局良好[39]。在其他研究中也有报道过类似的结果，但没有进行长期随访，这就意味着长期结果是未知的[40,41]。大隐静脉移植物的晚期血栓形成并发症并不一定是灾难性的。Rich 发现 34 例进行静脉移植物术后血栓形成的患者中有 24 例由于存在足够的侧支循环而无需进行手术干预就可以维持肢体存活。其他与肢体血管损伤相关的损伤（如骨骼、神经损伤）会限制使用肢体静脉移植物来进行修复，而且如果置入移植物后会并发血栓形成进而引起的轻至中度缺血将导致一系列临床症状如跛行[42]。

如果无法获取大隐静脉也可以使用上肢的静脉，如头静脉和贵要静脉。前文已描述了贵要静脉主要用于旁路术和排除腘动脉瘤。从手臂可以很容易地取到贵要静脉，同时另一组手术人员暴露下肢动脉。Tal 等详细地描述了贵要静脉移植物用于旁路术和排除腘动脉瘤，其中 5 例患者在修复术后 3 年内具有良好的效果[43]。在 Parmar 等的

另一个小系列研究中发现可以用贵要静脉替代髂动脉和股动脉区域感染的人工血管。贵要静脉直径大小合适并可用于原位置换[44]。与人工血管相比，上肢静脉在通畅率和保肢率方面表现良好，但有些情况下确实需要频繁地再次手术来维持血管的通畅性。Varcoe 等在对 37 例进行手臂静脉旁路术患者的研究中发现了 30 天的一期和二期通畅率分别为 89% 和 95%，保肢率为 95%[45]。

如果四肢远端动脉损伤需要进行重建（如前臂、小腿部），那么所选的移植物的直径必须很小。在这些具有挑战性的情况下仍然优先选择自体动脉或静脉移植物。为了获得直径合适的血管，踝部大隐静脉或小隐静脉是一个相对较好的选择。Rockwell 等描述了创伤性截肢后进行拇指再植术时可以使用腹壁下动脉和手背静脉转位术[46]。手背或足背静直径大小合适，但在取静脉时会留下明显的瘢痕，并有可能会损伤手部伸肌肌腱或形成纤维瘢痕从而导致手功能降低。在小鱼际捶打综合征患者中，手掌小鱼际部隆起导致尺动脉损伤从而形成动脉瘤。已有报道使用隐静脉来修复伴有血栓形成的尺动脉损伤[47]。然而，Temming 等指出这种情况下使用自体动脉移植物将是更有优势的选择（即更合适的直径大小和耐用性）。该研究随后报道了 3 例成功使用对侧外周动脉分支来进行尺动脉重建的病例。在这份新颖的报告中，重建移植物的通畅在修复术后维持了长达 28 个月，这是由超声来进行检测的[48]。

严峻和军事环境中可用的移植物

自体血管移植物

在军事或民用环境损伤控制中除了大隐静脉以外的移植物都是不太可行或难以获取的。当需要进行血管重建并取自体血管时就必须考虑患者的整体损伤模式和损伤严重程度（多发伤）。自体血管移植物的优点主要是无排异反应，并证明了在慢性肢体缺血患者中进行择期血运重建术是有效的。此外，许多回顾性研究也已显示出静脉作为肢体创伤血管移植物的有效性。然而，大隐静脉的一个显著缺点是获取血管所需的时间长、需要专业人士来取且需要掌握相关的专业知识。Knee 回顾了创伤环境中肢体损伤患者（n=134）使用自体静脉修复的经验，估计需要大约 10 分钟才

能取得静脉，做好手术准备。对于很多人来说，包括这篇文章的作者，10 分钟的时间还是保守估计的。大多数经验表明取大隐静脉并准备好的时间至少需要 15～30 分钟；如果遇到双隐静脉系统的患者，那么情况就会变得更加复杂和困难，所需的时间也就更长；如果所估算的时间还要包括关闭伤口，那么可能需要比预估更长的时间。Keen 及其同事们的报告指出他们的手术患者没有一例并发移植物感染，并将这一成功归因于他们自由使用了旋前肌瓣，在远离污染部位的解剖外路径置入将自体移植物[49]。

军医应理解在损伤和污染区域外（或损伤解剖部位以外）成功放置移植物后的观察结果。几项研究已经证明将静脉移植物放置在没有足够或存活的软组织覆盖的污染区域时容易发生透壁性坏死。这可能是由于移植物本身或吻合口部位被细菌污染从而导致移植物的降解或裂解。一般来说，需要一段较长的静脉移植物来对创伤血管进行重建（图 18-2）。在军事环境肢体血管损伤患者中高达40% 伴有骨折。在这种情况下不论是否使用血管转流术，暴露和控制血管损伤是首要的任务。然后取对侧大隐静脉同时进行骨折固定术，再次暴露损伤血管；移除任何部位的转流管并用取得的大隐静脉（血管移植物、补片血管成形术）进行血管重建。如果无法获取大隐静脉，也可以考虑使用小隐静脉、头静脉或贵要静脉。大多数情况下，患者所处的环境、其他合并伤或中心静脉置管限制了暴露和获取这些替代的静脉移植物。

人工血管

涤纶和 ePTFE 等人工血管早已在民间创伤患者中应用了很多年，并且有很多尺寸可供选择。然而，大多数研究者研究了在平民损伤患者中使用人工血管，而且平民环境中软组织损伤和污染程度要低于军事环境。Rich 的经验表明，用于血管创伤重建的大多数人工血管与术后发生的并发症（感染或血栓形成）相关。在 21 世纪这些也得到了证实，军事环境中的患者通常不鼓励使用人工血管来进行血管重建。Clouse 等检查了 301 例动脉损伤患者，发现使用人工血管进行修复的有 3%，而用自体静脉移植物进行修复的有 57%[50]。

伤员包括那些"拆卸复杂爆炸工作队"的研究人员在内的下肢损伤严重程度提出了使用自体静脉移植物进行重建的特殊挑战。具体来说，在双

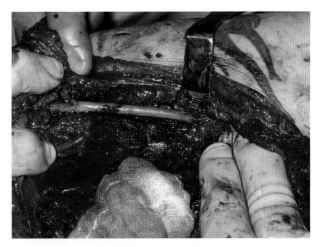

图 18-2   对肱动脉损伤患者进行短段间置大隐静脉

下肢均存在损伤或截肢的情况下，通常没有可用的大隐静脉作为血管重建的移植物。这些复杂的损伤模式需要军医通过长期使用临时血管转流术（即肢体分流）或使用 ePTFE 作为第一选择的（但可能是临时）间置移植材料来进行创新。至少有一项研究描述了使用 ePTFE 作为损伤控制的首要选择，即使是在污染严重和组织覆盖较差的情况下[51]（图 18-3）。对患者和 ePTFE 移植物进行密切监测以防止移植物破裂移动；并在损伤后 5～10 天内进行重建修复术（图 18-4）。在这个适当的时间间隔内可以选择其他血管重建术，获取替代静脉移植物或通过解剖外路径进行血管重建[51]。

在平民环境中普遍使用诸如 ePTFE 的人工血管且结果总是令人满意的。Feliciano 及其同事们报道了使用 ePTFE 移植物治疗动脉损伤的长期通畅率为 70%。相比之下，同一组研究报告了使用 ePTFE 修复末端静脉损伤的效果不佳，所有进行重建术的患者在随访期间均具有血栓形成[52]。在军事环境中观察到周围软组织无法很好地覆盖到人工血管上。某些情况下这是由于原发性细菌污染、感染或定植导致的；而在其他情况下这种现象也可能仅仅是由于非感染性的血肿导致的。即使原始病因不具有感染性，但存在血肿和非结合性移植物的多发伤患者中更易发生感染和吻合口破裂。因此，在目前的军事环境中并不推荐常规使用 ePTFE，并且如果需要置入 ePTEF，由于没有自体静脉就需要密切监测。伤后数周或数月内如果需要，可以在选择性或更受控制的环境中去除 ePTFE 并使用替代物[53, 54]。

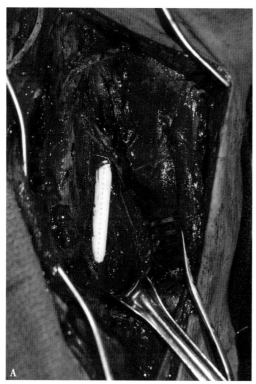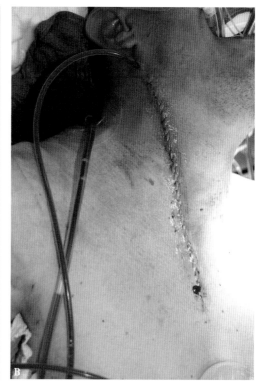

图18-3 间置 8mm ePTFE 移植物来修复右颈总动脉穿透性损伤的手术照片。(A)将患者的头转向左侧,颈静脉在移植物的右侧。在照片的最上方,横过颈总动脉远端和颈动脉分叉处就可以看见完整的右侧面静脉。小型手持式 Bookwalter 拉钩位于颈底部的胸锁关节处。(B)在切口下方放置一根负压吸引管然后将伤口闭合。在这张照片顶部的第二根负压吸引管是放置在清创入口处的伤口负压治疗设备。这种情况下通常选择 ePTFE,因为它现成易获取而且尺寸匹配度非常好。值得注意的是这个患者的软组织损伤程度低而且没有食管损伤(Courtesy Todd Rasmussen.)

未来的思考

人工血管

由于目前可用的自体血管移植物的相关限制促使大家努力来制造人工血管。Teebken 阐述了人工血管所需的几个特征:①顺应性好;②血栓形成率低;③抗感染[55]。确实人工血管的这些特征及其可用性范围广泛将是血管创伤的理想选择。Kakisis 及其同事们回顾性研究了制造人工血管的文献并确定了构建血管所需的三个基本要素如下:①结构性支架;②细胞;③支持环境[56]。大多数血管支架是由胶原基质组成的,1986 年 Weinberg 使用此胶原基质培养了第一个活体外血管[57]。血管的内表面是用牛血管内皮细胞接种并将涤纶网嵌入细胞壁内。与有网孔的模型相比,没有网孔的模型顺应性非常低。他们基于这些组织工程原理来进行进一步研究。

影响新生血管强度的因素之一是血管平滑肌细胞在结构性支架上的排列走向。已经使用了许多技术包括脉动流和磁性焊接技术来使平滑肌细胞在血管轴上重新找到合适的方向。Edelman 认为虽然人工血管不具有天然血管的理想特性,但置入的人工血管如果是由存活的组织组成就可以理想地生长并融入新生血管所处的环境中[58]。Kakisis 意识到在使用和发展人工血管时的限制性因素即制造出生物工程产品所需的长期准备,由于时间的延长感染的风险也就增加了,而且需要研发使用新的生物聚合物(而不是使用预先存在的材料)[59]。更全面地讨论动脉组织工程超出了本章的范围,但随着技术的进步,该技术的发展会促进人工血管的发展。

改进储存

值得注意的是,人类血管同种异体移植物的新型和高效保存技术的发展也可能对血管创伤带来潜在的好处。虽然同种异体移植物具有许多优点,但目前它们需要储存在 −135℃ 的条件下,而且需要购买。还必须在此温度下进行运输,并且

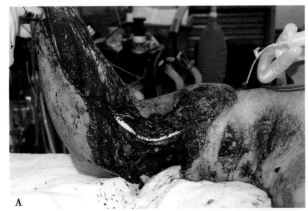
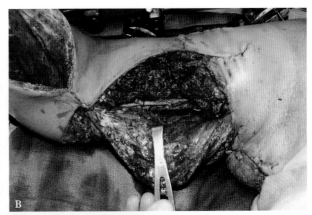
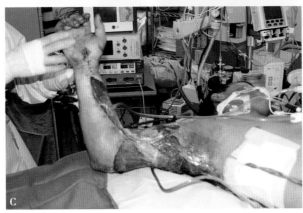

图 18-4　机械爆炸事故导致右上肢和腋动脉损伤的手术照片。尽管伴有肱动脉和严重软组织损伤但还是进行了保肢治疗，因其正中神经和桡神经都是完整的且腕部或手部都有损伤。右前臂切口是用于筋膜切开的。（A）肱动脉已用 6mm 的 ePTFE 移植物进行重建来作为一种损伤控制措施。该移植物是在初次手术中植入的，原本作为临时的备用品并准备在二次手术拆除后使用自体静脉移植物来代替；（B）2 周后，在完成了 4 次手术，软组织损伤伤情稳定后拍的这张照片。ePTFE 移植物已被替换为倒置嵌入式移植的自体大隐静脉。也已将右背阔肌瓣旋转覆盖到软组织缺损和自体血管重建处。（C）此图显示的是下肢损伤手术完成后的情况，使用了大面积的增强负压吸引装置（Courtesy Todd Rasmussen.）

在使用前需要 30～40 分钟才能解冻，这就限制了它们在创伤重建中的适用性（军事和平民）[60~62]。

结论

当需要使用血管移植物来处理血管创伤时，有多种移植物可供选择。如果有可用且质量好的血管时首选自体大隐静脉。由于其"现成"可用且直径大小合适，人工血管（如涤纶和 ePTFE）对躯干和颈部血管创伤是比较有用的。这些移植物的选择主要是由外科医师及其手术团队来决定的。自体隐静脉通常用于躯干和颈部损伤，而肢体血管损伤时则使用人工血管。放置血管移植物时远离污染和损伤区域的能力很重要，特别是在缺乏有活性软组织覆盖的情况下。最近的战时经验表明人工血管可以作为一期损伤控制的选择，即使在严重污染区域中也能建立血流灌注。在这些复杂的损伤情况下使用人工血管的功能就是作为临时血管通道，应密切观察，并在适当的时间间隔和更受控制的环境中再次进行手术修复。正在进行新的研究来设计新型血管移植物，其中有几家研究机构提供了用于转化和临床研究的蓝本和成品。

（蒋玉洁 译　赵珺 校）

参考文献

1. Abbott WM: Presidential address: legend, leadership, legacy. J Vasc Surg 29:1–7, 1999.
2. Menzoian JO, Koshar AL, Rodrigues N: Alexis Carrel, Rene Leriche, Jean Kunlin, and the history of bypass surgery. J Vasc Surg 54:571–574, 2011.
3. Barker WF: The Society of Vascular Surgery: then and now. J Vasc Surg 23:1035–1042, 1996.
4. DeBakey ME, Simeone FA: Battle injuries of the arteries in World War II: an analysis of 2471 cases. Ann Surg 123:534–579, 1946.
5. Rich NM, Baugh JH, Hughes CW: Acute arterial injuries in Vietnam: 1000 cases. J Trauma 10:359–369, 1970.
6. Kelly Gl, Eiseman B: Civilian vascular injuries. J Trauma 15:507–514, 1975.
7. Quan RW, Gillespie DL, Stuart RS, et al: The effect of vein repair on the risk of venous thromboembolic events: a review of more than 100 traumatic military venous injuries. J Vasc Surg 47:571–577, 2008.

8. Khalili IM, Livingston DH: Intravascular shunts in complex lower limb trauma. J Vasc Surg 4:582–587, 1986.
9. Wengrovitz M, Atnip RG, Gifford RR, et al: Wound complications of autogenous infrainguinal artery bypass surgery: predisposing factors and management. J Vasc Surg 11:156–161, 1990.
10. Reifsnyder T, Bandyk D, Seabrook G, et al: Wound complications of the in situ saphenous vein bypass technique. J Vasc Surg 15:843–848, 1992.
11. Berceli SA: Autogenous vein grafts. In Cronenwett JL, Johnston KW, editors: Rutherford's Vascular Surgery, Chap. 87, copyright 2010, Saunders Elsevier Publishers, p 1321.
12. Suma H, Tanabe H, Takahashi A, et al: Twenty years experience with the gastroepiploic artery graft for GABG. Circulation 116:188–191, 2007.
13. Klonaris C, Katsargyris A, Papapetrou A, et al: Infected femoral artery pseudoaneurysm in drug addicts: the beneficial use of the internal iliac artery for arterial reconstruction. J Vasc Surg 45:498–504, 2007.
14. Rockwell WB, Hurst CA, Morton DA, et al: The deep inferior epigastric artery: anatomy and applicability as a source of microvascular arterial grafts. Plast Reconstr Surg 120:209–214, 2007.
15. Bergen JJ, Veith FJ, Bernhard VM, et al: Randomization of autogenous vein and polytetrafluoroethylene grafts in femoral-distal reconstruction. Surgery 92:921–930, 1982.
16. Veith FJ, Gupta SK, Ascer E, et al: Six-year prospective multicenter randomized comparison of autologous saphenous vein and expanded polytetrafluoroethylene grafts in infrainguinal arterial reconstructions. J Vasc Surg 3:103–114, 1986.
17. Dardik H: A 30-year odyssey with the umbilical vein graft. J Am Coll Surg 203:582–583, 2006.
18. Li WC, Shang HM, Wang PJ, et al: Qualitative analysis if the microstructure of human umbilical vein for assessing feasibility as vessel substitute. Ann Vasc Surg 22:417–424, 2008.
19. Neufang A, Espinola-Klien C, Dorweiler B, et al: Femoropopliteal prosthetic bypass with glutaraldehyde stabilized human umbilical vein (HUV). J Vasc Surg 46:280–288, 2007.
20. Walker PJ, Mitchell RS, McFadden PM, et al: Early experience with cryopreserved saphenous vein allografts as a conduit for complex limb salvage procedures. J Vasc Surg 18:561–568, discussion 568–9, 1993.
21. Buckley C, Abernathy S, Lee S, et al: Suggested treatment protocol for improving patency of femoral-infrapopliteal cryopreserved saphenous vein allograft. J Vasc Surg 23:731–738, 2000.
22. Vardaian AJ, Chau A, Quinones-Baldrich W, et al: Arterial allograft allows in-line reconstruction of prosthetic graft infection with low recurrence and mortality. Am Surg 75:1000–1003, 2009.
23. Chintz JL, Tokoyama T, Bower R, et al: Self-sealing prosthesis for arteriovenous fistula in man. Trans Am Soc Artif Intern Organs 18:452–457, 1972.
24. Kennealey PT, Elias N, Hertl M, et al: A prospective, randomized comparison of bovine carotid artery and expanded polytetrafluoroethylene for permanent hemodialysis vascular access. J Vasc Surg 53:1640–1648, 2011.
25. Schoenhoff Fs, Loup O, Gahl B, et al: The Contegra bovine jugular vein graft versus the Shelhigh pulmonic porcine graft for reconstruction of the right ventricular outflow tract: a comparative study. J Thorac Cardiovasc Surg 141:654–661, 2011.
26. Fiore AC, Brown JW, Turrentine MW, et al: A bovine jugular vein conduit: a ten-year bi-institutional experience. Ann Thoracic Surg 92:183–190, discussion 190–2, 2011.
27. Mattox KL: Thoracic vascular trauma. J Vasc Surg 7:725–729, 1987.
28. Adams JD, Garcia LM, Keith JA: Endovascular repair of the thoracic aorta. Surg Clin N Am 89:885–912, 2009.
29. Uyeda JW, Anderson SW, Sakai O, et al: CT Angiography in trauma. Radiol Clin N Am 48:423–438, 2010.
30. Mullins RJ, Huckfeldt R, Trunkey DD: Abdominal vascular injuries. Surg Clin N Am 76:813–832, 1996.
31. Fitridge RA, Raptis S, Miller JH, et al: Upper extremity arterial injuries: experience at the Royal Adelaide Hospital, 1969 to 1991. J Vasc Surg 20:941–946, 1994.
32. Orcutt MB, Levine BA, Gaskill HV, et al: Civilian vascular trauma of the upper extremity. J Trauma 26:63–67, 1986.
33. Franz RW, Shah KJ, Halaharvi D, et al: A 5-year review of management of lower extremity arterial injuries at urban Level I trauma center. J Vasc Surg 53:1604–1610, 2011.
34. Fox CJ, Gillespie DL, O'Donnell SD, et al: Contemporary management of wartime vascular trauma. J Vasc Surg 41:638–644, 2005.
35. Claggett GP, Valentine RJ, Hagino RT: Autogenous aortoiliac/femoral reconstruction from superficial femoral-popliteal veins: feasibility and durability. J Vasc Surg 25:255–270, 1997.
36. Barbon B, Militello C, De Rossi A, et al: Autologous great saphenous vein tailored graft to replace an infected prosthetic graft in the groin. Vasc Endovasc Surg 41:358–361, 2007.
37. De Paulis R, Scaffa R, Maselli D, et al: A third generation of ascending aorta Dacron graft: preliminary experience. Ann Thorac Surg 85:305–309, 2008.
38. Fischer PE, Fabian TC, deRiik WG, et al: Prosthetic vascular conduit in contaminated fields: a new technology to decrease ePTFE infections. Am Surg 74:524–528, discussion 528–9, 2008.
39. McCready RA, Logan NM, Daugherty ME, et al: Long-term results with autogenous tissue repair of traumatic extremity vascular injuries. Arch Surg 206:804–808, 1987.
40. Lau JM, Mattox KL, Beall AC, et al: Use of substitute conduits in traumatic vascular injury. Am J Surg 148:229–233, 1984.
41. Shah DM, Leather RP, Corson JD, et al: Polytetrafluoroethylene grafts in the rapid reconstruction of acute contaminated peripheral vascular injuries. Am J Surg 142:695–698, 1981.
42. Rich NM, Baugh JH, Hughes CW: Significance of complications associated with vascular repairs in Vietnam. Arch Surg 100:646–651, 1970.
43. Tal R, Rabinovich Y, Zelmanovich L, et al: Preferential use of basilic vein for surgical repair of popliteal aneurysms via the posterior approach. J Vasc Surg 51:1043–1045, 2010.
44. Parmar CD, Kumar S, Torella F: Autologous basilic vein for in situ replacement of infected prosthetic vascular grafts: initial experience. J Vasc Surg 17:158–160, 2009.
45. Varcoe RL, Chee W, Subramaniam P, et al: Arm vein as a last autologous option for infrainguinal bypass surgery: is it worth the effort. Eur J Vasc Endovasc Surg 33:737–741, 2007.
46. Rockwell WB, Haidenberg J, Foreman KB: Thumb reimplantation using arterial conduit and dorsal vein transposition. Plast Reconstr Surg 122:840–843, 2008.
47. Marques E: Ulnar artery thrombosis: hypothenar hammer syndrome. J Amer Coll Surg 206:188–189, 2008.
48. Temming JF, van Ulchelen JH, Tellier MA: Hypothenar hammer syndrome: distal ulnar artery resection with autologous descending branch of the lateral circumflex femoral artery. Tech Hand Up Extrem Surg 15:24–27, 2011.
49. Keen RR, Meyer JP, Eldrup-Jorgensen J, et al: Autogenous vein graft repair of injured extremity arteries: early and late results with 134 consecutive patients. J Vasc Surg 13:664–668, 1991.
50. Clouse WD, Rasmussen TE, Peck MA, et al: In-theater management of vascular injury: 2 years of the Balad vascular registry. J Am Coll Surg 4:625–632, 2007.
51. Vertrees A, Fox CJ, Quan RW, et al: The use of prosthetic grafts in complex military vascular trauma: a limb salvage strategy for patients with severely limited autogenous conduit. J Trauma 66:980–983, 2009.
52. Feliciano DV, Mattox KL, Graham JM, et al: Five-year experience with PTFE grafts in vascular wounds. J Trauma 25:71–82, 1985.
53. Cheek RC, Cole FH, Smith HF: Comparison of Dacron and aortic autografts in wounds contaminated with fecal matter. Ann Surg 40:439–442, 1974.
54. Knott LH, Crawford FA, Grogan JB: Comparison of autogenous vein, Dacron, and Gore-tex in infected wounds. J Surg Res 24:288–293, 1978.
55. Teebken OE, Haverich A: Tissue engineering of small diameter vascular grafts. Eur J Vasc Endovasc Surg 23:475–485, 2002.
56. Kakisis JD, Liapis CD, Breuer C, et al: Artificial blood vessels: the Holy Grail of peripheral vascular surgery. J Vasc Surg 41:349–354, 2005.
57. Weinberg CB, Bell E: A blood vessel model constructed from collagen and cultured vascular cell. Science 231:397–400, 1986.
58. Edelman ER: Vascular tissue engineering: designer arteries. Circ Res 85:1115–1117, 1999.
59. Fahner PJ, Idu MM, van Gulik TM, et al: Systematic review of preservation methods and clinical outcome of infrainguinal vascular allografts. J Vasc Surg 44:518–524, 2006.
60. Martinez PG, Rodriguez M, Serrano N, et al: Patency and structural changes in cryopreserved arterial grafts used as vessel substitutes in the rat. J Surg Res 124:297–304, 2005.
61. Byrom MJ, Bannon PG, White GH, et al: Animal models for the assessment of novel vascular conduits. J Vasc Surg 52:176–195, 2010.
62. Carrel A: Heterotransplantation of blood vessels preserved in cold storage. J Exp Med 9:226–228, 1907.

19

第 19 章　急性血管损伤的腔内治疗

SHERENE SHALHUB, BENJAMIN STARNES

摘要

血管腔内介入术曾经被看作一种异乎寻常的选择，在血管创伤患者中控制出血和恢复血流灌注方面越来越受专家们的青睐。基本方法是导管下弹簧圈栓塞和支架置入，也可用于急性损伤或治疗已形成的动静脉瘘和假性动脉瘤。主要的优点是可以避免开放性手术带来的并发症，但这可能需要扩大切口来控制难以到达的部位的血管损伤。支架可用作损伤控制或防御措施，颈动脉、锁骨下动脉和胸主动脉的损伤最适合使用该技术。特别是与胸主动脉钝性损伤的传统开放性修复术相比，血管腔内支架介入修复似乎具有更好的短期和中期安全性，尽管支架的终身耐用性仍有待研究。在严重的出血性休克患者中使用主动脉球囊阻断术可避免进行开放性胸廓切开术和主动脉横断钳闭术。创伤的血管腔内介入治疗的发展领域包括改善支架的设计、提高适合年轻患者使用的支架的耐用性、更好地表明不同类型血管创伤患者进行血管腔内修复术的适应证、抗血小板治疗的方案和持续时间以及对放置支架的患者进行密切随访。

关键词： 腹主动脉，胸主动脉，假性动脉瘤，支架移植物，腋动脉，锁骨下动脉，颈动脉，椎动脉，股动脉，血管横断，血管腔内主动脉球囊闭塞

简介

血管腔内介入术已成为许多择期和紧急血管外科手术成功的必要条件。尽管诊断性血管造影在血管创伤的评估和处理过程中始终发挥着核心作用，但如支架置入和弹簧圈栓塞等干预措施正在越来越多地发挥着作用。随着设备的改进和导管下介入治疗经验的不断发展，在过去的十年中血管腔内介入治疗的频率逐渐增加。Reuben 等对国家创伤数据库中的据进行了回顾性研究发现对血管创伤患者进行血管腔内介入治疗从 1994 年的 2% 增加到 2003 年的 8%[1]。与传统的开放性手术相比，用于修复动脉损伤的血管腔内支架置入具有降低并发症的优点，因为放置支架时可以从肢体远端部位穿刺入路，从而避免了手术暴露损伤血管和漫长的手术时间。血管创伤的腔内疗法在多发伤患者以及躯干和四肢之间的区域损伤的患者中似乎特别有吸引力，其中近端血管的控制可能比较困难。本章回顾了目前关于颅外颈动脉损伤、钝性胸腹主动脉损伤、腋动脉 - 锁骨下动脉损伤和肢端血管损伤的血管腔内管理方法的文献。还将讨论在创伤患者中使用球囊主动脉阻断进行干预的措施。

颈动脉损伤的腔内治疗

颈内动脉远端、颈总动脉近端和椎动脉的损伤可以选择血管腔内治疗来辅助控制损伤出血，排除夹层或假性动脉瘤，也可以进行开放性修复手术[2]。如果颈部血管损伤患者只有轻微的症状而血流动力学稳定，那么就有充分的时间来进行详细的评估。动脉造影可以鉴别血管内膜瓣损伤、动脉夹层、假性动脉瘤、血管完全或部分横断、血栓形成。需要立即进行手术干预的穿透性血管损伤通常不适合使用单纯腔内治疗，尽管腔内修复术可作为这些损伤的标准开放性修复术的辅助支持措施。使用裸金属或覆膜支架进行腔内治疗主要适用于手术无法到达部位的动脉夹层恶化、抗血栓治疗后仍持续存在的假性动脉瘤或神经系统症状恶化的患者[3~6]。

根据颈部的三个解剖区域，颈部血管损伤也被划分为三类。Ⅰ区损伤发生在环状软骨下方。那些明确的血管损伤患者在胸腔入口处可能存在不断扩大的血肿、胸导管高输出量或血流动力学紊乱。众所周知，这些损伤都涉及大血管。立即

进行控制的措施包括高位胸廓切开术、胸骨切开术或锁骨切除术来暴露损伤血管以控制血管近端。颈动脉损伤的腔内介入治疗是有优势的，因为可以从胸主动脉远端着手来找到损伤的血管，从而可以避免经典的广泛暴露手术视野。一旦患者准备进行手术就可以从股动脉入路使用球囊阻断术进行腔内介入控制近端大血管，使用这种方法来暴露手术视野是可控的，并且可以避免需要暴露近端的胸骨切开术。阻断球囊到达固定位置后可以进行动脉造影定位损伤部位，并进行手术规划。手术暴露损伤血管后就可以应用血管钳来替代球囊阻断血流；或者，如果近端血管不够长，那么可以在手术修复期间将阻断球囊保持在适当的位置。在处理伴有纵隔大血肿的钝性血管损伤患者时，腔内介入治疗的独特优点包括避免了全身麻醉且可以监测手术期间患者的神经系统状态（图19-1）。

颈部Ⅱ区血管损伤有其经典的管理方案，可立即进行手术探查和直接对口咽区、颈动脉、颈静脉进行评估。立即检查、确诊并预测在有严重损伤的患者中谁能够从手术探查中获益。

颅底下部至下颌骨角以上的Ⅲ区颈部血管损伤往往难以进行手术暴露和控制。许多病例报告

显示，使用覆膜支架进行腔内介入修复该区大血管损伤或腔内弹簧圈栓塞治疗创伤后假性动脉瘤的死亡率和并发症都有所降低[6~8]。

虽然血管腔内修复与开放性手术修复之间没有进行明确的研究比较，但在文献中有病例报道了腔内介入治疗是成功的。最初的腔内介入报道是将Palmaz球囊扩张支架应用于假性动脉瘤。Parodi及其同事指出使用自膨覆膜支架隔绝了3例假性动脉瘤患者，其中2例患者使用自体静脉覆盖的Palmaz支架来进行腔内介入治疗。静脉移植物理论上可以减少血小板聚集和严重污染伤口感染的可能性[9]。将损伤部位覆盖可促使假性动脉瘤的血栓形成；但如果瘤腔未形成血栓，可以从裸支架的间隙中使用弹簧圈栓塞瘤腔[10]。

现已开发出直径更小的覆膜支架，大多数钝性或穿透性损伤导致的假性动脉瘤患者可以使用自膨覆膜支架进行介入治疗。Du Toit等报道了10年内19例Ⅰ区和Ⅲ区穿透性颈动脉损伤使用支架置入来进行介入治疗的病例资料。该技术的成功率为100%，只有1例患者在术后30天内出现卒中。在平均随访44个月的14例患者中没有发生支架移植物相关的卒中或死亡。随访中仅观察到

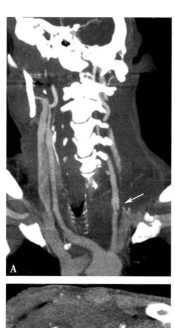
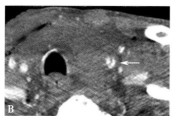
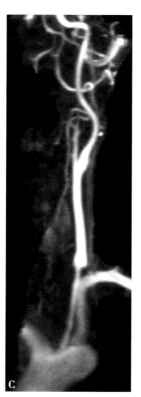
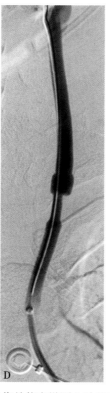
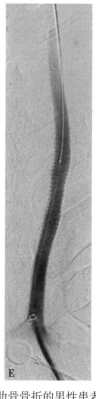

图19-1 一名由挖土机和碎石机挤压伤导致的Ⅰ区左颈总动脉损伤并伴有纵隔血肿和肋骨骨折的男性患者。（A，B）损伤区的冠状位和矢状位图（白色箭头）；（C）做脑部位的磁共振血管造影（MRA）时显示颈动脉损伤；（D）颈总动脉血管造影；（E）覆膜支架置入术后的血管造影

一例无症状的血管闭塞发生[11]。DuBose 等回顾了1994—2007 年颈动脉损伤患者放置支架的 31 项研究。发现其中 113 例患者术后卒中发生率为 3.5%，血管闭塞率为 10%，2 周至 2 年随访期间的支架闭塞率为 5%[12]。Cox 等在不伴有神经系统疾病的颈动脉和椎动脉损伤患者中，10 例是由于军事性损伤导致的假性动脉瘤；然而，2 例支架置入患者中的 1 例在随访期间支架发生闭塞[13]。Cothren 及其同事报道了使用支架置入治疗创伤后颈动脉假性动脉瘤的 3～6 个月随访分析，发现损伤 7～10天后的持续性假性动脉瘤被认为是放置支架的适应证[14]。该研究中，23 例患者接受了 Wallstents（Boston Scientifc, Natick, MA）支架置入治疗，其中 3 例（13%）存在缺血并发症：2 例发生在围术期，1 例归因于不当地服用药物。Edwards 及其同事们为 BCVI 放置了 22 个颈动脉支架：18 例假性动脉瘤，4 例广泛夹层。没有围术期并发症的发生。本组 12 例患者术后接受抗血小板治疗，8 例接受抗凝治疗。平均随访 7 个月的血管造影没有发生闭塞（100% 通畅）[15]。

这些患者的后续支持治疗是必不可少的，因为需注意的并发症包括血栓形成、栓塞和支架弯曲移位，尽管这些都很少报道[16~18]。在进行长期随访的患者中，使用支架治疗的颈动脉夹层患者没有血栓形成或缺血性症状[18]。在对创伤患者进行适当治疗时，也应考虑药物的适应证并密切监测随访。根据动脉粥样硬化性疾病患者放置颈动脉支架的相关资料推测，发现进行双重抗血小板治疗（阿司匹林和氯吡格雷）的方案似乎就足以预防支架内血栓形成和栓塞性缺血事件的发生[19]。

Liu 和同事治疗了 7 例颈动脉夹层患者，放置支架后首先进行 8 周抗凝，其次再长期服用阿司匹林；在随访 14 个月的时间内没有发生血栓形成或神经系统并发症[18]。如果停止使用抗血小板治疗，支架内血栓形成和卒中是必然的风险[3]。Duane 及其同事在放置 Wallstent 支架后会继续予以阿司匹林和氯吡格雷抗凝治疗，但是由于费用问题患者拒绝服用氯吡格雷。随访期间支架内是有血栓形成的，但没有神经系统后遗症[3]。据推测，大多数研究者是根据动脉粥样硬化疾病患者颈动脉支架置入术后的治疗经验来推荐颈动脉支架置入术后抗血小板治疗时间至少为 6 周[20, 21]。需要其他的前瞻性研究进行长期随访来确定颈动脉支架对颈动脉损伤患者的风险和效果。

椎动脉损伤腔内治疗

椎动脉损伤是罕见的，但是由于筛查检测的自由化和成像技术的改进，椎动脉损伤的确诊已有所增加。没有数据支持对钝性椎动脉损伤患者常规放置支架治疗。然而，已有报道对椎动脉损伤患者进行腔内联合栓塞术来进行治疗。这通常用于不可控制的出血、动静脉瘘、假性动脉瘤以及不能耐受抗凝治疗的患者[22, 23]。

椎动脉损伤最常见的原因是外伤（图 19-2）。在 101 例外伤性椎动脉损伤患者中，只有 6 例是钝性损伤，其余都是继发于枪伤和刺伤[24]。研究显示 50% 的患者术后需要进行血管造影，对临床动静脉瘘和持续出血患者进行栓塞治疗。在进行血管造影的 50% 的患者中，椎动脉损伤伴有血栓形成不需要进行治疗，而其余患者需要使用弹簧圈和球囊组合进行栓塞治疗。许多患者需要联合治疗方案，包括开放性血管结扎和血管腔内球囊阻断术。在血管内膜完整的情况下可以顺行穿过伤口，允许血管两端同时进行栓塞阻断[22]。

血管内球囊阻断术似乎对伴有颈部椎动脉损伤的低流速动静脉瘘患者有用。椎动脉损伤在2cm 以内或靠近小脑下动脉近端是不适合使用该方法的。还应避免应用于高流速动静脉瘘，因为这种损伤处存在弹簧圈迁移的风险。

胸主动脉钝性损伤的腔内治疗

近年来，对胸主动脉钝性损伤（BTAI）患者的处理倾向于血管腔内修复治疗。多项短期和中期随访研究表明胸主动脉血管腔内修复术（TEVAR）是创伤性主动脉损伤开放性手术修复的可行的替代方案，并且有几项研究已经证明此方法与开放性手术修复相比，死亡率和截瘫率均降低[25~29]。因此，血管外科学会发布的最新临床实践指南表明，创伤性胸主动脉损伤的血管腔内修复术优于开放性手术或非手术治疗方法[30]（图 19-3）。最初设计的可用的胸腔血管支架主要用于动脉瘤患者，并且早期经验发现该支架是没有标签的。FDA 批准的可用于治疗胸主动脉瘤的三种人工血管包括 2005 年3 月批准的 Gore 胸主动脉支架（Gore & Associates, Flagstaff, AZ）；2008 年 6 月批准的 Talent 胸主动脉支架（Medtronic, Minneapolis, MN）和 2009 年 5 月批准的 Zenith TX-2 支架（Cook Inc, Bloomington,

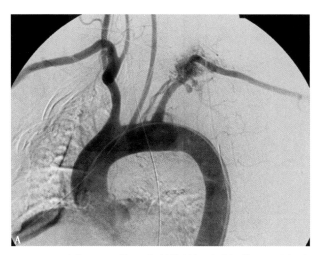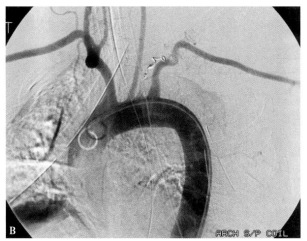

图 19-2 继发于左颈部下方刺伤的椎动脉损伤。（A）主动脉弓血管造影显示起始于主动脉的左侧椎动脉处存在造影剂外溢，而且造影剂没有进入到椎动脉远端；（B）成功地栓塞椎动脉

IN）。目前美国食品药物管理局批准用于治疗 BTAI 的唯一支架是 2011 年 11 月获得批准的 Gore 胸主动脉支架（Gore Associates，Flagstaff，AZ）。

迄今为止，对 BTAI 患者进行的 TEVAR 术并不是为创伤患者的特殊需求而开发的，这一点和动脉瘤不同。由于创伤患者普遍较年轻（平均年龄为 40 岁），主动脉直径也相对较小，主动脉曲率半径较小，即所谓的"哥特式"，因此放置的支架直径、顺应性和输送导管尺寸应该较小，且入路血管直径也应较小。

对 50 例创伤性主动脉破裂的患者进行血管造影检查结果显示，与损伤区域相邻的主动脉直径平均约为 19.3mm，小于最小的内置人工血管的直径 22mm，而且不在所推荐的最大标准的 6%～19% 内。此外，其与左锁骨下动脉的平均距离为 5.8mm，因此在大多数情况下，左锁骨下动脉常被

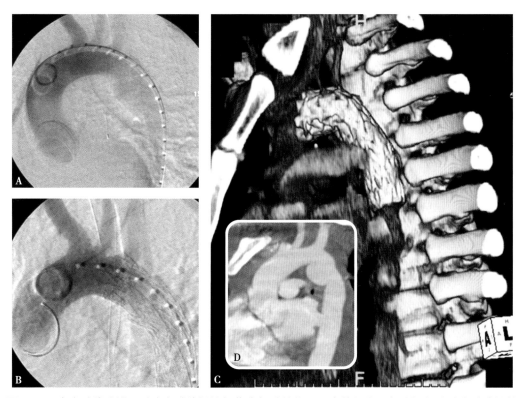

图 19-3 术中动脉造影显示胸主动脉钝性损伤支架移植物置入术前（A）和术后（B）。（C）主动脉钝性损伤患者成功进行腔内修复术后三维 CT 重建图像；（D）术前在诊断性 CT 上看到的损伤斜位视图

覆盖达到 2cm 的封闭区[31]。由于尺寸的限制,特别是直径小于 22mm 的主动脉[如 Gore 的主动脉支架（Gore & Associates，Flagstaff，AZ）]和外周血管支架[如 Zenith 腹主动脉瘤支架（Cook，Inc. Bloomington，IN）]已被用于治疗 BTAI 患者。小动脉中放置尺寸较大的支架会导致支架被压缩[32]（图 19-4）。由于狭窄的"哥特式"模式存在,主动脉弓近端移植物缺乏组织附着,也可能发生移植物塌陷出现"鸟嘴状"现象[33,34]（图 19-5）。最近发布的 GORE TAG 胸主动脉导管（Gore & Associates，Flagstaff，AZ）装置主要是针对主动脉直径大小是否合适的问题,可以用来治疗主动脉直径在 16~42mm 内的动脉损伤。

18F 和 25F 之间的大型笨重的输送导管装置在年轻患者中放置在直径较小的髂股血管也会面临相应的挑战,而且医源性损伤的风险也会增加[33]。直径小于 7mm 的髂股动脉医源性损伤的风险增加,更合适的髂动脉或主动脉移植物的开发可能会避免这类医源性损伤[35]。

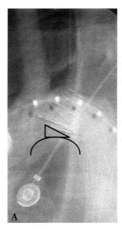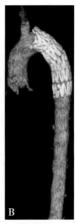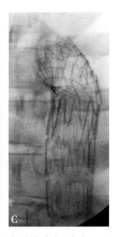

图 19-5　（A）和（B）年轻创伤患者接受覆膜支架治疗,沿主动脉弓小弯侧的移植物近端贴附不佳而造成鸟嘴现象；（C）该患者随后出现移植物压缩而且在先前放置的移植物中需要再放一个大的 Palmaz 支架来增加径向支撑力且改善移植物贴附问题

已有报道当腔内移植物近端扩展延伸时覆盖到左锁骨下动脉后会出现左上肢缺血。如果遇到这种并发症,可以通过颈动脉 - 锁骨下动脉旁路术来进行补救。最近的一项荟萃分析调查了左锁骨下动脉被覆盖的共 94 项研究中,纳入 1 704 例胸主动脉瘤患者,并证实在没有进行血运重建的情况下左侧锁骨下动脉的总体覆盖率增加了左上肢缺血的发生率（4% vs 0%）、卒中发生率（1.2% vs 0.23%）、需额外补救措施的概率（2.86% vs 0.86%）。相比之下,当左锁骨下动脉仅起始部分被覆盖时,没有研究报告中指出发生卒中、脊髓缺血、导管内漏、支架移位或患者死亡等并发症[36]。正在对 BTAI 患者进行 TEVAR 术期间使用开窗腔内导管来保留左锁骨下动脉的研究[37]。

据报道,在对外伤性主动脉破裂患者进行开放性手术修复术后脊髓侧支循环的损伤导致的截瘫有所发生,但在对 BTAI 患者进行 TEVAR 术的多个荟萃分析中显然没有这种情况[26~28]。

修复与观察

修复是由血管损伤的类型决定的。修复的时间取决于患者的并发伤。血管内膜撕裂（<10mm）可以在非手术治疗下愈合[38~40]。华盛顿大学对钝性主动脉损伤的临床治疗指南如下[39]:

● 所有影像学确诊的主动脉钝性损伤（BAI）患者均应接受抗凝治疗（81mg 阿司匹林）。

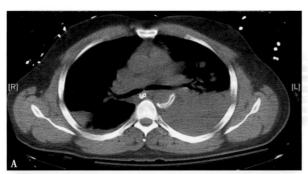

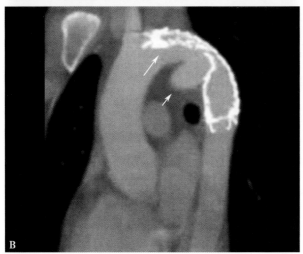

图 19-4　（A）和（B）胸主动脉钝性损伤成功进行腔内修复术后第 5 天出现支架塌陷；长箭头表示塌陷的支架,短箭头表示持续存在的假性动脉瘤

- 30 天的随访中计算机断层扫描血管造影（CTA）适用于所有血管内膜撕裂 <10mm 的患者。
- 内膜撕裂程度较大（>10mm）的患者选择择期手术，并在 7 天内需重复进行影像学检查以评估损伤进展情况。如果损伤进一步加重，那么就有必要进行血管腔内修复。
- 如存在其他相关合并伤，所有主动脉畸形的患者都应考虑限期（<1 周）血管内修复术。这些患者应在 CT 造影下进行监测，如下：1 个月，6 个月，1 年，其后每隔一年复查。如果患者出现低血压、主动脉弓血肿大小超过 15mm，应立即进行血管腔内介入术来进行修复。
- 绝大多数 BAI 患者左锁骨下动脉没有进行血运重建的情况下均具有良好的耐受性。
- 如果增加平均动脉压对患者有利，则对创伤性脑损伤和主动脉畸形的患者可以考虑早期进行腔内修复。

在进行血管修复时，血管内超声是一个有用的辅助手段，可以提供主动脉近端和远端的损伤部位，以及精确测量创伤患者主动脉高压情况下的主动脉直径[41]（图 19-6）。

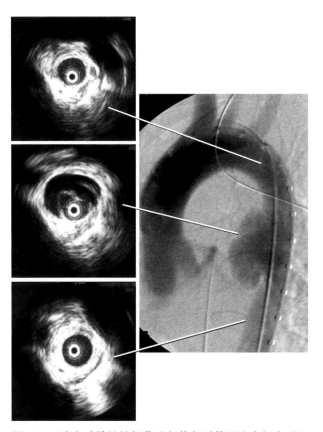

图 19-6 胸主动脉钝性损伤进行修复时使用腔内超声可以看到主动脉腔内解剖结构，并且可以找到适合高动力型血流主动脉的移植物尺寸

对 BTAI 患者进行 TEVAR 术的短期和中期结果都是令人满意的，但对主动脉在移植物解剖部位的长期生长的影响尚不清楚。已有研究表明，在 BTAI 患者中进行血管腔内修复术后胸主动脉近端会有最低限度的扩张，左锁骨下动脉远端以稍高的速度扩张[42]。创伤人群往往较年轻，而且在修复术后预期可以存活 10 年以上。长期随访是必不可少的。

腹主动脉钝性损伤的腔内治疗

腹主动脉钝伤相对较少见，约占主动脉钝性损伤的 5%。自 1996 年以来，已有 79 例诊断为腹主动脉钝性损伤的病例。这种损伤主要见于男性，常见于高速机动车碰撞损伤，还和严重钝性腹腔内损伤和胸腰段骨折有关[43]。这些损伤大多数易累及肾动脉。根据可行的手术方法（图 19-7）将腹主动脉损伤分类如下：

Ⅰ区损伤发生于膈裂孔至肠系膜上动脉（SMA）。

Ⅱ区损伤发生于 SMA 到肾动脉。

Ⅲ区损伤发生于主动脉分叉处到肾动脉。

可以根据伴或不伴主动脉外形异常使用与 BTAI 患者相似的方法对腹主动脉钝性损伤进行分类（图 19-8）。

选择何种治疗方案依赖于主动脉损伤的初始表现和类型。在伴有血管内膜撕裂的情况下，非手术处理措施类似于 BTAI。随访过程中发现大多数患者损伤都会治愈或变小。据报道，50% 以上血管内膜瓣损伤的患者以及 19% 的假性动脉瘤患者采用了血管腔内支架治疗。Ⅰ区和Ⅲ区损伤的患者适合采用血管内介入治疗。这些损伤的处理方式类似于胸降主动脉钝性损伤的处理方案，只有不是择期进行血管内干预的情况下才进行开放性手术修复。血管内修复尤其适用于多发伤患者，如那些肠道损伤或近期行剖腹探查术的患者出现渗出物（图 19-9）。

尚未对主动脉移植物对创伤的长期耐受性进行很好的阐述，但对于胸主动脉弓钝性损伤的患者行血管腔内支架术的数据正在快速积累。由于最初是放置支架主要针对急性创伤而不是动脉瘤性疾病，这是一个问题；但动脉瘤颈进行性扩张或移植物移位的风险似乎很低。这些情况下将需要明确长期的后续治疗方案。

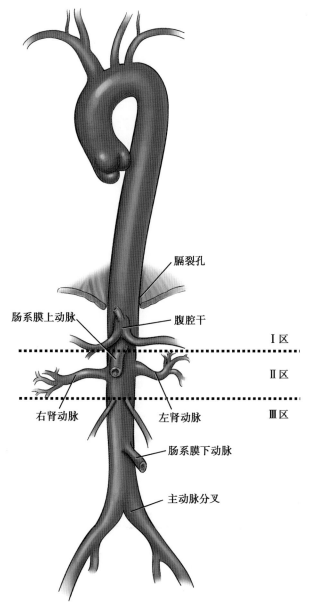

腹裂孔

肠系膜上动脉　　腹腔干

　　　　　　　　　　　　Ⅰ区

　　　　　　　　　　　　Ⅱ区

右肾动脉　　左肾动脉　　Ⅲ区

肠系膜下动脉

主动脉分叉

图 19-7　Schematic 根据手术方法将腹主动脉损伤进行分区

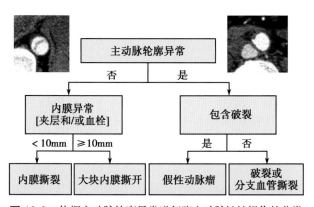

图 19-8　依据主动脉轮廓异常进行腹主动脉钝性损伤的分类

腋动脉、锁骨下动脉损伤的腔内治疗

锁骨下动脉和腋动脉的损伤很少见，主要是由于存在骨骼和肌肉的覆盖保护。这些动脉损伤往往会出现危及生命的出血，以及伴随的局部损伤和严重的肢体缺血。由于各种原因导致血管修复面临很多挑战，并且与显著的并发症和死亡率有关。暴露血管来控制近端需要进行胸骨正中切开术来暴露无名动脉和近端锁骨下动脉，或进行高前外侧胸廓切开术以及锁骨切开术来暴露左侧近端锁骨下动脉。血管腔内修复术在处理这些部位动脉损伤方面越来越受欢迎，从而避免了在颈底部进行切开的需要，并且会降低急性损伤时医源性神经损伤的可能性。此外，一旦患者病情稳定，并不排除使用支架进行血管腔内修复。

多个病例描述了使用覆膜支架治疗由于医源性损伤导致的锁骨下动脉钝性和穿透性损伤，成功率在 94%～100%，手术相关并发症的发生率为 0%～22%[44-49]。在回顾性检查腋动脉锁骨下动脉损伤时，Danetz 等发现类似的损伤适合使用血管腔内治疗技术。除急诊室（ER）死亡病例外，40 例（43%）穿透性血管损伤患者中 17 例是可以治疗的。其余 1/3 的患者由于血流动力学不稳定而不适合进行血管腔内治疗，因为血管腔内干预措施是在远离手术室的情况下进行的[45]。Carrick 等鉴定了 2004 年和 2005 年的 15 例穿透性锁骨下动脉损伤患者，其中 10 例（40%）幸存者中的 4 例在远离手术室的介入操作室中成功地完成了血管腔内手术（覆膜支架）。该研究中的 10 例（80%）患者中有 8 例进行了血管造影，2 例由于血流动力学不稳定而直接进入手术室[48]。

锁骨下动脉损伤可以通过股动脉、肱动脉或肱股动脉联合穿刺引入贯穿导丝进入损伤部位[50]。通过肱动脉逆行穿刺入路来治疗急性血栓形成导致的血液灌注不良的患者；并且在血流恢复稳定之后可以使用覆膜支架来进行腔内治疗。通常使用的是自膨支架，其尺寸超过损伤血管直径的 10%～20% 以达最佳效果。大多数血管可采用亲水导丝通过（图 19-10）。

血管腔内技术可以缩小手术暴露视野和减少潜在的医源性神经损伤。1996—2002 年，Xenos 及其同事确诊了 27 例这种血管损伤患者；其中 12 例适合使用血管腔内治疗。使用各种腔内治疗了 7 例患者，与接受开放性手术修复的患者相比，这些病

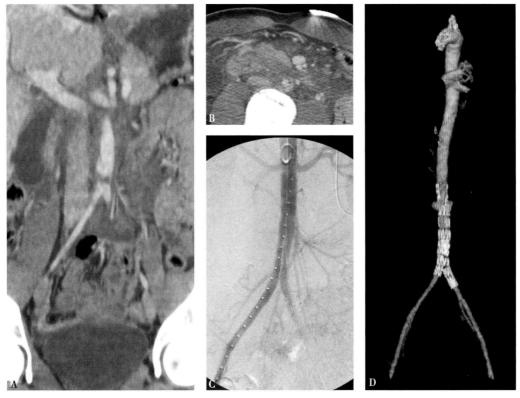

图 19-9 与机动车辆碰撞导致腹主动脉损伤内膜片形成的患者。伴有十二指肠横断伤和左下肢急性缺血。（A）和（B）术前 CT 扫描；（C）术中主动脉造影；（D）术后 CT 三维（3-D）重建

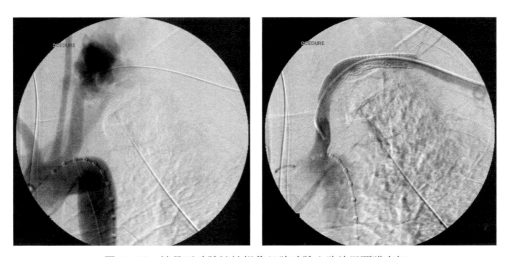

图 19-10 锁骨下动脉钝性损伤经肱动脉入路放置覆膜支架

例显示出手术时间和预计的失血量都显著降低[46]。腔内治疗的禁忌证相对较少。一些研究者主张进行腔内治疗的患者的血流动力学必须是稳定的，而其他人则认为锁骨上动脉大血肿与臂丛神经压迫是其相对禁忌证[45,46,48]。根据我们的经验发现这些都不是禁忌证[49]。

第一肋骨和锁骨的移动和压迫引起了对年轻创伤人群中支架放置术后的长期通畅性的担忧；必须对这些患者进行长期随访以明确远期并发症。

Xenos 及其同事报道了 1 年通畅率类似于开放性修复术：5 例（100%）开放性手术修复仍保持通畅；使用覆膜支架治疗的 7 例患者中有 1 例（14.3%）发生闭塞进而导致手臂功能障碍，2 例（28.6%）患者（医源性损伤）在 8 个月内死于原发性疾病的并发症[46]。另外，DuTit 及其同事的一系列研究中发现 56 例患者中 3 例早期支架内出现血栓[51]。进行二次手术后没有患者出现上肢缺血的症状。

肢体血管损伤的腔内治疗

使用血管腔内介入术修复创伤性病变在四肢中的应用很有限，因为明确伴有外周血管损伤的急性损伤患者通常可以通过直接填塞或止血带来控制出血。尽管如此，血管腔内治疗包括诊断性血管造影、栓塞术、放置支架和球囊阻断控制近端。

远处血管腔内阻断可用于高位肱动脉损伤或股总动脉损伤伴有广泛血肿或伤口急性严重感染的患者。这种方法可以避免在瘢痕上做切口，避免了潜在的愈合问题，避免了臂丛附近切开，也避免了腹股沟韧带切断（图19-11）。

Lonn及其同事治疗了2例钝性肱动脉损伤患者，有血栓形成和远端缺血的表现。发现2例患者都存在伴有血栓形成的血管内膜破裂，并且在没有放置支架的情况下进行血管成形术来治疗[52]。Maynar及其同事对2例肱动脉部分横断或完全横断损伤患者放置覆膜支架进行治疗。1例患者在围术期早期出现移植物血栓形成，需要进行血管造影检查。近端损伤需要进行血管成形术和二次覆膜支架置入术。该患者没有发生不良并发症，而且随访过程中支架仍然是通畅的[53]。对上肢桡动脉和尺动脉分支损伤患者进行血管腔内辅助治疗仅用于血管横断性损伤、栓塞、假性动脉瘤或动静脉瘘。

股动脉损伤可以使用覆膜支架来进行修复。Marin及其同事用覆膜支架治疗股浅动脉穿透性损伤，而且支架保持通畅并排除了相关的假性动脉瘤[54]。Parodi及其同事成功地将覆膜支架应用于股总动脉和股浅动脉的穿透性损伤[55]。也有报道在腘动脉损伤中使用覆膜支架[56~58]。由于支架的不可弯曲性使之不能用于关节周围的连接性损伤，因此常规应避免将支架放置在这个位置[59, 60]。新一代的支架移植物更灵活，并可作为损伤控制工具。

股动脉损伤导致的医源性假性动脉瘤和动静脉瘘患者中大多数都使用了血管腔内术来治疗。超声引导下压迫和注射凝血酶没能治疗假性动脉瘤的情况下就可以使用覆膜支架来隔绝假性动脉瘤。Thalhammer及其同事的病例描述中使用覆膜支架来修复股浅动脉和股深动脉损伤导致的医源性假性动脉瘤和动静脉瘘。据报道，支架血栓形成率为17%[61]。继发于骨科手术的医源性血管损伤也已经通过血管腔内技术得到了成功的治疗[62]。

主动脉阻断球囊用于主动脉穿透性和钝性损伤

主动脉远端阻断是由Carl Hughes博士第一次描述的，战争期间他使用Foley导管来控制创伤性出血[63]。使用经股动脉主动脉内球囊阻塞术（IAOB）来控制腹主动脉瘤破裂患者的大出血已经得到了很好的证实[64, 65]。在开腹前进行IAOB术不仅可以稳定患者的血流动力学，还可以控制出血，减少使用主动脉钳导致的主动脉壁的创伤[66]。动物模型中已显示出该技术与主动脉钳夹阻断生理效能相似[67]。

可通过前外侧开胸术和横膈膜上方主动脉横段钳闭术来控制创伤患者的近端主动脉，尽管历史结果很差[68]。对于需要进行复苏性胸廓切开术来进行主动脉横断钳闭术的创伤患者，在膈膜水平上使用经股动脉的IAOB术可能有助于快速控制近端出血以及在麻醉或进入腹腔之前改善患者的血流动力学状态（图19-12）。已在伴有出血性休克的骨盆骨折[70, 71]、钝性血管损伤[69, 72, 73]、穿透性损伤[74, 75]和髂内动脉损伤患者[76]中进行IABO术。

虽然有必要进行进一步地评估这种方案的效果，但IAOB术可能会为严重创伤者提供一种治疗选择，同时降低与开胸手术相关的并发症[77]。

长期随访

所有创伤患者进行手术干预后的后续治疗难以理想化。大多数研究者都是通过传统的监测标

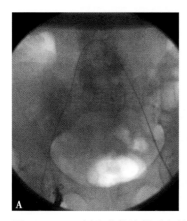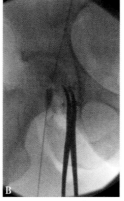

图19-11　一例由药物注射引起的感染性假性股动脉瘤患者，使用球囊阻塞来获得髂外动脉远端损伤的近端控制。（A）从对侧股动脉入路；（B）在股总动脉近端将球囊充气

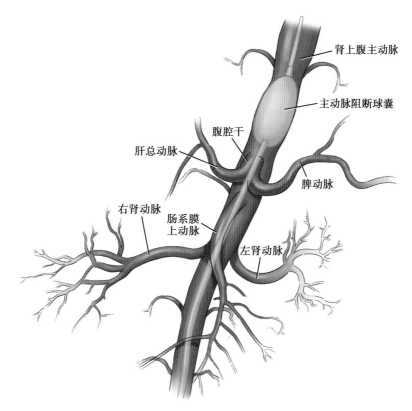

肾上腹主动脉

主动脉阻断球囊

腹腔干

肝总动脉

脾动脉

右肾动脉

肠系膜
上动脉

左肾动脉

图 19-12　对于肾动脉水平的腹主动脉钝性损伤且伴有血流动力学不稳定的
患者将主动脉阻塞球囊放置在腹主动脉近端

准来进行追溯和短期随访。实际需要进行反复监
测，包括多普勒超声和明确规定时间内持续的抗
血小板治疗，以最大限度地增加创伤人群血管内
干预措施效果的持久性。

（蒋玉洁　译　赵珺　校）

参考文献

1. Reuben BC, Whitten MG, Sarfati M, et al: Increasing use of endovascular therapy in acute arterial injuries: analysis of the National Trauma Data Bank. J Vasc Surg 46:1222–1226, 2007.
2. Moulakakis KG, Mylonas S, Avgerinos E, et al: An update of the role of endovascular repair in blunt carotid artery trauma. Eur J Vasc Endovasc Surg 40:312–319, 2010.
3. Duane TM, Parker F, Stokes GK, et al: Endovascular carotid stenting after trauma. J Trauma 52:149–153, 2002.
4. Coldwell DM, Novak Z, Ryu RK, et al: Treatment of posttraumatic internal carotid arterial pseudoaneurysms with endovascular stents. J Trauma 48:470–472, 2000.
5. Ellis PK, Kennedy PT, Barros D'Sa AA: Successful exclusion of a high internal carotid pseudoaneurysm using the Wallgraft endoprosthesis. Cardiovasc Intervent Radiol 25:68–69, 2002.
6. Bejjani GK, Monsein LH, Laird JR, et al: Treatment of symptomatic cervical carotid dissections with endovascular stents. Neurosurgery 44:755–760, 1999.
7. McNeil JD, Chiou AC, Gunlock MG, et al: Successful endovascular therapy of a penetrating zone III internal carotid injury. J Vasc Surg 36:187–190, 2002.
8. Ray MJ, Shaw CJ, Opatowsky MJ, et al: Emergent surgical and endovascular repair of a Level III carotid arterial gunshot injury. Proc (Bayl Univ Med Cent) 24:101–103, 2011.
9. Parodi JC, Schonholz C, Ferreira LM, et al: Endovascular stent-graft treatment of traumatic arterial lesions. Ann Vasc Surg 13:121–129, 1999.
10. Horowitz MB, Miller G, III, Meyer Y, et al: Use of intravascular stents in the treatment of internal carotid and extracranial vertebral artery pseudoaneurysms. AJNR Am J Neuroradiol 17:693–696, 1996.
11. du Toit DF, Coolen D, Lambrechts A, et al: The endovascular management of penetrating carotid artery injuries: long-term follow-up. Eur J Vasc Endovasc Surg 38:267–272, 2009.
12. DuBose J, Recinos G, Teixeira PG, et al: Endovascular stenting for the treatment of traumatic internal carotid injuries: expanding experience. J Trauma 65:1561–1566, 2008.
13. Cox MW, Whittaker DR, Martinez C, et al: Traumatic pseudoaneurysms of the head and neck: early endovascular intervention. J Vasc Surg 46:1227–1233, 2007.
14. Cothren CC, Moore EE, Ray CE, Jr, et al: Carotid artery stents for blunt cerebrovascular injury: risks exceed benefits. Arch Surg 140:480–485, 2005.
15. Edwards NM, Fabian TC, Claridge JA, et al: Antithrombotic therapy and endovascular stents are effective treatment for blunt carotid injuries: results from longterm followup. J Am Coll Surg 204:1007–1013, 2007.
16. McCready RA, Divelbiss JL, Bryant MA, et al: Endoluminal repair of carotid artery pseudoaneurysms: a word of caution. J Vasc Surg 40:1020–1023, 2004.
17. de Vries JP, Meijer RW, van den Berg JC, et al: Stent fracture after endoluminal repair of a carotid artery pseudoaneurysm. J Endovasc Ther 12:612–615, 2005.
18. Liu AY, Paulsen RD, Marcellus ML, et al: Long-term outcomes after carotid stent placement treatment of carotid artery dissection. Neurosurgery 45:1368–1373, 1999.
19. Bhatt DL, Kapadia SR, Bajzer CT, et al: Dual antiplatelet therapy with clopidogrel and aspirin after carotid artery stenting. J Invasive Cardiol 13:767–771, 2001.
20. Starnes BW, Arthurs ZM: Endovascular management of vascular trauma. Perspect Vasc Surg Endovasc Ther 18:114–129, 2006.
21. Bhatt DL, Kapadia SR, Bajzer CT, et al: Dual antiplatelet therapy with clopidogrel and aspirin after carotid artery stenting. J Invasive Cardiol 13:767–771, 2001.
22. Cohen JE, Rajz G, Itshayek E, et al: Endovascular management of exsanguinating vertebral artery transection. Surg Neurol 64:331–334, 2005.
23. Atar E, Griton I, Bachar GN, et al: Embolization of transected vertebral arteries in unstable trauma patients. Emerg Radiol 11:291–294, 2005.
24. Mwipatayi BP, Jeffery P, Beningfield SJ, et al: Management of extra-cranial vertebral artery injuries. Eur J Vasc Endovasc Surg 27:157–162, 2004.
25. Demetriades D, Velmahos GC, Scalea TM, et al: Operative repair or endovascular stent graft in blunt traumatic thoracic aortic injuries: results of an American Association for the Surgery of Trauma Multicenter Study. J Trauma 64:561–570, 2008.

26. Tang GL, Tehrani HY, Usman A, et al: Reduced mortality, paraplegia, and stroke with stent graft repair of blunt aortic transections: a modern meta-analysis. J Vasc Surg 47:671–675, 2008.
27. Takagi H, Kawai N, Umemoto T: A meta-analysis of comparative studies of endovascular versus open repair for blunt thoracic aortic injury. J Thorac Cardiovasc Surg 135:1392–1394, 2008.
28. Hoffer EK, Forauer AR, Silas AM, et al: Endovascular stent-graft or open surgical repair for blunt thoracic aortic trauma: systematic review. J Vasc Interv Radiol 19:1153–1164, 2008.
29. Hong MS, Feezor RJ, Lee WA, et al: The advent of thoracic endovascular aortic repair is associated with broadened treatment eligibility and decreased overall mortality in traumatic thoracic aortic injury. J Vasc Surg 53:36–42, 2011.
30. Lee WA, Matsumura JS, Mitchell RS, et al: Endovascular repair of traumatic thoracic aortic injury: clinical practice guidelines of the Society for Vascular Surgery. J Vasc Surg 53:187–192, 2011.
31. Borsa JJ, Hoffer EK, Karmy-Jones R, et al: Angiographic description of blunt traumatic injuries to the thoracic aorta with specific relevance to endograft repair. J Endovasc Ther 9(Suppl 2):II84–II91, 2002.
32. Muhs BE, Balm R, White GH, et al: Anatomic factors associated with acute endograft collapse after Gore TAG treatment of thoracic aortic dissection or traumatic rupture. J Vasc Surg 45:655–661, 2007.
33. Plummer D, Petro K, Akbari C, et al: Endovascular repair of traumatic thoracic aortic disruption. Perspect Vasc Surg Endovasc Ther 18:132–139, 2006.
34. Annamalai G, Cook R, Martin M: Endograft collapse following endovascular repair of traumatic aortic injury. Diagn Interv Radiol 17:84–87, 2011.
35. Lin PH, Bush RL, Zhou W, et al: Endovascular treatment of traumatic thoracic aortic injury–should this be the new standard of treatment? J Vasc Surg 43(Suppl A):22A–29A, 2006.
36. Sepehripour AH, Ahmed K, Vecht JA, et al: Management of the left subclavian artery during endovascular stent grafting for traumatic aortic injury—a systematic review. Eur J Vasc Endovasc Surg 41:758–769, 2011.
37. Gilani R, Ochoa L, Wall MJ, Jr, et al: Endovascular repair of traumatic aortic injury using a custom fenestrated endograft to preserve the left subclavian artery. Vasc Endovasc Surg 45:549–552, 2011.
38. Aladham F, Sundaram B, Williams DM, et al: Traumatic aortic injury: computerized tomographic findings at presentation and after conservative therapy. J Comput Assist Tomogr 34:388–394, 2010.
39. Starnes BW, Lundgren RS, Gunn M, et al: A new classification scheme for treating blunt aortic injury. J Vasc Surg 55:47–54, 2012.
40. Azizzadeh A, Keyhani K, Miller CC, III, et al: Blunt traumatic aortic injury: initial experience with endovascular repair. J Vasc Surg 49:1403–1408, 2009.
41. Azizzadeh A, Valdes J, Miller CC, III, et al: The utility of intravascular ultrasound compared to angiography in the diagnosis of blunt traumatic aortic injury. J Vasc Surg 53:608–614, 2011.
42. Forbes TL, Harris JR, Lawlor DK, et al: Aortic dilatation after endovascular repair of blunt traumatic thoracic aortic injuries. J Vasc Surg 52:45–48, 2010.
43. Shalhub S, Starnes BW, Tran NT, et al: A single institution's experience with blunt abdominal aortic injury and a contemporary review of the literature. J Vasc Surg 2012.
44. White R, Krajcer Z, Johnson M, et al: Results of a multicenter trial for the treatment of traumatic vascular injury with a covered stent. J Trauma 60:1189–1195, 2006.
45. Danetz JS, Cassano AD, Stoner MC, et al: Feasibility of endovascular repair in penetrating axillosubclavian injuries: a retrospective review. J Vasc Surg 41:246–254, 2005.
46. Xenos ES, Freeman M, Stevens S, et al: Covered stents for injuries of subclavian and axillary arteries. J Vasc Surg 38:451–454, 2003.
47. Castelli P, Caronno R, Piffaretti G, et al: Endovascular repair of traumatic injuries of the subclavian and axillary arteries. Injury 36:778–782, 2005.
48. Carrick MM, Morrison CA, Pham HQ, et al: Modern management of traumatic subclavian artery injuries: a single institution's experience in the evolution of endovascular repair. Am J Surg 2009.
49. Shalhub S, Starnes BW, Hatsukami TS, et al: Repair of blunt thoracic outlet arterial injuries: an evolution from open to endovascular approach. J Trauma 71:E114–E121, 2011.
50. Shalhub S, Starnes BW, Tran NT: Endovascular treatment of axillosubclavian arterial transection in patients with blunt traumatic injury. J Vasc Surg 53:1141–1144, 2011.
51. du Toit DF, Lambrechts AV, Stark H, et al: Long-term results of stent graft treatment of subclavian artery injuries: management of choice for stable patients? J Vasc Surg 47:739–743, 2008.
52. Lonn L, Delle M, Karlstrom L, et al: Should blunt arterial trauma to the extremities be treated with endovascular techniques? J Trauma 59:1224–1227, 2005.
53. Maynar M, Baro M, Qian Z, et al: Endovascular repair of brachial artery transection associated with trauma. J Trauma 56:1336–1341, 2004.
54. Marin ML, Veith FJ, Panetta TF, et al: Percutaneous transfemoral insertion of a stented graft to repair a traumatic femoral arteriovenous fistula. J Vasc Surg 18:299–302, 1993.
55. Parodi JC, Schonholz C, Ferreira LM, et al: Endovascular stent-graft treatment of traumatic arterial lesions. Ann Vasc Surg 13:121–129, 1999.
56. Marin ML, Veith FJ, Panetta TF, et al: Transfemoral endoluminal stented graft repair of a popliteal artery aneurysm. J Vasc Surg 19:754–757, 1994.
57. Parodi JC, Schonholz C, Ferreira LM, et al: Endovascular stent-graft treatment of traumatic arterial lesions. Ann Vasc Surg 13:121–129, 1999.
58. Hussein EA, Al-Kreedees A, Saad A, et al: Endovascular graft bail-out post reconstruction of popliteal artery injury. First case report. Int Angiol 29:565–569, 2010.
59. Arena FJ: Arterial kink and damage in normal segments of the superficial femoral and popliteal arteries abutting nitinol stents—a common cause of late occlusion and restenosis. A single-center experience. J Invasive Cardiol 17:482–486, 2005.
60. Hutto JD, Reed AB: Endovascular repair of an acute blunt popliteal artery injury. J Vasc Surg 45:188–190, 2007.
61. Thalhammer C, Kirchherr AS, Uhlich F, et al: Postcatheterization pseudoaneurysms and arteriovenous fistulas: repair with percutaneous implantation of endovascular covered stents. Radiology 214:127–131, 2000.
62. Kickuth R, Anderson S, Kocovic L, et al: Endovascular treatment of arterial injury as an uncommon complication after orthopedic surgery. J Vasc Interv Radiol 17:791–799, 2006.
63. Hughes CW: Use of an intra-aortic balloon catheter tamponade for controlling intra-abdominal hemorrhage in man. Surgery 36:65–68, 1954.
64. Arthurs ZM, Sohn VY, Starnes BW: Ruptured abdominal aortic aneurysms: remote aortic occlusion for the general surgeon. Surg Clin North Am 87:1035–1045, viii, 2007.
65. Assar AN, Zarins CK: Endovascular proximal control of ruptured abdominal aortic aneurysms: the internal aortic clamp. J Cardiovasc Surg (Torino) 50:381–385, 2009.
66. Ozalp B, Canbaz S, Huseyinova G, et al: Histopathological comparison of vascular wall damage created by external cross-clamp and endoluminal balloon occlusion techniques. J Cardiovasc Surg (Torino) 50:545–553, 2009.
67. Belczak S, Silva ES, Aun R, et al: Endovascular treatment of peripheral arterial injury with covered stents: an experimental study in pigs. Clinics (Sao Paulo) 66:1425–1430, 2011.
68. Karmy-Jones R, Jurkovich GJ: Blunt chest trauma. Curr Probl Surg 41:211–380, 2004.
69. Soen M, Nishihara I, Fukuda M, et al: Evaluation of 38 cases of employing aortic occlusion balloon catheter. Masui 54:265–269, 2005.
70. Martinelli T, Thony F, Declety P, et al: Intra-aortic balloon occlusion to salvage patients with life-threatening hemorrhagic shocks from pelvic fractures. J Trauma 68:942–948, 2010.
71. Linsenmaier U, Kanz KG, Rieger J, et al: CT-guided aortic balloon occlusion in traumatic abdominal and pelvic bleeding. Rofo 175:1259–1263, 2003.
72. Segol P, Salame E, Auvray S, et al: Major liver injury. Role of preoperative transcutaneous endoluminal aortic clamping. Presse Med 24:29–30, 1995.
73. Low RB, Longmore W, Rubinstein R, et al: Preliminary report on the use of the Percluder® occluding aortic balloon in human beings. Ann Emerg Med 15:1466–1469, 1986.
74. Wolf RK, Berry RE: Transaxillary intra-aortic balloon tamponade in trauma. J Vasc Surg 4:95–97, 1986.
75. Gupta BK, Khaneja SC, Flores L, et al: The role of intra-aortic balloon occlusion in penetrating abdominal trauma. J Trauma 29:861–865, 1989.
76. Nam TK, Park SW, Shim HJ, et al: Endovascular treatment for common iliac artery injury complicating lumbar disc surgery: limited usefulness of temporary balloon occlusion. J Korean Neurosurg Soc 46:261–264, 2009.
77. Avaro JP, Mardelle V, Roch A, et al: Forty-minute endovascular aortic occlusion increases survival in an experimental model of uncontrolled hemorrhagic shock caused by abdominal trauma. J Trauma 71:720–726, 2011.

第 20 章　儿童血管损伤

JEREMY W. CANNON, CAROLE Y. VILLAMARIA, MICHAEL A. PECK

20

摘要

儿童血管损伤相对较少，但破坏潜力巨大。大多数报道的儿童血管损伤都是医源性的，尽管近期出现了更多的非医源性和战争性儿童血管损伤。儿童血管直径小使得这一人群血管损伤的诊断和管理变得复杂化。一方面，将真正的损伤与血管痉挛区分开是非常困难的，因为包括动脉造影在内的诊断方法存在血管损伤、对比剂暴露和辐射暴露的风险。另一方面，延迟或错过诊断时机可引起血管性血栓形成，从而导致下肢损伤，甚至截肢。从基础科学的角度来看，儿童血管的生物学特征还没有得到很好的研究，这一领域的临床文献几乎全部是由案例组成的，这无法为参与管理这些具有挑战性的患者的儿科和成人外科专科医师提供这些损伤的自然史、适当的诊断检查和特殊损伤的最佳管理方式。尽管如此，药物研发的进展、手术技术和设备的改进增加了年轻血管损伤患者的治疗选择。在本章中，我们回顾了医源性和创伤性儿童血管损伤，并描述了传统的观察、结扎或肝素化处理的方法，以及目前使用开放手术和血管腔内途径来修复损伤血管。还讨论了这一领域对基础和临床研究的需求以鼓励未来多机构研究合作，更好地确定这一难题的最佳管理方案。

关键词： 儿童血管损伤，医源性血管损伤，血管损伤，钝性血管损伤，爆炸性损伤，碎裂伤，间置移植物，血管腔内支架，肢体血运重建，主干血管损伤

介绍

在美国，创伤仍然是 1 岁以上儿童死亡的主要原因，而血管性损伤是儿童创伤中的一个小的但重要的因素。虽然增加安全性预防措施如使用安全带和儿童安全座椅的确有效地降低了儿童意外伤害的死亡率，但目前的数据表明儿童创伤患者伴有血管损伤的发生率仍有 0.6%～1%[1, 2]，这与几十年前关于这个问题的人口统计学数据相符 [2, 3]。由于儿童经皮血管通路的增加所造成的医源性损伤在美国各专科中心儿童血管创伤中占很大的比例。此外，战争导致众多非战斗人员受伤，其中有许多是儿童 [4, 5]。这些创伤通常伴有血管损伤。

由于某些因素在现有的文献中并没有将这些损伤的管理方案进行统一标准化。首先是因为这些患者受到许多专科医师的照顾，包括小儿外科医师、成人血管外科医师、创伤外科医师、矫形外科医师和整形外科医师，他们中的每个人都为患者的护理带来专业的视角和管理理念。此外，随着儿童年龄的增长，其血管生理状况也发生着显著的变化，因此儿童血管损伤会受到重视（表 20-1）。由于新生儿和幼儿的循环血容量小，动脉比例小，容易发生血管痉挛，因此必须考虑到血管和四肢的未来生长发育趋势以及血管修复的长期耐用性。虽然年龄较大的儿童与成人血管损伤进行类似的处理时可能获得最佳结果，但年轻的患者可能需要接受不同的处理方案，然而很难给年龄确定一个界值，而且这些固有的个体差异让人难以捉摸。最后，动脉重建并不总是首选的处理措施。相反，以往采用结扎处理损伤血管或者在没有进行血管

表 20-1　儿童血管损伤的特征

病因学	常见的是医源性损伤
解剖 / 生理学	血管直径小，更容易发生血管痉挛，肱骨髁上骨折会导致肱动脉损伤
诊断	如果动脉搏动减弱而没有受伤的迹象，那么就进行复苏、恢复体温、重新检查动脉搏动。2 岁及以下儿童的 IEI/ABI 正常值为 0.88。2 岁以上儿童的 IEI/ABI 正常值为 1。大血管适合进行 CTA 检查
手术方案	使用间断不可吸收单丝缝线进行缝合

修复的情况下对儿童进行全身肝素化治疗，这种保守治疗方法往往会导致肢体预后不良，主要是由于血栓形成导致肢体轴向生长能力丧失，动静脉瘘形成导致肢体过度生长，甚至出现严重肢体缺血，从而需要截肢。一些外科医师提倡采取更积极的做法来处理肢体血管损伤，这样会有更好的治疗结果。这有助于做出早期诊断且早期实施确定性修复术[1]。本章旨在讨论导致儿童血管损伤的多种因素如穿透性损伤、钝性损伤、医源性损伤。我们将检查患者损伤的范围，采取侵入性或非侵入性诊断方法，非手术治疗方案以及开放性手术或血管腔内治疗方案，而且强调目前关于这些处理方案相关知识的局限性。

人口统计学和病因学

全球范围内儿童血管损伤中，儿童外周血管和中心血管的医源性创伤占很大比例，如诊断性导管插管、体外生命支持（ECLS）或心肺转流术、动脉通道（脐动脉到桡动脉通路）的位置、进行血气分析的动静脉穿刺都会导致明显的儿童血管损伤。多中心研究以个案病例讨论的模式[6]对他们的个人经验进行了汇报，这些研究中只有一项是回顾性病例对照研究。从这些报告中可以看出导致医源性血管损伤的因素有诊断性和治疗性导管插管、开通血管通路放置的导管以及血管内导管，这些因素占儿童血管外伤的33%[7]～100%[8]；由于这些操作的损伤性质造成的血管损伤本质上都是穿透性损伤。

虽然医源性损伤的比例与患者年龄呈负相关，但所有年龄段的儿童血管损伤约有50%是医源性的，新生儿的医源性血管损伤比例最高，随后在2～6岁内逐渐降低（医源性损伤为50%），超过6岁的患儿医源性损伤占33%。血管损伤并发症的发生率在2%～45%，这取决于导管下治疗方法的种类[9]。如主动脉瓣狭窄或主动脉缩窄时行导管下球囊血管成形术等心血管介入治疗并发医源性儿童血管损伤发生率最高。即使进行肝素化治疗以及用适当尺寸的导管也还是会有1%～25%的血栓形成率。

创伤引起血管损伤的相对发生率会随着孩子年龄的增加而增加。6岁以上儿童血管损伤中有2/3是非医源性的。其中，1/2～3/4的血管损伤是穿透伤，如刀伤、玻璃刺伤、枪伤、战时改良的爆炸装置（IED）和高能枪伤[2, 3]。由长骨骨折和膝关节脱位引起的钝性血管损伤（BVI）以及安全带惯性伤和减速引起的大血管和主动脉损伤在儿科患者中都有很好的阐述，但远不如穿透伤常见。

儿童躯干血管损伤发生率比肢体血管损伤少，但是这些损伤具有高度致命性且死亡率超过50%[10, 11]，包括胸部、腹部和颈部穿透性或钝性血管损伤。伴有重要血管损伤很常见，尤其是腹部血管损伤，因为此处往往是高能损伤。腹部血管损伤主要分布在肾动脉、肠系膜动脉、髂动脉和主动脉，而且通常伴有其他器官损伤。钝性和穿透性脑血管损伤在儿科中也有很好的描述。对于血流动力学不稳定的穿透性颈部血管损伤的患者应立即进行手术探查，而在其他方面也应同时进行非侵入性检查。CT血管造影（CTA）通常就能初步评估颈部血管损伤，而导管造影却很难评估[10]。治疗结果以及是否需要进行手术干预很大程度上取决于患者自身的血流动力学和生理状态。躯干主要静脉损伤（如腔静脉、内脏大静脉、实质器官损伤导致的静脉破裂）预后较差。这种相关性是否正确取决于躯干静脉损伤是孤立性的还是躯体损伤的一部分。

现代战争通常发生在居民区附近，包括儿童在内的当地居民都会受到损伤[5]。对于现代战争的研究主要集中在成年人身上，而且很少有关于儿童群体血管损伤的数据报告。战争期间对当地儿童血管损伤的几个研究表明儿童血管损伤是创伤后续过程的一部分[5, 12]，尽管正在研究这些损伤更详细的分布信息（图20-1）。与居民血管损伤相比，战时儿童血管损伤往往是穿透伤。另外，战时损伤的血管有简易爆炸装置和高速枪伤引起的爆炸成分。爆炸组分进一步损伤血管及其周围组织，使血管修复变得复杂。简单的缝合修复术和补片血管成形术被血管旁路术和复杂的组织覆盖所取代。尽管处理这些损伤时具有挑战性，但这些孩子的保肢率为90%，与美国创伤中心现代系列报告中的保肢率相当[6]。

解剖和生理学因素

许多解剖学因素也会导致儿童医源性血管损伤的高发生率。在狭小的解剖空间中将较大的导管插入小血管中来建立血管通路。超声研究表明0～9岁儿童中多达12%的儿童股动静脉部分或完

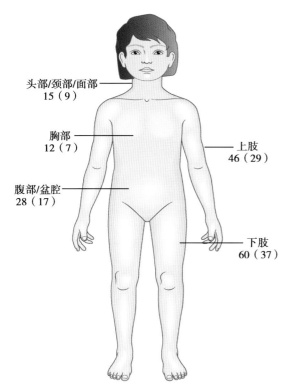

头部/颈部/面部
15（9）

胸部
12（7）

腹部/盆腔
28（17）

上肢
46（29）

下肢
60（37）

图 20-1　在自由行动（OIF）和持久自由行动（OEF）中 161 名儿童血管损伤的分布。数字是 n（%）（Data courtesy Todd E. Rasmussen，San Antonio，TX.）

全重叠[13]。因此，放置静脉通路极易造成意外的动脉穿刺性损伤，特别是在没有超声引导的情况下。使用较大尺寸的动脉导管也容易引起儿童血管痉挛从而导致潜在的肢体缺血。历史研究表明导管直径大于动脉直径的 50% 或导管与血管之间的间隙小于 1.9mm 更易导致股动脉痉挛。

儿童固有的生理因素会维持创伤或医源性损伤导致的血管损伤状态，这会促使损伤的血管闭塞。儿童血管的直径较小且血管敏感性比成年人高，但是对发育中的外周脉管系统的血管痉挛的确切病因仍然知之甚少。然而，自发性血栓形成和严重的持续性血管痉挛（持续时间）确实发生过。此外，红细胞增多症和相对低血容量状态也可能导致血栓形成。最后，接受侵入性血管手术的儿童起始时心功能就较差，流向远端组织的血流量相对较少，这就进一步促使医源性血管损伤的血栓形成。

医源性和创伤性血管损伤可能会引起管腔阻塞或局部的血管痉挛，进而导致血栓形成。当损伤导致动脉闭塞时，可以观察到肢体缺血早期发生、发展的经典躯体表现。快速识别损伤和确定干预措施对保肢治疗至关重要。怀疑存在血管痉挛（而

不是血栓形成）时，有必要移除所有血管留置管，这可能会逆转病程，改善动脉搏动。给予罂粟碱类似物使血管痉挛逆转或损伤最小化是有效的。

肢体低灌注可能是由于手术或穿透性血管损伤引起的动静脉瘘、假性动脉瘤或完全血管断裂导致的结果。动静脉瘘会导致儿童高输出性心力衰竭，特别是在先天性心脏储备能力有限的儿童中。这是瘘管逐渐扩大，心输出量需求增加的结果。该疾病会导致肢体过度生长和高输出性心力衰竭，并且需要手术干预。

诊断评估

儿童血管损伤的诊断需要高度的临床警惕性和仔细的体格检查。在进行侵入性血管手术之前，建立术前脉搏检查基准对于检测术后细微血流量不足至关重要。和成年人一样，双侧肢体的检查包括皮肤颜色、毛细血管充盈情况和脉搏。在出血性休克患者中即使没有血管损伤，肢体血管收缩也可能导致异常的搏动。某一研究指出，在进行外科手术探查时外周动脉痉挛发生率为 26%，但最终在没有进行血管重建时解决了这一问题[3]。因此，在处理多发伤的儿童时必须确定危及生命的损伤，必须恢复意识保持体温，必须重新评估外周动脉搏动。

穿透伤患者血管损伤的体征如外出血或血肿扩大是手术治疗重要动脉损伤的可靠指标。如果没有这些指标，需进行脉搏检查和无创检测来指导进一步治疗。连续多普勒超声测量肢体损伤指数（IEI）是最初评估儿童动脉损伤的可靠的无创方法。IEI 与踝肱指数（ABI）相当，但 IEI 是更通用的术语，而且不仅用于下肢血管闭塞性疾病的评估。它是指患肢和健肢的多普勒阻塞压力之比。

患肢指数必须用适当大小的手动袖带血压器来进行测量。袖带应易环绕手臂，并且应该覆盖上臂的 75%。多普勒超声探头用于确定袖带充气时动脉阻塞信号的压力。计算健侧肢体肱动脉闭塞压，如果双上肢都可以进行测量，那么取压力高的作为比率方程的分母。对于下肢损伤，将适当尺寸的袖带放在踝关节附近，测量足背动脉和胫后动脉的多普勒动脉闭塞压。用最高的压力值作为分子来计算 IEI 值。如果正在评估患侧上肢，将袖带放在肢体远端，并在腕关节处测量桡动脉或尺动脉闭塞压力值，取其高值。从 2 岁以上儿童

的预期 ABI 值可以推测出 IEI 的正常值应为 1.0 或稍大于没有血管损伤时的值，而在 2 岁及以下的儿童中正常值略低，平均为 0.88[14]。当存在异常动脉搏动或 IEI 值低的情况时应该怀疑是否存在血管损伤（2 岁以上儿童 IEI < 0.9，2 岁及以下儿童 IEI < 0.88），重要的是要考虑肢体灌注不足是动脉损伤、血管痉挛的结果还是休克导致肢体缺血的结果。

伴有脉搏减少以及 IEI 在恢复意识和复温期间无法得以纠正的血管损伤患者，进行诊断性和定位性研究在没有明确界限的损伤中可能会有所帮助。多普勒超声可以证实血管闭塞，定位损伤部位，诊断动静脉瘘或假性动脉瘤，有助于区分血管痉挛和动脉血栓形成。在诊断儿童血管损伤时更常用 CTA，并且已经证明 CTA 对躯干和大血管损伤的诊断比对末梢血管的诊断更可靠[7]（图 20-2）。如果在进行无创检查后仍无法明确诊断，那么可以考虑血管造影，但与此同时要考虑到血管造影带来的风险在年龄低的患者中是增加的，而且可能使病情恶化。某些情况下，血管造影可用于局部损伤部位的定位以及区分动脉损伤与血管痉挛（图 20-3）。如果诊断性检查存在异常结果但不能确定诊断，则无论患者年龄大小均需进行手术探查。极端情况下，如患者病情很危重，手术探查本身将危及生命，那么可能就不会立即进行手术探查正在出血的肢体。

儿童血管损伤的管理

历史数据表明除了血管撕脱或横断引起出血之外，还没有大力提倡早期探查可疑的儿童血管损伤。然而，这种措施的长期不良后果现在已得到更广泛的认识，包括早期组织缺失和长期肢体不等长。对 2 岁以下儿童血管痉挛不进行手术干预，因其术后结果差[9]。大部分争论都是源于缺乏关于该问题的数据，然而延期手术导致灾难性长期结果的风险远超过探查结果为阴性的风险。此外，有一个相对较短的缺血时间窗的概念，超过此时间值肢体就会迅速恶化，"时间即组织"的观念迫使外科医师早期对患者进行手术干预以获得最佳的结果[15]。在大多数血管闭塞的情况下，进行动脉切开取栓血管修复术可将受累血管的血栓清除，即使在 2 岁以下的儿童中，使用小型 Fogarty 取栓导管（Edwards Lifesciences，Irvine，CA）或导管下

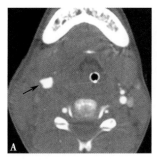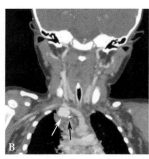

图 20-2 CTA 可用于评估包括颈动脉（图 A 黑色箭头）和锁骨下动脉（图 B 白色箭头）在内的大血管损伤。当怀疑血管存在损伤时应在对侧注射造影剂进行检查。对于非常小的儿童可能需要在手部注射。这两种情况下的损伤都是由微小金属碎片所致（图 B 黑色箭头）。颈内动脉假性动脉瘤（图 A）的处理方法是开放性手术和间置移植物进行修复，而锁骨下动脉损伤的修复方法是静脉补片血管成形术（A，from Cannon JW，Peck MA：Vascular injuries in the young. Perspect Vasc Surg Endovasc Ther 23：100-110，2011；B，courtesy Jerry Pratt.）

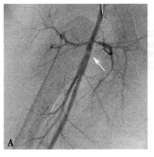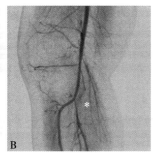

图 20-3 动脉造影显示的局部狭窄更有可能是血管损伤而不是血管痉挛，血管痉挛的动脉造影图像连续且相对较长。（A）箭头表示股浅动脉局部充盈不良；（B）星号（*）表示胫腓主干血管痉挛（From Cannon JW，Peck MA：Vascular injuries in the young. Perspect Vasc Surg Endovasc Ther 23：100-110，2011，Fig 1.）

血栓抽吸术也可以将血栓清除[16]。在一些医源性髂动脉损伤的病例中，如果损伤诊断明确，那么可用覆膜支架来修复血管（Pedro J. del Nido，Boston，MA，personal communication，Oct. 31，2010），虽然这种处理方式的长期影响未知。但是髂动脉损伤仍然是首选开放性血管修复术。

肢体损伤

几十年来外科医师都主张对儿童血管损伤进行早期修复。但是，在真正处理时并不总是能够及时识别损伤和修复，结果导致高截肢率以及肢体不等长这些难以接受的后果[7]。虽然儿童比成人具有更好地形成侧支循环的能力，但主要血管损

伤后延迟手术或非手术治疗使他们遭受高达 50% 的截肢率。股动脉损伤的长期结果为肢体不等长的发生率极高，而且可能需要几年时间才能明显发现，这就和延迟血管重建以追赶生长的结果相一致[9]。

如上所述，大多数儿童血管损伤的治疗策略与成人血管损伤管理一致（图 20-4），包括早期明确的动脉重建、修复静脉损伤、临时血管转流术、全身和局部给予肝素化治疗、球囊导管血栓切除术和筋膜切开术。儿科专科技术需要考虑的因素包括治疗血管痉挛所面临的挑战以及间断缝合吻合口来保证以后血管生长的需要。手术重建后应进行长期随访了解血管通畅情况并检测修复后动脉瘤退化情况或肢体的长度差异。

当医源性血管损伤导致不完全血管闭塞时，如小内膜瓣损伤或不完全性动脉夹层，如果肢体仍存活就有可能延迟或避免手术。在没有禁忌证的情况下可以进行全身肝素化治疗以避免损伤部位血栓形成并扩散。球囊导管血管成形术可以很好地处理小皮瓣损伤和夹层，特别是当它们处于顺行动脉血流方向时。继续监测循环状态，如果监测结果恶化应进行开放性手术干预。

最近大规模的儿童血管损伤是来自伊拉克和阿富汗的血管损伤人员登记[12]（图 20-5）。简易爆炸装置和枪伤的高能穿透性爆裂伤导致广泛组织损伤时常伴有血管损伤。所有肢体损伤患者都应进行相同的治疗，包括使用肝素、血栓切除术、广泛软组织切除术、筋膜切开术、静脉损伤修复以及取健侧隐静脉进行动脉重建。使用不可吸收聚丙烯缝线间断缝合动脉损伤处[12]。这些患者从第一次血管重建到最后伤口愈合或进行皮肤移植都是由以血管外科医师为首的内外科专家组成的多学

科团队进行的。这些好的结果大大地支持了儿童血管损伤早期诊断和手术治疗的理念。

目前有几种常见的动脉重建方法，包括一期修复、静脉补片血管成形术和使用对侧大隐静脉（GSV）、其他自体静脉或人工血管[膨化聚四氟乙烯（ePTFE）或 Dacron]进行血管重建。血管横断面是清洁时可以重建最小的伤口，当中度损失血管壁但血管连续性存在时则进行补片血管成形术。如果损伤范围广泛、涉及周围组织或血管直接破坏时不能进行一期修复。这些复杂情况下的血管重建首选大隐静脉，因为它的大小最适合且最易获得[3, 17]。尽量不要选择同侧大隐静脉以避免影响患侧肢体静脉流出道。只要大小适合小隐静脉和上肢静脉也可用于重建。由于存在感染的问题通常不用人工血管。此外，损伤的动脉直径通常比常用的合成移植物（直径 6mm 或更大）小，而且使用直径较小的人工血管（3～5mm 直径）的通畅情况是未知的。随着儿童动脉的生长，这些人工血管不会随时间的推移而增大。

儿童生长中的小血管的血管吻合术值得进一步研究。许多经典研究支持对生长中的血管进行间断缝合使动脉吻合[18]。现有更多的动物研究模型对各种修复方法和材料进行了比较。评估了可吸收缝线连续吻合术和永久缝线间断吻合术来确定吻合生长血管的最佳方法。这些研究中没有一种方案被证明是有优势的。然而，使用永久缝线的连续性吻合术倾向于抑制血管生长[19]。在儿童患者中没有进行直接比较各种吻合方法的疗效，而且缺乏长期随访的数据。因此，不可能确切地知道各种方法的优缺点。虽然可以考虑使用可吸收缝线的连续性吻合术，但有实验表明这种材料比永久性单丝线缝合术的血栓形成率高。因此，

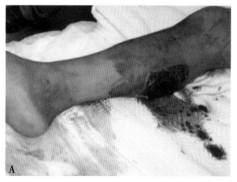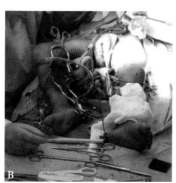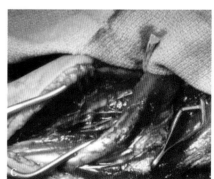

图 20-4　（A）一名 8 岁男孩，右腿孤立性穿透性血管损伤导致下肢无动脉搏动和多普勒信号缺失；（B）伤口止血；在急诊室（ED）使用肝素（75U/kg）；进行手术探查。通过小腿内侧做一个切口发现膝下胫动脉损伤；（C）从对侧腿部获取大隐静脉用于手术重建。膝下腘动脉 - 胫后动脉旁路术采用间断缝合法。注意为远端吻合准备的大隐静脉节段

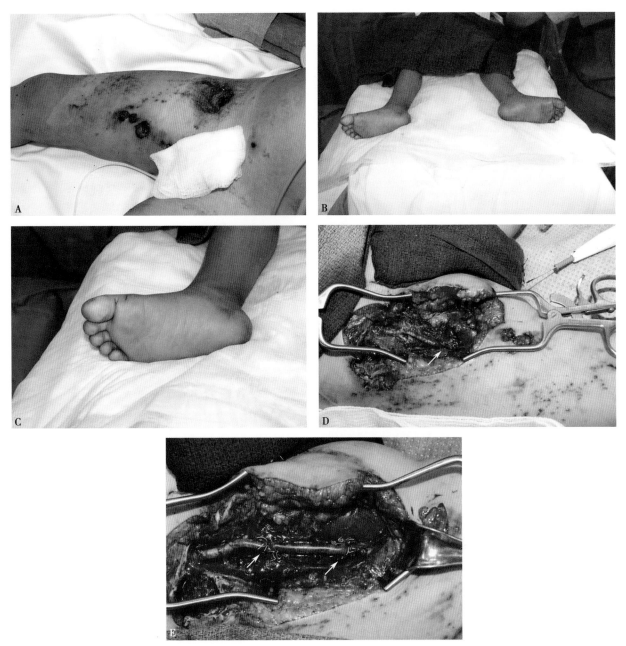

图 20-5　（A）一个 5 岁女孩右大腿穿透性损伤；（B）和（C）右脚可触及微弱的动脉搏动。多普勒信号存在但 IEI 值为 0.35。与未受伤的左侧肢体相比，右脚和蹬趾都明显苍白；（D）伤口止血（箭头）；在急诊室使用肝素（75U/kg）。手术探查右腿且暴露损伤的股浅动脉（SFA）。损伤部位在远离股深动脉起始 4cm 处；（E）（箭头）使用大隐静脉作为移植物来修复股浅动脉损伤。单丝聚四氟乙烯（ePTFE）6.0 缝线适用于近端和远端伤口吻合

使用不可吸收聚丙烯缝线的间断缝合术可以防止管腔狭窄，降低血栓形成的发生率[3, 19]。当对生长中的血管进行动脉吻合时，防止血管狭窄的另一方法就是创建一个匙状瓣。静脉移植物和固有动脉之间的这种锥形连接在功能上产生了一个扩大的通路可以允许血管生长且不发生狭窄。

补片血管成形术和一期修复专门用于儿科系列损伤以避免完全运用介入旁路术。在低速穿透性损伤和一些钝性损伤患者中，这是一个完全可以接受的处理措施，因为这可避免吻合口处管腔生长问题[2]。然而，这种方法在高能创伤患者中是不可行的，如战时和平民复杂创伤中的碎片伤口。这些情况下在重建前需要进行血管清创，并且还可能需要介入治疗来达到无张力修复。这些患者常伴有骨折、软组织缺损、神经损伤和静脉损伤等。对这些复杂损伤的处理需要一个最好的团队，通常先不进行血管转流而是处理其他损伤[12]。

肢体损伤近端的深静脉即股静脉、腘静脉和

腋静脉应尽可能进行修复。大的近端静脉和中央静脉血流量大，而且急性损伤时几乎没有其他可替代的血管。这些血管的损伤如果没有进行修复会导致明显的血肿和炎症。一期修复、静脉缝合术、顺行静脉介入术和人造静脉介入旁路术已经全部进行了阐述。所有类型静脉重建的早期通畅性都是极好的。血管修复对于减轻肢体水肿，改善动脉修复术后的通畅性以及改善肢体功能很重要。

肱骨髁上骨折和肱动脉损伤

肱骨髁上骨折相关的手部无脉是儿科肢体血管损伤的一个特定部分。这是儿童最常见的上肢骨折形式，血管损伤率高达 10%。肱骨髁侧向移位可能会损伤肱动脉和正中神经。破坏或冲击血管内膜的拉伸性损伤是常见的损伤机制。如果骨折复位后不能恢复腕部的正常脉搏及正常的手部灌注那么就可以进行手术探查。同样，如果一开始就出现了严重的肢体缺血，也应立即进行肱动脉探查。血管修复时首选大隐静脉，因为近端大腿血管与肱动脉直径匹配最符合。肘关节后脱位也可导致类似的血管损伤[20]。

筋膜切开术

在持久性动脉缺血和广泛组织损伤的情况下进行下肢骨筋膜室筋膜切开术是有依据的。这种做法在战争时期肢体损伤患者中很普遍，在民用儿科文献中也有很好的描述，使用率为 12%～46%[3]。这种手术方法在保肢质量方面发挥着重要作用。

主干血管损伤

儿科患者中重要的中央血管和颈部血管损伤的处理与成人大致相似，由于通常会有严重威胁生命的出血或局部缺血发生，需要引起注意并立即手术。对于儿科患者进行血管腔内治疗的作用有限。对主要流入血管（如锁骨下动脉或降主动脉）施行临时球囊血管阻断术是可行的，可以使出血量最小化，同时可以获得开放性手术的血流控制效果。考虑到血管直径小，血管痉挛和血管未来的生长，对于年轻的患者不应考虑治疗性血管腔内介入术。相反，胸部支架置入术在降主动脉损伤的青少年和成人患者中可能起作用。

大多数儿童胸主动脉和大血管损伤均采用开放手术进行治疗。运用血管钳夹 - 缝合技术，合成移植物治疗主动脉损伤[10,11]。虽然胸部血管完全

破裂的患者很少存活，但到达医院存活和血流动力学稳定的患者其生存率接近 80%，而且截肢率很低。大多数死亡患者是由于存在头部创伤或其他相关的并发伤。早期使用 β 受体阻断剂治疗的延迟修复已经显示出良好的生存效益[21]。

腹部血管损伤的治疗受患者血流动力学和相关并发伤严重程度的影响。修复方法包括使用合成移植物进行主动脉瓣置换术，使用大隐静脉或腹壁下动脉对其他动脉损伤进行修复，并对下腔静脉进行端侧静脉缝合术或腔内介入修复术。

颈部血管损伤的处理取决于损伤机制和损伤位置。对于手术可及的颈动脉损伤，一期修复、补片血管成形术和静脉或 ePTFE 的介入置入术都是可选的修复方法。损伤部位太远时可能需要先结扎颈内动脉损伤远端再进行修复。通过经皮置入延伸至颅底的移植物可排除颅外远端（Ⅲ区）颈动脉假性动脉瘤的可能。近端颈动脉损伤（Ⅰ区）可以通过正中胸骨切开术将切口延伸至颈部损伤的一侧。这些损伤也可以通过经皮股动脉入路进行血管腔内支架置入术，或者通过开放性手术暴露同侧颈动脉进行逆行支架置入术。钝性颈动脉损伤很少从外科手术中获益，而大多数情况下，钝性损伤的治疗包括抗凝或抗血小板治疗，反复无创血管成像检查。穿透性颈动脉损伤与持续性钝性损伤相比功能修复效果更好[7]。颈内静脉损伤可根据损伤程度进行一期修复、修补或结扎。

右颈部无名动脉损伤需要行正中胸骨切开术，可以通过这种方法到达右锁骨下动脉近端。双侧锁骨下动脉远端损伤需要进行锁骨上切口。通过左前外侧切口处理起源于左锁骨下动脉血管的损伤。联合切口如损伤血管近端和远端双侧切口可能会对左侧大血管造成严重伤害。

血管腔内治疗

所有形式的创伤性血管损伤的血管腔内治疗在过去 10 年中稳步增加[21]，特别是在成人创伤患者中，胸部支架置入在这段时间内的使用率呈指数增长。早期结果例如早期生存率、卒中率和截瘫率不比开放手术差。将该技术推广到儿科患者中受到一些因素的限制。值得注意的是，现有的支架移植物对于儿童的主动脉来说直径太大，而对于股血管来说输送导管通常太大或太短，并且需要髂动脉导管来用于更近端的输送。此外，幼年儿童随着血管生长可能会导致血管移植物移动

或限制血管生长。胸主动脉支架可用于少数具有良好早期结果的青少年患者中。这些患者主动脉直径接近成人，而且不会继续生长[22]。尽管新出现了支架置入术，开放性手术修复仍然是目前儿童胸主动脉损伤的标准治疗。

儿童血管损伤血管腔内治疗的其他应用包括伴有轻微内膜瓣损伤或动脉夹层形成的钝性肢体血管损伤患者的血管成形术。髂动脉的损伤也可以通过血管腔内支架置入治疗，尽管这种干预措施的长期结果还未知。最后，如上所述，可以使用血管腔内治疗来处理钝性或穿透性颈部血管罕见的手术难以达到的损伤。

非手术治疗

尚未证明对医源性或创伤性血管损伤患者进行非手术治疗包括单独抗凝优于其他治疗策略，所以使用时应特别小心。一个需要考虑的因素是当存在外科手术探查禁忌证时，如极危重患者可以考虑采用非手术治疗。有时可以采用单独抗凝治疗椎动脉或颅内颈动脉的钝性损伤。对于肢体损伤，如果延迟手术时间超过组织缺血的关键时间，但是可以通过侧支循环的灌注来维持肢体的活力，那么也可以进行延期重建术，因为有报道使用这种方法来恢复肢体的长度[9, 23]。但是，在所有手术可及的损伤部位，尽可能的早期干预仍然比这种方法更为合适。

ECLS 插管

ECLS 插管也与儿科血管损伤有关，然而即使没有直接血管损伤，在 VA ECLS 插管期间右侧颈动脉相对闭塞也会导致认知和运动神经功能缺陷。与以前描述的长期肢体长度差异相比，该证据导致一些研究中心在拔管后常规进行颈动脉重建术。与对照组相比，此方法具有良好的通畅率和神经系统结果[24]。

儿童血管损伤的辅助治疗

临时血管转流术

本书第 17 章中详细描述了临时血管转流装置是用于早期或加快修复损伤或破裂血管的灌注的装置。在进行其他操作如取静脉或四肢骨折复位时通常会使用临时血管转流装置。临时转流可以

早期、快速恢复肢体灌注来保持组织活力，直到可以进行明确的血管修复术。现代战争中，在军事外科医师进行损伤控制复苏的情况下，临时血管转流术的使用越来越受到重视[25]。军用和平民的经验表明四肢动脉近端转流的通畅性保持在 85%和 95%，并且运用在近端血管如腘动脉或股动脉时对保肢率不会产生负面影响[25]。较小的远端血管转流的通畅率低，并未显示有改善保肢的作用。

鉴于血管转流术在成人血管创伤中的经验，对于儿童血管损伤患者推荐使用类似的方法。与成人一样，血管转流术可能对伴有血管和骨折的年轻患者最有用。在这种情况下，血管转流可用于复苏过程中来恢复损伤或破裂血管的灌注，同时减少骨关节损伤、稳定骨关节。重要的是要注意球囊导管血栓切除术应在放置并移除转流管之前进行。在转流管移除前后，还应将肝素化的盐水注入远端缺血动脉段。选择适当大小的转流管来保持通畅以及防止血管内膜不必要的损伤。使用临时血管转流可以减少总的缺血时间，成为最终修复的桥梁。缺血时间的减少可以降低筋膜室综合征、神经损伤和肌肉损伤的发生率，从而提高保肢治疗的整体质量，防止由于肢体功能不良而造成的截肢。

肝素的作用

肝素的作用是降低血小板聚集并防止血凝块形成和扩展。作为一种独立的治疗方法，它可以防止进一步的血栓形成，而正常的纤维蛋白溶解机制会促进闭塞血管的再通。肝素也可以在短暂的血管痉挛期间预防血栓聚集。尽管使用肝素作为血管损伤独立的治疗方法已经不受欢迎，但全身或局部使用是儿童血管损伤重建的重要辅助手段。和成人一样，多发伤通常是禁忌使用肝素的，因为此时发生不必要出血的风险很高。在这些情况下，肝素的局部（冲洗开放血管表面）或区域（注入要重建血管的近端和远端）使用是重要的。如果是孤立性血管损伤，那么不必要的则出血风险又会降低，一旦怀疑或明确诊断就应该开始进行系统性肝素化治疗。系统性肝素治疗应维持在治疗水平，直到完成所有血管重建以及重新建立了正常的血流灌注。持续给予肝素 24～48 小时可在修复小动脉或修复重建术后发挥作用。当存在复杂因素如血管痉挛、远端血流量减少时，儿童血管损伤也可临时使用全身肝素化治疗。可以考虑在

年轻人中进行抗血小板治疗，即低剂量阿司匹林，来减少修复部位血小板聚集从而有利于动脉重建。与肝素一样，阿司匹林发生相关并发症（即 Reye 综合征）的风险必须与它带来的所有益处相平衡。

溶栓术

一般来说溶栓治疗动脉损伤的作用有限，因为合并伤通常会限制它的使用。这种方法最可能用于钝性或医源性损伤后出现延迟诊断从而导致血栓延伸至胫动、静脉中的情况。它也可能在治疗医源性血管损伤中起作用，尽管与手术修复相比，这种方法的适应证尚未明确。溶栓治疗通常能够作为独立的治疗方法来处理急性血栓性闭塞，或者可以更具体地暴露损伤以更好地直接进行修复。导管下动脉腔内介入治疗将导管延伸至血栓近端，通过导管给药是给药的首选方法。组织型纤溶酶原激活剂（tPA）是目前唯一可用的药物，给药剂量在 0.25～1.5mg/h。一旦全身纤维蛋白原水平下降（表明凝块完全溶解），纤维蛋白原水平确保血栓溶解停止。同时使用肝素并且在溶栓后继续使用以防止凝块延伸。随访时通过置入的导管进行血管造影来确认残留管腔缺损是否需要额外的处理，如血管成形术、开放性血栓切除术或手术重建。出血是这种治疗方式的最大风险。

术后管理

抗血小板治疗通常用于成人血管重建术后，外伤性和慢性血管损伤皆为其适应证。假设损伤血管和新建的吻合口处缺乏上皮细胞，则容易发生血小板聚集。新的血管上皮通常在血管吻合术后几天内形成。因此，虽然没有证实置入导管后在预后或保肢方面的优势，但抗血小板药物的理论好处将会通过非常短的疗程（如 30 天或更短）实现，而较长疗程的治疗不会增加额外的好处。

术后监测最好联合临床评估、IEI 和多普勒超声。这种组合监测方法检测出血管重建失败的可靠性高。静脉造影检查包括 CTA 和导管血管造影都是不必要的，因此可以使这些儿童患者的辐射暴露量最小化。不幸的是，对儿科创伤患者的随访并不普遍，这就导致长期疗效在很大程度是未知的。修复后及时的监测以及术后观察可以检测到可能导致早期移植失败的技术缺陷。长期监测旨在筛查移植物的动脉瘤样扩张和检测吻合口处狭窄，这些可能导致晚期旁路术失败或肢体生长障碍。

小儿血管损伤的转归

由于这一领域的研究少，所以对小儿血管损伤的结局知之甚少。一项医源性股动脉损伤的病例分析发现，14 例（6 个月至 9 岁）患者伴有急性下肢缺血，其中 6 例在外科手术干预后恢复了明显的动脉搏动，4 例在随访中恢复了明显的动脉搏动，总体动脉搏动的恢复率为 71%[9]，这一组患者中，2 例死于心肺并发症。7 例（3～9 岁）患者有慢性缺血，4 例出现跛行，3 例出现下肢不等长和步态障碍，这些患者全部都接受了手术干预（5 例髂股旁路移植术，1 例股 - 股旁路移植术，1 例补片血管成形术）。7 例患者中 6 例术后有明显的动脉搏动，长期随访（平均 3.3 年）后 4 例跛行患者全部改善，3 例下肢不等长患者中 1 例有所改善。

类似地，一直以来缺乏非医源性儿童血管损伤后肢体和其他动脉重建的长期随访数据，导致旁路移植术的命运不确定。大隐静脉旁路介入术在理论上可能会随着时间而扩大，尽管有导致肾动脉进行旁路术后动脉瘤样变，但在四肢并没有这样的报道。如果可能，应定期（年度）对移植物进行监测。多普勒超声检查可以检测移植物是否变性或移植失败，并且可以及时重新介入治疗和辅助改善一期通畅率[3, 17]。

在创伤性血管损伤的报告中，未经调整的死亡率从某一单一机构研究的 103 例患者中为 9.7%[2] 到国家创伤数据库中 1 138 例 16 岁以下患者的 13.2%[1]。死亡原因很少与血管损伤直接相关，血管损伤儿童调整后的死亡率明显低于成人（比值比为 0.60，95%CI 为 0.45～0.79，P < 0.001）[1]。58 例肢体动脉损伤患者中 11 例发生肢体不等长，对 103 例患者的长期随访后发现 65 例患者出现下肢不等长[2]。

未来展望

本章中包含的绝大多数建议都是基于动物研究、病例分析和专家意见。由于在任何一个机构中这些病例的数量都相对较少，多机构合作势必会超越这一低水平的循证依据。儿科血管创伤人口统计基本资料可以从国家创伤数据库（NTDB）

中来寻找，而且发表在儿科年度报告上，目前至少有一个中心在进行该研究[1]，尽管与血管损伤治疗有关的具体结果还未知。未来共同的努力方向应着重于评估我们在现代战争经验中精练的血管移植术并运用到普通儿科患者中。此外，应优先考虑进行系统地研究新生儿血管损伤的短期和长期结局，因为这些损伤与残疾和生活质量丧失等方面的成本关联性最大。最后，使用现代技术预防损伤如超声引导和新一代血管腔内技术，必须对儿科患者进行仔细的评估。

结论

由钝性和穿透性损伤机制引起的儿童血管损伤的处理是由一系列外科专家完成的。虽然对这些损伤的历史处理方法侧重于非手术治疗，但现代研究表明，许多情况下手术干预是可行、安全且必要的。战争中血管创伤治疗的结果表明全面的处理方法包括根据需要进行血管转流术、损伤的控制性复苏、使用间断缝合术置入血管移植物来进行血管重建、围术期抗凝以及在肢体损伤时及时进行筋膜切开术，这种全方位的处理方法给儿童患者带来良好的短期效果。未来的研究工作应集中在更深入地了解血管生物学发展的血管系统及其对损伤的反应，建立多机构临床合作来研究儿科血管创伤治疗的最佳临床方法。

（蒋玉洁　译　赵珺　校）

参考文献

1. Barmparas G, Inaba K, Talving P, et al: Pediatric vs adult vascular trauma: a National Trauma Databank review. J Pediatr Surg 45:1404, 2010.
2. Klinkner DB, Arca MJ, Lewis BD, et al: Pediatric vascular injuries: patterns of injury, morbidity, and mortality. J Pediatr Surg 42:178, 2007.
3. Myers SI, Reed MK, Black CT, et al: Noniatrogenic pediatric vascular trauma. J Vasc Surg 10:258, 1989.
4. McGuigan R, Spinella PC, Beekley A, et al: Pediatric trauma: experience of a combat support hospital in Iraq. J Pediatr Surg 42:207, 2007.
5. Coppola CP, Leininger BE, Rasmussen TE, et al: Children treated at an expeditionary military hospital in Iraq. Arch Pediatr Adolesc Med 160:972, 2006.
6. Corneille MG, Gallup TM, Villa C, et al: Pediatric vascular injuries: acute management and early outcomes. J Trauma 70:823, 2011.
7. Dalsing MC, Cikrit DF, Sawchuk AP: Open surgical repair of children less than 13 years old with lower extremity vascular injury. J Vasc Surg 41:983, 2005.
8. Flanigan DP, Keifer TJ, Schuler JJ, et al: Experience with iatrogenic pediatric vascular injuries. Incidence, etiology, management, and results. Ann Surg 198:430, 1983.
9. Lin PH, Dodson TF, Bush RL, et al: Surgical intervention for complications caused by femoral artery catheterization in pediatric patients. J Vasc Surg 34:1071, 2001.
10. Allison ND, Anderson CM, Shah SK, et al: Outcomes of truncal vascular injuries in children. J Pediatr Surg 44:1958, 2009.
11. Cox CS, Jr, Black CT, Duke JH, et al: Operative treatment of truncal vascular injuries in children and adolescents. J Pediatr Surg 33:462, 1998.
12. Peck MA, Clouse WD, Cox MW, et al: The complete management of extremity vascular injury in a local population: a wartime report from the 332nd Expeditionary Medical Group/Air Force Theater Hospital, Balad Air Base, Iraq. J Vasc Surg 45:1197, 2007.
13. Warkentine FH, Clyde Pierce M, Lorenz D, et al: The anatomic relationship of femoral vein to femoral artery in euvolemic pediatric patients by ultrasonography: implications for pediatric femoral central venous access. Acad Emerg Med 15:426, 2008.
14. Katz S, Globerman A, Avitzour M, et al: The ankle-brachial index in normal neonates and infants is significantly lower than in older children and adults. J Pediatr Surg 32:269, 1997.
15. Burkhardt GE, Gifford SM, Propper B, et al: The impact of ischemic intervals on neuromuscular recovery in a porcine (Sus scrofa) survival model of extremity vascular injury. J Vasc Surg 53:165, 2011.
16. Aspalter M, Domenig CM, Haumer M, et al: Management of iatrogenic common femoral artery injuries in pediatric patients using primary vein patch angioplasty. J Pediatr Surg 42:2007, 1898.
17. Cardneau JD, Henke PK, Upchurch GR, Jr, et al: Efficacy and durability of autogenous saphenous vein conduits for lower extremity arterial reconstructions in preadolescent children. J Vasc Surg 34:34, 2001.
18. Steen S, Andersson L, Lowenhielm P, et al: Comparison between absorbable and nonabsorbable monofilament sutures for end-to-end arterial anastomoses in growing pigs. Surgery 95:202, 1984.
19. Calles-Vazquez MC, Crisostomo V, Sun F, et al: Angiographic, ultrasonographic, and macroscopic assessment of aortic growth after VCS clips, interrupted polypropylene, or running polyglycolic acid anastomosis. J Pediatr Surg 42:2007, 1695.
20. Brahmamdam P, Plummer M, Modrall JG, et al: Hand ischemia associated with elbow trauma in children. J Vasc Surg 54:773, 2011.
21. Karmy-Jones R, Hoffer E, Meissner M, et al: Management of traumatic rupture of the thoracic aorta in pediatric patients. Ann Thorac Surg 75:2003, 1513.
22. Milas ZL, Milner R, Chaikoff E, et al: Endograft stenting in the adolescent population for traumatic aortic injuries. J Pediatr Surg 41:e27, 2006.
23. Klein MD, Coran AG, Whitehouse WM, Jr, et al: Management of iatrogenic arterial injuries in infants and children. J Pediatr Surg 17:933, 1982.
24. Desai SA, Stanley C, Gringlas M, et al: Five-year follow-up of neonates with reconstructed right common carotid arteries after extracorporeal membrane oxygenation. J Pediatr 134:428, 1999.
25. Rasmussen TE, Clouse WD, Jenkins DH, et al: The use of temporary vascular shunts as a damage control adjunct in the management of wartime vascular injury. J Trauma 61:8, 2006.

第21章　下腔静脉滤器

CHIRAG M. PATEL, DINESH G. RANATUNGA, IAN RENFREW

摘要

静脉血栓栓塞（VTE）包含的临床表现范围广泛；肺栓塞（PE）是最危险的潜在致命的心肺损害。每年估计有2.5万～20万人死于PE，非致命性肺栓塞每年达到63万例[1-3]。尽管全身抗凝治疗仍然是各种形式的静脉血栓栓塞患者的治疗金标准，然而下腔静脉（IVC）滤器的置入可用于一小部分存在抗凝治疗禁忌或治疗无效的患者。本章介绍了下腔静脉滤器的使用，包括入组患者的选择（包括那些外伤患者），强调了不同的滤器类型、放置的适应证、手术技术和潜在相关的并发症等。

关键词： 深静脉血栓，预防，下腔静脉滤器，适应证，并发症

滤器和术语

如今市场上有各种各样的下腔静脉（IVC）滤器，总结于表21-1，常用的见图21-1。大致可分为两种：永久性滤器和暂时性可收回滤器，后者是目前在临床上最常使用的。此外，根据患者有无肺栓塞（PE）和/或深静脉血栓形成（DVT），滤器的置入可用于"治疗"或"预防"。这种情况下，"治疗"这个词有点用词不当，因为对于滤器本身而言并不能治疗血栓或血栓栓塞（即它并不能减少血栓的数量）。然而，随着滤器放置的历史发展，"治疗"这个词便是司空见惯的了。临床上将滤器放置在明确存在血栓的患者中[即明确诊断为深静脉血栓形成和/或PE的患者]以防止血栓栓塞后遗症。相反，预防性滤器的放置不需要有明确诊断的血栓性疾病，即不需要明确诊断为深静脉血栓形成和静脉血栓栓塞症（VTE）。预防性放置滤器主要是针对那些未来存在VTE风险[4]和/或不适合进行抗凝治疗（预防性或治疗性）的患者。预防性滤器的放置在滤器的应用中有很大的发展空间[5]。

适应证

在过去的20年里下腔静脉滤器的使用呈指数增长，由于它们的适用性增加；放置相对简单；外形安全；可用于血栓或栓塞的预防。尽管很受欢迎，但是令人惊讶的是，目前缺乏有力的临床证据来支持它们的效果。只有两个随机对照试验（RCT）得出了检查结果[6,7]。总的来说，下腔静脉滤器置入的适应证可以分为以下两种：常规使用（基于循证指南）和扩展性使用（指适应证超出循证指南范围）[8]。这些适应证总结于框21-1。

推荐适应证

建议将下腔静脉滤器放置在静脉血栓栓塞伴随一个或多个以下症状的患者中：①存在抗凝禁

表21-1	市场上现有的下腔静脉滤器品种举例		
品种	型号	穿刺部位（颈静脉/股静脉）	是否可做MRI
永久性滤器			
Bird's Nest 滤器	14F	两处都可（独立包装）	否
Greenfield（不锈钢）	14F	两处都可（独立包装）	否
SimonNitinol 滤器	9F	两处都可（独立包装）	是
TrapEase 滤器	8F	两处都可（共用包装）	是
VenaTech 滤器	14.6F	两处都可（一个包装）	是
可回收滤器			
GuntherTulip 滤器	12F	两处都可（独立包装）	是
OptEase 滤器	8F	两处都可	是
Recovery 滤器	9F	股静脉	是

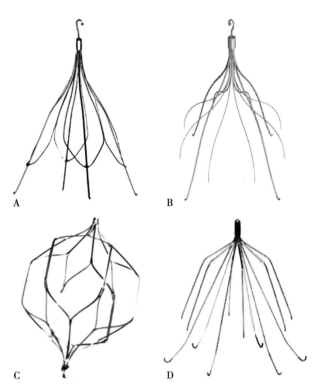

图 21-1　常用的可回收下腔静脉滤器。(A)Cook Günther Tulip 滤器;(B)Cook Celect 滤器;(C)Cordis OPTEASE 永久性下腔静脉滤器;(D)Bard G2 滤器

框 21-1	放置下腔静脉滤器的适应证和禁忌证

推荐适应证(基于循证指南)
- 有抗凝禁忌证的 VTE 患者
- 抗凝治疗出现并发症的 VTE 患者
- 抗凝治疗后仍反复发生 VTE 患者(抗凝失败)

扩展适应证(超出循证指南适应证范围)
- 合并肺动脉高压的复发性肺动脉栓塞患者
- 临界性心肺功能储备或伴有慢性阻塞性肺疾病(COPD)的 DVT 患者
- 髂股静脉内含有大量游离血栓的患者
- 欲行血栓切除术、栓子清除术或溶栓的 DVT 患者
- 存在高风险 DVT 发生的创伤患者(头和脊髓损伤,骨盆或下肢骨折)
- 有抗凝禁忌证的高危手术患者
- 伴有癌症、烧伤或妊娠的 DVT 患者

禁忌证
- 无法纠正的凝血病
- 慢性下腔静脉血栓
- 脓毒症或菌血症
- 巨大的下腔静脉(超过 3.5cm)

Adapted from Crowther MA: Inferior vena cava filters in themanagement of venous thromboembolism. Am J Med 120: S13-S17, 2007.

忌证;②以前或现在出现过抗凝治疗的并发症;③尽管进行全身足够的抗凝治疗后还是复发的静脉血栓栓塞患者[8、11~13]。置入滤器作为患者的抗凝治疗替代方案。当出血风险解决后应立即开始使用传统的抗凝药物,滤器也应在治疗后定期取出。

扩大适应证

下腔静脉滤器还可以用于一些循证指南之外的患者。通常滤器应用的范围涉及高风险临床事件,包括患者处于高抗凝状态导致证据不足以指导治疗,比如癌症、孕妇、高风险手术、外伤、慢性血栓栓塞性疾病或伴有心肺功能不全的深静脉血栓形成的患者[8、11~13]。滤器作为预防性处理措施运用于高风险损伤患者成为近期文献感兴趣的主题。这些患者缺乏随机对照的数据来支持使用下腔静脉滤器的好处。然而,由个别机构和临床医师在个案基础上来决定这类患者的最佳治疗方案。

创伤

所有住院患者中复杂创伤患者 VTE 发病率最高,在这些患者中,第一个 24 小时内幸存下来的患者中,PE 被认为是最常见死亡原因[9、14]。VTE

风险因影响凝血功能而加重病情,如血液高凝状态、血容量降低、炎症介质增加和输注血液制品等。药理学(低分子量肝素)和机械性血栓预防(间歇性充气压缩)和弹力袜被提倡作为无显著出血风险患者的治疗方案[9]。目前仍有关于 VTE 的最佳预防方案的争论,那些被认为是 VTE 高风险的患者中有显著的出血风险。

有些研究者主张在高危创伤患者的治疗中预防性放置下腔静脉滤器。2002 年,东盟创伤外科学会建议应考虑对高危患者进行预防性放置下腔静脉滤器来进行后续治疗[15]。东盟创伤外科学会开发了一种风险分级系统——风险评估资料(RAP)——允许根据 VTE 风险对创伤患者进行分类。RAP 评分(框 21-2)参考了其他的评分系统,如格拉斯哥昏迷评分(GCS)和简要创伤指数(AIS)及 16 个其他危险因素[16]。RAP 评分大于 5 分的患者发生 VTE 的风险将增加 3 倍。

然而,与此相反的是,美国胸科学院医师(ACCP)根据 2008 年的指南推荐对严重外伤或脊髓损伤患者放置下腔静脉滤器预防可能的血栓形成(1C 级证据)。这些指南推荐在高风险患者中放置滤器。由于存在出血风险,低血容量的患者禁用肝素来下）前需要进行造影检查以明确静脉解剖结构并明确诊断是否存在血栓。滤器可以通过股动脉、颈静脉或肱动脉穿刺入路，在创伤患者中最常使用的是颈静脉。

滤器置入

滤器被批准放置在下腔静脉的肾下部分静脉内。在某些情况下，滤器也可以安全地放置在肾上下腔静脉内[18]（图21-2）。框21-3列举了肾上下腔静脉滤器的简介[18]。结合超声（US）引导下通过颈内静脉或股总动脉（通常在右侧进入）穿刺入路，并将导管置于髂静脉内，随后进行造影。通过FLUSH血管造影显示导管中的高血流量，静脉压力图来评估静脉的解剖结构（即下腔静脉和肾静脉）。这种操作还可以评估下腔静脉的直径，并有助于排除下腔静脉血栓和妊娠导致的其他异常，如双下腔静脉（图21-3）。然后可以通过导丝交换导管用于引导鞘管，随后将头端放置在肾静脉下方（图21-4）。完成血管造影以确保滤器放置的位置、方向和下腔静脉的完整性。最重要的是要确保滤器放置的位置，可以随时进行检查，并进行随访。

框21-2	风险评估资料评分
年龄	**得分（分）**
40~60岁	2
60~75岁	3
>75岁	3
损伤相关因素	**得分**
胸部AIS评分>2分	2
腹部AIS评分>2分	2
脊柱骨折	2
头部AIS评分>2分	3
昏迷（GCS为4~8分）	3
复杂性下肢骨折	4
骨盆骨折	4
伴有截瘫或四肢瘫的脊髓损伤	4
医源性因素	**得分**
股静脉置管时间超过24小时	2
第一个24小时输血次数为4次或更多	2
手术时间超过24小时	2
重要静脉损伤修复和结扎	3
潜在问题	**得分**
肥胖	2
恶性肿瘤	2
入院时凝血功能异常	2
血栓栓塞病史	3

Adapted from Rogers FB, Cipolle MD, Velmahos G, et al: Practice management guidelines for the prevention of venous thromboembolism in trauma patients: the EAST practice management guidelines work group. J Trauma 53: 142-164, 2002.
AIS，损伤评分简表；GCS，格拉斯哥昏迷评分。

抗凝治疗，应当接受预防性放置滤器（1B级的证据）[9]。我国和国际之间存在着实践上的差异。创伤中心未经任何随机对照试验就使用下腔静脉滤器来处理创伤患者，这一趋势可能会继续下去[17]。

禁忌证

IVC滤器置入的禁忌证是不明确的，虽然如此，但能够认识到这一点也是很重要的。目前一致认为的禁忌证包括严重的不可纠正的凝血性疾病、下腔静脉血栓形成、确诊的菌血症/脓毒血症、巨大下腔静脉（直径大于3.5cm）。

技术

滤器的置入和取出（在非永久性放置的情况

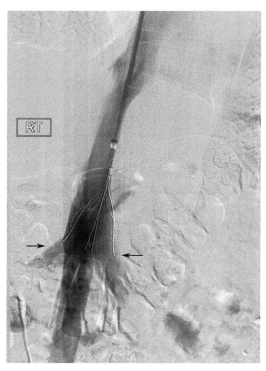

图21-2 放置的肾上下腔静脉滤器，是由于盆腔包块压迫了肾下下腔静脉。滤器置入术后肾静脉造影显示的肾静脉（箭头）

框 21-3	肾上下腔静脉滤器放置的指征

下腔静脉血栓形成无法放置肾下下腔静脉滤器

需放置下腔静脉滤器的孕妇

哺乳期患者也适合放置肾上下腔静脉滤器

放置肾下下腔静脉滤器后血栓延伸

性腺静脉血栓形成

解剖变异（双下腔静脉，肾静脉位置低）

肾下下腔静脉受到明显外源性压迫

肾下下腔静脉先天性狭窄

腹腔或盆腔包块需要手术且考虑游离下腔静脉的患者

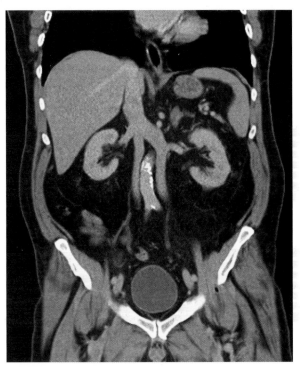

图 21-3　下肢深静脉血栓形成患者术前发现双下腔静脉

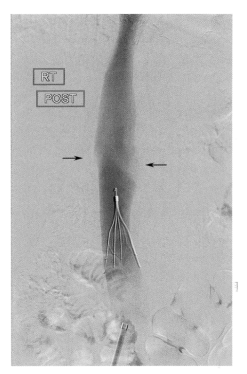

图 21-4　肾下腔静脉滤器。静脉造影显示双肾静脉入口凹陷影（箭头）

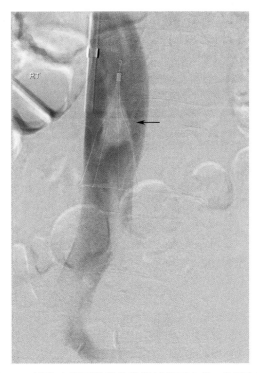

图 21-5　拟取出的下腔静脉滤器捕获到血栓，表现为造影剂充盈缺损（箭头）

滤器取出

短期使用可回收的滤器不断地增加[19, 20]。尽管所有可回收滤器也可以被用作永久性滤器，但绝大多数患者放置的都是临时性下腔静脉滤器。Kaufman 等建议在存在短期抗凝治疗禁忌证的 VTE 和 / 或 PE 患者中可以考虑使用可回收滤器，预期寿命大于 6 个月，并且确保患者遵医嘱和定期随访[21]。

尽管有些患者可以通过肱动脉途径来取滤器，但通过颈静脉途径可以在 82% 的患者中成功取出滤器[22]。应先进行血管造影（相对于下腔静脉）来检查滤器是否存在栓塞、穿孔、下腔静脉血栓形成（图 21-5）。一旦这些情况都被排除在外，就可以使

用圈套器在其顶点套住钩子捕获滤器，再将保护套推到滤器延展部位使其折叠成其放置前的形状。然后，应进行静脉造影以确保下腔静脉的完整性。图 21-6 显示的是取滤器的例子。

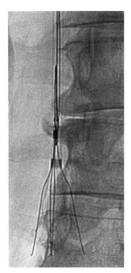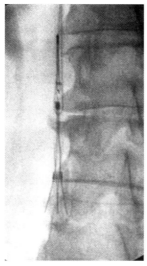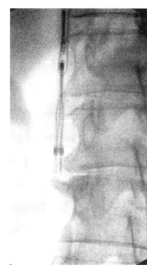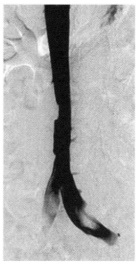

图 21-6　用抓捕器捕获下腔静脉滤器并重新将滤器引入鞘管中（不是将滤器拉入鞘中而是用鞘将滤器尾端包裹使其回缩恢复放置前的样子）。下腔静脉滤取出后静脉造影显示没有造影剂外渗或血管撕裂

并发症

并发症可分为短期并发症或长期并发症（框 21-4）。4%～11% 的患者发生与滤器置入相关的并发症。虽然报告中指出的并发症发生率总体上存在差异，但致命的并发症却很少见（小于 0.2%）[23, 24]。经验丰富的术者进行下腔静脉滤器的置入并发症

发生率较低；对患者进行筛选，进行适当处理，长期并发症的风险也会降低。

短期并发症

立即出现的相关并发症包括血管穿破和气胸（这两种潜在的并发症都是可以避免的）、血肿形成和滤器移位。这些并发症可能与造影剂、置入部

框 21-4	滤器放置后的并发症
短期并发症 • 造影剂反应 • 心律失常 • 空气栓塞（特别是经颈静脉入路） • 气胸 / 血胸 • 导丝穿到血管外 　• 过早张开——髂静脉，上腔静脉，心脏，下腔静脉近端处 • 不完全张开 • 滤器倾斜 / 角度不正确 　• 放置位置错误——放置在髂静脉，肾静脉近端 　• 通常需要再次置入一个滤器 • 导丝缠绕 • 滤器移位（3%～69%） • 滤过栓塞（2%～5%）——心脏和肺动脉栓塞 • 滤器断裂 • 穿刺部位出血 / 血肿。这会影响后续的抗凝治疗 • 穿刺部位感染 • 造影剂引起的肾功能不全 • 动静脉瘘	• 抗凝治疗失败或延迟可能会导致进行性下肢深静脉血栓形成、股青肿或静脉性坏疽 • 穿刺部位血栓形成（2%～35%） • 复发性肺栓塞（0.5%～6%） • 致命性肺栓塞——罕见（<1%） • 死亡——非常罕见（3/2 557） **长期并发症** • DVT 的风险增加 • 医师预期的长期保护作用未能达到预防作用 • 滤器迁移：至近端或远端 • 穿透静脉壁 / 穿孔：腹膜后、主动脉、输尿管和肠损伤是常见的，一般没有不良后果 • 滤器断裂 • 下腔静脉阻塞（2%～28%）导致慢性下肢水肿、色素沉着和溃疡 • 下腔静脉综合征 • 随后从股静脉入路放置的包括临时起搏器在内的右心 / 肺动脉导管相关的风险 • 累及神经导致的腰部疼痛 • 肾盂静脉炎（非常罕见）

位、导丝和导管等有关。滤器倾斜或不完全开放，这时就需要进行重新定位。有人认为滤网倾斜超过 15°会导致滤器功能降低[23]。如果滤器置入下腔静脉，创伤患者可能会出现问题。

长期并发症

由于存在长期不良事件的风险，永久性滤器的放置已受到认可。置入 IVC 滤器后 DVT 的发生率在 6%～36%[24, 25]。重要的是 DVT 和 PE 患者 IVC 滤器置入术后滤器血栓拦截率和形成率分别高达 28% 和 9%[26]。在这种情况下，滤器需要在短时间内被取出，那么使用可回收滤器则是有利的。不幸的是，可预见的血栓却很少被发现。

尽管初始放置滤器可检查到血栓形成，但检出率低至 22%。这种低检出率最常见的原因是缺乏随访[27]。DVT 和 IVC 滤器血栓形成的风险增加是由于血栓形成后综合征的增加趋势，这仍然是严重的长期并发症[28, 29]。滤器偏移和机械故障被认为是非常罕见的不良事件[19, 30]。然而，Nicholson 等的最近一项研究表明，Filter 折断和栓塞发生率显著高于 25%，其中一些会导致严重的临床后遗症[31]。截至 2014 年仍然缺乏可靠的长期安全性和有效性的合理证据。

总结

在静脉血栓栓塞症患者中如果存在药物抗凝禁忌证，那么可以预防性使用下腔静脉滤器，无论是永久性的还是可回收性滤器。目前滤器越来越实用，安全性好且易回收，方便检查，近期滤器放置的数量在急剧上升。虽然推荐应用滤器表明放置下腔静脉滤器的效果已得到认可，但是目前还缺乏更多的临床试验证据来证明预防性使用滤器的优势。需要更进一步的前瞻性研究来评估滤器放置的长期有效性和安全性。

（蒋玉洁 译　赵珺 校）

参考文献

1. Development NC: Prevention of venous thrombosis and pulmonary embolism. JAMA 256:744–749, 1986.
2. Clagett GP: Basic data related to venous thromboembolism. Ann Vasc Surg 2:402–405, 1988.
3. Committee HoCH: The prevention of venous thromboembolism in hospitalised patients. Second report of session 2004-5, London, 2007, DOH.
4. Greenfield LJ, Proctor MC, Michaels AJ, et al: Prophylactic vena caval filters in trauma: the rest of the story. J Vasc Surg 32:490–495, discussion 496–497, 2000.
5. Stein PD, Kayali F, Olson RE: Twenty-one-year trends in the use of inferior vena cava filters. Arch Intern Med 164:1541–1545, 2004.
6. Decousus H, Leizorovicz A, Parent F, et al: A clinical trial of vena caval filters in the prevention of pulmonary embolism in patients with proximal deep-vein thrombosis. Prevention du Risque d'Embolie Pulmonaire par Interruption Cave Study Group. N Engl J Med 338:409–415, 1998.
7. Usoh F, Hingorani A, Ascher E, et al: Prospective randomized study comparing the clinical outcomes between inferior vena cava Greenfield and TrapEase filters. J Vasc Surg 52:394–399, 2010.
8. Crowther MA: Inferior vena cava filters in the management of venous thromboembolism. Am J Med 120:S13–S17, 2007.
9. Geerts WH, Bergqvist D, Pineo GF, et al: Prevention of venous thromboembolism: American College of Chest Physicians Evidence-Based Clinical Practice Guidelines (8th Edition). Chest 133:381S–453S, 2008.
10. Kearon C, Kahn SR, Agnelli G, et al: Antithrombotic therapy for venous thromboembolic disease: American College of Chest Physicians Evidence-Based Clinical Practice Guidelines (8th Edition). Chest 133:454S–545S, 2008.
11. Cherry RA, Nichols PA, Snavely TM, et al: Prophylactic inferior vena cava filters: do they make a difference in trauma patients? J Trauma 65:544–548, 2008.
12. Bates SM, Greer IA, Pabinger I, et al: Venous thromboembolism, thrombophilia, antithrombotic therapy, and pregnancy: American College of Chest Physicians Evidence-Based Clinical Practice Guidelines (8th Edition). Chest 133:844S–886S, 2008.
13. Girard TD, Philbrick JT, Fritz Angle J, et al: Prophylactic vena cava filters for trauma patients: a systematic review of the literature. Thromb Res 112:261–267, 2003.
14. Knudson MM, Ikossi DG: Venous thromboembolism after trauma. Curr Opin Crit Care 10:539–548, 2004.
15. Rogers FB, Cipolle MD, Velmahos G, et al: Practice management guidelines for the prevention of venous thromboembolism in trauma patients: the EAST practice management guidelines work group. J Trauma 53:142–164, 2002.
16. Welle MK: Inferior vena cava filter use as pulmonary embolism prophylaxis in trauma. Orthop Nurs 30:98–114, quiz 115–116, 2011.
17. Rajasekhar A, Lottenberg R, Lottenberg L, et al: Pulmonary embolism prophylaxis with inferior vena cava filters in trauma patients: a systematic review using the meta-analysis of observational studies in epidemiology (MOOSE) guidelines. J Thromb Thrombolysis 32:40–46, 2011.
18. Kalva SP, Chlapoutaki C, Wicky S, et al: Suprarenal inferior vena cava filters: a 20-year single-center experience. J Vasc Interv Radiol 19:1041–1047, 2008.
19. Hann CL, Streiff MB: The role of vena caval filters in the management of venous thromboembolism. Blood Rev 19:179–202, 2005.
20. Rutherford RB: Prophylactic indications for vena cava filters: critical appraisal. Semin Vasc Surg 18:158–165, 2005.
21. Kaufman JA, Kinney TB, Streiff MB, et al: Guidelines for the use of retrievable and convertible vena cava filters: report from the Society of Interventional Radiology Multidisciplinary Consensus Conference. J Vasc Interv Radiol 17:449–459, 2006.
22. Uberoi R, Chalmers N, Walton P, et al: N. Inferior vena cava filter registry report. British Society of Interventional Radiology 2011.
23. Stawicki SP, Sims CA, Sharma R, et al: Vena cava filters: a synopsis of complications and related topics. J Vasc Access 9:102–110, 2008.
24. Miyahara T, Miyata T, Shigematsu K, et al: Clinical outcome and complications of temporary inferior vena cava filter placement. J Vasc Surg 44:620–624, 2006.
25. Kinney TB: Update on inferior vena cava filters. J Vasc Interv Radiol 14:425–440, 2003.
26. Patel SH, Patel R: Inferior vena cava filters for recurrent thrombosis: current evidence. Tex Heart Inst J 34:187–194, 2007.
27. Karmy-Jones R, Jurkovich GJ, Velmahos GC, et al: Practice patterns and outcomes of retrievable vena cava filters in trauma patients: an AAST multicenter study. J Trauma 62:17–24, discussion 24–25, 2007.
28. Crochet DP, Stora O, Ferry D, et al: Vena Tech-LGM filter: long-term results of a prospective study. Radiology 188:857–860, 1993.
29. Tardy B, Mismetti P, Page Y, et al: Symptomatic inferior vena cava filter thrombosis: clinical study of 30 consecutive cases. Eur Respir J 9:2012–2016, 1996.
30. Athanasoulis CA, Kaufman JA, Halpern EF, et al: Inferior vena caval filters: review of a 26-year single-center clinical experience. Radiology 216:54–66, 2000.
31. Nicholson W, Nicholson WJ, Tolerico P, et al: Prevalence of fracture and fragment embolization of Bard retrievable vena cava filters and clinical implications including cardiac perforation and tamponade. Arch Intern Med 170:1827–1831, 2010.

第22章　血管损伤时软组织和骨损伤的处理

SHEHAN HETTIARATCHY, JON CLASPER

摘要

肢体损伤伴有软组织、脉管系统和骨骼系统的破坏可能会导致截肢，不管是立即截肢还是延期截肢，均可以导致肢体显著功能障碍。避免这些结局的唯一方法就是彻底治疗所有损伤部位，这些治疗需同时进行。重要的是要意识到这三个系统中任何一个系统受损都可影响可保有功能的肢体、功能差的肢体或截肢的肢体之间的走向。这些损伤应由包括这些领域（血管、骨矫形和整形外科医师）专家在内的团队处理，以便在正确的时间做出正确的决定。总体治疗目标不应该是保肢，而是保功能。为了实现这个概念需由专业的团队做出正确的决定，对这些复杂性损伤的统一管理应该在合适的专业中心进行，因为那里有专业人员且有足够的经验来处理各方面的损伤。最后，应该记住关键的决定是是否尝试截肢。下肢截肢是非常有效的选择。如果患者要从肢体损伤中获得良好的整体康复，那么正确地做出这个决定是至关重要的。

关键词：下肢截肢，计分系统，清创，保肢，血管重建，软组织重建，结局，康复

简介

非战争时期，涉及骨、软组织和大血管严重损伤的四肢损伤相对少见。这一系列损伤可称之为肢体损伤。对肢体损伤患者的处理比较困难，因为外科医师在处理这种具有挑战性的肢体损伤方面经验不足。想要突破这种挑战，需要一个多学科的团队，主要包括血管外科、整形外科和骨科。本章的目的是探讨严重下肢创伤血管外成分的性质、血管重建的优先次序和干预顺序，给血管外科医师以及整形外科、骨科医师提供处理软组织和骨损伤的关键要求。

流行病学因素

骨折相关肢体血管损伤取决于骨折损伤的性质，最新文献指出骨折相关肢体血管损伤整体发病率小于1%[1]。然而，某些特殊骨关节损伤如膝关节后脱位，则要求更高的怀疑指数。在军事创伤的高能弹道和爆炸环境中，血管损伤与骨折相关性更高。在679例军事四肢损伤的患者数据中，Brown等发现34例骨折损伤患者和37例四肢血管损伤患者[2]。在这些损伤肢体中只有9例与骨折无关。该研究者指出，骨折合并血管损伤的患者预后更差，这是由于强大能量造成重大骨折而导致软组织损伤后遗症。这个发现与在民生文学报道的高能量肢体损伤的例子一致[3]。以色列35例包括军事和平民的伤亡报告中，Romanoff透露出有35例合并骨、血管损伤，14例（40%）累及股动脉，9例（26%）累及腘动脉，8例（23%）累及肱动脉[4]。与下肢损伤相比，上肢损伤的复杂性通常与枪弹伤相关。Brown系列报告（根据英国军方的经验）中11例（所有损伤的30.5%）累及上肢，其中7例累及肱动脉，4例累及桡动脉和/或尺动脉。

骨折合并血管损伤最常见的是膝关节脱位，特别是先天性膝关节后脱位。对这些患者来说手术并不是优先考虑的处理方案，因为膝关节脱位通常很容易复原，某些情况下，在血管损伤出现之前可能就已经复原了。一般来讲，绝大多数都是闭合性损伤。一篇文献报道245例膝关节脱位患者血管损伤的发生率为32%，决定此结果的重要因素是血运重建时间。该文献的作者认为损伤8小时内的存活率为89%，相反，损伤超过8小时的截肢率为86%[5]。最近的一项多中心研究的前瞻性报告指出，在18例下肢严重损伤的患者中，4例（22%）最终需要截肢（文献上的数据对比）。尽管成功抢救，患者伤后留有不同的后遗症，如中至高度两年残疾率、膝关节僵硬和无力，只有2例患者是稳定的[6]。

骨折分级

开放性骨折代表一组各种各样的损伤,但组织损伤严重程度和保肢、功能恢复的可能性之间的关系已经反复确认了几十年。因此,Gustilo 和 Anderson 在 1976 年提出一个正式的开放性骨折严重程度的分级系统(表 22-1)[7]。这对开放性骨折伤口的分类,特别是感染的风险被普遍应用。Gustilo Ⅰ型骨折感染率为 1% 或更低,Gustilo Ⅱ型骨折感染率约 3%[8]。据其描述,重新认识到Ⅲ型骨折是一组异质性骨折,并对原来的分级进行修正,对Ⅲ型骨折细分如下:

- ⅢA 型:广泛性骨裂伤,但有充分的软组织覆盖
- ⅢB 型:广泛的软组织损失,骨膜剥离和骨外露,通常与严重污染有关
- ⅢC 型:开放性骨折伴血管损伤且需要修复

据报道,根据软组织损伤程度和再血管化的时间,ⅢA 型骨折感染率为 17%,ⅢB 型骨折感染率为 26%,ⅢC 型骨折具有可变的感染率。一部分ⅢC 骨折患者由于没有及时血管重建需要截肢,这组测量结果表明与延迟感染无明显相关性。在 546 例胫骨骨折患者中,9 例ⅢC 骨折中的 7 例需要截肢[9]。这些损伤的相对罕见性及其异质性意味着有意义的比较结果(无论是在不同的案例或在同一案例的不同患者之间)是很难得到的。

保肢与截肢

事实上,外科医师处理伴有肢体缺血的肢体损伤时,目前只有三种方案:立即截肢;择期截肢;尝试手术干预保肢。后者可能涉及长时、复杂的血管重建术,明确的骨折固定术,软组织覆盖延伸至微血管组织转移的地方。保肢处理存在潜在的风险,因为费用很高且存在死亡风险,需要多个手术程序且康复时间延长。

表 22-1	Gustilo-Anderson 胫骨开放性损伤的分类
Ⅰ型	清洁的开放性骨折,伤口小于 1cm
Ⅱ型	开放性骨折裂伤超过 1cm,没有广泛的软组织、皮瓣损伤或撕脱
Ⅲ型	开放性节段性骨折,伴有广泛的软组织损伤或需创伤性截肢的开放性骨折

"保肢成功"是一个主观的概念,结果可根据患者自身因素如疼痛、功能、继续工作和满意度来定义。个体差异恢复的期待值不同。年轻患者往往有较高强度的伤前活动,较长时间的康复是为了确保之前的功能性活动能够恢复到正常水平。相比之下老年人活动较少则预期功能恢复较低。预期管理是多学科团队职责的重要组成部分,对于保肢或截肢患者,定期持续地和患者及其家属沟通使其接受现实,有必要积极地向患者解释患肢恢复潜力。

研究报道,胫骨干开放性骨折伴严重软组织损伤患者保肢的长期预后和生活质量比截肢的差[10]。保肢的患者需要更长的时间才能达到正常负重状态,不愿意或不能够工作,而且脚踝的活动范围大幅度减少。Fairhurst 等表明早期截肢患者有较高的功能评分,6 个月内无需再手术,能恢复工作和从事体育活动。他们的结论是:如果胫骨骨折保肢和截肢无法确定,早期截肢效果更好[11]。然而,一项前瞻性多中心试验最近报告了 556 例患者通过 2～7 年的随访发现保肢的患者和早期截肢的患者在功能恢复结果上没有显著性差异[12]。截肢平面是一个进一步的预测结果。需进一步分析保肢和截肢的成本差异,研究表明如果把持续的护理成本和假体置换成本包括在内,截肢成本明显更昂贵。

已陆续提出几个评分系统以帮助评估下肢严重创伤后截肢的必要性,还可以用来增加基于特定准则而客观评估的主观临床印象。在回顾性研究 58 例严重肢体损伤,Bonanni 等发现 MESS 评分系统的灵敏度低(22%)、保肢指数为 61%、预期保肢指数为 33%[13]。LEAP 研究评估了 MESS、预期保肢指数、保肢指数、神经损伤、缺血或软组织污染、骨损伤、休克、年龄(NISSA)和 Hannover 骨折评分量表(HFS-97)。这比发展中国家文献报道的特异度高但灵敏度低。当去除立即截肢后结果评分会进一步降低[12]。来自同一组的进一步研究表明下肢评分不能预测短期或长期的功能结局。

严重肢体损伤的处理策略

手术干预的顺序

目前争论焦点主要是肢体损伤的手术步骤顺序。大多数伴有主要血管损伤的四肢开放性骨折

的必要治疗要素如下：

- 必须对软组织损伤程度、血管损伤和骨骼不稳定性进行系统评估。
- 伤口需要包扎处理，去除所有失活的组织。
- 需要血管修复或重建。
- 必须进行骨关节固定。
- 如伴随感染或筋膜室综合征等并发症时必须积极处理以缓解症状。

确定再灌注与稳定肢体的先后顺序很困难，需要协调以下两个相互限制的条件：必须尽可能地限制缺血时间（不应超过伤后 6 小时），但是又必须及时稳定骨关节且还要保证不会对任何血管修复产生影响。过去的 4 年里关于再灌注与稳定骨关节的先后顺序引起了广泛的争论。一项荟萃分析的数据表明，无论是否先进行骨折固定术，截肢率不受血运重建先后的影响[14]。该作者进行队列研究的回顾性分析没有考虑截肢以外的结果。在 2002 年回顾性研究中，McHenry 研究了 17 例继发枪伤的大血管损伤，得出的结论是：血管重建术（无论是通过限流或转流）前应进行骨折固定术，基于 5 例优先进行骨折固定的患者需要行筋膜切开术，这一高概率无显著性差异。该队列研究中损伤血管包括肱动脉、股动脉和腘动脉，但并不包括小腿血管损伤的患者。14 例优先进行血管重建术的患者中 13 例进行了骨折内固定术，这一结果暗示了可能存在选择偏倚[15]。血运重建术后进行骨折固定术与血管修复损伤无关，这一结论推翻了常用的理论依据，即血管修复完成后进行骨关节矫形术和骨折固定术有很大的危险。

因为临时血管转流术的发展使得争论减弱，临时血管转流术可以促进血流的早期恢复和确保整形外科干预的时间。使用血管转流的广泛经验包括临床资料表明，这种损伤控制辅助处理措施在最严重的肢体损伤患者中延长了保肢治疗时间窗[16, 17]。通过调查大型动物试验数据，也是源于战争期间的调查，证明短暂缺血（少于 3 小时）可以改善肢体神经肌肉恢复功能[18]。不管选择哪种处理方案，值得重申的是这些损伤很少见，往往需要个体化的处理方案。有些患者得益于早骨折固定，有些得益于临时转流，有些得益于早期血管修复。

创伤肢体大截肢

由于急性损伤和无法进行肢体修复进行的截肢，和常规血管外科医师面临无法重建的外周血管疾病的肢体遇到的挑战不同。特别是由于爆炸导致的很难修复的四肢损伤患者，有特定具体的处理要求。在这种情况下，英国防务医疗服务部门的指南是有用的（也适用于非爆炸性肢体损伤患者）详见框 22-1。

需评估肢体远端软组织的活力（这将确定截肢水平），如果伤口暴露不足以评估，应在内、外侧纵向做切口暴露足够的范围。第一次清创时，即使骨长度过长或者过量的软组织存在也应保留所有存活的组织。这主要是为了避免伤口完全闭合，特别是防止皮肤或软组织坏死的发生。在第一次清创时不应去除固定的皮瓣，因为这可能会连带切除可能存活的组织，特别是如果需要进一步切除皮瓣，而这些存活的组织是伤口闭合的必须存在的。清创术后 2～5 天，将皮瓣覆盖到创面促进创面愈合。

截肢本质上是清创的延伸处理而不是特有独立的步骤。采取这种态度，截肢作为非活性组织清创术的一部分，在最远端切除组织避免损伤正常活性组织。

损伤肢体评估

严重肢体损伤患者的管理方案应基于严重创伤生命支持指南或相似指南。肢体损伤，无论多么严重都不应减少或延迟任何抢救措施，需要控

框 22-1	英国关于创伤截肢的医疗服务指南

1. 应记录检查结果和预期需要截肢的肢体。
2. 不应用现有的保肢评分系统来确定是否需要截肢。
3. 只要有可能，决定截肢应由两名以上外科医师确认。
4. 所有骨折损伤部位都应该拍照片。
5. 截肢前应先摄 X 线片。
6. 神经功能障碍（尤其是脚底麻木）不应成为截肢标准中的一部分。
7. 截肢部位应尽可能低。
8. 不应进行平端截肢。
9. 清创术后没有活瓣形成。
10. 应在最远端软组织水平截骨
11. 除非是适当的皮肤 / 软组织平面，否则截肢不应在任何骨折的部位实施。
12. 在一期手术中，伤口的任何部分都不能闭合。
13. 不要阻止皮肤回缩。
14. 如果必须，膝关节截肢是可以接受的。

制大出血且保证气道安全。直接用无菌敷料包扎按压控制肢体出血是可取的。如果不成功则可应用止血带。最好是应用气压止血带，但在军事作战时可应用特有机械止血带。

损伤组织类型、皮肤、肌肉和神经应分别予以考虑和评估。应确定损伤区域（即从损伤处接收的能量转移到肢体的另一部分）。这个区域可以根据损伤的大小而有所不同，但是不论损伤范围大小，损伤区域内的所有组织都会受到不同程度的影响。某些组织如皮肤相对比较粗糙可承受一定程度的损伤，而其他组织（脂肪、肌肉）更可能受到不能修复的损伤。

对于四肢最重要的是要确定是否存在皮肤脱套伤。当去除皮肤深筋膜时会导致血栓形成或皮肤的穿孔、血管撕裂以及随后的皮肤活性丧失。脱套伤常发生在牵引或剪切伤，往往是肢体被车碾过的损伤，脱套伤也可发生在爆炸中，爆炸机制使表皮远离底层组织。很难检测是否存在皮肤脱套伤，但它应该被认为是一个可疑的损伤机制。软组织评估应与骨关节评估相结合。需评估肢体长度差异、骨形态异常、关节功能和轴向稳定性，根据通常的"观察/感觉/运动"模式。

需要进行一个全面完整的神经血管系统检查，虽然意识模糊情况下不能进行全面的运动和感觉功能评估。肢体周围神经也要检查（表22-2）。支配足运动的神经有隐神经（脚背）；足底内、外侧神经（足底）；腓神经（足外侧）；腓神经浅支（足背）；腓总神经和腓深神经（第一趾间间隙）。支配手部运动的神经有正中神经（拇指）、尺神经（小手指）和桡神经浅支（虎口）。

运动功能检查会受到损伤或肌肉机械性撕裂导致的疼痛的限制。下肢胫神经（踝关节跖屈）和腓神经深支（踝关节背屈）需进行检查。上肢需进行以下神经检查：正中神经（拇指外展）；尺神经（手指外展）；桡神经（肘、腕、手指在掌指关节背伸）和肌皮神经（肘反射）。单个的肌肉群也需要进行详细的检查。

骨折和关节脱位术前术后都要进行血管检查。应积极排除骨筋膜室综合征。仔细去除覆盖敷料，检查伤口。此阶段只有视诊是可行的，这种评估结果不如在手术室的检测和评估有效。应记录伤口的位置和大小。皮肤上的痕迹或擦伤看起来是无害的，但可能是剪切力损伤和皮肤脱套伤的结果。需记录任何部位的骨折或关节脱位。

表22-2　四肢功能性运动与感觉评估

神经	运动	感觉	意义
上肢			
肌皮神经	肘反射	前臂桡侧缘	腋窝、上臂损伤；腋窝/肱动脉损伤的风险
正中神经	腕反射，拇指外展功能（拇指可以在手掌90°处）	拇指	缩肌筋膜室综合征
尺神经	手指外展	小指	尺动脉损伤
桡神经	肘、腕、掌指关节手指的外展	虎口	伸肌筋膜室综合征
下肢			
隐神经（股神经末端支）		足内侧缘	大腿损伤或大腿前筋膜室综合征，股动脉/静脉可能损伤
胫神经（足底神经的内侧和外侧面）	踝反射	足底	小腿后群损伤或间隔室综合征，胫后动脉也可能损伤
腓肠神经（腓总神经分支）		足外侧缘	腘窝损伤
腓总神经	踝关节外翻（侧面）	—	损伤部位在深浅分支分叉前（深浅分支的地方感觉丧失），小腿侧室损伤或室间隔综合征
腓总神经浅支		足背	小腿侧面损伤或间隔综合征
腓总神经深支	足背屈	第一趾间间隙	前室损伤或室间隔综合征，胫前动脉也可能损伤

损伤污染部位大的松动部分需要处理，在急诊室不能进行损伤部位常规清创术，最好是在手术室进行。因为急诊室清创有将污染物冲向伤口深部的风险使患者的低体温恶化从而延误有效手术。同样，不可以在急诊室进行伤口探查，因为伤口可以在手术室获得更全面、有效的检查。一旦软组织存在损伤，伤口应该常规拍片检查，然后用生理盐水湿纱布包扎。肢体骨折部位使用夹板固定应尽可能地接近解剖位置。

如果怀疑患者的天然免疫力不足则需要预防性打破伤风。需要静脉注射一定剂量的抗生素（如克拉维酸 1.2g 或头孢呋辛 1.5g，如果患者对青霉素过敏可以用静脉注射克林霉素 600mg 来代替。）

如果怀疑血管完整性被破坏（如早期牵引和夹板固定下动脉搏动不能恢复），需要进一步的检查，这部分在第 5 章和第 6 章阐述。然而，应认识到常规术前血管造影不能表明单一水平损伤。在这种情况下血管损伤和软组织、骨关节损伤是同一级别的。Glass 等发现血管造影对保肢率没有影响，无论血运重建的时间间隔有多长（不超过 6 小时：造影检查保肢率为 85% 和无造影保肢率为 90%；大于 6 小时：造影检查保肢率为 61% 和无造影保肢率为 67%）[19]。我们提倡正确高效地使用血管造影检查且只有在多层软组织或骨骼损伤且血管损伤部位不明确时进行血管造影。

由于多层螺旋 CT 的普及，关于开放性骨折患者常规进行血管造影的价值的争论已经没有意义。CT 血管造影（CTA）如同 CT 检查肢体损伤的其他部分（如骨碎片的位置）或身体其他部位的损伤（如头、中轴骨、躯干等）可以避免常规 DSA 检查。然而，如果没有进行 CTA 检查但血管造影显示异常，小组讨论研究可能是获得必要信息最快捷的方式。

一期手术管理

对肢体多发性患者的创伤手术管理的第一步如下：

1. 清创

当患者在麻醉室，肢体应按规定用肥皂液和外科刷擦洗。这被称为"普通清洁"，不涉及伤口本身。如果伤口情况尚可，可以将充气止血带放在肢体近端。充气程度取决于一开始的失血程度，术中探查伤口应进一步对失血程度进行评估。止血带所提供的不流血区域可以更容易地识别重要的结构，但必须仔细监测止血带的总时间，以尽量减少对脆弱组织的缺血性损伤。按标准准备和包裹好肢体。

2. 转流重建和再评估

第一步是快速识别损伤的血管，选择适当的处理措施，合理地转流动、静脉分支。选择和使用临时血管转流术，切断相邻附件的具体内容可以在第 17 章中回顾。一旦建立临时血管转流重建肢体灌注，对受损组织进行快速检查，重新进行评估是否进行保肢。这可能会使用"清创筛选术"，结合有限的清创术和损伤区域内或边缘的深层组织的手术探查，来评估组织破坏程度及其功能恢复的可能性。

3. 手术清创

清创术应该系统化和精细化，但不应过分切除与伤口相连的未损伤和未污染的组织。功能恢复的程度可能取决于残留组织的多少，过多的组织切除是不正确的。

正常的手术顺序是由浅到深，由周围到中央。在明显的解剖结构破坏的地方，首先要仔细确定主要的神经血管结构，避免清创术中不慎损伤。应切除外伤性伤口皮肤边缘。伤口通常需要扩大到暴露所有受损组织。在下肢应沿筋膜走形扩大暴露范围，以免不必要的清创破坏其他组织。需要切除所有明显失活和污染的组织，系统解剖每层结构和组织。评估不同组织的活性是很困难的，这需要一定的经验。对皮肤而言，最好的评估方法是皮肤切缘有出血，如果存在缺血脂肪就会变色。肌肉是由"4C"原则来进行评估：收缩（轻轻地用血管钳夹住肌肉，肌肉抽搐回缩）；连续（轻轻地拉动肌肉没有撕裂）；颜色（是粉红色而不是暗紫色）；出血。骨关节难以进行评估，但结合骨膜及骨端出血可提示有活性。所有的神经都应该保存下来。值得注意的是，没有出血不是失活的一个可靠标志，患者可能存在低血压或低体温或用了止血带。还有一种可能就是组织有活性但表现不佳，需要在后续灌注时进行检查。

正如前文所讨论的，当组织特别是皮肤发生脱套伤时应在远离下面组织进行剪切。该损伤会导致交通血管的破坏从而导致组织坏死，尽管症状在 3～5 天后才表现出来。对脱套组织活性的评估很困难,靠近脱套伤的切口可能会导致进一步的灌注延迟以及可能存活的组织坏死。脱套皮肤比正常的皮肤更脆弱,必须小心处理,关闭伤口时不能有张力,截取皮瓣时应小心谨慎。

多平面脱套伤发生时,肌肉和神经组织被不同层面组织撕裂破坏(图22-1)。这意味着更严重的损伤和更低的保肢概率。可以用 Arnez 分类法评估和记录脱套伤的程度(框22-2)。

一旦完成软组织清创就应开始骨清创,需要清理骨端,再次评估组织活性和污染程度。所有的沙砾和杂物通过洗涤、骨切和研磨清除。需要清除任何没有软组织附着的松散骨碎片。更大的骨片段,特别是如果有一个关节面可能被保存下来,但是血供很差,也可能成为死骨。

一旦软组织和骨的清创术完成,应根据创面大小用 3~6L 的低渗盐水冲洗伤口。很少有证据支持需使用额外的抗菌药物[20]。过氧化氢没有任何好处,只会损伤组织,所以清创过程中不应使用过氧化氢。

清创术和伤口评估过程中,大量组织损伤和没有希望保肢的情况很有可能出现。根据损伤性质和程度以及操作人员的经验,可以在几分钟内通过手术暴露和清创术到达损伤部位,也可对深层组织结构进行更深入和长期的评估,伤口才变

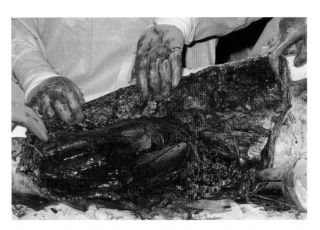

图 22-1 卡车碾压导致的下肢多平面脱套伤。从腘窝处可以看见小腿后方血管完好无损,但骨和软组织损伤的严重程度不允许进行保肢

框 22-2	脱套伤的 Arnez 分类法
1. 局部脱套伤	
2. 非圆形单平面脱套伤	
3. 单平面圆形脱套伤	
4. 多平面圆形脱套伤	

得明显。在这种情况下,决定是否截肢取决于多个因素,但主要还是取决于患者的生理机能。在多发伤和危重的患者中,延迟截肢没有任何好处。但是,除非在生理条件许可的情况下需要进行紧急截肢,关于截肢的决定要和患者讨论并获得知情同意。第一次清创术后24~48小时,推迟截肢到第二次手术是很明智的,这主要是为了和患者讨论并获得相应的期待值。

4. 稳定骨折部位

手术治疗可以防止骨折运动,保护血管,减少感染的风险[7]。在最早的报道中,Rich 等回顾分析了在20世纪60年代需要进行血管修复的开放性骨折患者,并认为50%的髓内钉需要除去,因为外来植入物会引起一系列并发症[21]。最常见的是感染,并且该研究者认为在军事环境中使用髓内钉和夹板外固定是稳定性骨折伴血管损伤更安全的选择。在 Romanoff 于1979年发表的系列文章中报道了患者主要使用螺丝钉进行内固定[4]。和外固定(45.3%)相比,内固定有更低的截肢率(30%),但该作者承认这很可能是与损伤因素有关,而不是手术方式。然而该作者认为骨折固定方法会直接影响感染率,内固定有更高的感染率(45% vs 27.2%)。

下肢开放性骨折钢板固定术在20世纪80年代开始逐渐被淘汰。1989年,Bach 和 Hansen 报道了重度开放性胫骨骨折外固定的前瞻性研究,26例骨折患者进行钢板内固定治疗,9例(35%)出现伤口感染,5例(19%)发展为慢性骨髓炎。30例骨折患者进行外固定治疗,4例(13%)出现伤口感染,只有1例(3%)发展为慢性骨髓炎。最终随访发现所有胫骨骨折都愈合;但该作者的结论是内固定对稳定的严重胫骨骨折作用很小[22]。大多数当代学者认为,用钢板固定是很少见的,而髓内钉则更常见。最近一项研究也得出此结论:髓内钉内固定是治疗开放性股骨骨折的首选,虽然作者承认关于开放性股骨骨折的前瞻性研究少[23]。髓内钉固定有3.3%的深部感染率,外固定有13.3%的深部感染率,外固定有23.3%的畸形愈合率和17%的再手术率(结果比报道的牵引治疗差)。

尽管髓内钉内固定术有明显的优越性,但仍然值得注意的是在这些研究中一些患者存在持续血管损伤。这种情况下及时进行肢体再灌注是成功的一个先决条件。髓内钉内固定术的优势不及外固定的优势,外固定有其他的优势,比如充盈

静脉、需要较少的专业设备、较少的技术专长。此外，外固定可横跨破坏的关节面还可以维持关节面骨折的稳定性。实际上在血管修复、髓内钉固定和软组织覆盖前，外固定术可以有效地用来控制损伤。例如，钉皮肤界面严格护理来防止钉部位感染等并发症的发生，将髓内钉固定的时间缩短可以防止长期感染的后遗症。

5. 自体血管移植修复

损伤管理的一项重要原则是血管修复，建立足够的肢体灌注。如在第14章、15章、18章和23章的讨论中，使用自体静脉（如大隐静脉）作为血管导管是几乎所有肢体损伤的首选。因为这部分内容已经在这本书详细讲述过，这个章节不再讲。

6. 软组织修复

如果损伤程度意味着软组织覆盖是不可能的，那么血管修复将受到威胁。伤口负压吸引治疗（NPWT）敷料常用来封闭开放性伤口，弥补软组织损伤的不足。但是如果直接放在暴露的血管下，可能会导致吻合口破裂。总之，存活的软组织必须放在修复的地方，但是如果不可能通过局部沉积那就必须使用局部皮瓣（图22-2）。缝匠肌皮瓣是覆盖普通股动脉的一个很好的选择。其他类型的皮瓣覆盖在这章节的最后讲述。

7. 筋膜手术

小腿筋膜切开术应做双切口来暴露筋膜（完全接触所有四个筋膜室）。进行小腿筋膜切开术最关键的环节是切口位置要准确。中间有三个穿支血管出现在胫后血管部位，分别距离踝关节内侧关节线以上5cm、10cm、15cm，于胫骨内侧皮下边缘后1.5～2cm处到达皮肤。这些穿支在开放性骨折中是非常重要的，因为它们给覆盖在开放性骨折远端的带蒂筋膜皮瓣提供血供。通过内侧1.5cm至胫骨内侧皮下缘的切口是安全、有效的。在做切口前应测量和标记这个距离。通过这种方法，所有潜在的重建部位都可以保留下来。如果存在广泛的血管损伤和穿支破坏，那么切口位置就不再重要，此刻重要的是不要暴露胫骨皮下边界。外侧切口距胫骨外侧皮下边缘2cm。前骨筋膜室是开放的，明确和分离在前骨筋膜室和侧骨筋膜室之间的肌间隔，延长切口近端时应注意保护腓总神经。

重建

估计骨科干预时间，同时重建软组织。如果软组织不能完全覆盖伤口必须考虑其他合适的重建选择替代方案。值得注意的是，充分及时的清

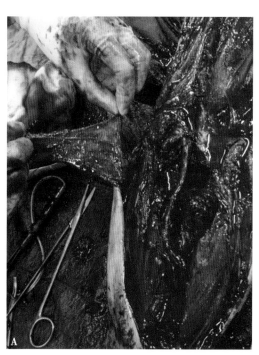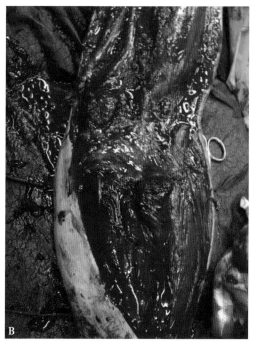

图22-2　（A）倒置静脉移植物修复肘窝高速枪弹伤导致的肱动脉损伤。移植物的原位覆盖物的选择很少；（B）从前臂获取的脂筋膜瓣来覆盖损伤部位

创必须在完成重建术之前，第一次清创术的质量是重建成功的基础。

固定和皮瓣

"固定和皮瓣"方案包括骨折固定和皮瓣软组织覆盖。这种技术是基于早期闭合伤口可以降低深度感染的风险[24]。Godina 等的 1986 年研究的532 例显微外科重建术治疗四肢创伤，结果显示术后 72 小时内损伤患者的感染率为 1.5%，相反，那些接受延迟手术患者的感染率为 17.5%[25]。Byrd和 Spicer（1985）也发现术后 5 天内进行重建术患者的骨髓炎发病率较低（5%），相反，那些皮瓣软组织覆盖后的发病率为 40%[26]。延期会使手术困难性增加（组织更松散和平面纤维化）且具有较高的皮瓣故障率和长期感染的倾向[26, 27]。此外，四肢骨折被自由皮瓣覆盖，完全堵塞的血管组织被移植到局部血管轴上以保持存活状态，如果皮瓣覆盖在 15 天之内完成，那么愈合得就更快[28]。如果患者伴有多发不稳定性损伤或由于制度因素很难及时检查，实现早期固定和皮瓣移植比较困难。Naique 等发现 6.8 天平均覆盖时间的深度感染率为 8.5%，这表明阈时间为 7 天的固定和皮瓣移植是临床上合理的时间窗[27]。

重建的类型

组织损伤的性质是决定选择何种重建术的主要因素。裸露的骨骼和关节组织不容易毛糙，皮片在这种情况下是不够的，如果有大量复杂的骨缺损且覆盖骨的组织很薄（正如胫骨的案例）则通常需要皮瓣进行覆盖。如果可能，在低能伤口处局部皮瓣可能供应局部血管（通过穿支血管介导）。血管重建术后动脉造影可以帮助是否做这个决定。

皮瓣重建

下肢创伤，局部皮瓣覆盖的选择增加了组织床和损伤区域的接壤，这主要取决于损伤部位：

上 1/3 胫骨 / 膝

胫骨上 1/3 可以用腓肠肌皮瓣覆盖。腓肠肌内、外侧头的游离和带蒂皮瓣依赖于腓肠动脉而存活。肌肉可以完全分离，并且可用来覆盖髌上缺损区域。皮瓣依赖于腓肠动脉的完整性，膝关节周围广泛血管中断则会排除这种选择。或者膝降动脉的隐支筋膜皮瓣可以覆盖上 1/3 的缺损区域。该血管为膝降动脉的一个分支，理论上是完整的，除非血管损伤在大腿中部。

中 1/3 胫骨 / 膝

来自胫后动脉内侧穿支远端的蒂筋膜皮瓣最适合覆盖此处缺损。穿支往往出现在踝关节内侧关节线以上 5cm、10cm、15cm。胫后动脉损伤或内侧筋膜切开术切口位置太向后，就不会使用这些穿支血管。

下 1/3 胫骨 / 膝

很少有筋膜皮瓣适用于这个地方。胫后动脉的筋膜皮瓣也许可以使用，以胫骨为轴旋转 180°，皮瓣能覆盖损伤区域。这样的皮瓣覆盖有较少的引流静脉以及较高的并发症发生率。其他选择可以是腓肠神经血管束的皮瓣，从小腿后侧组织反向覆盖脚踝周围的损伤缺陷。这种皮瓣损失率较高，Parrett 等认为由于共病现象的存在使该证据的可靠性降低，但在健康人中还是可靠的[29]。

游离皮瓣

远端组织缺损经常采用游离组织皮瓣移植，因为这些皮瓣适合踝关节区域，而且并发症的发生率较低。此外，游离皮瓣可用于损伤范围大或局部血管的血供不能维持局部皮瓣活性。使用游离皮瓣后，断离原本的血液供应，皮瓣移植到下肢远端，采用显微外科技术吻合皮瓣血管蒂和覆盖部位血管。因此，游离皮瓣移植依赖于损伤区域的血管是否完好，以确保皮瓣充分灌注和静脉回流。供养皮瓣的目标血管应该位于损伤区域附近，如果皮瓣蒂的长度不能达到血管附近，可以使用静脉回路供养皮瓣。第二选择是利用原位静脉段逆转皮瓣移植获得血运（用来恢复肢体血管完整性），吻合皮瓣蒂端和静脉移植端。在血管重建处的游离组织移植，要求对血管流入 / 流出道做出谨慎的评估。

考虑下肢游离皮瓣手术时必须要有足够的耐心，因为手术可能要持续 10 个小时以上。如果患者将无法容忍游离组织移植的过程，或开放性骨折长期有深部感染的高风险，应考虑后期截肢。

肌肉与筋膜皮瓣

Mathes 等推广这样的认识，肌肉皮瓣可以降低感染的发生率，正如他在犬类模型中做的实验结果[30]。Gopal 等的研究表明 84 例开放性胫骨骨折患者中，肌肉皮瓣有着低感染率和低骨折不愈合率[24]。基于肌肉和筋膜组织的皮瓣的直接比较是困难的，因为筋膜皮瓣的许多数据与局部皮瓣有关，而与游离皮瓣无关。（与游离皮瓣相比，局部皮瓣的血管分布更少。）Hallock 认为筋膜皮瓣可用于治疗已发生感染的骨折[31]。Harry 等设计了一个小鼠模型实验并发现骨折部位筋膜皮瓣的血管分布越大，骨折愈合越快、肌肉越强。该作者认为，肌肉皮瓣更适用于骨干（轴）骨折[32]。

使用肌肉皮瓣有导致肢体功能障碍和提供皮瓣的身体部位萎缩坏死的风险。肌肉皮瓣和筋膜皮瓣相比不美观且表面不稳定，可以设想一种皮瓣兼具肌肉皮瓣和筋膜皮瓣的优点从而消除各自的缺点（图 22-3）。

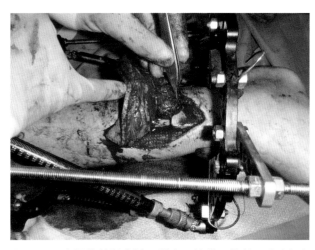

图 22-3 大腿前外侧皮瓣上附有一块带血管的肌肉（嵌合皮瓣）以覆盖下肢开放性骨折。有实验证据表明肌肉覆盖可能有助于促进骨折快速愈合

下肢损伤常用皮瓣

筋膜皮瓣

大腿前外侧（ALT）皮瓣（图 22-4）是下肢重建时最常见的皮瓣。它是基于大腿前侧偏边缘的皮肤和筋膜，由股动脉前侧降支供血。这就提供了一个非常大的带蒂长（12cm）的皮瓣（15cm×35cm）可以覆盖下肢大部分缺损。大腿前外侧皮瓣从对侧大腿上取出，无需复位，可以作为薄皮瓣（可提取为薄皮瓣）来覆盖足踝部周围的组织缺损。其他常用的筋膜游离皮瓣包括前臂皮瓣（小缺损）、肩胛皮瓣和肩胛旁皮瓣（取自靠近腋窝的周围血管）。后者通常用于脚踝周围，但由于真皮的厚度可能会厚重。

肌肉皮瓣

当需要大面积覆盖（20cm×40cm）时，可使用背阔肌（LD）皮瓣，因为它是人体最大的肌肉。有一个长蒂（6~16cm，平均9cm），并且可以快速复活。由于取背阔肌皮瓣时患者取侧卧位，这就要求在术中改变体位，因此可能会导致术后肩部功能障碍。后者可能妨碍功能康复，轮椅转到床上的能力和 / 或正确使用拐杖的能力。备选的皮瓣包括前锯肌和股薄肌皮瓣（后者适用于长、狭窄的缺损）。

用于上肢的常见皮瓣

选择包括适用于小缺损的前臂皮瓣和适用于大缺损的大腿前外侧皮瓣。原位皮瓣包括前臂桡侧皮瓣、前臂骨间后动脉皮瓣和上臂外侧皮瓣。所有这些带蒂有供应血管的皮瓣可以覆盖肘部的

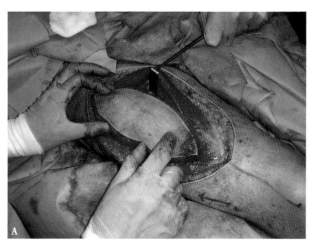
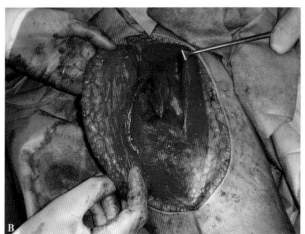

图 22-4 （A）大腿前外侧皮瓣是从右侧大腿上获取的；（B）抬起皮瓣以显示来自旋股外侧动脉降支作为供血血管和穿支

各种缺损。作为下肢局部皮瓣,血管损伤需要修复,可以选择使用的血管往往需要进行血管造影来确定如何选择。

必要时上肢损伤可以转移到腹股沟或腹部潜在的皮瓣部位,这一操作不适用于下肢。这时皮瓣仍由蒂部血运供应营养,然后可以移植到肢体损伤处。3周后皮瓣的血供和上肢的血供合并到一起,与供体连接的部分被手术分离,留下部分组织覆盖上肢缺损部位。无需进行显微外科血管吻合,也不需要再评估或利用上肢的轴向血管,这一点不同于游离皮瓣或筋膜皮瓣。

保肢的效果

Saddawi-Konnefka 和同事回顾了 28 项关于胫骨骨折治疗的观察性研究,观察到保肢术后最常见的并发症有:骨髓炎(17.9%)、骨折不愈合(15.5%)、晚期(7.9%)截肢 [33]。作者比较了无血管损伤者(5.1%)和血管损伤者(28.7%)的继发截肢率。所有组中保肢患者中有 63.5% 回到原工作岗位,截肢率为 73%。

1977 年,Lin 等报道了 34 例患者进行血运重建的 36 条肢体。重建术后 7 例(19.4%)ⅢC 骨折患者 1 周内需截肢。2 年的随访中发现二次截肢率已上升到 25%(36 例中有 9 例)。27 例患者中 29 条肢体进行保肢治疗,其中 23 条(79.3%)需要辅助措施,包括 12 例使用了游离皮瓣覆盖(41.4%)。所有 27 例患者都需要进一步手术来改善肢体功能 [34]。

使用临时血管转流后肢体的结果可能有所好转 [19],保护性转流在 Gustilo ⅢC 级骨折的远端和高龄骨折患者中不是那么有优势 [3]。

战时创伤的典型特点是高能转移、严重污染和延误治疗。Brown 等对 35 例战斗受伤和严重四肢损伤患者施行了手术,其中 29 例患者伴有骨折、6 例没有。在伴有骨折的患者中,15 例(52%)接受了截肢术,其中 13 例危重患者启用了损伤控制系统,余下的 2 例患者(他们从损伤到手术的时间间隔大于 6 小时)患肢进行解剖修复。14 例进行四肢血管修复术的患者,伴有骨折的患者具有更高的术后并发症的发生率。

总结

有效管理一个严重四肢骨与软组织损伤的患者是具有挑战性的。这些病例的复杂性要求以团队的方式来确保排除不可行的选择,选择最优路径恢复最大功能。需要注意的是,现有许多可选的重建方案,但最终的选择将取决于患者自身、损伤的性质以及手术的优劣。最后,我们应该记住在某些情况下对血肉模糊的肢体进行截肢可能对患者来说是最好的选择。

(蒋玉洁　高峰 译　赵珺 校)

参考文献

1. Miranda F, Dennis J, Veldenz H, et al: Confirmation of the safety and accuracy of the physical examination in the evaluation of knee dislocations for injury of the popliteal artery: a prospective study. J Trauma 52:247–252, 2002.
2. Brown K, Ramasamy A, Tai N, et al: Complications of extremity vascular injuries in conflict. J Trauma 66:S145–S149, 2009.
3. Subramanian A, Vercruysse G, Dente C, et al: A decades experience with temporary vascular shunts at a Level 1 trauma centre. J Trauma 65:316–326, 2008.
4. Romanoff H, Goldberger S: Combined severe vascular and skeletal trauma. J Cardiovasc Surg 20:493–498, 1979.
5. Green N, Allen B: Vascular injuries associated with dislocation of the knee. J Bone Joint Surg Am 59-A:236–239, 1977.
6. Patterson B, Agel J, Swiontkowski M, et al: Knee dislocations with vascular injury: outcomes in the Lower Extremity Assessment Project (LEAP) study. J Trauma 63:855–858, 2007.
7. Gustilo RB, Anderson JT: Prevention of infection in the treatment of one thousand and twenty-five open fractures of long bones. J Bone Joint Surg Am 58-A:453–458, 1976.
8. Templeman DC, Gulli B, Tsukayama DT, et al: Update on the management of open fractures of the tibial shaft. Clin Orthop 350:18–25, 1998.
9. Caudle R, Stern P: Severe open fractures of the tibia. J Bone Joint Surg Am 69-A:801–807, 1987.
10. Georgiadis GM, Behrens FF, Joyce MJ, et al: Open tibial fractures with severe soft-tissue loss. Limb salvage compared with below-the-knee amputation. J Bone Joint Surg Am 75:1431–1441, 1993.
11. Fairhurst MJ: The function of below-knee amputee versus the patient with salvaged grade III tibial fracture. Clin Orthop Relat Res 301:227–232, 1994.
12. MacKenzie EJ, Bosse MJ, Pollak A, et al: Long-term persistence of disability following severe lower-limb trauma. J Bone Joint Surg Am 87-A:1801–1809, 2005.
13. Bonanni F, Rhodes M, Lucke JF: The futility of predictive scoring of mangled lower extremities. J Trauma 34:99–104, 1993.
14. Fowler J, MacIntyre N, Rehman S, et al: The importance of surgical sequence in the treatment of lower extremity injuries with concomitant vascular injury: a meta-analysis. Injury 40:72–76, 2009.
15. McHenry T, Holcomb J, Aoki N, et al: Fractures with major vascular injuries from gunshot wounds: implications of surgical sequence. J Trauma 53:717–721, 2002.
16. Rasmussen TE, Clouse WD, Jenkins DH, et al: The use of temporary vascular shunts as a damage control adjunct in the management of wartime vascular injury. J Trauma 61(1):15–21, 2006.
17. Gifford SM, Aidinian G, Clouse WD, et al: Effect of temporary vascular shunting on extremity vascular injury: an outcome analysis from the GWOT vascular initiative. J Vasc Surg 50(3):549–555, 2009.
18. Hancock HM, Stannard A, Burkhardt GE, et al: Hemorrhagic shock worsens neuromuscular recovery in a porcine model of hind limb vascular injury and ischemia/ reperfusion. J Vasc Surg 53(4):1052–1062, 2011.
19. Glass G, Pearse M, Nanchahal J: Improving lower limb salvage following fractures with vascular injury: a systematic review and management algorithm. J Plast Reconstr Aesthet Surg 62:571–579, 2009.
20. Anglen JO: Comparison of soap and antibiotic solutions for irrigation of lower-limb open fractures: an experimental study. J Orthop Trauma 19:591–596, 2005.
21. Rich NM, Metz CW, Hutton JE, et al: Internal versus external fixation of fractures with concomitant vascular injuries in Vietnam. J Trauma 11:463–473, 1971.
22. Bach AW, Hansen ST: Plates versus external fixation in severe open tibial shaft fractures. Clin Orthop 241:89–94, 1989.
23. Giannoudis PV, Papakostidis C, Roberts C: A review of the management of open fractures of the femur and tibia. J Bone Joint Surg Br 88-B:281–289, 2006.

24. Gopal S, Majumdar S, Batchelor A, et al: Fix and flap: the radical ortho-paedic and plastic treatment of severe open fractures of the tibia. J Bone Joint Surg Br 82:959–966, 2000.
25. Godina M: Early microsurgical reconstruction of complex trauma of the extremities. Plast Reconstr Surg 78:285–292, 1986.
26. Byrd HS, Spicer TE, Cierney G 3rd: Management of open tibial fractures. Plast Reconstr Surg 76:719–730, 1985.
27. Naique SB, Pearse M, Nanachahal J: Management of severe open tibial fractures: the need for combined orthopaedic and plastic surgical treat-ment in specialist centres. J Bone Joint Surg Br 88:351–357, 2006.
28. Francel TJ, Vander Kolk CA, Hoopes JE, et al: Microvascular soft-tissue transplantation for reconstruction of acute open tibial fractures: timing of coverage and long-term functional results. Plast Reconstr Surg 98:478–487, 1992.
29. Parrett BM, Pribaz JJ, Matros E, et al: Risk analysis for the reverse sural fasciocutaneous flap in distal leg reconstruction. Plast Reconstr Surg 123:1499–1504, 2009.
30. Mathes SJ, Alpert BS, Chang N: Use of the muscle flap in chronic osteo-myelitis: experimental and clinical correlation. Plast Reconstr Surg 69:815–829, 1982.
31. Hallock GG: Utility of both muscle and fascia flaps in severe lower extremity trauma. J Trauma 48:913–917, 2000.
32. Harry LE, Sandison A, Pearse MF, et al: Comparison of the vascularity of fasciocutaneous tissue and muscle for coverage of open tibial fractures. Plast Reconstr Surg 124:1211–1219, 2009.
33. Saddawi-Konnefka D, Kim H, Chung K: A systematic review of outcomes and complications of reconstruction and amputation for type IIIB and IIIC fractures of the tibia. Plast Reconstr Surg 122:1796–1805, 2008.
34. Lin C, Wei F, Levin S, et al: The functional outcomes of lower-extremity fractures with vascular injury. J Trauma 43:480–485, 1997.

参考书目

Howard PW, Makin GS: Lower limb fractures with associated vascular injury. J Bone Joint Surg Br 72:116–120, 1990.
Nanchahal J, Nayagam S, Khan U, et al: Standards for the management of open fractures of the lower limb, London, 2009, RSM Press Ltd.

23

第23章　严峻环境下的血管手术

DAVID M. NOTT

摘要

多种情况下，在资源有限的环境中处理血管创伤涉及技术和决策各方面的挑战。本章作者根据在军事和民间组织（非政府组织）中20多年的亲身体验，回顾了严峻环境中血管创伤的处理方案。特别强调损伤控制的外科原则，认为在这种具有挑战性的环境中这种方法是最基本的原则。现场设备、血管手术技术、软组织覆盖以及人力资源管理（CRM）的问题也在本章中进行探讨。

关键词： 血管损伤，恶劣环境，资源，后勤，军队，非政府组织

简介

血管外科手术通常需要众多技术设备的支持，需要配备齐全的专业设备，包括无创超声技术、先进的计算机断层扫描（CT）、现代内镜检查等，开放性手术的专业器械和术后重症监护仪。病房应配有经验丰富的血管外科护士以及专科医师。在严峻环境下进行血管方面的手术的要求恰好同上述相反。面对大血管损伤时外科医师需要的是更多的智慧，尤其是在决策决定上。处理问题的首要原则是控制危及生命的出血和预防终末器官缺血。然而，时间、资源、患者生理情况的改变是需要不断考虑的因素。对动静脉损伤的诊断及干预主要取决于仔细的临床体格检查辅以多普勒超声检查。在严峻的环境中很少有其他更复杂的诊断方法。在设备有限、重症监护人员经验缺乏和转移患者到更高级别护理机构的条件有限的情况下做出正确的临床决策尤为重要。

以正确的思路来考虑所有可能的血管损伤控制模式，对患者开展救治工作尤其重要。仅仅失血这一问题就会改变患者的生理状态，所以必须立即止血，使用转流联合术或结扎止血、血运重建，必要时应当进行截肢。在这种环境下消耗大量的时间来进行复杂、广泛的血管重建术是不适用的。总体来说，在严峻的环境中对于需要一期手术的患者选择复杂的血管吻合的治疗方式是不恰当的。如果决定进行血管转流术，必须确保没有任何部位的活动性出血，并且在术后第二天对患者进行详细的检查。这一管理策略将有充足的时间让患者做好心理准备、进行充分的复苏、对仍然需要输血的患者有时间等来献血者。

每个从事救助或人道主义援助的外科医师都需要掌握多种技能。除了有关血管解剖知识外还需要了解相关的手术技术，包括解剖外旁路术、神经和肌腱修复术、矫形创伤的管理（骨折、外伤）、整形手术（了解肌肉及皮肤的血供对完成血管吻合是必需的）。本章节的目的是阐述明显资源紧缺地区创伤后血管损伤以及血管相关损伤患者的管理模式，而且特别强调地域差异，因这种管理模式的践行主要在发达国家。

基本原则

图23-1显示了在应对广泛性损伤的严峻情况时应携带的基本设备包括手持多普勒机、手术放大眼镜、带电池的手术头灯、20根左右脐静脉粗的导管（4号和6号）和4盒5-0缝线。大多数非政府组织（NGO）的手术室这些设备都配备齐全，但大部分照明通常受到限制，而且这些设备往往大而笨重。

一般来说，动脉损伤的临床表现有以下四种：外出血、终末器官或肢体缺血、搏动性肿块、伴有休克症状的内出血。动脉损伤患者的临床分期可以分为极早期、早期、晚期、终末期。那些损伤晚期的患者常表现为血流动力学正常但四肢僵硬（炎热干燥环境中）。这种情况下进行血运重建是没有用的，此时应当进行截肢（图23-2）。

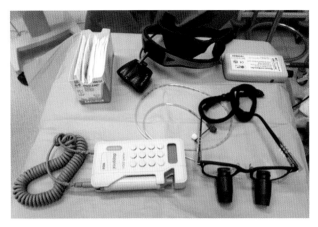

图 23-1 重症血管外科医师的重要必备工具

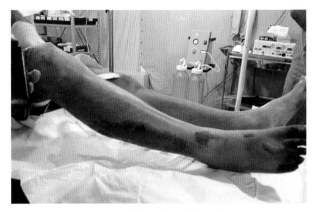

图 23-3 关于截肢平面的讨论

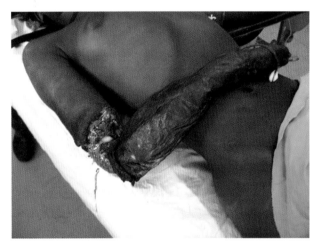

图 23-2 一个乍得（Chad）的 14 岁女孩在采摘芒果时从树上摔下来，2 周后送来医院

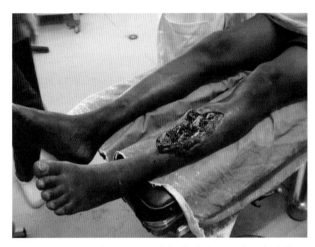

图 23-4 下肢枪伤因宗教因素拒绝治疗导致该患者肢体远端多普勒脉搏消失

　　有些患者可能不了解动脉损伤的后果，因此为了挽救患者生命而理性截肢的决策可能极具挑战性。例如图 23-3 所示，患者损伤当时并不同意腿部截肢，而他同意截肢已经是 4 天后，而且只同意在膝下截肢（尽管整个膝下室间隔已经坏死）。此后又过了 1 周的激烈讨论后，患者才同意最终的手术方案，此时已经出现了脓毒血症。这种情况下即使患者明白需要截肢，文化差异和宗教信仰又是一种阻碍，因为它们信仰在死亡时必须保持身体的完整性。在这种特殊困难的情况下外科医师必须依靠他或她的理解以及对患者个人和宗教信仰的同情心来做出明智的决策。如图 23-4 所示的南苏丹患者是可以康复好转的，但他选择用夹板固定患肢后回到他的村庄并于 2 周后死亡。

　　正如第 5 章强调的那样，对血管损伤的处理取决于损伤的程度。重度血管损伤表现为：远端动脉搏动缺失、活动性外出血、缺血表象、扩张性或搏动性血肿、血管杂音或震颤音（动静脉瘘）。轻度血管损伤表现为：稳定性血肿、远端动脉搏动减弱、周围大血管或神经损伤、缺血。重度血管损伤中动脉损伤最常见的并发症是血管部分撕裂或血管完全横断。一般来说，血管完全横断会导致血管收缩和血栓形成，随即就会出现血管近端和远端缺血，而血管部分撕裂则会导致持续性出血或假性动脉瘤形成。在严峻环境下只有重症患者才能接受治疗。在设备缺乏的情况下对仅出现轻微血管损伤的伤员进行确诊很困难。手持多普勒超声反复检查、连续临床监测和压力测量（即患肢指数 IEI）可以监测出那些开始表现为轻度血管损伤后出现疾病加重的变化趋势[1]。

颈部损伤

颈动脉损伤

在恶劣环境中，唯一的手术指征就是伴有严重症状的颈部贯穿伤。颈动脉钝性伤会导致内膜损伤，随后会出现动脉夹层或血栓形成，这可能导致严重的神经系统症状。外科医师通常不会碰到这样的患者。对于颈动脉穿透伤患者，暴露和治疗损伤血管的方法很大程度上取决于损伤部位、损伤血管的精确位置及周围的解剖结构。颈部被分为三个区域（图 23-5）：Ⅰ区位于环状软骨下方至锁骨上缘；Ⅱ区位于环状软骨与下颌角之间；Ⅲ区位于下颌角至颅底。重症指标包括外出血或内出血、扩张性（动脉）或稳定性（静脉）血肿、伤口中有积气积液、触及血管震颤或听诊存在血管杂音。如果没有这些表现，颈部损伤主要是通过仔细的临床检查来评估，而且必须是连续重复检查。没有血管、呼吸、消化系统损伤的临床体征时（如吞咽疼痛，皮下或肺气肿或颈部侧位 X 线检查出软组织积气），应进行非手术治疗[2~4]。如果有这些症状体征则需要行钡剂检查或胃肠运动记录仪监测。非手术治疗并不等于保守治疗，患者需要连续常规监测。机体状态的任何变化都可能预示着需要

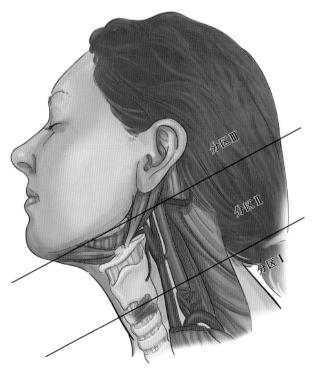

图 23-5　颈部分区（Redrawn from Penetrating neck injuries. Oral Maxillofacial Surg Clin N Am 20：393-414，2008.）

改变治疗方案。大量文献中对于是否强制性探查颈部损伤是否延伸至脊柱还存在着争议。该作者的观点是在没有严重临床征象的情况下不需要进行探查[5~7]。

如果出血来自颈外动脉或其分支，那么首选结扎。颈动脉窦下方的颈总动脉受到损伤，如果明确不可进行重建，那么可以进行单纯结扎处理。在这些颇具挑战性的损伤处理过程中要有这样的意识——损伤侧大脑的血液灌注可以通过后循环或对侧循环来代偿。颈内动脉损伤可用静脉补片进行重建，植入静脉移植物来处理节段性血管缺损。用于重建修补的大隐静脉都应取自腹股沟区，因为有报道称踝部取出的大隐静脉植入颈动脉后很快毁坏[8~9]。治疗儿童近端颈内动脉损伤时，颈内动脉切除联合颈外 - 颈内动脉转位是很好的治疗选择方案[10]。伴有颈内静脉损伤时需结扎血管，在恶劣的环境下这是血管重建的首选方案[11]。

颈部穿透性损伤患者是否使用颈托一直存在争议。在本章作者看来，颈部穿透性损伤患者如果合并颈椎棘突损伤，多数不可能存活，因为他们肯定已经伴有四肢或头部损伤。由于那些没有神经系统症状的人很少有脊髓损伤，因此使用颈托可能会阻碍气道并掩盖其他损伤[12]。

患者存在严重体征或颈部血管创伤时应立即送往手术室，因为血肿可能会迅速膨胀从而导致气管偏移和呼吸困难。在这种情况下，必须做好术前准备。如果麻醉师在气管插管时碰到困难，应立即行气管切开或环甲膜切开术。准备好胸部和颈部术野以备近端控制，并准备好大腿近端取大隐静脉（图 23-6）。需要时可以采用一个 50ml 注射器抽吸形成真空状态，然后用一个 20ml 注射器的活塞顶住使之保持在抽吸的位置从而保持真空吸引状态（图 23-7）。

术前使用格拉斯哥昏迷评分（GCS）来评估患者的神经系统功能状态是非常重要的。GCS 小于 8 分的患者术后更容易发生不良事件，如果颈内动脉损伤是出血的原因，应该进行血管结扎。在这种情况下，即使是血流通畅也不应该尝试进行颈内动脉修复，因为此时进行手术容易引起血栓脱落播散以及恢复再灌注很困难，缺血性脑梗死会进展为出血性脑梗死[13，14]。对于昏迷或只有神经系统评分低的患者应考虑使用静脉补片或取对侧大隐静脉进行颈动脉修复术。因为只有 35% 的患者存在完善的 Willis 环，颈内动脉结扎后将会有神

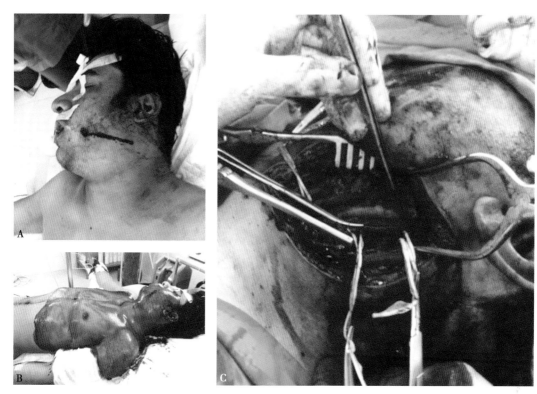

图 23-6　四肢瘫痪患者侧脸低速枪弹伤引起颈外动脉和颈内静脉断裂。动脉和静脉都进行了结扎

经系统损伤的风险[15]。

颈动静脉瘘是很少见的。1994 年本章作者在 Sarajevo 工作时碰到一名 13 岁的小女孩，脖子上有创伤碎片需要处理。穿透性伤口已经肿胀，而且很容易就能触及颈部肿块震颤。与四肢动静脉瘘不同，颈动静脉瘘容易出现并发症，如顽固性心力衰竭、心房颤动和栓塞[16]。在这个 13 岁小女孩

的案例中，颈总动脉被结扎，而颈内动脉的血流灌注就依赖于颈外动脉。隔离瘘管后将颈内静脉和颈总动脉予以 5-0 缝线缝合修复。

颈内动脉残端压力变化较大，但总的来说如果颈外动脉得以保留，颈内动脉压反流压可能会增加 10～15mmHg。维持这种状态可能会增加颈内动脉残端压力，在某种程度上就没有必要再修复颈动脉损伤[17]。一些外科医师主张在孤立性颈总动脉损伤患者中使用临时血管转流术，但本章作者没在这种情况下使用过，也没有研究证据支持转流术在动静脉瘘中的作用[18]。

颈部相关性损伤

在颈部穿透伤伴有血管损伤时，医师总要检查食管和喉气管是否存在损伤。如果不能进行术前影像学检查，可以请麻醉师通过插鼻饲管来更容易地识别是否存在食管损伤。对局部食管损伤的修复需用两层 3-0 可吸收缝线，用胸锁乳突肌来覆盖可以减少伤口裂开的风险。胸锁乳突肌的血供来自枕动脉和甲状腺上动脉分支，可以切断分离其锁骨和胸骨头。气管损伤也可以一期进行修复，采用上述可吸收缝线缝合，胸锁乳突肌覆盖。如果气管损伤范围较大，应将其转换为气管造口术[19]。

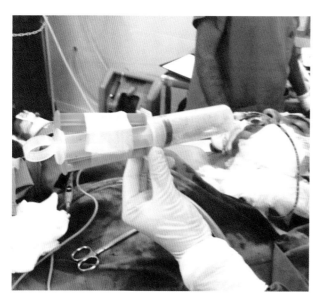

图 23-7　注射器负吸装置

Ⅲ区损伤的手术

据报道现已开发出很多技术可以到达以往难以暴露的颈内动脉远端。然而，涉及颞下颌关节半脱位和下颌垂直支截断术的处理措施在严峻环境下很难实现[20,21]。一项有效的技术可以分开二腹肌和不完全下颌髁突半脱位。这是在强制开口位下完成的，用带钳的牵引器把嘴巴张开到合适的位置，将 Langenbeck 牵引器放在下颌角下方用来抬高下颌角（图 23-8）[22]。

Ⅰ区损伤的手术

颈部Ⅰ区损伤的经典手术方案：控制锁骨下血管和无名血管的近端，通过胸骨正中切口找到颈动脉，然后将切口延伸至颈部一侧（图 23-9）。在严峻环境下，这种方法带来的损伤可以通过术前和术后的精心护理得到缓解。如果设备齐全这种手术并不难完成，并可以为颈部Ⅰ区血管结构提供一个良好的视野。

如果不适合做胸骨正中切口，可以考虑通过切除锁骨来找到颈动脉根部。切口从锁骨上方延伸到前正中线，越过锁骨中点，向下到达锁骨下三角肌的肌间沟。胸锁乳突肌的锁骨头部分和胸骨被分开，骨膜剥离器用来分离包绕锁骨周围的组织结构。用骨锉刀更容易将锁骨从肩锁关节、胸锁关节中分离出来。将锁骨下深部肌肉、前斜角肌分离的同时应当保留膈神经。这种方法可以很好地暴露锁骨下动脉、颈总动脉近端和腋动脉的第一支。相反，锁骨被切除后肩关节就会不稳定，肌肉支撑的部分就会被重组[23,24]。

左颈动脉更难暴露，因为锁骨下动脉是从主动脉弓的后方发出的。用 Satinsky 钳来牵引锁骨第一部分经常需要延长切口。在此处必须小心操作，因为锁骨下静脉很薄弱又没有肌肉附着，很容易出血。如果在手术中出现锁骨下动脉撕裂，首要任务就是结扎血管而不是去修复。大多数情况下，上肢循环是通过肩关节周围丰富的侧支循环来维持的[25]（图 23-10）。

全胸骨切开术的替代方案是限制性胸骨切开术，用骨锉刀将胸骨柄分离到胸骨柄关节处，以便到达上纵隔。在本章作者看来，应避免做活瓣切口（包括经第三或第四肋间的左前胸廓切开加正中胸骨切开术切口），因为活瓣切口可能与以下术后并发症有关：大量出血（附着肌肉被切除）、严重术

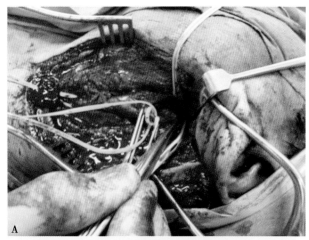
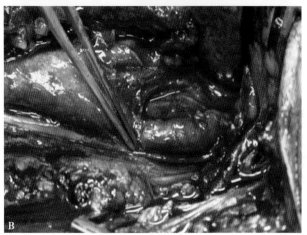

图 23-8　Ⅲ区颈动脉损伤使用静脉补片进行损伤修复

后疼痛（医源性肋骨骨折）、呼吸道高感染率。如果不能进行限制性胸骨切开术应该考虑前外侧开胸术并将切口延伸至另一侧胸廓（即翻盖式切开术），这种手术方案提供了极好的手术暴露视野。术后要积极镇痛以促进肺通气从而保持呼吸道通畅，主要包括肋间神经阻滞和早期理疗。

上肢血管损伤

由于神经血管的解剖关系密切，1/3 锁骨下动静脉或腋动静脉损伤患者伴有臂丛神经损伤。此时就有必要进行神经损伤修复，主要是在首次手术的时候通过分离神经并以 5-0 缝线缝合神经外膜[26]。通过三角肌的肌间沟至锁骨外侧 2/3 处的锁骨下切口来找到腋动脉。这种暴露方法要求分离胸大肌和附着于喙突的胸小肌。几乎所有的上肢穿透伤进行直接、快速操作是在分离损伤血管前控制损伤近端的一种处理方式（图 23-11）。通过区分胸大肌和胸小肌的起点可以很快地找到腋动

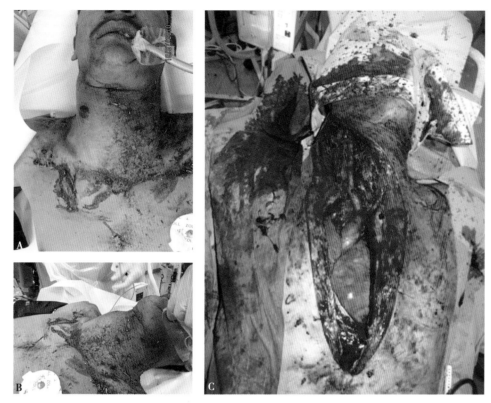

图 23-9 枪弹伤导致的颈部 I 区和 II 区形成搏动性肿块,进行胸骨正中切开术来获取颈动脉的近端控制

脉(图 23-12)。将胸大肌从其附着的肱骨上可分离牵拉出约 2cm。在喙突止点处分离牵拉底层的胸小肌。这就可以暴露完整的腋动脉至大圆肌下缘。

由于腋动静脉弹性大,进行侧方修补时会使血管变窄,取自自体大隐静脉进行静脉补片修复术或介入治疗可获得良好的效果。然而,如果不能进行修复那么可以选择结扎(可接受 25%~30% 的缺血性后遗症的风险),因为腋动脉周围存在广泛的侧支循环。上肢静脉结扎的耐受性良好,主要是由于在直立时腔静脉静水压较低,每分钟血流量小而且

存在广泛的侧支循环 [27](图 23-13,图 23-14)。在严峻的环境下处理四肢血管创伤时常常需要进行筋膜切开术。前臂有以下三个间隔室:手掌间隔室、手背间隔室以及包括肱桡肌、桡侧腕短伸肌和腕长伸肌的活动间隔室。大多数情况下可以通过上肢筋膜切开术来打开和暴露腕管。

肱动脉与前臂血管

与腋、锁骨下动脉不同,肱动脉结扎的患者中将近 50% 会截肢,因此应该进行血流重建(特别是

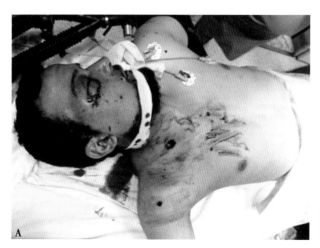

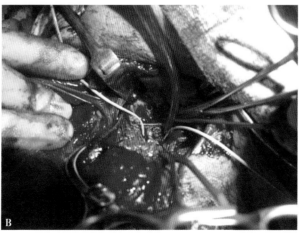

图 23-10 颈部 I 区的枪弹伤,去除锁骨并结扎锁骨下动脉

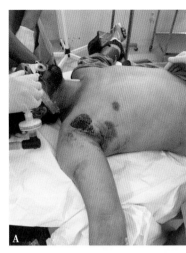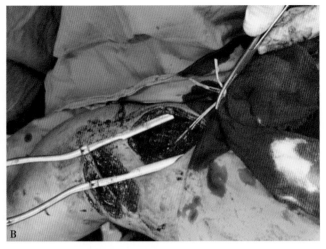

图 23-11 暴露锁骨下腋动脉进行近端控制

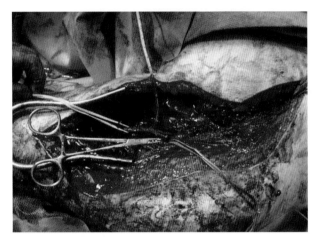

图 23-12 完全暴露的腋动脉

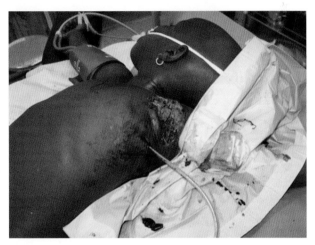

图 23-13 腋动脉枪弹伤导致血栓形成后 2 周的动脉造影

损伤位于肱深动脉上方近端血管的患者)[28]。肱动脉不应直接进行缝合修补术,因为这会导致潜在的血管狭窄。相反,短段切除和一期端 - 端吻合、静脉补片血管成形术或应用大隐静脉倒置移植都是可行的。通常需要使用转流管。虽然有血栓形成的可能性,但却没有危及肢体的后遗症。本章作者曾经有两例从其他医院转过来的患者,在那儿非血管外科医师会选择血管重建转流到肱动脉。两例患者的转移时间均为 4~5 天。再次检查时转流血管已经闭塞,尽管影像学和多普勒检查表明手臂血流灌注良好。此时两例患者都需要去除转流管且结扎肱动脉,这样就不会有任何不良后果。还有一种可能就是一段时间的闭塞可能会促使侧支循环开放,进而末端循环就没有损伤,然而这种理论有待证实。

本章作者更倾向于在治疗合并骨关节和血管损伤的肢体损伤时进行临时血管转流术。这一处

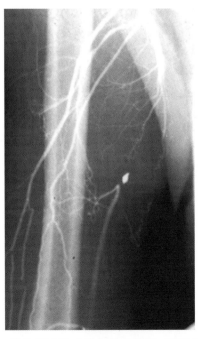

图 23-14 枪伤导致腋动脉损伤的孩子,需要在大圆肌边缘正上方结扎腋动脉,术后没有发生血管方面的并发症

理方案可以在骨关节外固定前减少肢体缺血的时间。任何一种无菌塑料管都可以使用，如不同大小的鼻胃管或静脉营养管就可以确保与血管的直径相吻合。上肢损伤时可以用外科手套的腕带做一个简易的临时牵引（图23-15）。转流形成时应确保该分支比动脉直径小，而且应该仔细操作且不能损伤血管内膜。应在血管内固定转流分支，并在血管外系上双丝线。转流完成后（接下来行外固定）大隐静脉可以用来准备逆行静脉搭桥术。然后切除转流血管，完成静脉搭桥。

在严峻的环境中脐静脉很重要且有很多用途。通过静脉移植物形成的管腔进入远端动脉，这种类型的血管导管称为支架，然后用 5-0 缝线缝合开放吻合口。这种处理措施不仅减少了吻合口处的狭窄，而且可以减少吻合口的数量。吻合口完成后，在血管移植物中注入肝素盐水（5 000U/500ml）来降低远端血栓发生的风险。然后拔出导管，此时应注意观察近端吻合口。确保移植静脉的侧支循环通畅可以保持长期灌注，该入口还可以将导管插入静脉管腔，然后对近端动脉进行肝素化处理。去除导管前要完成导管周围近端吻合，结扎远端分支。没有可用的丝线或血管钳，用脐带作为导管来阻塞动脉血流，通过两把血管钳将动脉保持在适当的位置（图23-16）。

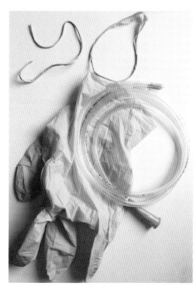

图 23-15　从手术手套上取出的拎绳和可作为血管转流管使用的鼻胃管

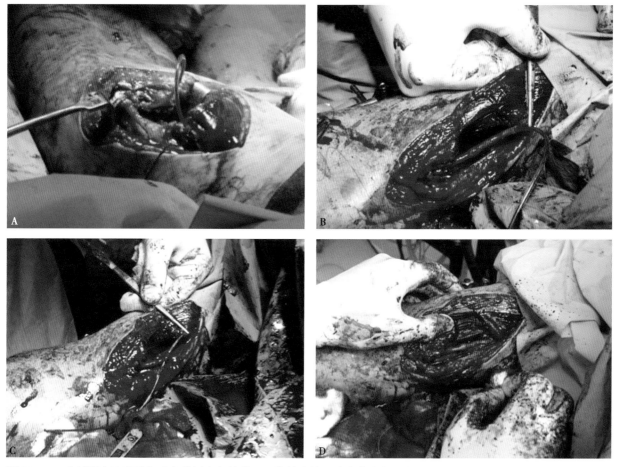

图 23-16　系列照片显示了在手术外固定之前放置血管转流管和本章作者保护吻合口的一些方法，以及最终的确定结果

前臂孤立性血管损伤无需修复，单纯结扎即可。然而，如果需要结扎尺动脉或桡动脉就必须修复血管，这常见于大刀砍伤（图 23-17）。尺动脉和桡动脉损伤时，尺动脉通常要优先进行血管修复。

腹部血管损伤

对于开放性腹部血管损伤，外科医师必须完成以下三个任务：①识别出血部位；②控制近端和远端出血；③不论是否进行血流重建都要止血。从外伤的角度来看，可以将腹部分为三个区域（图 23-18）。一般情况下，Ⅱ区和Ⅲ区钝性伤造成的血肿不会被干扰。Ⅰ区被横结肠系膜分为结肠系膜上区和结肠系膜下区。损伤近端的控制颇具挑战性，需要掌握相关技术的知识储备，如下腔静脉的 Cattell-Braasch 术[29]，肠系膜上动脉损伤患者如果有生存机会，必须进行左侧内脏内旋转术（Mattox 术）。

成功的手术并不是唯一决定结果的因素。如明显的腹腔内出血患者需要大量输血和术后机械通气。即使这样也无法避免致命性结果的发生[30, 31]。如果患者累计失血量超过 6L，死亡率就会接近 100%[32]。这是在资源有限的环境下外科医师所面临的艰难抉择。要知道腹腔内大出血最终可能会导致患者死亡，而此时医师就面临着是否进行处理，或者相反，将患者列入"预期"名单里。试图拯救一个潜在无希望的患者就只会浪费医疗资源，而且也可能会面临来自患者家属、医院工作人员试图抢救的压力。在这种困难的情况下最好是设法挽救生命，但也要设定明确的界限，认识到无法救活的情况就停止救助来节约医疗资源。

图 23-19 显示的是一例腹部遭受高速手榴弹残片伤的患者。需在左胸前外侧做切口行开胸手术，为了在打开腹腔后能够将主动脉夹住，使左侧内脏向内侧旋转（Mattox 方法）然后用血管钳夹住主动脉来控制出血。虽然控制了主动脉出血，但该患者肝脏严重损伤，最后死于出血和休克。

图 23-20 显示的是一例枪伤造成出血的患者，用 Cattell-Braasch 法暴露下腔静脉。大量出血往往不是来自下腔静脉，因其受限于腹膜后组织就减少了直接失血的可能。该患者损伤包括胃前壁和胃后壁、十二指肠第三段的前后壁、下腔静脉，这才导致了Ⅰ区大血肿。这种情况下应用 Cattell-Braasch 法是为了控制下腔静脉近端和远端出血。用拭子棒头端（海绵）对静脉的近端和远端损伤进行压迫止血，最终用 3-0 聚丙烯缝线行侧边缝合。在更加困难的情况下首选下腔静脉结扎。

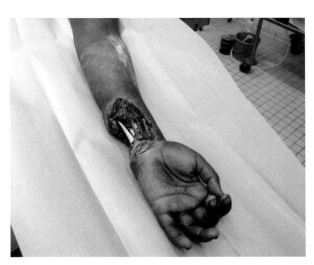

图 23-17　前臂砍伤

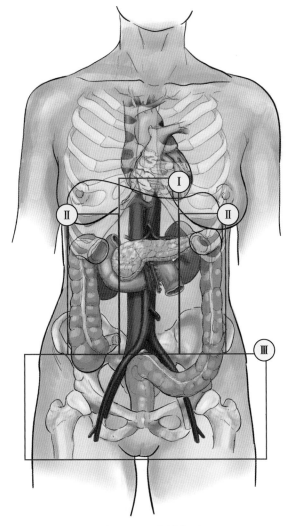

图 23-18　腹部分区

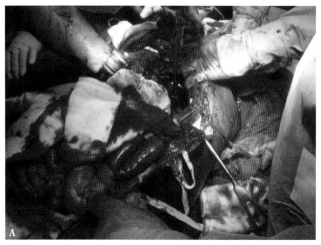
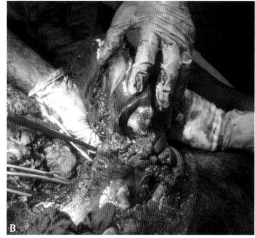

图 23-19　将内脏左侧旋转以暴露肠系膜上动脉

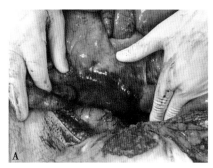
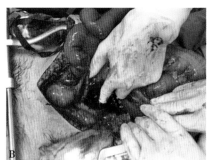
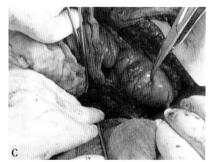

图 23-20　通过 Cattell-Braasch 法接近枪弹贯通伤导致的下腔静脉穿透性损伤处

下肢血管损伤

　　肢体血管损伤的诊断方法包括实用和有效的连续多普勒超声和其他影像学方法，详见第 5 章。血管损伤患者出现严重症状体征时要求立即进行手术，无症状但可疑的患者应进行更准确的检查。已知下肢损伤与血管损伤有关，包括胫骨平台内侧移位性骨折、股骨干远端骨折和下肢神经血管结构附近的枪伤。在这些情况下应反复多次对患者进行检查，结合体格检查和手持多普勒、无创压力检测。正如第 5 章所讨论的，单独连续多普勒检查和与联合测量压力［即 IEI 或踝肱压力指数（ABPI）］相比，后者的敏感度和特异度大于 95%[33, 34]。明确来说，ABPI 或 IEI 参数为 0.9 或更大则是正常的，表明不需要进一步的诊断和干预。如果 ABPI 或 IEI 参数小于 0.9 就需要进行动脉造影，如果设施齐全需要进行手术探查[35]。

　　对于 IEI 参数下降、血管主干多处损伤的患者，如果可行的话血管造影是非常有用的（如四肢多层穿透伤）。在手术室内进行局部麻醉和股总动脉切开。一旦成功暴露动脉，脐静脉血管移植物就可以通过切开的动脉引入。现代微创导管（4F 或 5F）也适用于这种手术，这样可以避免开放性手术。导管成功放置在股总动脉后，在导管内注射 20ml 对比剂（通常是 50% 泛影葡胺）之前用无菌巾包裹 X 线透视机金属板并放在下肢损伤区域的下方。当外科医师注射到最后 2ml 对比剂时拍摄 X 线片[36]（图 23-21）。

　　一般情况下应避免在胫动脉分叉以上结扎，主要是为了降低严重肢体缺血和截肢的可能性。结扎股动脉使截肢风险增加 50%，结扎腘动脉使截肢风险增加 75%。因此，应尽可能地修复下肢动脉的近端和中段动脉[29]。下肢大量胫动脉循环意味着这三条动脉中的任何一条动脉存在连续血流就可以保证肢体存活并且不需要截肢。换言之，也就是只要剩余一条血管全长均未受损，一般可以只结扎而不修复另外两条血管。

　　一旦在确认下肢血管存在损伤后就必须控制

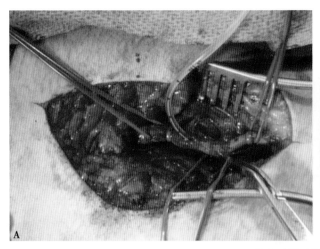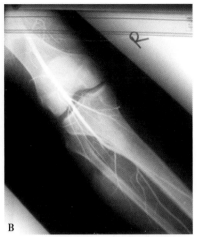

图 23-21　单次动脉造影

近端和远端出血。大多数情况下首选在非手术区域进行且需要避免出现血肿。对于股总动脉损伤患者，要从腹股沟韧带或腹膜外入路到达髂外动脉来控制近端出血（图 23-22）。分离和夹紧血肿下方血管。发达国家的常规方法是用 Fogarty 球囊导管来确保良好的血流出入量且还可以清除血栓。如果没有 Fogarty 导管且已经有血栓形成（表现为血流较差），此时应用血管钳夹住近端血管搏动明显处，并且在此处以下进行微小动脉切开术。插入脐导管，末端接上注射器，注入大量肝素盐水冲洗血栓直到动脉血栓完全清除。也可以在血液流出道操作。仔细关闭动脉小切口非常重要，以免造成动脉内膜损伤。本章作者利用该技术在多种情况下确保远端血管的血流通畅。

　　一旦血管损伤部位得到控制、出血停止，接下来就要对患者的病情进行评估。严峻环境中可能会出现的相关问题包括：失血量、损伤何时发生、现场有哪些资源（如外科手术工具、血库）、患者的生理状况，在严峻环境下外科医师可能无法进行

复杂的血清学检验分析，但可以观察到出血量达1L 或以上时的生理不良反应。在这种情况下，本章作者灵活运用血管损伤控制技术，包括临时血管转流术来维持血容量和限制肢体缺血时间。在合并动静脉损伤患者中可以使用动静脉转流术，正常的静脉流出端可以保证动脉通畅。动脉重建后，静脉分流就会相应减少静脉出血。

　　血管损伤控制或临时血管转流术后必须对患者进行重新评估。所有患者尤其是那些严峻环境中的患者，外科医师应该考虑有无必要立即进行手术，抑或是推迟重建术直到患者生理情况有所好转。也要对转流血管进行评估有无必要进行进一步血管重建，因为转流血管可能会暂时性闭塞，连续多普勒超声可以评估肢体远端血液灌注情况。保留侧支循环时在人工闭塞转流血管远端会出现下肢动脉信号。这种情况下，动脉修复术可以延期一段时间，甚至是无限期。严峻环境中处理某些特殊患者可以结扎下肢主干动脉，使下肢和足部处于暂时缺血状态但是保证组织存活，这是一

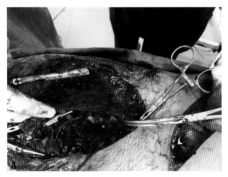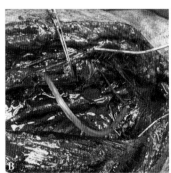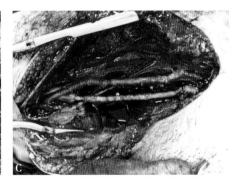

图 23-22　腹股沟枪伤。腹膜外暴露髂外动脉以获得近端控制。动静脉间转流来维持血流灌注，然后进行筋膜切开术。12小时后取对侧大隐静脉进行确定性手术以修复股动脉和股静脉

种可考虑的损伤控制策略。在这些情况下，通过反复 IEI 测量和缺血时临床症状的评估来监测下肢和足部状况。如果缺血短期内加剧，那么就需要施行重建术，如果侧支循环通畅就可能会推迟数周或更长时间。

本章作者经常将转流管放置 24 小时，到第二天把患者送去手术室。在使用其他方法前，已经多年应用血管转流术来维持患肢的血流灌注，并且已经知道转流管可以维持长达 54 小时[37-40]。临时转流术可以给全面评估和手术治疗提供充足的时间，血管手术前对失活组织进行完全清创。转流血管可以考虑用合适的软组织覆盖，如肌肉或筋膜皮瓣覆盖重建的血管。这样就可以避免完美的血管修复术仅仅是为了重建一个没有软组织覆盖或支撑的缺损软组织。

血管修复首选患肢对侧大隐静脉。患肢大隐静脉也可以使用，但如果伴随静脉损伤就会导致大隐静脉提供血液回流从而不容易取出大隐静脉。下肢主要静脉损伤应与动脉损伤一样仔细地修复。动脉损伤修复前通常需要先修复股腘静脉使静脉回流通畅。结扎下肢大静脉时（髂外、股浅、股静脉），50% 的患者常伴有明显水肿，而静脉修复后则有 7% 的患者存在水肿[27]。关于有无必要重建腘静脉来避免截肢的可能仍有争议[41]。然而，应该考虑的是患者的生理状况以及所需的手术时间。如果患者不适合进行腘静脉重建，那么就结扎下肢损伤静脉来控制损伤。

筋膜切开术的绝对适应证包括：缺血时间延长、联合动静脉损伤、复合伤（包括骨和软组织）和挤压伤。然而，在严峻环境中应常规行预防性行筋膜切开术，因为无法评估治疗时间窗且术前信息经常是不准确的（即损伤时间和环境）。此外，在资源有限时，外科医师不能密切监视和重新评估患者筋膜间隔室综合征的发生、发展。理想处理措施是在矫形手术和血管手术前先行筋膜切开术。由于感染风险和远期并发症，一些学者怀疑常规筋膜切开术是否必要。然而，常规筋膜切开术是本章作者在实践中得出的结论，特别是在严峻的环境下[42]。

总之，对伴有骨折和大血管损伤的残肢，本章作者管理方案的优先顺序如下：①探查和控制（近端和远端）损伤；②筋膜切开术；③临时血管转流术；④软组织清创；⑤骨折外固定；⑥患者生理情况改善后取大隐静脉进行血管修复术。肌肉覆盖

重建的血管，纱布包裹伤口并用绷带固定在适当的位置。除外科医师外任何人都不能触碰伤口，5 天后患者应返回手术室取出敷料，延迟一期缝合或植皮进行皮片缝合伤口。

无效治疗

在严峻环境中处理四肢血管损伤时，做出保肢的决定并不容易。如果保肢失败，那么并发症的发生率和死亡率会显著增高。至少有五个评分系统可以帮助外科医师决定究竟是截肢还是保肢[43]。然而，报告显示这些评分系统并不可靠[44]，而且目前还没有严峻环境下的计分系统。本章作者认为严峻环境中进行保肢应该符合以下五个条件：

1. 受伤时间不超过 6 小时。
2. 不超过 30% 的软组织缺损。
3. 骨干连续，如果存在骨折外固定下骨折两端是连续的。
4. 主要的神经损伤容易修复（即小于 2~3cm 的节段性损伤）。
5. 血管重建能够被有活性和可用的软组织覆盖。

根据本章作者的经验，如果不符合以上这些条件，外科医师处在资源明显有限的环境中首选截肢（图 23-23）。

软组织损伤

处理与血管损伤相关的软组织损伤时需要慎重考虑。试图保留局部组织来覆盖血管是不正确的且会引起清创不彻底，从而导致创面脓毒血症，需要更广泛地二次清创，根据坏死和污染伤口大小需要更广泛地暴露需修复的血管。这种不良事件的常见后遗症是伤口延迟愈合，暴露或损伤的血管吻合口处发生危及生命的出血，这时需立即结扎血管。这可以说是一场灾难，其导致的结果并不比 60 年前在第二次世界大战期间的结果要好。如果第一次血管手术没有很好地完成，那么这个问题仅仅来自一个外科医师，当他或她离开手术时，这个问题就丢给了即将到来的临床医师，而他不得不挑起这些任务，同时也会考虑是否能通过结扎和一期截肢手术使患者恢复得更好。

因此，在严峻环境中移植物覆盖的方法是外科医师必须要了解的，包括皮肤移植时能够保持肌肉皮瓣的功能活性。在这些具有挑战性的情况

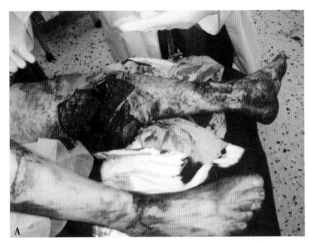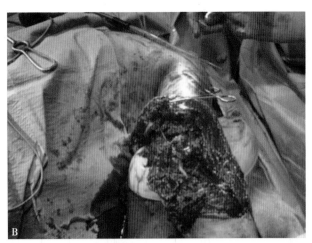

图 23-23 在资源有限的环境中首先考虑一期截肢

下，外科医师对筋膜移植技术的理解也很重要。有很多机会去学习这门技术[45,46]，例如参加各种皮瓣课程，观察并协助整形外科的同事，阅读大量文献都是可行的。框 23-1 是本章作者总结的肌筋膜皮瓣，这对血管外科医师来说最值得学习的。

框 23-1	肌筋膜皮瓣
颈部、锁骨上窝、腋窝、上臂：胸锁乳突肌、胸大肌、背阔肌	
肘窝至前臂近端：指屈肌、肱桡肌、旋前圆肌、前臂筋膜肌	
胸部：胸大肌、网膜、腹直肌、背阔肌	
腹股沟到大腿上部：腹股沟皮瓣、股直肌、腹直肌、阔筋膜张肌、缝匠肌	
腘窝到小腿中部：内侧腓肠肌、外侧腓肠肌、比目鱼肌、股外侧肌、外踝皮瓣、腓肠动脉瓣	

血管化的复合肌皮瓣在血管重建中的应用

肱桡肌皮瓣

图 23-24 显示的是一例肱动脉远端枪伤患者，其远端肱动脉、桡动脉和尺动脉明显受损。在保留来自远端桡动脉血液供应的前提下将大隐静脉移植到肱、桡动脉，由肱桡肌覆盖。患者随后接受了植皮治疗，预后良好。

腹直肌皮瓣

当没有足够的缝匠肌来覆盖暴露的血管时，腹直肌皮瓣是一个很好的选择，这是一个依附于腹壁下动脉的良好的皮瓣，可以用来覆盖腹股沟处的大片软组织损伤。在腹股沟韧带上方离腹股沟折痕 3cm 处做一个小切口，将腹直肌分离到肋

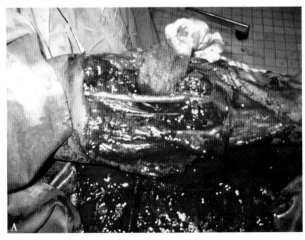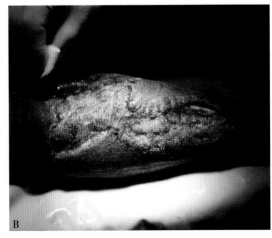

图 23-24 肱桡肌皮瓣

软骨处。结扎腹壁上动脉后，腹直肌就从后腹直肌鞘上脱离出来延伸至腹股沟损伤处（图 23-25）。

比目鱼肌和腓肠肌肌皮瓣

比目鱼肌提供了一个非常有用的皮瓣来覆盖小腿远端创面。比目鱼肌的血供来自胫后动脉和腓动脉，同时营养了近端和远端的肌肉。肌肉可以只依靠一条动脉而存活，并且能够保持其近端和远端的收缩功能。腓肠肌内侧或外侧肌也可用于覆盖更多的小腿近端伤口（图 23-26）。

筋膜皮瓣

外踝皮瓣是用来覆盖足背缺损（图 23-27）。隐动脉筋膜皮瓣用来覆盖胫骨损伤（图 23-28）。该皮瓣前缘有大隐静脉，主要作用是保护隐动脉。基于髂前动脉浅环的腹股沟皮瓣用来覆盖伴有明显组织缺损的尺动脉远端吻合口（图 23-29）。用来覆盖跟骨缺损的腓肠动脉皮瓣对覆盖胫后动脉非常有用（图 23-30）。

前臂桡侧皮瓣

前臂桡侧皮瓣是基于桡动脉的皮肤筋膜游离皮瓣，由头静脉供血，可用来覆盖后臂缺损和前臂或上肢远端的任何部分（图 23-31）。

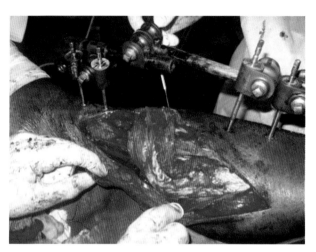

图 23-26 比目鱼肌皮瓣

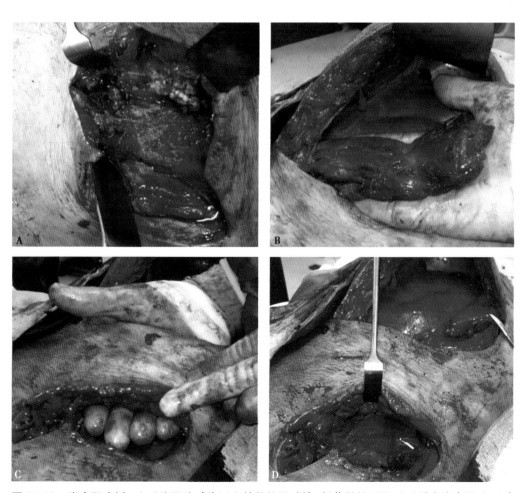

图 23-25 腹直肌皮瓣。（A）腹股沟感染区和结扎的股动脉，损伤的缝匠肌；（B）游离腹直肌；（C）建立皮下通道；（D）用肌肉覆盖伤口

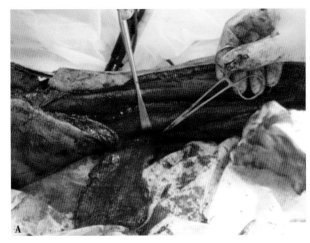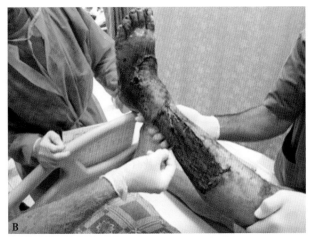

图 23-27 （A）外踝皮瓣；（B）覆盖外踝皮瓣术后 5 天

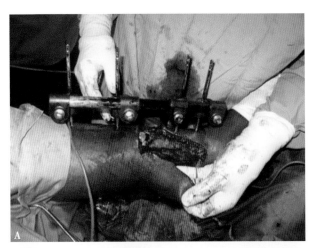

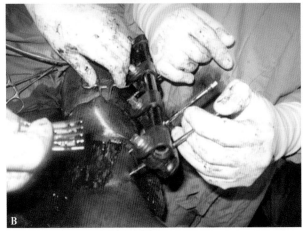

图 23-28 隐静脉肌皮瓣

前臂截肢

　　有时截肢是很有必要的（图 23-32），时刻携带存有这些操作步骤的 USB 是必要的。如果不带的话，就要通过文本信息来获得操作方法[47]。

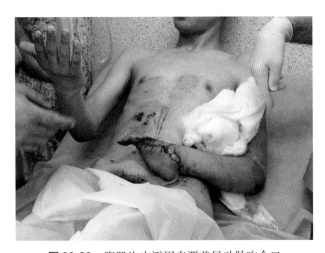

图 23-29 腹股沟皮瓣用来覆盖尺动脉吻合口

严峻环境中工作

　　本章主要关注的是血管外科，但可以看出这一专业与普外科、骨科和整形外科有交叉部分。对于外科医师来讲严峻环境中对患者能做到好的管理就要求熟悉掌握所有这些领域。确实，在严峻的环境中血管外科医师有必要在成为专业医师之前先做一个普外科医师。在这些具有挑战性的环境中，外科医师总是穿梭在泌尿科、神经外科、小儿外科、妇产科和其他医学学科之间。当面对这些具有挑战性但有益的情况时就需要进行训练或做好准备，外科医师就必须致力于学习所需的技能和知识，包括观察能力的锻炼，和参加训练的同事一起工作，在这种严峻的任务中参与到有经验的小组中。

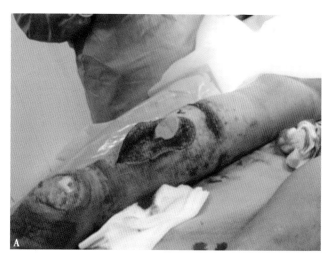
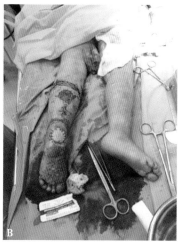

图 23-30　一个跟骨皮肤缺损小孩的腓肠肌皮瓣

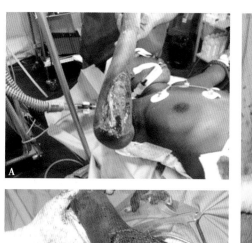
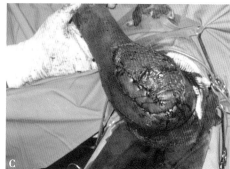
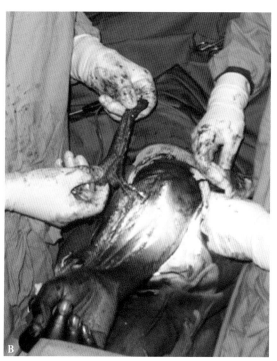

图 23-31　桡动脉皮瓣

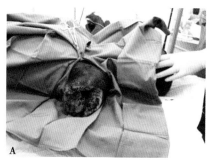
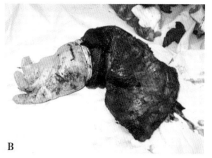
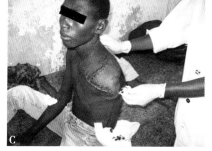

图 23-32　前 1/4 截肢

成功地完成一个困难的内外科手术需要锻炼精神和身体的承受能力,而不仅仅是手术技能和技巧。无论是战时或第三世界的医疗任务,都需要承受不同文化背景和不同宗教信仰的压力。在这些情况下,一个团队常常是由熟悉的伙伴或朋友组成,也有来自世界各地有着自己文化信仰的学者。因此,一个人必须做好适应的准备,成为多元化团队的一分子。

毫无疑问,在战争地区工作危险性也会增加。即使在著名的机构如红十字国际委员会(ICRC)和世界医疗组织(MSF)中工作,医师的安全也不能得到保证。最近在伦敦题为"危险医疗环境"的一次研讨会上突出了医疗卫生工作者所面临的问题[48]。最重要的是,你必须遵守你所隶属组织的所有安全规则。当一个人的自由被困难的手术任务明显限制时,需要做一些预防措施,这不仅是为了个人的安全,也是为了更大手术的安全和成功。

完成医疗任务后需要做一个任务报告。这些报告可以提高思维灵敏性,对一个阶段进行总结,并可以帮助医师完成未完成的任务。如果一个医师完成医疗任务后立即恢复正常工作和家庭日程安排而没有一段时间的缓冲减压,那就可能很难适应这种环境。对于正在进行医疗工作或外科手术的外科医师来说,忘记需要照顾的患者常常会使其产生愧疚感。如果不能妥善处理这些情况,那么随着这些记忆和情感的渗透会破坏一个人正常的工作状态和家庭生活。如果一个人度过了一段特别危险的时期,那同时需要一段时间来克服这一点;重要的是要与其他曾经接触过的人保持联系,分享经验,提高适应能力和心理承受力。对每个人来说从艰难的任务中回来感到开心是很正常的,只是接下来可能会产生更敏感、更悲伤的情绪。然而,有意识地总结汇报来解压,提高自身耐受力通常是有效的。

对外科医师来说艰巨任务的好处就在于具有挑战性且对自身非常有益。在这些环境中,医师的工作就是在病房里做手术以及照顾患者,同时需要注意许多长期以来一直处于这种环境中并且完成任务的外科医师,如当地员工。这些医师和那些与医疗任务相关的医师很可能已经看到了这一点。外科医师应该懂得尊重团队,了解他或她的角色只是在一个相对有限的时间内,而许多有工作的医师将不得不忍受很长时间。一如既往,每个人都应避免从事政治范围的活动,不应该降低任何一个团队的成员价值,而应该把挫折沮丧留在家中。在恶劣环境中的不同地点和时间都会有医疗工作和外科手术。每个医师都应该参与任务,享受医疗任务带来的感受,并给他或她最好的点拨。

(蒋玉洁 译 赵珺 校)

参考文献

1. Dennis JW, Frykberg ER, Veldenz HC, et al: Validation of nonoperative management of occult vascular injuries and accuracy of physical examination alone in penetrating extremity trauma: 5- to 10-year follow-up. J Trauma 44:243–253, 1998.
2. Sofianos C, Degiannis E, Van den Aardweg MS, et al: Selective surgical management of zone II gunshot injuries of the neck: a prospective study. Surgery 120:785–788, 1996.
3. Demetriades D, Charalambides D, Lakhoo M: Physical examination and selective conservative management in patients with penetrating injuries of the neck. Br J Surg 80:1534–1536, 1993.
4. Atteberry LR, Dennis JW, Menawat SS, et al: Physical examination alone is safe and accurate for evaluation of vascular injuries in penetrating Zone II neck trauma. J Am Coll Surg 179:657–662, 1994.
5. Bishara RA, Pasch AR, Douglas DD, et al: The necessity of mandatory exploration of penetrating zone II neck injuries. Surgery 100:655–660, 1986.
6. Meyer JP, Barret JA, Schuler JJ, et al: Mandatory vs selective exploration for penetrating neck trauma. Arch Surg 122:592–597, 1987.
7. Apfelstaedt JP, Muller R: Results of mandatory exploration for penetrating neck trauma. World J Surg 18:917–920, 1994.
8. Bove T, Van den Brande P: Is the use of ankle saphenous vein for carotid artery patch closure justified? Acta Chir Belg 95:275–277, 1995.
9. O'Hara PJ, Hertzer NR, Krajewski LP, et al: Saphenous vein patch rupture after carotid endarterectomy. J Vasc Surg 15:504–509, 1992.
10. Galante JM, London JA, Pevec WC: External-internal carotid artery transposition for repair of multiple pseudoaneurysms from penetrating injury in a pediatric patient. J Pediatr Surg 44:E27–E30, 2009.
11. Hill SJ, Thomas JM, Nott DM: Reconstruction of the iliofemoral venous circulation using internal jugular vein autograft. Ann R Coll Surg Engl 79:460–461, 1997.
12. Ramasamy A, Midwinter M, Mahoney P, et al: Learning the lessons from conflict: pre-hospital cervical spine stabilisation following ballistic neck trauma. Injury 40:1342–1345, 2009.
13. Wood J, Fabian TC, Mangiante EC: Penetrating neck injuries. Recommendations for selective management. J Trauma 29:602–605, 1989.
14. Teehan EP, Padberg FT, Thompson PN, et al: Carotid arterial trauma: assessment with the Glasgow Coma Scale (GCS) as a guide to surgical management. Cardiovasc Surg 5:196–200, 1997.
15. He J, Liu H, Hunag B, et al: Investigation of morphology and anatomic variations, of circle of Willis and measurement of diameter of cerebral arteries by 3D-TOF angiography. Sheng Wu Yi Xue Gong Cheng Xue Za Zhi 24:39–44, 2007.
16. Kakkar S, Angelini P, Leachman R, et al: Successful closure of post-traumatic carotid-jugular arteriovenous fistula complicated by congestive heart failure and cerebrovascular insufficiency. Cardiovasc Dis 6:457–462, 1979.
17. Connolly JE, Kwaan JHM, Stemmer EA: Improved results with carotid endarterectomy. Ann Surgery 186:334–340, 1977.
18. Bagheri SC, Khan A, Bell RB: Penetrating neck injuries. Oral Maxillofacial Surg Clin N Am 20:393–414, 2008.
19. Losken A, Rozycki GS, Feliciano DV: The use of the sternocleidomastoid muscle flap in combined injuries to the esophagus and carotid artery or trachea. J Trauma 49:815–817, 2000.
20. Dossa C, Shepard AD, Wolford DG, et al: Distal internal carotid exposure: a simplified technique for temporary mandibular subluxation. J Vasc Surg 12:319–325, 1990.
21. Larsen PE, Smead WL: Vertical ramus osteotomy for improved exposure of the distal internal carotid artery: a new technique. J Vasc Surg 15:226–231, 1992.
22. Coll DP, Lerardi R, Mermer RW, et al: Exposure of the distal internal carotid artery: a simplified approach. J Am Coll Surg 186:92–95, 1998.
23. Abbott LC, Lucas DB: The function of the clavicle: its surgical significance. Ann Surg 140:583–597, 1954.
24. Maylivahanan N, Mellor I, Malawar MM: Claviculectomy for bone tumors. Indian J Orthop 40:115–118, 2006.
25. Mohiuddin C, Kirton OC, Lukose D, et al: Ligation of the subclavian artery after blunt trauma presenting as massive hemothorax. J Trauma 64:1126–1130, 2008.

26. Demetriades D, Chahwan S, Gomez H, et al: Penetrating injuries to the subclavian and axillary vessels. J Am Coll Surg 188:290–295, 1999.
27. Agarwal N, Shah PM, Clauss RH, et al: Experience with 115 civilian venous injuries. J Trauma 22:827–832, 1982.
28. DeBakey ME, Simeone FA: Battle injuries of the arteries in World War II. Ann Surg 123:534–536, 1946.
29. Cattell RB, Braasch JW: A technique for exposure of the third and fourth portions of the duodenum. Surg Gynecol Obstet 111:378–379, 1960.
30. Asensio JA, Chahwan S, Hanpeter D, et al: Operative management and outcome of 302 abdominal vascular injuries. Am J Surg 180:528–534, 2000.
31. Stannard AK, Brown C, Benson J, et al: Outcome after vascular trauma in a deployed military trauma system. Br J Surg 98:228–234, 2011.
32. Rotondo MF, Schwab CW, McGonigal MD, et al: Damage control: an approach for improved survival in exsanguinating penetrating abdominal injury. J Trauma 35:375–382, 1993.
33. Lynch K, Johansen K: Can Doppler pressure measurement replace "exclusion" arteriography in the diagnosis of occult extremity trauma? Ann Surg 214:737–741, 1991.
34. Hood DB, Yellin AE, Weaver FA: Vascular trauma. In Dean R, editor: Current vascular surgical diagnosis and treatment, Norwalk, CT, 1995, Appleton and Lange, p 405.
35. Levy BA, Zlowodzki MP, Graves M, et al: Screening for extremity arterial injury with the arterial pressure index. Am J Em Med 23:689–695, 2005.
36. O'Gorman RB, Feliciano DV: Arteriography performed in the emergency center. Am J Surg 152:323–325, 1986.
37. Eger M, Goldman L, Goldstein A, et al: The use of a temporary shunt in the management of arterial vascular injuries. Surg Gynaecol Obstet 132:67–70, 1971.
38. Rasmussen TE, Clouse WD, Jenkins DH, et al: The use of temporary vascular shunts as a damage control, adjunct in the management of wartime vascular injury. J Trauma 61:8–15, 2006.
39. Ding W, Wu X, Li J: Temporary intravascular shunts used as a damage control surgery adjunct in complex vascular injury: collective review. Injury 39:970–977, 2008.
40. Brounts LR, Wickel D, Arrington ED, et al: The use of a temporary intraluminal shunt to restore lower limb perfusion over a 4,000 mile air evacuation in a special operations military setting: a case report. Clin Med 1:5–9, 2008.
41. Sfeir RE, Khoury GS, Kenaan MK: Vascular trauma to the lower extremity: the Lebanese War experience. Cardiovasc Surg 3:653–657, 1995.
42. Abouezzi Z, Nassoura Z, Ivatury RR, et al: A critical reappraisal of indications for fasciotomy after extremity vascular trauma. Arch Surg 133:547–551, 1998.
43. Ly TV, Travison TG, Castillo RC, et al: Ability of lower-extremity injury severity scores to predict functional outcome after limb salvage. J Bone Joint Surg Am 90:1738–1743, 2008.
44. Bosse MJ, MacKenzie EJ, Kellam JF, et al: A prospective evaluation of the clinical utility of the lower-extremity injury-severity scores. J Bone Joint Surg Am 83:3–14, 2001.
45. Masquelet AC, Gilbert A: An atlas of flaps of the musculo-skeletal system, London, 2001, Blackwell.
46. Wolff KD, Hölzle F: Raising of microvascular flaps: a systemic approach, Berlin, 2005, Springer.
47. Nott DM: A chance of life. BMJ 337:1376–1377, 2008.
48. Moszynski P: Kidnapped British health worker is found murdered in Pakistan. BMJ 344:e3136, 2012.

24

第 24 章　血管创伤：培养未来的血管外科医师

MARK MIDWINTER, MARK W. BOWYER

摘要

训练和职业生涯中规培计划里的重大改变、血管损伤案例的展示以及血管损伤处理的新方法，包括血管内技术的发展，对于心血管专家和普通外科医师准备处理的血管损伤问题的再评估。为血管损伤患者提供高质量护理需要新的策略，包括技术和非技术能力的训练。专业的血管外科医师将提供一些这样的服务，在许多情况下这是不现实的，因此即使不是血管外科专家也必须有能力处理复杂损伤，包括血管损伤。具有明确目标和可被测试能力的理想课程正在被定义。提供血管创伤训练的课程正在开发，这个课程使用合成技术，包括动物模型训练、人体尸体训练和模拟训练。已经认识到和在航空等其他安全专业中一样，工作人员资源管理（CRM）在尽量减少错误和需要以团队为基础的培训中，是重要组成部分。

本章探讨了目前的立场和解决方案，并着眼于如何通过未来确定的课程，使外科医师可以利用现有的技术，获得必要的专业知识，以为血管损伤患者提供最好的治疗。

关键词：创伤技能训练，团队训练，模拟，教育

简介

不管是血管外科还是普外科，在手术训练的议题（问题）上都面临着当前以及未来的重大挑战。在美国、英国以及欧盟国家由于工作时间限制，受训者接触患者和临床资料的机会大大地减少[1~7]。但工作时间限制带来的影响还没有被充分地评估过。然而，英国皇家外科医学院最近的一项研究表明，由于缺乏护理连续性，患者护理的质量急剧下降，并且进一步表明，参与手术的时间不足以保证有能力胜任在合理范围内的独立行医[8]。越来越复杂的手术方式的发展（包括血管腔内技术），

使得外科住院医师培训和研修项目已经不足以保证在所有要求的方面都能达到相应的能力和水平。与此同时，医疗卫生质量日益受到关注，引发了一些受到高度关注的涉及医疗差错的案例，如英国的布里斯托尔调查报告和美国的"是人就会犯错"的报道[9~13]。

此外，实体器官损伤的保守治疗也有增加的趋势，导致学员开展外科手术的机会明显减少[14~16]。血管外科医师越来越专业化，他们的培训也削弱了普通外科住院医师的可用培训案例，大多数开放血管病例由血管外科医师和血管住院医师/研究生完成。总的来说，尽管许多人仍然认为血管外科是普通外科培训的一个组成部分，但资深学员在这方面的经验却越来越少[17~20]。过去的十年中，由毕业的住院医师向美国外科学会报告的在他们进行普外科住院医师培训的整个生涯中，由他们所实施的大血管创伤修复的平均数从 5.0 例（2001—2002 年）下降到了 2.1 例（2010—2011 年）（表 24-1）[21]。重要的是，这些数据反映了平均的经验，因此，有大量的受训者没有经验处理大血管创伤的患者。看一看由最近的美国医师训练计划毕业生报告的数据也能有所启发：颈部创伤的暴露（0.3 例），心肌损伤的治疗（0.3 例），筋膜切开术（1.2 例）和外伤脾脏切除（2.5 例）。毕业的住院医师报告的关于肱动脉暴露的经验同样不足，2009—2010 年平均每名学员 0.1 例，2010—2011年为 0.0 例。

很明显，根据所提供的数据，美国普通外科住院医师在血管创伤外科治疗方面的经验并不理想。在加拿大，血管外科已从加拿大普通外科培训目标中移除。在最近一次对 29 名加拿大外科住院医师的调查中，有 90% 的人打算在接受培训后实施血管手术，尽管他们的自我报告表明在 13 个操作中有 10 个没有得到充足的训练[22]。毫无疑问，这项研究的作者得出结论，目前的受训者可能缺乏

处理血管急症的技巧和能力。尽管受过专业训练的血管外科医师越来越多，但是世界上仍有许多地区（包括发达地区与不发达地区）的主刀医师可能不是一个血管外科专科医师，在这些地方也没有足够的机会去练习血管外科技术。然而，有人可能会认为，这个问题的解决方案是确保每一个创伤的病例都能有一个训练有素的血管外科专科医师参与，但是这种人员配置在大多数医院并不实际，并且在军事领域和人道主义救助这些严峻领域的外科实践肯定是不可行的。因此，有必要训练能够处理血管创伤的合格医师[23-26]。

在发达国家（住院医师）积累血管创伤方面的经验也十分有限，因为与以往的实践相比，血管创伤也日益倾向于由创伤专科或血管外科专科医师处理。由血管外科研修生向美国外科协会报告的大血管创伤修复数量虽然显著多于普外科住院医师毕业生报告的数量，但是仍然非常少，2001—2002 年报告的平均例数为 7.6 例，2010—2011 年报告的平均例数为 10.8 例（表 24-2）[21]。这些操作中有 76% 为外周血管，实际上胸部和颈部血管创伤的手术经验特别少，每名住院医师平均为 0.3～0.8 例。另外，血管外科研修生报告的过去十年筋膜切开术的平均例数为 0.8～1.4 例，肱动脉开放操作的例数在过去 4 年平均为 0.1～0.3 例。

从美国的血管外科医师报告的数据来看，他们所实践过的创伤病例的数量也不理想[25]。在 2003 年，只有 46% 的血管外科医师报告他们在过去的 12 个月中处理过血管创伤方面的病例；至 2009 年，比例下降到了 23%。在上述两年调查的群体中，他们平均每年积累 4 种操作的经验。

虽然仅凭病例数量的数据很难判断熟练程度和胜任能力，但学员的经验肯定是不统一的。专科医师被期望具备广泛的能力，但当他们被要求去治疗血管损伤时，他们可能有也可能没有必要的技能来确保最好的治疗结果。同样，只有少数的血管外科专科医师报告说，血管创伤的处理是

表 24-1　受训期间病例的平均数量

	2001-2002	2002-2003	2003-2004	2004-2005	2005-2006	2006-2007	2007-2008	2008-2009	2009-2010	2010-2011
大血管创伤	5.0	4.9	4.3	4.7	4.6	4.7	4.4	4.7	3.2	2.1
外伤性颈部探查	0.3	0.4	0.3	0.4	0.3	0.3	0.3	0.3	0.3	0.3
心脏损伤	0.3	0.4	0.3	0.4	0.3	0.3	0.3	0.3	0.3	0.3
筋膜切开术	1.2	1.3	X	X	X	X	X	X	1.5	1.2
外伤性脾切除	3.1	3.2	3.2	3.0	2.0	3.1	3.1	3	2.8	2.5

Data collated from <http://www.acgme.org/residentdatacollection/documantation/staitistical_reports.asp>.
注释：这些数据由住院总医师从 2001 年至 2011 年作为病例记录的一部分报告给美国外科委员会。
数字代表每个操作的平均数目；X 代表这个操作在当年不作要求。

表 24-2　受训期间病例的平均数量

	2001-2002	2002-2003	2003-2004	2004-2005	2005-2006	2006-2007	2007-2008	2008-2009	2009-2010	2010-2011
全部血管损伤	7.6	8.1	8.6	8.7	10.9	10.6	10.9	12.5	11.3	10.8
—胸部	0.3	0.3	0.3	0.3	0.4	0.4	0.3	0.4	0.3	0.4
—颈部	0.4	0.5	0.4	0.5	0.5	0.6	0.5	0.8	0.6	0.6
—腹部	0.8	1.0	1.2	1.1	2.0	1.5	1.6	2.3	2.1	2.2
—外周	5.9	6.3	6.7	7.8	8.0	8.2	8.4	9.0	8.3	7.6
筋膜切开术	0.9	1.0	0.8	1.2	1.0	1.2	1.0	1.4	1.4	1.4
肱动脉暴露	X	X	X	X	X	X	0.1	0.1	0.3	0.3

Data collated from: http://www.acgme.org/acgmeweb/tabid/274/DataCollectionSystems/ResidentCaseLogSystem/CaseLogsStatisticalReports.aspx.
注释：这些数据由进修生从 2001 年至 2011 年作为病例记录的一部分报告给美国外科委员会。
数字代表每个操作的平均数目；X 代表这个操作在当年不作要求。

他们临床实践的一部分。

显然，经验上的训练方法不足以作为外科受训人员获得正确技能的一种手段。因此，迫切需要改进培训的方式，以确保血管创伤的患者得到最佳的医疗处理。本章的其余部分探讨了那些负责培训未来外科医师的人员所面临的不断变化的挑战，并讨论了当前或近期可能改善血管创伤处理水平的模式[27]。

血管外科训练的演进

血管外科的训练采用了传统的学徒模式：受训者在上级医师的监督下进行临床决策和技能训练。根据以往的经验，无论是师父还是学徒，对血管技术的习得都遵循一种模式，即通过对先前掌握的技能的适应和重塑来发展新技能。然而，从开放手术到血管腔内手术代表了一种对血管疾病管理模式的转变，所以将先前所熟练的技能运用到新领域的机会较少。新的血管腔内治疗方法提出了技术挑战，类似于腹腔镜和微创外科医师所经历的挑战。这些挑战包括减少触觉接触，以二维（而不是三维）的视觉来看，以及需要克服本体感觉和视觉问题[28, 29]。新的决策程序和治疗机会往往需要新的培训模式和教育课程，既适用于专科医师，也适用于外科受训人员，同时要注意新的工作时间内的新限制。不可避免的亚专科化会要求从业者以缩小临床关注点的代价来掌握新的技术，并且会限制用于稳定损伤和血管修复的手术设备的使用。考虑到这些问题，是时候想出新的办法来训练这些想要掌握处理血管创伤方法的外科医师了。

血管损伤训练注意事项

如前几章所示，有效的创伤管理提出了具体的挑战，需要迅速、系统的评估和决策，以防止患者病情恶化。然而，每一个损伤模式都是独特的，因为只有在管理的运作阶段一些因素才被发现，我们不可能总是排练和预先计划手术管理的各个方面。这就要求任何训练算法必须包括可以被接受并被灵活实施用于处理即将来临的个人情况的核心原则。

培训必须设置两个不同的层次：①非专科医师要求具备决策和技术的能力，防止恶化，用外科手术稳定病情，并为血管外科专科医师进一步干预创造条件；②为处理复杂创伤、术后并发症和长

期管理，高级专科技能是必要的。可通过血管或创伤外科课程训练（作为普通外科培训轮换的一部分或作为专门的血管计划/专科奖学金的一部分），通过监督和控制暴露下的患者及其管理。这种培训必须是规划课程适当的一部分，以满足目标受众所需的学习产出。

临床教育者通常认为外科训练有以下两个独立的部分：①"动手"实用的技术技能学习；②获得知识和认知技能。认知定向围绕组织相关信息的能力，以及构建一个能充分利用相关技能策略的能力。换言之，为了做出适当的决策，认知定向是必要的。教学讲座，文本材料，以及最近基于案例的培训已被用于信息和认知技能的转移。临床训练的技术和认知成分是密不可分的，它们相互影响[30]。自从Dewey的1938次开创性工作以来[31]，经验学习被认为是成年人获得新知识和技能的重要组成部分（也就是说，"做中学"是提高认知和技术技能的一种特别有效的方法）[32]。现代理论强调以问题为中心的方法和需要了解成人学习者的语境倾向，有效、系统的培训是课程质量的副产品，用于提高训练。

在英国，血管课程通过校际外科课程计划（ISCP）设置[33]。ISCP受益于特色咨询委员会（SACs）代表十个外科专业。它也与大不列颠和爱尔兰皇家外科学院和其他专业机构合作，包括当地教育和培训委员会（2013成立）和总医务委员会（GMC）。2012年，血管外科成为了一个不折不扣的外科专业，其他方面的由普外科负责，有一个专门的培训途径获取血管外科专业证书，与一般的手术相区别。

在美国，血管手术已经成为普通外科手术训练的一个组成部分[34]。在1960年之前，血管外科手术不存在具体的培训方案，普通外科和心胸外科医师需要训练血管手术。第一个血管外科的具体训练方案，在本质上由一些血管手术先驱学徒指导[35]。培训机会来得较晚，血管外科学会（SVS）会员1979年投票发展被认可的血管培训计划。最初，有17个成员认同，1982年上升到52个成员。1982年，14本美国外科委员会（ABS）普通血管外科特殊资格执照最先发行，每一个均由成功地完成了书面考试后获得的[36]。在20世纪90年代，血管外科医师带头人呼吁血管手术不同于一般外科手术，基于血管外科医师改善了患者的预后，而不是偶尔做血管手术的普通外科医师为基本前提[37~39]。随后，当美国医学专科委员会批准（ABS）同意提

供血管外科的初级证书后，2005 年 3 月 17 日血管外科成为一个独立的外科，2005 年 10 月，该证书的培训计划要求被批准；传统的 5 年训练和在普通手术上认证的要求被消除[34]。2006 年 7 月 1 日，ABS 将血管外科专科证书从附属证书转为专业（初级）证书。这些里程碑式的变化预示着几种新的培训模式的发展。多样性的培训途径，导致双认证（传统：5 年加 2 年血管训练；早期专业程序：4 年加 2 年血管训练）或只有血管外科认证（合成：1 年加 5 年；单独：3 年加 3 年）现在仍在使用。

目前美国外科培训的趋势是建立一个结构化的、以能力为基础的课程，对住院医师培训的熟练程度进行客观的、持续的记录，然后进入独立训练。因此，全国性组织包括美国外科医师学会（ACS）、ABS、外科住院医师委员会，美国外科协会，外科项目主任协会，手术教育协会已经建立了一个称为外科住院医师教育委员会（SCORE）的机构来改革普通外科住院医师教育[40]。SCORE 努力的主旨是制定一个国家课程，包括在模块化系统中提供的各种教育产品。课程包括教学内容、模拟经验、临床和外科经验以及有效、可靠的绩效评估。血管外科项目主任协会已经开始在制定血管课程时采用同样的原则。其目的是确保培训计划的核心内容、学习成果的核心能力以及评估实践的一致性。这将证实，无论住院医师完成什么，在所有被要求的方面的能力水平都可衡量和可接受。

迄今为止，关于血管创伤培训的理想课程尚未明确，可能会针对国情以及个别学习者的需要和学习风格具体化。然而，理想的课程将以专家意见一致的方式以明确的条目说明目的。明显的目标是培养出有能力、操作熟练的医师，他熟知解剖学、开放和腔内技术，合理的诊断和运用认知、技术和团队协作技能来管理血管损伤患者。本章的其余部分将集中讨论目前广泛地用于血管外科和血管创伤训练的各种工具。

血管创伤处理的训练工具

正如之前强调的那样，有效的训练得益于有效的课程。目前可运用的教授处理血管创伤的工具包括以下几种：

1. 临床案例——护理患者
2. 教学讲座
3. 教科书和电子媒体
4. 案例讨论
5. 团队训练
6. 动物模型训练
7. 基于尸体的训练
8. 模拟训练
   a. 人造模型——低保真或高保真
   b. 虚拟现实

理想情况下，有关血管创伤管理的课程包括几项内容，每项内容根据教育计划的目标和客观需求来选择。临床病例资料长期以来一直是血管创伤训练的主流，但不能再指望能提供足够高的数量。教学讲座、教科书和电子媒体以及以案例为基础的讨论代表大部分的传统课程，但如果没有纳入一个有意义的课程，这些方法的适用性将非常有限。同样，动物模型和基于尸体的训练已经证明了其对外科医师培训的重要性，但它们的使用必须基于对需求评估有彻底且很好的理解，而且对其固有的局限性要有足够了解。

使用动物进行训练有一些优点，但也有一些明显的局限性。动物提供对人类生理较好的呈现，需要正确且细致的手术方式避免大出血和死亡。动物组织需要标准的操作设备和用品；被切割时会流血；如果不处理、解剖和缝合，会对它们造成损坏[41, 42]。然而，一个动物实验室的维护是昂贵的，需要兽医的支持手段，动物保健设施，无菌操作室（或设施），并妥善处置动物的尸体。动物实验室需正确地遵守严格的护理标准，以确保动物伦理得到尊重。使用动物做实验是被非常活跃的且有话语权的动物权利组织描述的非常受关注的问题[43]。动物模型的另一个关键缺点是解剖学上的差异：动物通常不适合解剖血管的暴露。用于训练目的的活的动物模型的获取在世界各地是不同的，因为在许多地区是被禁止的。尽管在美国仍然可以获取，但是禁止使用活的动物进行创伤训练的努力仍然有增无减。最近的一项提案旨在要求国防部长只使用人性化的方法来训练武装力量处理严重战斗损伤——从而在 2016 年前有效地禁止使用动物[44]。虽然这一举措很可能被击败，但许多类似的努力将威胁到这种培训在外科课程中的地位[44]。因此，外科界必须主动寻找替代活组织训练的方法，因为这种模式不太可能在未来普及。

以尸体为基础的训练对在人体上进行血管解剖非常有用，血管解剖对于处理血管创伤是一项

重要的技能 [43,45]。尸体的可得性和费用是非常不一样的，世界各地使用尸体的文化接受程度是不同的。例如，为一个这样的创伤课程获取尸体的费用在美国各州是不一样的，最高可高达 8 000 美元。即使在那些有可能获得尸体的区域，可获得的标本数也不能充分满足需要。有趣的是医学专业人员不太愿意为医学教育捐出自己的身体。在最近对印度医学专业人员的调查中，只有 22% 的医师表示愿意捐献自己的身体用于医学教育（尽管只有 7% 已经登记），但有 68% 的人希望公众也这样做 [46]。

虽然尸体可以完美呈现人体的解剖结构，但是具体的解剖特点也因人而异。由于人体解剖学有很大的变异性，这对于使用也是一个潜在的限制。此外，大多数尸体都是老年人的和萎缩的。因此，将一个肌肉萎缩的 80 岁老年人作为一个 20 岁士兵来教授可能是困难的。尸体的保存方式也影响着尸体模型的实用性。用甲醛溶液保存的尸体组织与新鲜或冷冻尸体中的组织有着截然不同的特征。尸体没有血管不会流血。现在已经尝试通过对新鲜尸体的血管进行插管，以脉冲方式灌注人工血液，以提高新鲜尸体的保真度 [47~49]。这种灌注的尸体模型最初开发用于神经外科培训，已被改进为创伤外科手术培训的潜在工具。脉冲血流可以使用改进的主动脉内球囊反搏泵系统来获得，通过在心脏、肺、肝和下腔静脉创造伤口，以模拟在"流血的人体模型"上进行修复 [49]。虽然这种技术提高了尸体模型的保真度，但它需要大量的预处理设备，以及非常新鲜的尸体材料，它的广泛使用和采纳不太实际。

为了应对更传统方法的局限性，已经开发了外科训练的新方法，本章的其余部分将集中于团队的训练和模拟。

基于团队的血管创伤训练

过去十年，人们对培训医院团队的兴趣激增，其方法与航空工业所采用的方法相似。非技术技能是认知和社交技能，使在安全 - 危险行业工作的人运作起来有效且安全 [50~55]。做出决策和非技术技能严重地影响了提供给受伤患者的护理质量，尤其是对于非手术治疗策略。很明显，外科医师只是保健团队的一部分，整个团队必须以最佳的方式运作来确保最好的结果。就外科医师而言，技术再怎么精湛也不能避免犯错，这只能通过团

队合作，有效的培训决策和沟通解决。因此，现在 CRM 在临床议程上受到喜爱，英国卫生委员会承认人为因素对患者健康的重大影响 [56]。关于 CRM 技能的 56 个例子如下：

团队 / 团队协调
- 通信
- 领导者 / 追随者
- 决策
- 解决冲突
- 自信
- 压力和疲劳管理
- 工作量管理
- 任务的优先次序
- 情境意识

有越来越多的证据表明，CRM 技能训练显著提高了患者的预后。一个退伍军人管理局的研究报告在 CRM 训练外科团队与非 CRM 培训的外科团队相比，手术死亡率减少 50%[53]。这一调查进一步研究显示接受培训的 74 个医疗机构减少 18% 的死亡率，而未接受培训的 34 个医疗机构只减少 7% 的死亡率 [51]。美国国防部（DOD）实施了一项名为"团队阶段解决国防部设施 CRM 问题"，它目前广泛地应用在民用和军事医疗机构 [57]。这种方法也被用在挪威，在偏远的医疗机构使用活猪动物模型来提升损伤控制外科的团队技术 [58]。一般来说，军事和民用创伤系统中的 CRM 正在研究中，尽管航空、组织科学和社会心理学领域的一组相关研究表明了该领域未来研究的潜力 [59]。

临床 CRM 培训应包括整个团队，使所有成员共享一个共同的目标，并充分了解个人和团队的角色。虽然可能在民用医疗机构是很重要的，毫无疑问，卓越的非技术技能对严峻形势下的军事创伤团队训练是非常重要的。因此，CRM 培训是英国国防医疗服务部署前军事行动外科培训（大部分）的一个核心特点。这个项目包含了大量的血管创伤内容，本章节会对其进行更详细的阐述。

基于模拟的血管损伤训练

以模拟为基础的培训正在外科教育中广泛确立，致力于外科技能技术方面教学的实验室越来越受欢迎 [43,60]。这个培训对那些正在学习侵入性操作技能的新手医师和需要技术更新的执业医师有很明显的好处。基于仿真的训练为获得技能

提供了一个安全的、结构化的环境，目的是为训练者真实生活的手术室经验做准备。受训者可能提高他们的表现，可能克服学习曲线，并且可以管理程序模拟的并发症而不危及患者[61~64]。最近 ACGME 项目对于普通外科的要求中认为"模拟与技能实验室"应该被纳入资源，证明模拟训练的重要性已被外科住院医师审查委员会认可，卫生保健研究质量机构支持模拟训练的有效性，特别是对精神运动和沟通技能的培训，尽管人们承认支持性数据是有限的[65]。然而，现有的证据表明，在模拟实验室获得的技术技能[29,66]可以转化为手术室真人操作经验，同样在动物[67]和人类[68]腔内技术模拟训练也有这种益处。在低保真模型（如合成模型）上开放手术技巧的实践也被证明可以提高技术技能的获得和保留[69~71]。

目前医疗和外科技能培训的趋势证实了从传统的分级责任学徒制模式向更为结构化的模式的转变，并逐步实现了技术能力的进步[72,73]。教育心理学家使用"提前训练的新手"这一概念，指的是学习者自己具有基本技能和空间判断能力要求[74]。使受训者通过模拟训练达到这个职位是有吸引力的，因为后续 OR 培训对学习者来说可能是一个更高收益的经历，而且对患者来说可能更安全。以模拟为基础的训练应该从最初的认知训练开始[75]，应该包括受训人员在进入下一阶段之前必须达到的熟练程度[76,77]，并且应该提供分布式的练习课程来加强学到的技能[78,79]。这种结构化的方法避免了典型的半经验学习案例的随机呈现。案例应包括复杂和危机情景，因此对潜在问题进行正确的管理是可行的。仿真程序应该防止过度训练，应包括验证的评估方法，并应具有受保护的时间来反馈和误差分析[64]，其已经被证明可以提高学员的表现虽然尚未建立最佳反馈类型，但在模拟过程中捕捉到客观评估数据所提供的立即反馈的程序似乎是可取的[80,81]。与传统的"做中学"（评估往往是主观的，对个别监督者有偏见）相比，从模拟器中获得的性能数据使导师能够客观地评估问题并在进入下一阶段之前系统地解决这些问题。在课程中适当的指导是至关重要的[82]。

模拟是课程中的工具，而不是目的[74,83]；课程开发人员在学习的主题和学习时间表上设置了背景[84]。然而，为了充分利用模拟训练，教育工作者和模拟专家最好从一开始就协调他们的工作并协同工作[85]。当然，使用模拟技术技能的潜力对血管创伤的训练具有重要意义。模拟可能包括开放和血管内技能，可能包括以下学习目的：

- 评估、计划和优先次序
- 手术入路和解剖学
- 控制出血
- 血管结构修复术

适用于血管外科的模拟器从部分任务训练器到高保真模拟手术室。成功模拟的关键是"自愿终止怀疑"的一部分，学习者发现很难区分模拟器和现场的患者或场景。模拟器设计模仿血管内或腹腔镜程序能够更好地做到这一点，而那些代表开放性血管外科手术的人一般都具有较低的保真度，并且可能面临面部和内容效度不足的问题，这可能直接影响模拟器获得的技能在现实世界中的适用性。

Sidhu 等研究了一组血管吻合手术学习技能，发现在高保真度的模型（人尸体肱动脉）要比低保真度模型（塑料模型）的训练效果更好。对于那些负责开发仿真模型的人来说，这一教训绝不能忽视，没有首先确保模型具备一定的仿真度是不能满足这一目标的。

与内镜和腹腔镜一样，血管内、外科技术的从业者使用基于屏幕的技术，与开放手术相比，可信模拟的机会更大。目前市场上已经有几款腔内模拟器，提供多种训练模式，如颈动脉、肾动脉、髂动脉、股浅动脉腔内成形和支架置入，腔静脉滤器植入，主动脉瘤修复术[86,87]。这些是融合了触、听、视觉的高保真度的模拟器。市售血管内模拟器的清单包括以下内容：

1. The Mentice VIST simulator

该模拟器包括一个标准尺寸的塑料人体模型罩内的机械单元、一台高性能的台式计算机和两个显示屏。修改后的仪器通过触觉接口装置通过接入端口插入。触觉反馈是由一系列的电动推车锁定在插入的仪器上，让被试通过力反馈实时操纵模拟仪器。市售的仿真模块包括冠状动脉、颈动脉、肾和髂股动脉闭塞性疾病、子宫动脉栓塞和用于双心室起搏的导丝置入。学习者能够选择合适的工具，可以使用模拟荧光屏幕进行介入操作。表现能力用一些参数测量，如对比剂用量，透视时间，支架精准释放的标记。

2. ANGIO Mentor

ANGIO Mentor 也有与 VIST 类似的动脉腔内手术，还拥有先进的触觉技术。它不同于 VIST 系统，它关注于患者的监测、药品管理和对生理紊乱的反应。ANGIO Mentor 有一个不断扩大的模块库，其中包括 12 种不同的腔内治疗程序和超过 100 例患者方案。此外，基于真实患者的模拟演练室内置模拟系统，临床医师可以基于患者 CT 扫描建立患者特异的三维解剖模型，能让医师基于患者的解剖上在实际操作前进行腔内治疗的演练。

3. Simantha Simsuite Endovascular Simulator

Simsuite 是一个更大的模拟器系统，多达六个交互屏幕，便于多学科团队培训。类似于仿真系统，对患者生理的反应在模拟中有显著的特点，但也有适当的病例选择和管理。Medical Simulation 公司还开发了一种名为指南针的便携式教练机，以及一种基于 iPad 的模拟课程，称为 Infinity。

4. CathLab VR Simulator

该模拟器最初以 Endovascular Accutouch 闻名（Immersion Medical，Gaithersburg，MD）直到该公司被 CAE 收购。更新后的导管实验室 VR 血管内模拟器包含许多上述设备描述的特征。

Chaer 等进行了第一次随机研究，将模拟器训练的血管腔内技能转移到临床环境[68]。以前没有介入经验的 20 名外科医师被随机分到 2 小时模拟器训练组与不训练组。随后参与者对下肢阻塞性疾病的患者行介入治疗。评分采用全球绩效评定量表，在第一次操作中接受模拟训练的住院医师得分比对照组高，在第二次操作中也是这样。一个由最佳证据医学教育进行的独立审查（BEME）合作研究发现"最好的证据表明，高仿真模拟在合适的条件下助长学习"[88]。研究还发现，支持性文献的质量普遍较差，基本以叙述和定性分析为主。需要进一步地研究，以确定接受模拟训练的程度与获益的关系，调查纳入培训课程的最佳策略，并更好地了解哪些介入程序血管内模拟是最适合的。

欧洲血管外科委员会（EBVS）一直是使用模拟作为评估工具的先锋（可能是出于需要，因为欧洲各国的培训差异很大）。通过 EBVS 获得血管外科医生资格需要知识和认知能力的证明，同时还要进行技术和血管内技能评估[89]。已经开展了 EBVS 技能评估的验证研究，这促进了对血管外科候选人评估的接受和继续使用模拟[90, 91]。

然而，尽管在腔内治疗训练的模拟方面取得了进展，但重要的是要注意，绝大多数的血管创伤是（并可能在不久的将来继续）使用开放手术技术治疗的。因此，对血管创伤管理的开放式技能模拟

和评估还没有得到完善。Sidhu 及其同事们[92]开发了一个综合技能考核（简称 CVSA）血管外科实习生。候选人将经历一系列四个 20 分钟的血管技术站，分别是下腔静脉损伤的阻断和修复、股动脉血栓切除术、移植物 - 动脉吻合和超声引导下穿刺，由一位血管外科医师使用全球评定量表评分[93]。CVSA 具有良好的结构效度，与研究生年度水平有很好的相关性，虽然住院医师获得的实际成绩很低（平均得分为 50%），加强了改进和有针对性的培训的必要性。

将血管内模拟器广泛纳入培训计划有几个障碍。这些设备价格昂贵（超过 10 万美元），需要定期校准、维护和更新，因为可靠性仍然存在问题。目前在模拟器上的训练也受到触觉反馈和图形界面的现实主义的限制。虚拟现实领域内血管内和开放性技术的可转让性有待证实。然而，毫无疑问，模拟的概念将会继续存在。随着技术的不断进步，越来越多的尖端模拟器将被用于帮助外科医师提高临床能力，从而减少错误的数量，最终改善患者的安全。

目前血管外科培训课程

已经开发了一些课程来教授基本和先进的血管创伤技能。以下部分重点介绍了为应对这一挑战而设计的领先外科组织所采用的此类课程。

外科创伤护理课程

外科创伤护理课程（DSTC）的发源可以追溯到一个由五个来自美国、加拿大、法国、澳大利亚的国际知名创伤外科医师组成的会议上。这五名国际基鲁吉协会（Societe International de Chirugie）和国际创伤外科和外科重症监护协会（IATSIC）的成员认为，全世界都需要加强创伤护理技术方面的外科培训[94]。DSTC 旨在教导合格的外科医生和高级外科培训生在处理严重受伤患者时的战略思考和决策，并为他们提供处理主要器官损伤所需的外科技能。这是一个为期 2 天的密集课程，由有经验的创伤训练外科医师教授，包括讲座，互动式病例讨论，以及以实验室为基础的外科技能训练。外科技能实验室由尸体、动物（猪或山羊）、动物模型和尸体模型组成，取决于当地的条件和对使用这些模型的文化敏感性。2014 年，DSTC 课程在世

界各地的 41 个中心开展,包括西班牙,以色列,加拿大,丹麦,荷兰,澳大利亚,新西兰,南非,奥地利,葡萄牙,挪威,瑞典,德国,法国,希腊,新加坡和阿根廷的网站。这门国际课程提供了重大创伤患者需要手术和重症监护的技术概述。本课程的灵活性虽然失去了一定程度的标准化但使它能够适应当地的条件。该课程包括血管暴露和出血的控制,但不包括血管创伤的修复和管理。

手术创伤技术(DSTS)

手术创伤技术(DSTS)是一个 2 天(最初为 3 天)动手实践尸体课程,用于为需要给严重受伤患者行救命手术的外科医师开展,作为他们职责的一部分,和用于军事和人道主义的外科医师可以部署到冲突地区[95]。这门课程是英国爱尔兰皇家外科学院、英国国防医疗机构和美国卫生科学军队服务大学之间的合作。虽然有与 DSTC 课程重要内容重叠,DST 是专门来满足当地的需要,包括对心胸外科损伤和血管外科技术的重点。原负责人的话:

管理创伤需要掌握手术技巧,覆盖整个腹腔,包括盆腔和腹膜后。一般的外科医师应该有自信进行开胸手术后能够应付中枢和外周血管损伤。还需要进一步的技能和知识……包括创伤流行病学,关键决策,尤其是外科解剖学的详细知识[94]。

该课程由一位有经验的国际文职和军事外科医师学会,强调使用有限的说教材料、多次病例讨论和广泛的"床边"暴露在人体尸体实验室中的损伤控制复苏和外科手术的概念。这些情景驱动的课程得到了外科解剖学教程的支持,该教程使用了英国皇家外科医学院的广泛预期标本制备方法,并由一名资深临床解剖学家指导。DSTS 涵盖了所有在躯干以及关节和四肢近端的血管暴露所需的技术。课程传授诸如分流、初级修复和血管修补等技术,尽管强调对血管修复的损伤控制。因此,在其目前的形式 DSTS 提供熟悉血管修复的本质而不是设计正式教授血管外科。新鲜冰冻尸体的使用,结合优秀的解剖和解剖学家高级实时输入,呈现这门课程独特的解剖的准确性。英国爱尔兰皇家外科学院已发展其他课程教授血管外科,包括血管外科专业技能[96]和血管外科课程的高级技能[97]。这些课程的目的是教授血管外科的原理,并不是用来教授血管创伤的。

高级创伤手术管理

高级创伤管理(ATOM)课程使用标准化的猪模型来教授穿透性创伤的修复[98]。它在美国、加拿大、非洲、中东和日本的 26 个以上的地点提供。高级创伤管理课程是在美国哈特福德医院开发的,采用标准化的模拟方法,对严重穿透伤的修复方法进行教学和评估。高级创伤管理课程的设计目的是提高外科医师在修复穿透伤方面的知识,技能和信心。高级创伤管理课程采用 1∶1 的师生比例和严格标准化的课程,教授膀胱、小肠、肾脏、输尿管、脾脏、胰腺、胃、膈肌、十二指肠、肝、肺、下腔静脉和心脏的损伤的外科治疗。虽然它是穿透性创伤管理极好的入门方法,这种课程也有特定的血管限制,如损伤会造成大出血的下腔静脉(IVC)和心脏,如果要存活的话必须有正确的管理。在 2005 年高级创伤管理课程的参与者认知调查报告中报告了课程参与者在修复穿透伤方面自我信心的提高。在 2008 年进行了 1 001 个高级创伤管理课程参与者的全球跟踪调查[99],其中 444 位进行了回应(46%)[100]。受试者认为,这一过程使他们能够更快地识别受伤,用更有组织的手术方法,并能更快地控制出血。高级创伤管理课程于 2009 年引入美国外科医师学会,现已由美国外科创伤委员会外科技能委员分会管理(acscot)。严格的标准化和师生比使这门课程成为传授穿透性损伤管理知识的极好工具。局限性包括相关的费用,缺乏人体解剖的暴露,以及对血管创伤(除了下腔静脉和心脏以外)的暴露和修复缺乏重视。此外,活体动物的使用限制了世界某些地区的效用,应该可以预期这种用途在将来会受到进一步限制。

创伤暴露的高级手术技能

Acscot 在 2005 年建立的手术技能委员会的任务是为基础的课程制定标准、技能,主要针对对象是一些可能对生命和肢体存活造成威胁的重要结构的手术暴露。这导致建立了一个新的教育课程,称为创伤暴露的高级手术技能。该委员会为课程参与者建立了以下三个教育目标:在危及生命的创伤手术暴露中获取知识,提高手术暴露的自信,在接触重要结构时提高手术能力。目标受众包括高年级外科住院医师、创伤和急诊外科医师,和涉及创伤护理的普外科见习医师。为了制定课程,委员会制定了一份全面的对生命和肢体造成威胁的潜在伤害清单。用改进的 Delphi 程序，委员会成员各对创伤外科的实践中各个优先和关联的项目进行排名；一个具体的手术暴露必须至少得到 90% 委员会成员的认可。各种创伤部位按解剖位置分组如下：①头部和颈部；②胸部；③腹部和骨盆；④后腹膜；⑤四肢。课程材料是从这些部位产生，并且由审查委员会的成员达成共识。2008 年 3 月 ASSET 课程在 Uniformed Services University 进行试点（Bethesda，MD，USA）。四门测试课程得到了进一步的规范和完善，于 2010 年 3 月被美国外科学会正式提出。本课程在美国和加拿大迅速站住了脚跟，共建立了 19 个课程网站，到 2011 年底，一共提供有 54 门课程，超过 500 学生和 100 教师得到培训[101]。

ASSET 课程最终包含 6～7 个小时的课程时间，使用新鲜的或者新鲜冰冻的尸体，师生比例为 1:4。这门课程是专门为教授创伤处理中暴露血管设计的。解剖是由以案例为基础的方法来指导的，PPT 被用来展示病例信息（比如：一个患者上肢受了枪弹伤，失去了动脉搏动，推测为肱动脉损伤），其次是一些相关的解剖结构，运用视频简要叙述了如何一步步完成解剖操作。学生们被要求在老师们的帮助下迅速地进行暴露，他们试图营造一种紧迫感，就好像这是一个活动性出血的患者。老师们以具有特定目标的手册为指导来教授每次解剖，但也鼓励学生进行额外的交流来运用他们个人的临床经验来更好地进行解剖。还提供了图文并茂的实验室手册和包含所有暴露血管的 DVD。手册和 DVD 都可以在课程之外购买。

在对之前四个测试课程的分析中，有人指出，即使在高级课程参与者中，创伤体验的总体水平也很低。参与者被要求评估参加 ASSET 课程前后的暴露血管时的舒适程度[102]。正如表 24-3 显示的那样，在自信方面有显著提高；另外，参与者们还被要求给课程打分，在 5 分制中获得平均 4.8 分。ASSET 课程是相对较新的，需要长期评估才能全面评估其有效性。这是为数不多的课程之一，可以直接解决外科医生在本章中阐明的血管创伤的训练问题。ASSET 课程旨在教授血管暴露，不教血管修复。课程费用这一因素取决于尸体可获得的难易程度，以及尸体模型不会流血的事实，是 ASSET 课程的主要不足。然而，这门课程似乎是为了满足外科医师的需要而设计的，他

表 24-3	参加 ASSET 课程前后手术信心的自我评估（SSAC）比较和机构给予的评价			
部位	参加前 SSAC	参加后 SSAC	P 值	机构评价
颈部	2.76	3.69	0.93	4.12
胸部	2.49	3.71	1.22	4.03
腹部	3.28	4.00	0.72	4.00
骨盆	2.97	3.97	1.00	4.02
下肢	2.88	3.97	1.09	4.07
上肢	2.63	3.96	1.33	3.93

注：评分采用 5 分制。

们希望了解如何进行血管暴露治疗血管损伤这一关键步骤。

军事操作外科训练课程

军事操作外科训练（MOST）课程不是专门针对血管损伤，但仍然有一个重要的血管组成部分。这是针对非血管外科专业的军医设置的课程，这些军医被要求能提供血管创伤的手术处理，作为其更广泛的军事手术处理能力的一部分。MOST 课程由英国皇家外科医师协会（RCSE）实施，同时获得 RCSE 和皇家麻醉师协会认可。它向英国军事外科小组提供全组外科创伤训练，为军事和平民冲突中的伤员提供综合外科创伤护理。它利用情景引导人尸体解剖，小群体决策研讨会，并传授技术和非技术（团队资源管理和团队合作能力）技能，运用最新军事操作手册和设备（图 24-1 和图 24-2）[103]。

课程参与者全程参与手术和用于挽救生命和

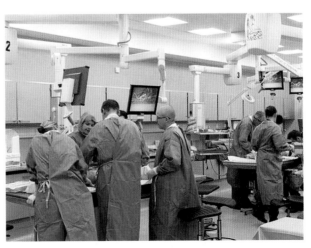

图 24-1　MOST 课程让非血管外科专业的外科医师在以尸体为基础的、多学科的课程上复习血管入路，血管控制和团队管理

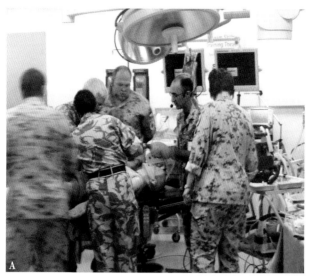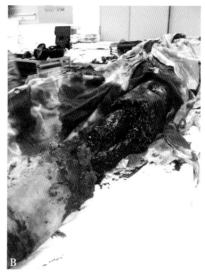

图24-2 A. MOST课程上外科团队在手术室对急救和严重肢体损伤的抢救准备进行模拟演练。
B. 在MOST课程上进行模拟的严重肢体创伤，用来练习肢体损伤的评估，血管控制和CRM原则

肢体的复苏技术。MOST课程的教师成员具有最新的操作经验，他们的专业知识与其他"吸取的经验教训"相结合，以确保教学大纲始终与团队实际会遇到的情况相关联。这样，能保证整个创伤团队的最高水平，并使他们的集体学习曲线最小化。尤其是MOST课程目的在于打破学科间的传统边界以给予完整的训练，但是患者护理，团队能力和结果仍然是关注点。外科医师、麻醉医师、手术室从业人员、手术护士和急诊医师一同培训，能让整个团队认知在处理血管创伤中需要关注的重点。

欧洲血管大师课程（Pontresina课程）

针对工作时间限制的欧洲工作时间指令并试图规范欧盟血管训练，欧洲领先的血管中心开发了一种欧洲血管大师（EVM）课程，其具体目标用标准化的教学方法，在现实中通过开放血管腔内模拟器培养血管外科医师[70, 104]。该方法使用阶梯式的教学方法来教授公认-特殊的方法实施血管开放手术。任务学习过程被理解为以下两个阶段：快速学习阶段和慢速学习阶段。快速的阶段学习是在个人技能课程中进行的，在休息期间会有互补的慢速学习[105]。欧洲血管大师课程提供了亲自实践的经验和可搏动的逼真的模型（简单的和复杂的主动脉修复术，主动脉腔内重建，颈动脉内膜切除术，远端旁路手术）和虚拟模拟器（颈动脉、髂动脉、肾动脉介入治疗）。物理模型是由Synbone公司开发的，但目前还没有广泛应用，也没有被证实

为有效的教学工具。EVM课程迎合了教育需求来训练基础的和高级的血管外科技术，但是仍然不是专为解决血管创伤而开发。

总结

正如本章所述，培养处理血管创伤的外科医师有许多挑战。工作时间限制将继续存在，这种趋势将越来越多地影响到培训下一代的时间。我们必须以更高效率的方式教授和最大限度地利用现有的高影响力、行之有效的课程，以达到培养合格和熟练的从业者的目标。此外，课程设计者必须利用好本章讨论的众多教学工具，因为模拟训练在培养血管创伤学家中所扮演的角色越来越重要。血管腔内模拟器的逼真性是极好的，但是允许开放外科手术训练的模拟器还处于起步阶段。一些近似人体组织特征的优秀物理模型正在开发中，毫无疑问将对未来的培训产生重大影响。综合课程必须教授血管创伤的处理包括血管的手术暴露（就像在DSTS，ASSET，MOST和一些DSTC课程实施的那样），控制出血（比如ATOM课程和一些DSTC课程有所教授）以及一些基本的血管外科技术（既包括开放手术也包括腔内手术）。这样一个综合性血管损伤的课程目前不存在，这是那些处理血管创伤患者的外科医师的职责需要关注的问题，是为了确保在不久的将来外科医师有能力熟练处理各种血管创伤。

（向一郎 译 张鸿坤 冯亚平 校）

参考文献

1. Pickersgill T: The European working time directive for doctors in train-ing. BMJ 323:1266, 2001.
2. Lamont PM, Scott DJ: The impact of shortened training times on the discipline of vascular surgery in the United Kingdom. Am J Surg 190: 269–272, 2005.
3. Pellegrini CA, Warshaw AL, Debas HT: Residency training in surgery in the 21st century: a new paradigm. Surgery 136:953–965, 2004.
4. Bell RH, Jr, Banker MB, Rhodes RS, et al: Graduate medical education in surgery in the United States. Surg Clin North Am 87:811–823, 2007.
5. Barden CB, Specht MC, McCarter MD, et al: Effects of limited work hours on surgical training. J Am Coll Surg 195(4):531–538, 2002.
6. Benes V: The European Working Time Directive and the effects on train-ing of surgical specialists (doctors in training): a position paper of the surgical disciplines of the countries of the EU. Acta Neurochir (Wien) 148(11):1227–1233, 2006.
7. Ferguson C, Kellog K, Hutter M, et al: Effect of work-hour reforms on operative case volume of surgical residents. Curr Surg 62:535–538, 2005.
8. Thomas RL, Karanja N: Comparison of SHO Surgical Log Books a Generation Apart. Ann R Coll Surg Eng 9(Suppl):356–359, 2009.
9. Smith R: Regulation of doctors and the Bristol inquiry. Both need to be credible to both the public and doctors. BMJ 317(7172):1539–1540, 1998.
10. Walshe K, Offen N: A very public failure: lessons for quality improve-ment in healthcare organisations from the Bristol Royal Infirmary. Qual Health Care 10(4):250–256, 2001.
11. <http://www.iom.edu/~/media/Files/Report%20Files/1999/To-Err-is-Human/To%20Err%20is%20Human%201999%20%20report%20brief.ashx>.
12. Leape LL, Berwick DM: Five years after To Err Is Human: what have we learned? JAMA 293(19):2384–2390, 2005.
13. Dutta S, Dunnington G, Blanchard MC, et al: And doctor, no residents please! J Am Coll Surg 197:1012–1017, 2003.
14. Bulinski P, Bachulis B, Naylor DF, Jr, et al: The changing face of trauma management and its impact on surgical resident training. J Trauma 54(1):161–163, 2003.
15. Brigham RA, Salander JM: Lack of a significant exposure to trauma by residents. Mil Med 154(11):581, 1989.
16. Gaarder C, Skaga NO, Eken T, et al: The impact of patient volume on surgical trauma training in a Scandinavian trauma centre. Injury 36: 1288–1292, 2005.
17. Joels CS, Langan EM, 3rd, Cull DL, et al: Effects of increased vascular surgical specialization on general surgery trainees, practicing surgeons, and the provision of vascular surgical care. J Am Coll Surg 208(5):692–697, 2009.
18. Grabo DJ, DiMuzio PJ, Kairys JC, et al: Have endovascular procedures negatively impacted general surgery training? Ann Surg 246:472–477, 2007.
19. Lin PH, Bush RL, Milas M, et al: Impact of an endovascular program on the operative experience of abdominal aortic aneurysm in vascular fel-lowship and general surgery residency. Am J Surg 186:189–193, 2003.
20. Cronenwett JL: Vascular surgery training: is there enough case material? Semin Vasc Surg 19:187–190, 2006.
21. <http://www.acgme.org/residentdatacollection/documentation/statistical_reports.asp>.
22. Boutros J, Sekhon M, Webber E, et al: Vascular surgery training, expo-sure, and knowledge during general surgery residency: implications for the future. Am J Surg 193:561–566, 2007.
23. van Bockel JH, Bergqvist D, Cairols M, et al, European Section and Board of Vascular Surgery of the European Union of Medical Specialists: Education in vascular surgery: critical issues around the globe-training and qualification in vascular surgery in Europe. J Vasc Surg 48(6 Suppl): 69S–75S, 2008.
24. Veller MG: Education in vascular surgery-critical issues: a Southern African perspective. J Vasc Surg 48(6 Suppl):84S–86S, 2008.
25. Burkhardt GE, Rasmussen TE, Propper BW, et al: A national survey of evolving management patterns for vascular injury. J Surg Educ 66(5): 239–247, 2009.
26. Eckert M, Cuadrado D, Steele S, et al: The changing face of the general surgeon: national and local trends in resident operative experience. Am J Surg 199(5):652–656, 2010.
27. Eidt JF, Mills J, Rhodes RS, et al: Comparison of surgical operative expe-rience of trainees and practicing vascular surgeons: a report from the Vascular Surgery Board of the American Board of Surgery. J Vasc Surg 53(4):1130–1139, 2011.
28. Gallagher AG, McClure N, McGuigan J, et al: An ergonomic analysis of the fulcrum effect in the acquisition of endoscopic skills. Endoscopy 30(7):617–620, 1998.
29. Gallagher AG, Cates CU: Approval of virtual reality training for carotid stenting: what this means for procedural-based medicine. JAMA 292(24):3024–3026, 2004.
30. Saltzman PD: Saltzman PD, editor: Best Practices in Surgical Education: Innovations in Skills Training, Cincinnati, OH, 2010, Ethicon Endo-Surgery, Inc.
31. Dewey J: Experience and education, New York, 1938, Simon & Schuster.
32. Knowles MS, Holton EF, Swanson RA: The adult learner, ed 5, Woburn, MA, 1998, Butterworth-Heinemann.
33. Intercollegiate Surgical Curriculum Programme. <https://www.iscp.ac.uk/surgical/syllabus.asp.x>.
34. Mills JL, Sr: Vascular surgery training in the United States: a half-century of evolution. J Vasc Surg 48(Suppl 6):90S–97S, 2008.
35. Goldstone J: New training paradigms and program requirements. Semin Vasc Surg 19:168–171, 2006.
36. DeWeese JA: Accreditation of vascular training programs and certifica-tion of vascular surgeons. J Vasc Surg 23:1043–1053, 1996.
37. DeWeese JA: Should vascular surgery become an independent specialty. J Vasc Surg 12:605–606, 1990.
38. Barnes RW, Ernst CB: Vascular surgical training of general and vascular surgery residents. J Vasc Surg 24:1057–1063, 1996.
39. Stanley JC, Barnes RW, Ernst CB, et al: Vascular surgery in the United States: workforce issues. Report of the Society for Vascular Surgery and the International Society for Cardiovascular Surgery, North American Chapter, Committee on Workforce Issues. J Vasc Surg 23:172–181, 1996.
40. Bell RH: Surgical council on resident education: a new organization devoted to graduate surgical education. J Am Coll Surg 204(3):341–346, 2007.
41. Reeds MG: Trauma training using the live tissue model. J Trauma 69: 999–1000, 2010.
42. Sohn VY, Miller JP, Koeller CA, et al: From the combat medic to the forward surgical team: the Madigan model for improving trauma readi-ness of brigade combat teams fighting the Global War on Terror. J Surg Res 138:25–31, 2007.
43. Ritter EM, Bowyer MW: Simulation for Trauma and Combat Casualty Care. Minim Invasive Ther Allied Technol 14(224–234):2005.
44. 112th Congress H.R. 1417—"Battlefield Excellence through Superior Training Practices Act", April 7, 2011. <Http://www.gpo.gov/fdsys/pkg/BILLS-112hr1417h/pdf/BILLS-112hr1417h.pdf>.
45. Gambhir RPS, Agrawal A: Training in Trauma Management. Medical Journal of the Armed Forces of India 66:354–356, 2010.
46. Ballala K, Shetty A, Malpe SB: Knowledge, attitude, and practices regard-ing whole body donation among medical professionals in a hospital in India. Anat Sci Educ 4:142–150, 2011.
47. Aboud E, Al-Mefty O, Yasargil MG: New Laboratory model for neuro-surgical training that simulates live surgery. J Neurosurg 97:1367–1372, 2002.
48. Aboud E: Live Surgery Practice using Perfused Human Cadavers. Paper presented at: Alternatives in the Mainstream: Innovations in Life Science Education and Training. 2nd InterNICHE Conference, Oslo Norway, 2005 May 12–15. Accessed at: <http://new.interniche.org>. Dec 17, 2011.
49. Aboud ET, Krisht AF, O'Keefe T, et al: Novel simulation training for trauma surgeons. J Trauma 71:1484–1490, 2011.
50. Sundar E, Sundar S, Pawlowski J, et al: Crew resource management and team training. Anesthesiol Clin 25:283–300, 2007.
51. Dunn EJ, Mills PD, Neily J, et al: Medical team training: applying crew resource management in the Veterans Health Administration. Jt Comm J Qual Patient Saf 33:317–325, 2007.
52. France DJ, Leming-Lee S, Jackson T, et al: An observational analysis of surgical team compliance with perioperative safety practices after crew resource management training. Am J Surg 195:546–553, 2008.
53. Armour Forse R, Bramble JD, McQuillan R: Team training can improve operating room performance. Surgery 150:771–778, 2011.
54. Sanfey H, McDowell C, Meier AH, et al: Team training for surgical trainees. Surgeon 9(Suppl 1):S32–S34, 2011.
55. King HB, Battles J, Baker DP, et al: TeamSTEPPS: Team Strategies and Tools to Enhance Performance and Patient Safety. In Henrickson K, Battles JB, Keyes MA, et al, editors: Advances in Patient Safety: New Directions and Alternative Approaches, vol 3, Performance and Tools, Rockville, MD, 2008, Agency for Healthcare Research and Quality (US).
56. House of Commons Health Committee: Patient Safety. Sixth Report of Session 2008-2009, London, The Stationery Office Limited, 2009.
57. Neily J, Mills PD, Young-Xu Y, et al: Association between implementa-tion of a medical team training program and surgical mortality. JAMA 304:1693–1700, 2010.
58. Hansen KS, Uggen PE, Brattebø G, et al: Team-oriented training for damage control surgery in rural trauma: a new paradigm. J Trauma 64(4):949–953, 2008.
59. Midwinter M, Mercer S, Lambert AW, et al: Making difficult decisions in major military Trauma: a crew resource management perspective. J R Army Med Corps 157(3 Suppl1):299–304, 2011.
60. Bowyer MW: Educational Case Study: The National Capital Area Medical Simulation Center of the Uniformed Services University of the Health Sciences. In Saltzman PD, editor: Best Practices in Surgical Edu-cation: Innovations in Skills training, Cincinnati, OH, 2010, Ethicon

Endo-Surgery, Inc.
61. Ziv A, Wolpe PR, Small SD, et al: Simulation-based medical education: an ethical imperative. Acad Med 78:783–788, 2003.
62. Reznick RK, Macrae H: Teaching surgical skills–changes in the wind. N Engl J Med 355:2664–2669, 2006.
63. Satava RM: Virtual reality surgical simulator. The first steps. Surg Endosc 7:203–205, 1993.
64. Tsuda S, Scott D, Doyle J, et al: Surgical skills training and simulation. Curr Probl Surg 46:271–370, 2009.
65. Marinopoulos SS, Dorman T, Ratanawongsa N, et al: Effectiveness of continuing medical education: evidence report/technology assessment No. 149 (prepared by the Johns Hopkins Evidence-Based Practice Center, under contract No. 290-02-0018) (Agency for Healthcare Research and Quality, Rockville, MD) AHRQ Publication No. 07-E006, 2007.
66. Seymour N: VR to OR: a review of the evidence that virtual reality simulation improves operating room performance. World J Surg 32:182–188, 2008.
67. Berry M, Lystig T, Beard J, et al: Porcine transfer study: virtual reality simulator training compared with porcine training in endovascular novices. Cardiovasc Intervent Radiol 30:455–461, 2007.
68. Chaer RA, DeRubertis BG, Lin SC, et al: Simulation improves resident performance in catheter-based intervention: results of a randomized, controlled study. Ann Surg 244:343–352, 2006.
69. Sidhu RS, Park J, Brydges R, et al: Laboratory based vascular anastomosis training: a randomized controlled trial evaluating the effects of bench model fidelity and level of training on skill acquisition. J Vasc Surg 45:343–349, 2007.
70. Pandey V, Wolfe JH, Moorthy K, et al: Technical skills continue to improve beyond surgical training. J Vasc Surg 43:539–545, 2006.
71. Black SA, Harrison RH, Horrocks EJ, et al: Competence assessment of senior vascular trainees using a carotid endarterectomy bench model. Br J Surg 94:1226–1231, 2007.
72. Hamdorf JM, Hall JC: Acquiring surgical skills. Br J Surg 87:28–37, 2000.
73. Neequaye SK, Aggarwal R, Van Herzeele I, et al: Endovascular skills training and assessment. J Vasc Surg 46(5):1055–1064, 2007.
74. Gallagher AG, Ritter EM, Champion H, et al: Virtual reality simulation for the operating room: proficiency based training as a paradigm shift in surgical skills training. Ann Surg 24:364–372, 2005.
75. Van Herzeele I, Aggarwal R, Neequaye S, et al: Cognitive training improves clinically relevant outcomes during simulated endovascular procedures. J Vasc Surg 48:1223–1230, 2008.
76. Ahlberg G, Enochsson L, Gallagher AG, et al: Proficiency-based virtual reality training significantly reduces the error rate for residents during their first 10 laparoscopic cholecystectomies. Am J Surg 193:797–804, 2007.
77. Seymour N, Gallagher A, Sanziana R, et al: Virtual reality training improves operating room performance: results of a randomized, double-blinded study. Ann Surg 236:458–464, 2002.
78. Verdaasdonk EG, Stassen LP, van Wijk RP, et al: The influence of different training schedules on the learning of psychomotor skills for endoscopic surgery. Surg Endosc 21:214–219, 2007.
79. Moulton CA, Dubrowski A, Macrae H, et al: Teaching surgical skills: what kind of practice makes perfect? A randomized, controlled trial. Ann Surg 244:400–409, 2006.
80. Darzi A, Mackay S: Assessment of surgical competence. Qual Health Care 10:64–69, 2001.
81. Smith SG, Torkington J, Darzi A: Objective assessment of surgical dexterity using simulators. Hosp Med 60:672–675, 1999.
82. Gould DA, Reekers JA, Kessel DO, et al: Simulation devices in interventional radiology: validation pending. J Vasc Interv Radiol 17:215–216, 2006.
83. McClusky DA, 3rd, Smith CD: Design and development of a surgical skills simulation curriculum. World J Surg 32:171–181, 2008.
84. Satava RM: Identification and reduction of surgical error using simulation. Minim Invasive Ther Allied Technol 14:257–261, 2005.
85. Arora S, Lamb B, Undre S, et al: Framework for incorporating simulation into urology training. BJU Int 107:806–810, 2011.
86. Aggarwal R, Cheshire N, Darzi A: Endovascular simulation-based training. Surgeon 6:196–197, 2008.
87. Tsang JS, Naughton PA, Leong S, et al: Virtual reality simulation in endovascular surgical training. Surgeon 6(4):214–220, 2008.
88. Issenberg SB, McGaghie WC, Petrusa ER, et al: Features and uses of high-fidelity medical simulations that lead to effective learning: a BEME systematic review. Med Teach 27:10–28, 2005.
89. Bismuth J, Donovan MA, O'Malley MK, et al: Incorporating simulation in vascular surgery education. J Vasc Surg 52:1072–1080, 2010.
90. Pandey VA, Wolfe JHN, Lindahl AK, et al, on behalf of the European Board of Vascular Surgery: Validity of an exam assessment in surgical skill: EBSQ-VASC pilot study. Eur J Vasc Endovasc Surg 27:341–348, 2004.
91. Pandey VA, Wolfe JH, Liapis CD, et al: The examination assessment of technical competence in vascular surgery. Br J Surg 93:1132–1138, 2006.
92. Sidhu RS, Chen J, Baxter K, et al: Development of a comprehensive vascular skills assessment for surgical trainees. Am J Surg 197:591–594, 2009.
93. Reznick R, Regehr G, MacRae H, et al: Testing technical skill via an innovative "bench station" examination. Am J Surg 173:226–230, 1997.
94. Ryan JM, Roberts P: Definitive surgical trauma skills: a new skills course for specialist registrars and consultants in general surgery in the United Kingdom. Trauma 4:184–188, 2002.
95. Royal College of Surgeons of England. <https://www.rcseng.ac.uk/courses/course-search/dsts.html>. Accessed 30 January 2015.
96. Royal College of Surgeons of England. <https://www.rcseng.ac.uk/courses/course-search/specialty-skills-in-vascular-surgery>. Accessed 30 January 2015.
97. Royal College of Surgeons of England. <https://www.rcseng.ac.uk/courses/course-search/advanced-skills-in-vascular-surgery>. Accessed 30th Jan 2015.
98. Jacobs LM, Burns KJ, Kaban JM, et al: Development and evaluation of the Advanced Trauma Operative Management course. J Trauma 55:471–479, 2003.
99. Jacobs LM, Burns KJ, Luk SS, et al: Follow-up survey of participants attending the Advanced Trauma Operative Management (ATOM) course. J Trauma 58:1140–1143, 2005.
100. Jacobs L, Burns K, Hull S: Advanced Trauma Operative Management course: participant survey. World J Surg 34:164–168, 2010.
101. American College of Surgeons. <https://web4.facs.org/ebusiness/ProductCatalog/product.aspx?ID=431>. Accessed 30 January 2015.
102. Kuhls DA, Risucci DA, Bowyer MW, et al: Advanced Surgical Skills for Exposure in Trauma (ASSET): a new surgical skills cadaver course for surgery residents and fellows. JACS 74(2):664–670, 2013. 2012 submitted unpublished data.
103. Towell E, Cornick E: Getting the MOST from Conflict Zones: any lessons for the NHS? Royal College of Surgeons of England 92:306–307, 2010.
104. European Vascular Course. <http://www.vascular-course.com/european-vascular-master-class>. Accessed 30 January 2015.
105. Walker MP, Brakefield T, Hobson J, et al: Dissociable stages of human memory consolidation and reconsolidation. Nature 425:616–620, 2003.

第五部分

国际展望

第25章　澳大利亚和新西兰的血管创伤

IAN D. CIVIL

摘要

在澳大利亚和新西兰,穿透性创伤并不常见,在所有创伤入院的患者中占比不到10%。大多数血管创伤是钝性伤,包括与严重骨折相关的肢体损伤、与减速伤有关的胸主动脉破裂或钝性脑血管损伤。血管创伤由普外科医师和血管外科医师处理,但血管外科医师被认为更加专业。创伤外科不是一个公认的专业,对此感兴趣的专业人士通常会在专科培训后在澳大利亚、新西兰或海外再进行专业培训。

虽然创伤救治的路径方法已经在原则上达成一致,但是创伤救治转运的有效实施在澳大利亚和新西兰的各州之间还是非常不一样的。只有在维多利亚州,才有一个组织良好的创伤系统,具有明确的目标政策和组织良好的全州创伤登记。这个系统已经存在了十多年,显著降低了死亡率并提高了幸存者的生活质量。

训练外科医师处理血管创伤还是存在问题的。血管创伤发病率低,普外科学员和血管外科学员之间的经验相差较大。训练量是训练是否足够评价系统里面重要的一部分,在任何专科领域里对胜任力的期待值是有限的。为了获得和维持处理血管创伤患者的能力,鼓励受训者和有资格的外科医师完成DSTC课程,在专科培训后继续进行创伤方面的培训,并在澳大利亚或新西兰以外的穿透性创伤和血管创伤发生率高且在这个实践领域有足够经验的中心学习。

关键词: 澳大利亚,新西兰,血管损伤,创伤系统

澳大利亚和新西兰的总人口约2 700万(大约相当于得克萨斯州的人口数),分布在大约800万平方公里的广阔土地上(大致与美国大陆的面积相当)。在澳大利亚和新西兰,枪支(尤其是手枪)的所有权和使用受到法律的严格限制。两个国家都有广阔的耕地面积,拥有枪支合法但人均持枪率

比美国要低得多(新西兰每100人拥有22.6支枪;澳洲每100人拥有15支枪;而美国每100人拥有88.8支枪)[1]。另外,澳大利亚和新西兰大规模枪击事件的发生率也很低,在过去20年中,每个国家只有一起重大枪击事件[2]。

和大多数国家一样,尽管携带刀具是非法的,但还是有人带刀且让警察更难对付。在澳大利亚和新西兰的多数族群中,人与人之间的暴力冲突中最常见使用的还是钝器,而不是刀具等锐器或枪支[3]。结果是在澳洲和新西兰,绝大多数(超过90%)的创伤是钝器伤,利器伤只占小部分(少于10%)[4]。因此,社区里大多数的血管创伤发生在下肢血管,并与骨折和脱位相关(图25-1),而发生在胸主动脉的血管损伤则与减速伤相关(图25-2),发生在头部的血管损伤与钝性外伤相关(图25-3)。

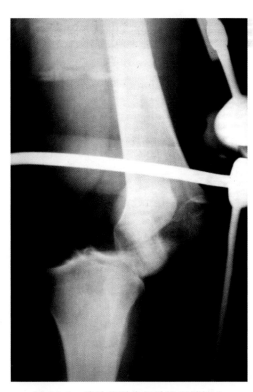

图25-1　膝关节脱位相关性远端缺血

穿透伤的发生通常为意外伤害，如手臂通过窗户玻璃引起的割伤，少数是人为造成的枪伤。考虑到血管腔内操作比例的不断增加，比如在重症监护病房（ICU）操作的增加，在澳大利亚和新西兰大部分血管穿透性损伤都是医源性损伤（例如，股动静脉、锁骨下动静脉和颈部动静脉血管损伤）[5]。

尽管没有成立已久的国家创伤登记处，但还是有一定数量建立完备的机构登记处，包括 1994 年建立的奥克兰医院创伤登记处，累计报道显示血管损伤发生率约占总的收住创伤患者的 1.5%[6~8]。这个大规模的数据库显示大约 75% 的血管损伤是由于钝性损伤造成的，25% 的血管损伤则由于穿通伤所致。在过去 30 年，尽管随着人口数量的增长血管创伤的绝对数量也在逐渐相应地上升，但血管创伤的病因没有发生大的变化[9]。

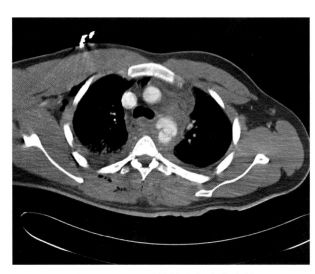

图 25-2　CT 显示钝性胸主动脉破裂

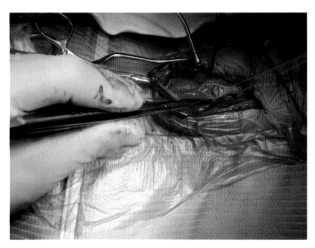

图 25-3　继发于钝性损伤的颈总动脉夹层

区域性特殊救治系统

在澳大利亚和新西兰，不同区域提供的救治系统也有很大的差别，其下的创伤保健也是如此。总的来说，虽然澳大利亚维多利亚州有一个有效运转超过十年的覆盖全州创伤系统，并已经能够证明可以显著降低死亡率和提高幸存者功能保留的结局，但仍然还没有系统化[10, 11]。美国外科医师学院查证系统已被皇家澳洲外科医师学会采纳，一些医院和地区已经在系统里采纳了这一改进战略来提供救治。可是总的来说，很多能提供创伤救治的医院其大小和能力相差很大。在澳大利亚和新西兰的大都市，有的医院创伤保健能力与美国外科学院 I 级创伤中心的水平不相上下。在区域性和省级地区，基层医院的能力同美国外科学院 II 级创伤中心的水平相当。在农村和偏远地区，创伤救治的能力就很有限了。在农村地区，大多数创伤患者被送往最近的区域性医院，这也是唯一的选择。在城市和城市区域，通常用地理区域划定来确定创伤患者该送往的医疗中心。只有在维多利亚州有一个真正有效的伤者转运制度，能够确保创伤患者被高效地转运至仅有的两个成人医疗中心或一个儿科（I 级）中心。

外科培训和认证

RACS 是澳大利亚和新西兰外科医师唯一的培训监督机构，提供包括血管外科在内的 9 个外科专业培训。在 1997 年之前，血管外科是普通外科培训的一部分，在专科医师培训后还要接受进一步的专业培训，但后来已经有一个独立的血管外科培训计划，每年约有 10 名血管外科医师毕业。创伤外科没有单独的培训项目，除了普通外科、骨科、神经外科或血管外科训练过程中能获得部分相关培训外，在澳大利亚、新西兰或海外其他国家，这方面的专业培训只能在专科培训后进行了。因此，已被注册机构认定为有资质的普外科医师或血管外科医师，却可能不能被认定为创伤外科医师，因为创伤专业不是监管机构认可的 9 个学科之一。总体而言，在新西兰和澳大利亚，每 6 000 人口大约有 1 名外科医师。然而，考虑到处理血管创伤的特殊专业性，到 2025 年每 16 000 人有 1 名普通外科医师，每 145 000 人有 1 名血管外科医师（RACS 外科劳动力预测 2025 年）[12]。

救治途径

在澳大利亚和新西兰有私人保健系统,但大多数创伤和急诊纳入公共或国家保健系统。这个系统为澳大利亚和新西兰所有公民提供基本的日常和急诊保健。个人私人保险或政府支持的保险允许亚急性和择期患者享有私人保健服务,在新西兰有一个非常完善的意外保险(事故赔偿公司),可允许患者在受到伤害后 10 天内享有私人保健服务(除非患者还在一家公立医院继续住院,那么这个公立医院就有义务继续提供护理)。几乎所有比较严重的、需要入院治疗的创伤都纳入了公共或国家保健计划中。

院前救治

在新西兰,每个地理性区域内都有一个部门提供院前救治。在新西兰,一个名为圣约翰命令的部门负责给超过 90% 的患者提供院前救治。有一个紧急电话呼叫中心和三个电话指挥分中心管理所有紧急救护车电话。尽管空中救援也是由这些呼叫中心分配任务,但空中救援不属于路面救援系统。同路面救援一样,政府也资助他们的部分经费来开展非创伤方面的工作。对创伤方面的处理费用部分由事故赔偿公司出资,部分则来自赞助和慈善捐款。在澳大利亚,每个州和区域都有自己的救护车系统及整合的空中救援系统。

高级创伤生命支持(ATLS)是在 1988 年被引入澳大利亚和新西兰的(简称严重创伤早期管理)。自 1994 年以来,所有外科学员都被要求掌握。在澳大利亚,最新的外科创伤保健(DSTC)课程是 1997 年开始授课的,而新西兰是在 2003 年开始的。目前,每年在澳大利亚有 4 次课程,在新西兰有 1 次。普通外科医师协会给 2012 年开始培训的学员强烈推荐 DTSC 课程。

诊断的区域特殊性

由于大多数血管损伤是钝性伤,因此可以根据实际情况进行初步诊断。通常运用临床检查、踝肱指数、多普勒超声、CTA 来对下肢血管损伤进行诊断。胸部 X 线摄影,其次是胸部、腹部和骨盆的对比增强 CTA,是外伤的常规检查,尤其对钝性主动脉损伤非常重要。如世界许多地方一样,颈

部血管钝性损伤只占创伤入院患者中的约 0.2%,这一比例显然是被低估了。随着更多地使用筛选方案和更广泛地使用 CTA 和计算机断层扫描(CT),头部和颈部脊柱检查发现颈部血管损伤的比例现在接近 1%。穿透性血管创伤往往有明显的血管损伤迹象,如出血或严重缺血。正如本教科书所述,在澳大利亚和新西兰的大部分中心,在没有明显体征的情况下,通常使用 CTA 或血管双功能超声进一步评估。

区域特异性治疗策略

随着对胸主动脉钝性伤的不断关注,澳大利亚和新西兰的外科医师已经能很快地用血管腔内技术来修复这些损伤。大约从 2005 年开始,这两个国家中绝大多数主动脉钝性损伤都是由经认证的血管外科医师用血管腔内支架修复术进行治疗(图 25-4)。这种处理方法的结果令人非常满意。由于澳大利亚和新西兰人口少,同世界其他区域相比随访更加容易,因此血管腔内修复术后很少有中期和长期的问题[13]。然而,对于腔内修复术前、术中及术后是否行左锁骨下动脉重建手术,目前还没有定论。

在肢体的穿透性创伤或严重受伤肢体(包括创伤性截肢)的处理方面,澳大利亚和新西兰的相关

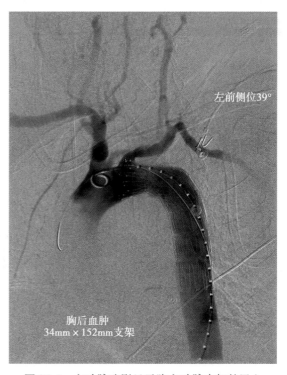

左前侧位39°

胸后血肿
34mm×152mm支架

图 25-4　主动脉造影显示胸主动脉支架的置入

人员已经认识到现代止血带的重要性和效用。在近几年军事方面积累的经验和研究基础上，现在认为止血带对于非军事方面的急救处理也是非常重要的。因此在新西兰，所有用于急救的救护车都需装备有两个止血带（CAT）。自从有了这个规定，止血带在控制肢端出血以及让受伤患者快速稳定方面，已经有了很多成功的案例。在这些成功的病例中，在受伤现场或附近，出血就已经被控制住，并开始复苏，然后运送到医院，甚至连手术修复都可以在可控情况下进行（图 25-5）。

　　穿透性颈部受伤并不常见，通常发生在Ⅱ区（甲状腺软骨和下颌角之间），已经穿透了脊柱，需要进行手术探查。最近几年因为有了高敏感性和特异性的 CTA 检查，在没有明显体征的情况下血管或内脏损伤的可能性低，这一认识被不断地接受。这种演变导致在澳大利亚和新西兰人们认为选择性探查才是更加合理并符合现代理念，其中许多颈部穿透伤现在只用 CTA 成像并观察就可以了 [14]。由于穿透性创伤发生率低，并且在澳大利亚和新西兰，大部分地区运送时间较长，因此极少用到复苏性开胸手术。然而，这种有潜在的救生手段仍然存在并作为 DSTC 课程的一部分教给普通外科学员，也有报告称在澳大利亚有用这个手段成功救治患者的案例。

支撑培训下一代创伤外科医师的战略

　　在澳大利亚和新西兰，由于血管创伤发生率较低，因此更需要重视培训并使用结构化课程（如 DSTC 课程）来保证医师的水平。普通外科培训目前需要 5 年时间，6 个月一轮，至少 1 年时间需要在一个较小的区域医院行医。尽管经常随叫随到，许多受训人员在他们的住院培训期间还是很少接触到严重的血管创伤患者。专门针对血管损伤控制和修复的必修课程 DSTC 和其他类似课程，就是为弥补这个缺陷而设计的。但是，很少有学员能完全胜任血管创伤的处理，除非他们花时间在海外到这种损伤发生率较高的培训中心进行训练。

　　血管外科有 6 年的培训计划，但是对血管创伤的接触还是有限。在区域性医院，普通外科将负责对受伤患者的整体康复，包括任何血管损伤。相比之下，在大城市的医院，血管损伤患者通常会在基本复苏后转至血管外科进行进一步处理。穿透血管损伤（包括医源性创伤）通常会得到血管外

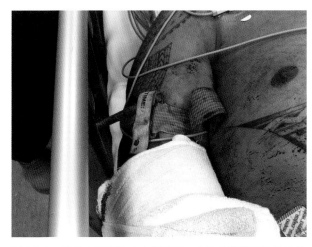

图 25-5　战场上应用的止血带用于一个肱动脉撕裂伤的患者

科医师的治疗，他们将采取微创的腔内修复术来治疗钝性主动脉损伤和其他适合于这种微创治疗的血管损伤。

　　由于血管创伤的发生率太低，从事血管手术或普通外科手术的外科毕业生，如果对创伤治疗有兴趣，那么都会被鼓励去海外穿透性创伤发生率高的医学中心工作一段时间，并将这种学习经验带回澳大利亚和新西兰以协助培训下一代创伤医师。

（吴子衡　译　张鸿坤　校）

参考文献

1. <http://en.wikipedia.org/wiki/Number_of_guns_per_capita_by_country>. Accessed 23 Dec 2012.
2. Hsee L, Civil I: A 12 year review of gunshot injuries: Auckland City Hospital Experience. N Z Med J 121(1287), 2008. <http://www.nzma.org.nz/journal/121-1287/3401/content.pdf>.
3. Spicer R, Miller T, Langley J, et al: Comparison of injury case fatality rates in the United States and New Zealand. Inj Prev 11:71–76, 2005.
4. Cameron P, Dziukas L, Hadj A, et al: Major trauma in Australia: a regional analysis. J Trauma 39:545–552, 1995.
5. Thompson I, Muduioa G, Gray A: Vascular trauma in New Zealand: an 11 year review of NZVASC, the NZ Society of Vascular Surgeons' audit database. NZ Med J 117(1201), 2004.
6. King MR, Paice R, Civil ID: Trauma data collection using a customised trauma registry. NZ Med J 109:207–209, 1996.
7. Sugrue M, Caldwell EM, D'Amours SK, et al: Vascular injury in Australia. Surg Clin North Am 81:211–219, 2002.
8. Gupta R, Rao S, Sieunarine K: An epidemiological view of vascular trauma in Western Australia: a 5 year study. Aust NZ J Surg 71:461–466, 2001.
9. Civil ID, King MR, Paice RP: Penetrating trauma in Auckland: 12 years on. Aust NZ J Surg 68:261–263, 1998.
10. Cameron PA, Gabbe BJ, Cooper DJ, et al: A statewide system of trauma care in Victoria: effect on patient survival. MJA 189:546–550, 2008.
11. Gabbe BJ, Simpson PM, Sutherland AM, et al: Improved functional outcomes for major trauma patients in a regionalized inclusive trauma system. Ann Surg 225:1009–1015, 2012.
12. http://www.surgeons.org/search/?keyword=surgical+workforce. Accessed 23 December 2012.
13. Day CP, Buckenham TM: Endovascular repair of the thoracic aorta: predictors of 30-day mortality in patients on the New Zealand Thoracic Aortic Stent Database (NZ TAS). Eur J Vasc Endovasc Surg 37:160–165, 2009.
14. Insull P, Adams D, Segar A, et al: Is exploration mandatory in penetrating zone 2 neck injuries? Aust NZ J Surg 77:261–264, 2007.

第 26 章　斯里兰卡的血管创伤

AMILA S. RATNAYAKE, BANDULA SAMARASINGHE, MANDIKA WIJEYARATNE,
ABDUL H. SHERIFFDEEN

摘要

斯里兰卡 30 年的战争给血管外科治疗提出了巨大挑战。战争创伤与子弹、手榴弹、弹片和自杀式地雷相关。平民伤亡主要是由炸弹爆炸和自杀炸弹引起的。除了先前存在的交通事故、刀刺伤和低速枪伤外，上述外伤也增加了血管外科的工作量。该国特有的一种特殊类型的伤害是"陷阱枪"伤害（图 26-1）的自制设备，由上膛的猎枪或装满火药的金属管子组成，大约齐膝盖高度，扳机有个装备可以捆绑到树桩上。

延误转运在亚洲很常见，主要是由于缺乏组织良好的院前创伤救治和转运措施。大多数血管缺血性损伤治疗完全依靠临床指标，因为即刻的影像学检查往往难以实现。然而，术中血管造影术对有多发创伤的特定肢体和在血管损伤不明确时是非常有益的。预先行小腿骨筋膜室切开术和肌肉收缩性能判定对超过 6 小时的创伤行血管修复是可行的。最多两个骨筋膜室内的肌肉收缩能力丧失被认为是可以接受的。动脉损伤修复一般取对侧大隐静脉进行修复治疗，而大部分的损伤静脉可以结扎。再灌注问题一直很少，这可能与骨筋膜室切开术指征较宽以及在某些情况使用腔内分流术有关。对受污染的伤口，血管重建前早期清创，可明显改善预后。腔内血管技术只在处理创伤性假性动脉瘤中应用。

关键词： 血管创伤，骨筋膜室切开术，缺血时间，再灌注损伤

简介

斯里兰卡从 1983 年起已经经历了长达 30 年的内战。一个自称是"泰米尔伊拉姆猛虎解放组织"（LTTE）为在斯里兰卡北部和东部建立一个独立的国家与斯里兰卡政府军作战。这场冲突的特点之一是除了主要发生在科伦坡（该国首都）的频繁炸弹爆炸和自杀式袭击，在全国的其他地方存在大量的来自迫击炮和 T56 枪伤造成的穿透性血管损伤的患者。

这段时期，这个国家遍布对血管外科医师 / 诊疗的挑战。战斗导致的伤害和子弹、手榴弹、弹片和自杀式地雷相关。平民伤亡主要是由炸弹爆炸和自杀式炸弹引起的。除了先前存在交通事故、刀刺伤和低速枪伤外，这些外伤也增加了血管外科的工作量。该国特有的一种特殊类型的损伤是"陷阱枪"伤害（图 26-1）的自制设备，由上膛的猎枪或装满火药的金属管组成，大约平膝盖高度，扳机有个装备可以捆绑到树桩上。农民使用该设备的目的是要防止像野猪一样的野生动物来觅食和毁坏他们的作物。如果有人不知不觉地走过这条路，碰到引线触发了扳机，会导致膝盖附近中枪。

最后，随着血管腔内治疗的数量和复杂程度增长，腔内治疗穿刺点位置的假性动脉瘤的发病数也明显增加，这对血管外科提出了更多的挑战。

流行病学

军事行动的特点是剧烈冲突和相对平静的时期不断交替。据报道，从 2008 年 12 月开始至 2009 年 6 月为期 6 个月的战斗中，5 821 名士兵的血管外科相关外伤发病率为 2.2%。步枪子弹和高速的弹片是造成大多数伤害的原因，多数发生在小腿以远，腘血管损伤占 34%[1]。

在民用救治中一个三级护理中心研究中的在 1 500 名住院患者中有 70 例（4.6%）患者共有 81 处血管损伤。其中 46% 的损伤与战争相关，有 41% 是由于高爆炮弹、迫击炮、火箭筒、高爆炸弹和自杀式地雷造成。平民的冲突造成血管损伤的原因有刺伤（26%）和枪伤（17%），包括高速步枪、机枪、低速猎枪和陷阱枪等。车祸、工伤和医源性损伤占 33%（图 26-1～图 26-3）[2]。在另一个城市医

院，5个月时间里连续收治了 77 例被陷阱枪射伤的患者[3]。

急救和转运系统

斯里兰卡陆军医疗队组建了自己的伤病处理机构，根据与前线的距离、可用的资源及创伤处理能力分为第一、第二和第三线救治机构[4]。

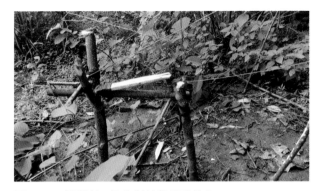

图 26-1 诱捕枪，是自制的简易猎枪（Courtesy Mahanama Gunasekara.）

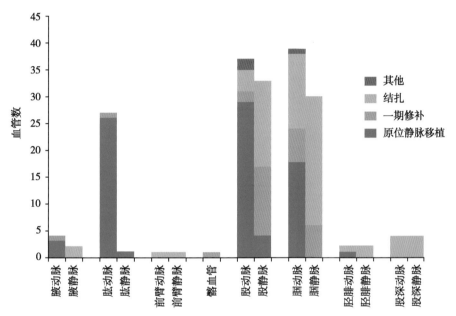

图 26-2 128 例军事血管外伤患者的解剖分布和修补类型

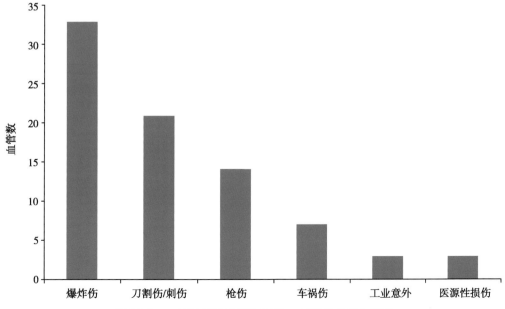

图 26-3 一间民间医疗机构连续 81 例外伤的损伤模式

第一线救治

第一线机构非常接近前线,能提供创伤后即刻的基本急救。这个基础救治包括止血,建立静脉通路,止痛,骨折固定。有各种各样的止血带,包括一件成对的布带到不那么复杂的由皮带和扣组成的军用止血带(图 26-4)。没有标准的现代止血带。使用前面各种各样的止血带与其说是用来挽救肢体,不如说是用来拯救生命。偶尔也有到达特定的血管重建中心的时间比较短能保住肢体的情况。本章作者介绍了有效控制出血的智能止血包,替换这些止血带,能同时保留侧支循环从而保存肢体。

第二线救治

二线救护由高级包扎站(ADS)、主要修复站(MDS)和野战医院组成。

这些 ADS 被放置在三个团的救援点附近,距前线 400~5 000m。这是由一名医疗官员、两名护士和三名护士助理组成,能够进行战伤复苏抢救,包括插管,胸腔置管引流,止血,静脉晶体液注射。

每个 MDS 部署在 3 个 ADSs 附近,有能力稳定和空运伤员到专业的救护机构。它是由一名高级医务人员、四名护士、六名护士助理和其他辅助性护理人员组成。MDS 工作人员有做血交叉输 O 型血液的能力,以及完成基本的手术如气管切开术、截肢术和伤口探查止血术等。

第三线救护

第三线救护是三级军事基地医院和总医院能够进行特别的外科救护,包括血管外科,心胸血管外科以及神经外科,并有重症监护室支持。

2008—2009 年,军事基地医院(MBH)Anuradhapura,位于距离冲突区 180 公里处转变为外周血管救治中心。接受过血管外科培训的普通外科医师被派往这家医院,使得血管重建时间最小化。在 MBH 配备了两个手术室,一个三个床位的重症监护病房和 80 张床的病房(图 26-5)。

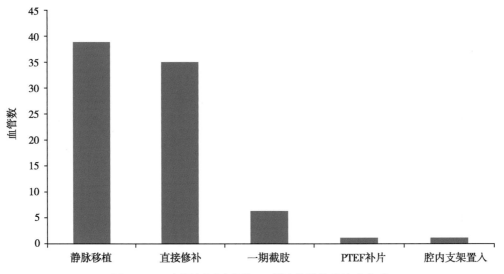

图 26-4　一间民间医疗机构 81 例连续外伤的治疗方式

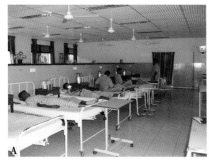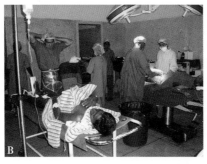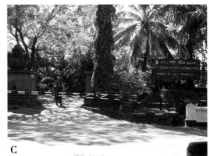

图 26-5　(A,B,C)Anuradhapura 军事基地医院

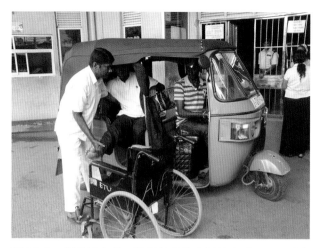

图 26-6　斯里兰卡的一种常见的伤亡运输方法 trishaw（也被称为"tuk-tuk"或"three-wheeler"）

民用设施仍然缺乏组织性。院前急救车救护只在一些城市可以使用，如科伦坡（首都）和加尔勒（岛南部海岸的一个大城市）。在科伦坡和加尔勒，消防员和医院救护人员分别接受了培训，并取得院前救护资质。然而，对斯里兰卡创伤患者最常见的救治措施是"抱起就跑"的方法。征用能找到的交通工具迅速把患者送到医院，而这些通常是面包车或无处不在的三轮车（也被称为"trishaw"或"tuktuk"）、敞篷车辆[5]。患者被塞在这种小车里，很少甚至不会被注意到外伤类型，损伤范围和损伤程度（图 26-6）。不像军事系统内纪律是首要因素，平民系统缺乏操作流程。救护的质量在首诊医院，由医疗官员或普通外科医生决定，取决于许多因素。诊断能力依赖于首诊医师的临床经验，因为只有一小部分教学医院提供了血管外科教学。普通外科医师对血管损伤的治疗能力要视他的研究生培训、执业经验和工作量来定。因此，大多数血管损伤患者都被转移至科伦坡或康提的两个血管中心之一。对在 9 个月的时间里 134 例肢体血管创伤患者进行的研究中，发现早期清创明显降低了术后并发症发生率[6]。笔者推荐的转运前救护：包括早期伤口清创、止血、四室骨筋膜切开术。遵守这样的流程是不可预测的，而且通常效果较差，也没有办法强制执行。此外，在大量的伤亡中，一个外科医生不可能对每个患者提供基本救治。在这种情况下，分类和尽快转运到三级救护中心是标准的流程[5]。

外周血管内使用临时转流尚有争议。一方面，没有经验的外科医师使用简易临时转流管（切割一段无菌输液管）可能损害相邻的健康动脉内膜，引起夹层或促进血栓形成是一个严重的问题。另一方面，血管外科医师对数例患者使用临时转流管，成功争取了时间，避免同时送到一家医院的血管外伤患者的肢体坏死[1]。

诊断与鉴别诊断

在 MBH，大多数的诊断都是依靠临床指标的。最可靠的征象是存在肢体损伤（例如：血压正常情况下无脉，搏动性出血）。也可使用手持式多普勒记录仪。在这种情况下我们要谨慎，因为没有经验的医护人员可能会误读不正常的波形，不能正确地解读它们。这些医疗机构没有血管成像设备（例如：CT、MRI）和施行常规的血管造影术的条件。还有，在民间医疗机构，临床检查是通过手持式多普勒流量检测器进行的。手术探查的决策是基于远端缺血，搏动出血，扩张血肿或青紫[2]。然而两个机构中最终决定是进行血管重建还是截肢均是依靠肢体存活能力。

肌肉缺血通常用缺血时间来估计。其他临床指标包括筋膜室张力和柔软度，脚踝和脚趾的运动功能丧失。筋膜室内压力测量和筋膜切开术通过对肌肉的检查和刺激来观察肌肉颜色和收缩性，提供了更为客观的证据。筋膜腔内压力监测并非常规，因为它需要反复地测量，经常导致延误治疗。

在这两种情况下，缺血时间都不是主要考虑因素。甚至超过 12 小时都可以忽略，在有活力的肢体和相对健康的患者使用以上的标准做血管重建[1, 2]。经常需要筋膜切开术直接观察肌肉颜色和收缩力的方法。有两个或两个以下筋膜腔肌肉不能收缩的肢体同时考虑血管重建，同时存在骨筋膜室张力高和肌肉缺血的情况被建议早期截肢。前者被仔细观察是否存在术后再灌注损伤。在血管修复前其他考虑的问题主要是 Mangled 肢体严重指数（MESS）。此外，还要考虑骨头和神经损伤的严重程度[7, 8]。

治疗策略

在民用和军事医疗中对侧大隐静脉的逆向移植是最常见的动脉重建方式。有趣的是，创伤动脉直接缝合修复术在民间机构中占 46%，而在军队机构外伤中只有 7% 的患者采用。这可能是在军事医疗机构中的患者，由于热烧伤和弹道造成的震荡伤对患者血管内膜的广泛损伤更严重，因此需要舍弃更长段的受损动脉。

血管修复技术和步骤记录良好[9]。快速清创紧接着游离损伤动脉和静脉的近、远端。应用柔软的阻断血管夹。即使有足够的返流血，也应使用适当尺寸的取栓导管做近、远端血管取栓。反转大隐静脉移植是最常见的用于恢复血运的技术（51%～70%）。其他的技术包括补片成形术（2.6%）和主要血管结扎术（7%）。当存在危及生命的腹部、胸部和头部外伤时结扎血管是最后的保命手段。7例患者最终都被选择性截肢。应用人工血管移植是有争议的。潜在的污染的伤口会出现感染这是一个禁忌，但有些作者的经验并非如此[10]。在亚洲的医疗机构中，必须在成本、可行性和感染之间取得平衡。它在民间医院中的一个实例中取得令人满意的结果，在被监控的医疗机构中有1例使用人工血管。

使用临时血管内转流（TIS）事实证明，三线机构中是有益的，相比野战医院和初级医院没有那么大的争议（图26-7）[11]。一名经受血管吻合训练技术的外科医师可能会遇到几个患者需要在同一时间进行血管修复的情况。使用临时转流管甚至是修剪简易的静脉注射塑料管，已被证明可以在基于分诊和优先原则下正规血管修复前争取时间[1]。在这两个场景，主要的静脉选择性重建。仅在腋静脉、股静脉和腘静脉上考虑应用直接缝合或静脉移植技术进行修复[1, 2]。所有其他静脉都可以被结扎。

在军事医疗机构中，预防性的四室骨筋膜室切开术在大多数情况下，会尽快实施[1]；而在民间医疗机构中，仅在延迟救治超过6小时或明显肿胀的患者选择性采用此项技术[2]。这些筋膜切开术在短时间内需要大量的工作，占用了有限医疗工作人员资源中最大的一部分。民间三线医疗中心允许采用"观察"策略来决定筋膜切开术。然而，每当有疑问时，我们提倡一个原则："一条伤痕累累的腿比没有腿好"，并推荐术前或术后筋膜切开术（图26-8）。全部的筋膜切开之后采用部分皮肤移植来关闭[1]。

血管损伤并不是孤立存在的。有30%的伤者同时合并相关的骨折，15%合并神经损伤[1]。无论是军队还是民用医疗机构，为了减少缺血时间而采用血管重建优先于骨折治疗。在军队医疗机构

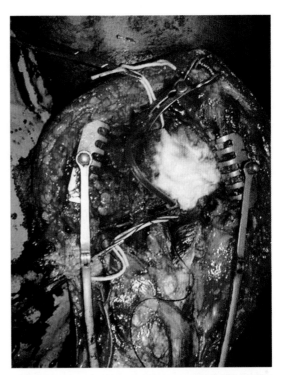

图26-7 被用来做临时转流管的无菌静脉输液管

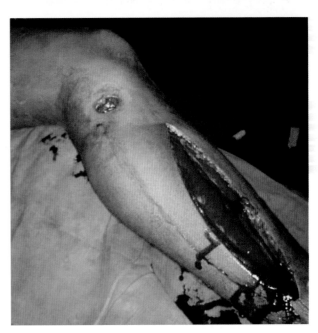

图26-8 军队医院内的四筋膜室切开

里使用外部固定装置，石膏或外部固定器都可以使用。骨折的处理时机，在严重的血管损伤里是争论的焦点。首先骨骼固定是由一些人推荐的[12]，而另外一些人则强调减少缺血时间的优点，首先进行血管重建[13, 14]。

立即进行骨科干预有一些先决条件。这些包括受过培训的外科医师/初级外科医师，仪器设备，X线设备（最好是一个C臂放射检查单元和一

个单门的放射技师)，助理和训练有素的护理人员。即使在亚洲的三线医院，最好的情况下也可能很难找到这种组合，因为他们已经承担了繁重的骨科工作。为了快速获得创伤肢体的稳定，会使用外固定装置。

血管重建时发现神经损伤会首先进行修复[2]。所有患者均在术后静脉注射抗生素和肝素 1 000U/h，除非有无法控制的复杂的软组织创伤渗出这样的禁忌[1, 2]。

在民用和军事医疗机构中，大多数血管损伤的患者为年轻男性：止血和早期恢复循环是优先事项。

在亚洲医疗机构中，患者延误手术的原因很多。进入事故现场，转运患者，民用医疗机构缺乏院前急救，从初级救治机构转运延误，沟通不畅，以及糟糕的诊断和影像诊断设施增加了血管重建的延误。即使在一个军事医疗机构，从受伤到手术的时间在斯里兰卡也需要 6 小时，相对于伊拉克(2 小时)和阿富汗(2.5 小时)[15, 16]。尽管在第二线医疗机构有直升飞机服务。大部分的延误归因于撤出伤员过程中困难的地形和恶劣的天气[1]。

在缺乏急诊血管造影设备或 CT 的情况下，通过临床检查评估和使用手持式多普勒血流检测仪看起来是有效的[17, 18]。一系列研究证实在急救机构中临床检查优于血管造影[19]。我们建议选择性血管造影应该预留给存在多发伤的患者[20, 21]。

自从 Welch 等在 1946 年提出黄金 6 小时的建议后，重建血管的最佳时间就有了相当多的争论[22]。在其他情况稳定的患者中，我们的策略是重建所有存活的肢体血管，甚至是长时间缺血的肢体[1, 2]。缺血/再灌注损伤的风险作为一个对长时间缺血患者保守治疗的原因。尽管接受超过两个筋膜室内肌肉不收缩的患者做筋膜室切开减压术，我们并没有遇到临床上再灌注损伤增加的情况[2]。一个来自北印度的 148 例患者的研究中，Menakaru 报告了很好的结果，尽管平均延迟了 9.3 小时。使用这种治疗方法，据报道肢体存活率为 86%～94%[1, 2, 23]。然而，我们必须强调这一点，必须尽量减少血管重建的延误，创伤处理团队必须研究并探索方法来减少这种延误。

维持和培训下一代

30 年的冲突已经结束，但这并不意味可以懈怠。有证据表明斯里兰卡的交通事故发生率正在增加[24]。只要人类侵占林地，那么与野生动物的冲突就将会持续下去，就会继续使用陷阱枪。对于血管外科医师来说，势必需要接受培训医师和外科医师必要性的挑战。斯里兰卡的大多数医学院都采用了这种教学/培训模块化体系；在血管外科模块中创建包括诊断、沟通技能，复苏，止血和快速转运到一个有资源的设施来处理这个问题的思维模式，并加以强调。

卫生部的创伤秘书处开设了一门课程，旨在培训首诊医师初步的外伤救治[25]。它还有一个分支机构训练院前急救护理人员，它着眼于训练斯里兰卡所有医院的急救人员。

斯里兰卡外科医师协会最近开设了一个实际操作的培训机构，在那里可以进行监测，学习筋膜切开术等技术，血管吻合术训练也是常规课程[26]。

斯里兰卡医学院的研究生院是斯里兰卡所有研究生仅有的培训机构[27]。专门为那些有抱负的人提供血管外科的专业培训。然而，在斯里兰卡创伤外科还不是被公认的独立专业。

此外，军队需要提供受过处理创伤性肢体缺血训练的战地外科医师，且需要雇佣更多受过训练的战地外科医师。需要在斯里兰卡的主要城市开设专门的创伤中心。这些中心需要快速诊断设备，需要有必要的手术器械，如血管器械、缝合线、人工血管和支架。和其他国家一样，与全球范围内的创伤救治机构交流经验将进一步提高斯里兰卡医师的工作热情，奉献精神和专业知识水平。

（田路　禄韶英 译　张鸿坤 校）

参考文献

1. Ratnayake A, Samarasinghe B, Halpage K, et al: Penetrating peripheral vascular injury management in a Sri Lankan military hospital. Eur J Trauma Emerg Surg 39:123–129, 2013.
2. De Silva WDD, Udayasiri RA, Weerasinghe CW, et al: Challenges in the management of extremity vascular injuries: a wartime experience from a tertiary center in Sri Lanka. WJES 6:24, 2011.
3. Handagala DM, Gunasekera WD, Arulkumaran R: Trap-gun injuries—a menace in rural agricultural areas. Ceylon Med J 51(4):152, 2006.
4. Munasinghe S: Defeating terrorism. The Sri Lankan Experience. Medical support. Business today. July 2011.
5. System-wide improvements. In Strengthening care for the injured: success stories and lessons learned from around the world, 2010, World Health Organization, pp 54–58.
6. Abeysekera KNW, Wijeyaratne SM, Sheriffdeen AH: Reducing early postoperative complications in vascular trauma surgery of the extremities. Ann R Coll Surg Engl 85:286, 2003.
7. Johansen K, Daines M, Howey T, et al: Objective criteria accurately predict amputation following lower extremity trauma. J Trauma 30:568–572, 1990.
8. Ingram R, Hunter G: Revascularization, limb salvage and/or amputation in severe injuries of the lower limb. Curr Orthop 7(1):19–25, 1993.
9. Aires AB, Barros D'Sa: Upper and lower limb vascular trauma. In Greenhalgh RM, editor: Vascular surgical technique, Philadelphia, 1989, WB Saunders, pp 47–65.

10. Vertrees A, Fox C, Quan R, et al: The use of prosthetic grafts in complex military vascular trauma: a limb salvage strategy for patients with severely limited autologous conduit. J Trauma 66(4):980–983, 2009.

11. Hossny A: Blunt popliteal artery injury with complex lower limb ischemia: is routine use of temporary intraluminal arterial shunts justified? J Vasc Surg 40(1):61–66, 2004.

12. Aires AB, Barros D'Sa: A decade of missile-induced vascular trauma. Ann Royal Coll Surg Eng 64:37–44, 1982.

13. Mc Henry TP, Holocomb JB, Aoki N, et al: Fractures with major vascular injuries from gunshot wounds: implications of surgical sequence. J Trauma 53(4):717–721, 2002.

14. Hancock HM, Stannard A, Burkhardt GE, et al: Hemorrhagic shock worsens neuromuscular recovery in a porcine model of hind limb vascular injury and ischemia-reperfusion. J Vasc Surg 53(4):1052, 2011.

15. Clouse WD, Rasmussen TE, Peck MA, et al: In-theater management of vascular injury: 2 years of the Balad Vascular Registry. J Am Coll Surg 204:625–632, 2007.

16. Chambers LW, Rhee P, Baker BC, et al: Initial experience of us marine corps forward resuscitative surgical system during Operation Iraqi Freedom. Arch Surg 140:26–32, 2005.

17. Starnes BW, Beekley AC, Sebesta JA, et al: Extremity vascular injuries on the battlefield: tips for surgeons deployed to war. J Trauma 60:432–442, 2006.

18. Peck MA, Clouse WD, Cox MW, et al: The complete management of extremity vascular injury in a local population: a wartime report from the 332nd Expeditionary Medical Group/Air Force Theater Hospital, Balad Air Base, Iraq. J Vasc Surg 45:1197–1205, 2007.

19. Glass GE, Pearse MF, Nanchahal J: Improving lower limb salvage following fracture with vascular injury: a systematic review and new management algorithm. J Plast Reconstr Aesthet Surg 62:571–579, 2009.

20. Fox CJ, Gillespie DL, O'Donnell SD, et al: Contemporary management of wartime vascular trauma. J Vasc Surg 41:638–644, 2005.

21. Ramanathan A, Perera DS, Sheriffdeen AH: Emergency femoral arteriography in lower limb vascular trauma. Ceylon Med J 40:105–106, 1995.

22. Miller HH, Welch CS: Quantitative studies on the time factor in arterial injuries. Ann Surg 130:428–437, 1949.

23. Menakuru SR, Behera A, Jindal R, et al: Extremity vascular trauma in civilian population: a seven year review from North India. Injury 36(3):400–406, 2005.

24. Somasundaraswaran AK: Accident statistics in Sri Lanka. IATSS Res 30(1):115–117, 2006.

25. Prof AH Sheriffdeen, http://www.traumaseclanka.gov.lk. Accessed 21 October 2011.

26. Prof AH Sheriffdeen, http://lankasurgeons.org. Accessed 21 October 2011.

27. Prof AH Sheriffdeen, http://www.cmb.ac.lk/pgim. Accessed 21 October 2011.

第 27 章　克罗地亚的血管创伤

ZVONIMIR LOVRIĆ, PREDRAG PAVIĆ

27

摘要

克罗地亚（居民约 4 500 000 人）血管创伤很罕见。据报道血管损伤，包括头部、躯干和四肢的血管损伤，总发病率不超过 90 人/年。

1991—1995 年显示了一个更高的血管损伤的发生率，尤其是四肢血管的损伤。克罗地亚的二级救治由普通医院和大学附属医院（临床医院）提供。所有的临床医院都有血管外科，严重的血管损伤患者被送到临床医院并进行处理。医院创伤救治系统预计，在全天开放（24 小时/7 天）的医院，受伤的患者到达时，创伤外科医师首先接诊。血管外科医师总是处于待命状态，必要时承担血管损伤的处理。对于存在多发伤或复杂的外伤性损伤的患者，多排螺旋 CT 扫描（MDCT）或增强 CT 被用于评估血管损伤。当处理一个孤立的血管损伤时，数字减影血管造影（DSA）作为目前公认的诊断金标准仍然被优先采用。处理创伤通常需要紧急血管重建，主要包括血管修复和使用替代血管，其中首选大隐静脉。在某些情况下，结扎血管甚至截肢是必要的手术方式。在克罗地亚，创伤外科医师会接受 3 个月的血管外科培训，从而掌握处理血管损伤的能力。至少，这种训练的目的是允许创伤外科医师通过进行血管直接修复或移植替代血管的手术，来重建损伤的大血管，具体过程由外科医师的技能、经验和血管损伤的严重程度决定。

关键词：血管损伤，诊断，重建，培训

本地区特有的流行病学

在和平时期，克罗地亚（居民约 4 500 000 人）的血管创伤是罕见的，主要是钝性伤和刺伤，弹射伤很少。据克罗地亚国家公共卫生研究所的数据，报道的大血管损伤的数量不超过每年 90 人，包括头部、躯干和四肢血管损伤。克罗地亚共和国在 1991—1995 年经历内战，脱离了前南斯拉夫而独立（图 27-1）。在克罗地亚的内战初期，还并没有熟练的战伤外科医师[1~3]。在大型医院（即大学附属医院，在克罗地亚语中被称为"临床医院"），血管外科在战争前已经有数十年历史，主要是处理和平时期少见的血管损伤。因此，随着战争的爆发，大量的血管损伤患者突然出现，沉重的任务不仅压在血管外科医师身上，也压在了全国各地所有的外科医师身上。由于克罗地亚的普通外科培训包括创伤、腹部外科、胸心外科和血管外科，几乎所有的外科医师在战争爆发前都偶尔遇到过血管创伤的患者。

战争相关性血管损伤

从内战的数据显示，血管损伤的发病率明显升高，尤其是四肢血管损伤[4~10]。一般情况下，自体静脉是下肢血管重建时动脉替代血管的最佳选择[9~11]。由于战争时经常数十人受伤，发生时间很短，又经常出现大隐静脉损坏或不可用，一些外科医师使用人工合成移植物进行血管重建。在 1991年，一些医院由于靠近战场被迫转换成战区医院（图 27-2）。其中一个例子是奥西耶克大学附属医院（图 27-1 和图 27-2），本文第一作者在这家医院工作。在 16 个月内，共有 77 例（1.7%，总共有 4 545 例手术损伤）患者发生肢体主要血管损伤。在这些患者中，有 70% 的患者存在头部、胸部、腹部或四肢明显的损伤，超过 70% 的患者为弹片穿通伤。所有这些患者在 45 分钟内通过地面运输工具（救护车或个人车辆）送到外科医院，其中 30%的患者在运输途中没有得到急救处理。超过 35%的受损动脉使用端-端吻合术。合成材料（30%）和隐静脉（30%）被用来作为旁路或植入的移植物[6~8]。分组的数据显示，无论采用哪种肢体血管修复方式，长期保肢率均相同。

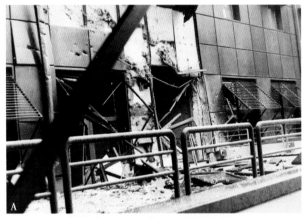
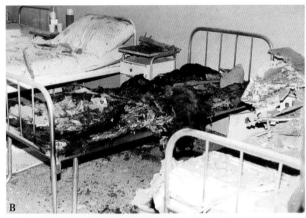
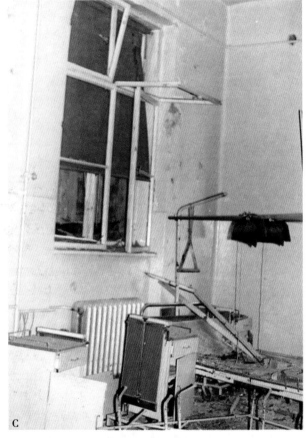
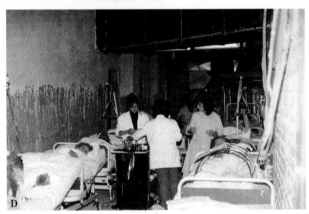

图 27-1　（A）战争中被重型火炮轰击后的奥西耶克大学医院外科大楼（1991—1995 年）；（B 和 C）包括原来在一层的外科病房；（D）然后被转移到地下室走廊

其中一个较特殊的肢体血管损伤的病例。患者出现近距离穿透性损伤，损伤的部位是近端膝下腘动脉，损伤导致复合型胫骨平台骨折，大面积软组织创伤以及腘动脉 8cm 的缺损。在这种情况下，腘动脉采用 PTFE 人工血管重建，远端与胫前动脉吻合，并采用解剖外途径重建的方式，以腓动脉近端与人工血管做端侧吻合（图 27-3）。这种复杂的修复已被证实是可行的，术后 19 年血管仍保持通畅。另一个复杂的肢体血管损伤的病例，患者是一个 4 岁的女孩，被弹片击中受伤，导致股总动

脉和静脉横断。在这种情况下，动脉和静脉采用 PTFE 人工血管间置术进行血管重建（图 27-4）。

术前仅对 1 例肢体血管损伤患者行血管造影。所有患者到达医院时均因为明显的体征而进行急诊手术。这些外科医院条件有限，导致术前常无法进行血管造影。所有进行血管修复手术的患者在术中及术后均静脉注射肝素，并接受预防性抗生素治疗（青霉素、甲硝唑或氨基糖苷类）。只有一小部分患者需要进行下肢骨筋膜室切开减压术。

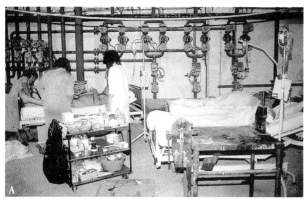

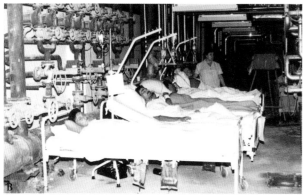

图27-2　(A、B)内战炮击破坏后位于奥西耶克大学医院地下室的简易ICU和手术区域(Photographs captured from the movie *War Surgery in Osijek 1911*)

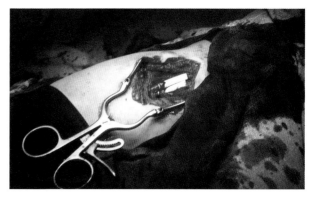

图27-4　4岁女孩弹片伤后,使用人工血管进行股总动脉和股静脉重建的手术照片(From Lovrić Z, Wertheimer B, Čandrlić K, et al: The reconstruction of major femoral vessels in four-year-old girl wounded with shrapnel. J Cardiovasc Surg 34: 267-269, 1993.)

本区域特有的救治体系

　　克罗地亚的医疗护理分为三个层次:一级、二级和三级。二级护理主要包括普通医院和大学附属医院(也被称为"临床医院")。所有的临床医院都有血管外科部门,大部分是作为外科病区的一部分。一些普通医院有血管外科医师,但不一定有独立病房。所有大血管损伤患者均运送至这些大学或临床医院处理。由于创伤外科和血管外科通常是大外科病区的一部分,两个专业之间通常能良好和迅速组织合作。在克罗地亚,创伤外科医师受过训练,精通骨关节创伤手术,因此被认为是与世界其他地区一样的整形外科医师。创伤救治系统的预测,在全天开放医院(24小时/7天),患者到达后,创伤外科医师首诊。在这种情况下,创伤外科医师判断患者的诊断及一期处理。与此相反,血管外科医师并不需要在患者到达时等候在医院,但必须随时能联系上。血管外科医师可能只需要提供简单的咨询,也可能需要承担完整的治疗,这些取决于损伤的复杂性和外科医师的临床经验。当出现多发伤的情况时,一个多学科的团队会进行整合,并在需要时能够同时进行手术(例如,四肢和腹部的手术)。

　　克罗地亚法律允许普通外科医师在缺少血管外科医师时进行血管创伤的重建手术,当然这样的决定需要在医师个体的技术水平和手术的难度方面权衡。通常患者在接受肢体血管修复术后,将被送往重症监护室(ICU)观察24小时或更长时间,这取决于患者的其他损伤情况、血流动力学

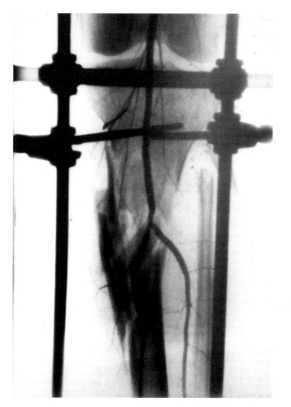

图27-3　造影显示,人工血管(PTFE)重建腘动脉,并行腓动脉的解剖外的端侧吻合

变化和生命体征的平稳情况。克罗地亚的 ICU 是由麻醉医师管理，他们更倾向于被称为特护医师。在克罗地亚，血管外科和创伤外科医师之间的互动和合作是专业的，他们专注于为受伤的患者提供最佳的手术处理过程。

特定区域的诊断建议

在管理多发伤患者时，创伤外科医师来进行动态和优先级的诊断程序。如果怀疑有血管损伤，在有血管外科医师的情况下，各科医师需要进行密切磋商，评估患者病情。

当一位多发伤患者血流动力学稳定，能够术前行影像学检查时，多排螺旋 CT（MDCT）是最佳选择，包括必要时行增强 CT 检查。在处理单纯血管损伤的患者时，选择性数字减影血管造影（DSA）是诊断金标准。除了提供血管损伤的诊断，DSA 也有助于在特定的损伤情况时进行可能的血管腔内治疗。值得特别注意的是，在克罗地亚医师很少提出或进行血管损伤的腔内治疗。虽然放射科医师每天在医院里 24 小时值班，但是这些医师可能并不是介入放射科专业的。因此，严重肢体损伤患者怀疑有血管损伤时，绝大部分进行了 CT 增强检查。该检查允许创伤和血管外科医师对怀疑的损伤血管进行检查，并咨询介入放射科是否需要进一步行 DSA 检查。

特定区域的治疗策略

如果患者的临床表现需要急诊手术进行修复，条件允许时将进行一期血管重建。如果因为损伤广泛无法进行，可以考虑血管的端 - 端吻合术。从笔者的经验来看，静脉补片或逆向大隐静脉作为移植物是首选。然而，在某些情况下，当大隐静脉已被破坏或无法获得，人工合成血管如聚四氟乙烯（PTFE）可作为间置或旁路的移植物。

在选择血管修复的方式和移植血管类型时，还应考虑高能量的战时损伤和低能量的平时损伤之间的区别。战时穿透性伤害存在污染，术中使用大隐静脉移植物更受青睐，因为它们比人工血管具有更低排异性和感染率。与此相反，较少受污染的钝性损伤可能更适合使用合成的移植材料（如 PTFE）来重建血管创伤。应谨记，在某些情况下，结扎血管，甚至直接截肢是一个快速的损伤控制策略。

维持和训练下一代创伤外科医师的策略

克罗地亚外科医师的培训方案目前正在改革中。一旦改革完成，学生需要 5 年才能成为一名外科医师。培训期间，先进行 2 年作为"主干课程"的普通外科基础学习，然后进行 3 年的亚专科训练，包括创伤、整形、腹部、血管和心脏外科。主干课程培训包含 3 个月的血管外科手术培训，从而提高创伤外科医师以及其他外科专科医师诊断和治疗血管损伤的能力。此外，克罗地亚的法律支持创伤外科医师进行紧急血管重建手术。这些创伤外科医师处理血管创伤的能力只受限于缺乏处理复杂的损伤类型的经验。即使在小医院，当病情严重，没有时间将患者运送到大型医院，创伤外科医师应该能够处理血管损伤，包括直接缝合修复或使用移植物间置来重建受损的血管。

在克罗地亚，因为复杂的开放式血管重建手术的数量逐年下降，所以如何更好地提高创伤外科手术学员的技能充满了挑战。虽然介入治疗在血管损伤治疗中依然算少见，但是常见于与年龄有关的疾病的治疗，这会影响学员的血管开放手术的训练 [11]。学习战争史会发现，血管创伤的处理应该是创伤外科病例训练的基础之一 [12~14]。

（贺赟鋆 译　张鸿坤　冯亚平 校）

参考文献

1. Janoši K: Organization of surgery in the war conditions in Osijek. Medicinski Vjesnik 23(3–4):93–98, 1991.
2. Janoši K, Lovrić Z: War surgery in Osijek 1991/92. Croat Med J 36(2):104–107, 1995.
3. Lackovic Z, Markeljevic J, Marusic M: Croatian medicine in 1991 war against Croatia: a preliminary report. Croatian Med J 33(War Suppl 2):110–119, 1992.
4. Lovric Z: Reconstruction of major arteries of extremities after war injuries. J Cardiovasc Surg 34:33–37, 1993.
5. Lovric Z, Wertheimer B, Candrlic K, et al: War injuries of major extremity vessels. J Trauma 36:248–251, 1994.
6. Lovric Z, Wertheimer B, Candrlic K, et al: Reconstruction of the popliteal artery after war injury. Unfallchirurg 97:375–377, 1994.
7. Lovric Z, Lehner V, Kosic-Lovric LJ, et al: Reconstruction of major arteries of lower extremities after war injuries: long-term follow up. J Cardiovasc Surg 37:223–227, 1995.
8. Lovric Z, Lehner V, Wertheimer B, et al: Tourniquet occlusion technique for lower extremity artery reconstruction in war wound. J Cardiovasc Surg 38:153–155, 1997.
9. Radonic V, Barić D, Tudor M, et al: Gefässverletzungen im Krieg. Chirurg 66:883–886, 1995.
10. Radonić V, Barić D, Petričević A, et al: Military injuries to the popliteal vessels in Croatia. J Cardiovasc Surg 35:27–32, 1994.
11. Luetić V, Sosa T, Tonković I, et al: Military vascular injuries in Croatia. Cardiovasc Surg 1(1):3–6, 1993.
12. Rasmussen TE, Woodson J, Rich NM, et al: Vascular trauma at a crossroads. J Trauma 70:1291–1293, 2011.
13. Rich NM: Vascular trauma historical notes. Perspect Vasc Surg Endovasc Ther 23:7–12, 2011. [Epub 2011 Apr 17].
14. Rich NM, McKay PL, Welling DR, et al: Vascular trauma: selected historical reflections from the western world. Chin J Traumatol 14:67–73, 2011.

第28章 北欧国家的血管创伤 **28**

HANNU SAVOLAINEN, ARI K. LEPPÄNIEMI

摘要

在大多数北欧国家，创伤的发生率很低，大多数的血管损伤是医源性的，在一些国家高达79%。血管外科是一个独立的专科或普通外科下的一个亚专科。除了在德国和荷兰，创伤外科医师完成第一线的手术，而血管外科医师是主要负责血管损伤的治疗。在大多数国家血管腔内治疗方案是可行的，但主要是在大型医学学术中心进行治疗。随着越来越多的碎片化手术培训和越来越多的新型血管腔内治疗方案的出现，主要挑战仍然在急诊手术救治的组织和新一代能够在新环境中工作的外科医师的培训。

关键词： 斯堪的纳维亚，欧洲，血管损伤，医源性，血管腔内，流行病学

简介

欧洲传统上在血管外科领域有很强的基础，因为这个专业起源于欧洲大陆。世界第一例受损肱动脉的缝合是由哈利韦尔（Halliwell）主刀，通过理查德·兰博特（Richard Lambert）在1759年写给威廉·亨特（William Hunter）的一封信中报道[1]。目前血管外科的手术原则是由亚历克西斯·卡雷尔（Alexis Carrel）提出的。他是一个法国人，后移居美国。他因为在里昂的医学研究而获得1912年的诺贝尔医学奖[2]。在20世纪的前半叶，葡萄牙、法国、德国和英国在血管诊断和手术方面领先于世界。起源于欧洲的技术包括血管造影（埃加斯·莫尼兹 Egas Moniz），心脏成像（沃纳·福斯曼 Werner Forssmann）和计算机断层扫描（CT）（高弗雷·豪斯费尔德 Godfrey Hounsfield），括号内为所有的诺贝尔奖获得者[3~5]。现在用来建立血管通路的方法——Seldinger技术，从而进行血管成像和血管介入治疗，是由来自斯堪的纳维亚的 SvenIvar Seldinger 提出的[6]；第一例血管成形术是在欧洲开展的（安德烈烈斯·格林特茨格，Andreas Gruentzig）[7]。最初，血管外科是北欧心胸外科的一部分。2005年血管外科在欧洲被确认为一个独立的学科[8]。

欧洲占地球陆地面积不足1/10（1 000万平方公里），有45个国家，共7亿3 300万人口。欧盟有28个成员国，自建立后的几十年来一直是促进和平的重要机构。但欧洲的历史是冲突、矛盾和战争的历史。文化、宗教、种族、政治和其他差异阻止了大陆各国接受统一的医学传统。尽管历史上存在战争，欧洲的大多数人在几十年甚至几百年里都享有很高的生活水平，这是因为一个多世纪以来法律对劳动人民的保护。这意味着交通、建筑、工业以及其他许多生活领域的调节，意味着这样的生活方式和工作环境几乎很少引起损伤。来自牛津大学的 Magee 等的一项研究表明，10年内共发生了47例需要手术的血管损伤，其中11例为穿透伤，所有病例均为刺伤所致[9]。10多年来，欧洲没有发生过明显的武装冲突；在近2个世纪里，瑞典还没有发生过战争。荷兰在最近的5个世纪里享有极高的生活水平，是世界上最慷慨资助科学的国家。

几十年来，北欧的经济和社会发展一直是稳定的，例如，所有5个北欧国家均在世界上最富有的20个国家之内（根据国内生产总值GDP计算）。芬兰和俄罗斯的边界是一个经济和保健方面的极端例子。俄罗斯是一个庞大的国家（3亿居民），但它的经济只是略大于有4 600万居民的西班牙，而只有欧盟的1/10。即使在俄罗斯内部，地区间差异显著。芬兰的东南部邻国爱沙尼亚，已加入欧盟和北大西洋公约组织；虽然与大多数欧洲国家相比，爱沙尼亚的国家债务很低，但其经济仍然较低迷，就像是它的南部邻国拉脱维亚和立陶宛。北欧整体良好的金融发展意味着在血管疾病的处理上能更容易和更普遍地实现技术推广。

血管外科作为一门专业，在过去的10年里经

历了一场革命，并变得非常技术化[10]。血管腔内治疗的出现，在过去的 10 年中已经造成了一个巨大的转变，甚至模糊了介入放射学和血管外科手术之间的界限。根据 2002 年欧洲出版的关于血管损伤的回顾报告显示，这种发展如此迅速以至于在创伤的血管腔内治疗的机会并没有真正存在[11]。由于转移的结果，放射介入和手术的组合，处理许多紧急和择期的血管问题已成为日常实践，特别是在富裕的国家里装备精良的医院中。这种变化也反映在血管损伤的治疗中，给这些患者的护理带来了额外的挑战。

特定区域的流行病学

在美国和其他一些国家，穿透性创伤的发病率较高。在北欧，钝性外伤和逐渐增多的医源性损伤在血管损伤中占据显著的比例。在一个来自瑞典的全国性研究中，医源性损伤的比例逐步增加，由 1987—1993 年的 57% 增长到 2002—2005 年的 79%（图 28-1）[12]。这也反映在动脉血管损伤上，63% 的损伤是在大腿和腹股沟的部位，往往在右侧（图 28-2）。在非医源性血管损伤中，45% 由钝性外伤引起（图 28-1），其中上肢损伤比例最高（图 28-3）。

特定区域救治系统

1890 年欧洲第一家全民创伤中心成立，是德国波鸿（Bochum）的 Bergmannshell。1925 年 Böhler

诊所成立。然后经过 50 年，直到 1972 年，第一家创伤系统中心才在德国成立[13]。擅长于处理骨折的普通外科医师在钝性外伤处理方面拥有优势，因此主要负责创伤救治。随后，两种模式的创伤护理在欧洲逐渐演变。在德奥手术传承的国家内，整形创伤外科医师被训练为能处理几乎所有的身

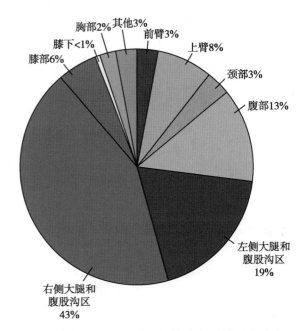

图 28-2　瑞典 1987—2005 年医源性动脉血管损伤部位（From Rudstrom H, Bergqvist D, Ogren M, et al: Iatrogenic vascular injuries in Sweden. A nationwide study 1987-2005. Eur J Vasc Endovasc Surg 35: 131-138, 2008, with permission.）

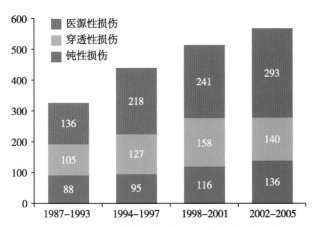

图 28-1　1987—2005 期间瑞典的血管损伤病因（From Rudstrom H, Bergqvist D, Ogren M, et al: Iatrogenic vascular injuries in Sweden. A nationwide study 1987-2005. Eur J Vasc Endovasc Surg 35: 131-138, 2008, with permission.）

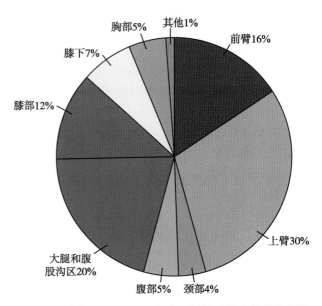

图 28-3　瑞典 1987—2005 年非医源性动脉血管损伤部位（From Rudstrom H, Bergqvist D, Ogren M, et al: Iatrogenic vascular injuries in Sweden. A nationwide study 1987-2005. Eur J Vasc Endovasc Surg 35: 131-138, 2008, with permission.）

体部位伤害，包括内脏和血管损伤。相对地，在地中海国家、波罗的海诸国和西欧的大多数国家，一般普通外科和内脏外科医师处理非骨骼损伤的治疗越来越常见[13]。

在北欧，尤其是斯堪的纳维亚人的国家，创伤的发生率很低。根据芬兰医院的创伤统计，2004年严重创伤为每 100 000 人中 19～25 人发生[14]。在挪威西部，严重损伤的发病率（损伤严重度评分[ISS]>15）为每 100 000 人中 30 人发生[15]。成熟的创伤中心如果要实现 15%～20% 的生存获益，每年大约需要 500～600 例患者。因此，在欧洲北部，组织单纯的创伤护理和基础的治疗中心不是一个可行的方案，除非是在如德国或荷兰这些高度发达或人口密集的国家，或者是在伦敦这样的大城市。在土地面积大而人口密度小的国家，区域化的急诊外科服务中心包含创伤和非创伤外科的急救护理，似乎是最好的选择[16]。

显然，区域化的急诊外科需要在外科医学生的培训上进行针对性的改变。许多北欧国家正在考虑使用目前在美国被采用或运行的急诊护理手术模型[16]。相对于急诊手术治疗需要更大知识面和技能，择期手术变得越来越专业化，几乎发展到了单一器官的外科。在不久的将来，如何成功地在高水平手术和普通择期手术及急诊手术之间实现平衡，仍然是外科手术培训中具有挑战性的难题之一。

血管外科已在 2005 年成立了一个专业机构，拥有一个中心化的欧洲委员会专科医师考试机构（ESBQ Vasc 或 FEBV）[17]。中心化的服务可能通过吸引来大量的患者到一个中心而获益，因为这意味着医师获得更多的经验，并使亚专科独立成专业科室。较大的中心可以负担得起更昂贵和划算的基础设施。一些创伤手术的血管问题可能需要非常紧急的处理和专业知识的帮助。在这种情况下，可能没有时间送患者到三级医院，因为在运送过程中可能危及生命或危及肢体的存活。

谁会特别关心血管损伤的患者？来自北欧的作者和其同事们所做的一项非正式调查显示，除了一些斯堪的纳维亚国家和波兰之外，血管外科在大多数国家是一个独立的外科专业。绝大部分的血管损伤是由血管外科医师处理。只有在德国和荷兰，创伤外科医师负责一线治疗（表 28-1）。

由于中心化管理，血管专业知识在紧急情况下可常规使用。然而，所有的斯堪的纳维亚国家（丹

麦除外）存在国土面积大而人口少的问题，到达血管外科专家所在的医院常常距离很长。尽管拥有直升机服务，但运送时间仍然是一个问题，尤其是在秋季或冬季，直升机运输患者可能会有困难。

表 28-1	北欧血管外科及血管创伤中心的调查		
	拥有独立专业的血管外科	主要处理血管创伤的专科	拥有 24 小时×7 天的腔内治疗的能力（大型医院）
芬兰	专业的	血管外科	是
瑞士	附属专业的	血管外科	是
挪威	附属专业的	血管外科	是
丹麦	专业的	血管外科	是
冰岛	附属专业的	血管外科	是
爱沙尼亚	专业的	血管外科	是
拉脱维亚	专业的	血管外科	否
立陶宛	专业的	血管外科	是
波兰	附属专业的	血管外科	否
德国	专业的	创伤外科	是
荷兰	专业的	创伤外科	是

特定区域的诊断要点

在全世界的许多中心，放射科医师为了保护他们的利益，有时甚至拒绝在他们的部门训练外科医师。许多心脏科医师也进行外周血管介入治疗。欧洲中部有一个"血管学"的专业存在，主要包括内科和放射科医师。这些地盘战随处可见，它们对患者是有害的，特别是那些遭受血管创伤的患者。

斯堪的纳维亚的一些小型社区医院没有放射介入科医师。因此，CT 血管造影及 DSA 检查只能在中心医院进行。血管损伤的可靠诊断是能够实现的，虽然欧洲的 CT 扫描比美国少（美国为每 1 000 000 人中 29 人次，斯堪的纳维亚为每 1 000 000 人中 13～17 人次）。关于 CT 检查的比较表明，在美国 CT 扫描率为 18.5%，在北欧为 7%～9%。同样使用 MRI 检查，美国为 4.9%，法国 2.9%。这些技术趋势也显示在每年的卫生支出中，美国的人均花费比斯堪的纳维亚国家多 1/3（美国 1 263 美元，北欧 853 美元）[18]。一般在北欧，大多数中心医院和所有大学医院均配有一名随叫随到的血管外科医师。尽管所有的设备都是现成的，但并

不是所有的住院医师都接受了超声检查的训练。我们希望血管外科的住院医师能学习多普勒超声的基本知识，虽然这并不是强制性的。

特定区域治疗策略

处理大血管损伤的两个重要组成部分是控制出血（腔内治疗的途径经常是可行的）和血管重建（包括动脉和静脉）[19, 20]。尽管欧洲北部大部分的大学附属医院有全天候的腔内治疗能力（表28-1），而非大学附属医院却存在缺少介入放射医师的情况。虽然将患者转送至大的医学中心是首选，但是在北欧地区例如拉普兰，这意味着需要在恶劣天气下运送几百公里的距离。固定翼飞机目前还未使用，虽然已经在许多国家的空军部门进行可行性的讨论。虽然目前在西方世界由于经济衰退造成经费限制，但将军事飞行员培训和患者运输相结合为偏远地区提供服务在未来可能具有可行性。

腔内手术在北欧外科学界得到很有力的支持，目前它已被纳入早期的血管外科医师培训的课程内[8, 21]。然而，在国土面积大而人口少的国家，保证血管损伤的腔内治疗存在困难。创伤治疗需要大量的想象力和创造性思维，也需要大量的昂贵器材（如导丝，不同尺寸的覆膜支架），目前只有在大学教学医院能够实现应用的可能。

维持和训练下一代创伤外科医师的策略

大型三级医疗中心的集中化服务提高了许多区域的血管外科手术水平，但这也意味着社区医院缺乏基本的血管处理能力[22]。在医疗保健中血管损伤的处理也是令人担忧的问题。目前招聘的学员是存在问题的，因为大多数住院医师在培训期间并不认为血管外科是一个理想的选择[23]。

1996年开始欧洲血管及腔内血管协会组织了欧洲血管考试ESBQ-VASC。2005年考试名称改为欧洲血管外科委员会专科医师考试（FEBVS）。目前FEBVS考试并不能替代各成员国国家相关部门组织的法律认可的医师考试。但是所有学员都被强烈建议去参加FEBVS考试，特别是在北欧地区。各种课程的充分协调将是有益的，因为欧洲国家的培训内容是完全不同的，即使在欧盟内部也是如此。

外科医师知识和技能的割裂是整个西方世界普遍存在的问题。真正的普通手术几乎不复存在。即使静脉曲张也是倾向于由血管专家和介入放射学家，甚至皮肤科医师处理，却很少由普通外科医师处理。因为外科医师会在手术前对患者进行彩色多普勒超声扫描，目前集中到大医院手术的需求在增多。血管腔内技术的出现使高达70%的腹主动脉瘤采用血管内支架置入治疗[24]。但是血管外科专家在开放手术治疗罕见下腔静脉、主动脉或其他内脏动脉损伤时，是否会因为工作量的减少而导致经验不足及手术困难增多呢？

培训模式将不得不改变，以适应手术急救系统交付任务的变化。大多数斯堪的纳维亚国家会进行3年的全科培训。然后实习外科医师集中在自己选修的专业领域培训。这种情况造成了目前的问题，即在缺少各种类型的急救程序的小型的非教学医院，如何为患者提供这些服务。另一方面，有关慢性肢体缺血患者相关的问题也需要类似的服务。美国的一项研究表明，在过去10年中，受训的外科医师进行血管开放手术的数量并没有减少。事实上，在血管腔内治疗的手术总量逐步上升的驱动下[25]，血管开放手术的数量是在增加的。另一种方法是改变目前的主要课程培训，从根本上适应现代外科的需要。或许它应该把重点放在培训开孔内镜和腔内内镜、血管造影、重症监护和急诊手术。急诊手术包括肢体缺血、腹腔内损伤和其他常见的外科急症。

（贺赟鋆 译　张鸿坤 校）

参考文献

1. Friedman SG: Early vascular repairs and anastomoses. In Friedman SG, editor: A history of vascular surgery, Malden, MA, 2005, Blackwell Publishing, pp 14–30.
2. Carrel A: La technique operatoire des anastomoses vasculaires et de la transplantation des visceres. Lyon Med 98:850, 1902.
3. Ligon BL: Biography: history of developments in imaging techniques: egas Moniz and angiography. Semin Paediatr Infect Dis 14:173–181, 2003.
4. Berry D: History of cardiology: Werner Forssmann, MD. Circulation 113:F27–F28, 2006.
5. Hounsfield G: Computed medical imaging. Nobel lecture, December 8, 1979. J Comput Assist Tomogr 4:665–674, 1980.
6. Seldinger SI: Catheter replacement of the needle in percutaneous angiography: a new technique. Acta Radiol 39:368–376, 1953.
7. Katzen B, Chang J: Percutaneous transluminal angioplasty with the Gruentzig balloon catheter. Radiology 130:622–626, 1979.
8. Schmidli J, Dick F: Specialisation within vascular surgery. Eur J Vasc Endovasc Surg 39(Suppl 1):S15–S21, 2010.
9. Magee TR, Collin J, Hands LJ, et al: A ten year audit of surgery for vascular trauma in a British teaching hospital. Eur J Vasc Endovasc Surg 12:424–427, 1996.
10. Bhattacharya V, Stansby G: Postgraduate vascular surgery: the candidate's guide to the FRCS, Cambridge, 2011, Cambridge University Press.
11. Fingerhut A, Leppäniemi A, Androulakis A, et al: The European experience with vascular injuries. Surg Clin North Am 82:175–187, 2002.
12. Rudstrom H, Bergqvist D, Ogren M, et al: Iatrogenic vascular injuries in Sweden. A nationwide study 1987-2005. Eur J Vasc Endovasc Surg 35:131–138, 2008.

13. Leppäniemi A: A survey on trauma systems and education in Europe. Eur J Trauma Emerg Surg 34:577–581, 2008.

14. Handolin L, Leppäniemi A, Vihtonen K, et al: Finnish trauma audit 2004: current state of trauma management in Finnish hospitals. Injury 37:622–625, 2006.

15. Hansen KS, Morild I, Engesater LB, et al: Epidemiology of severely and fatally injured patients in western part of Norway. Scand J Surg 93:198–203, 2004.

16. Leppäniemi A: Current status and future options for trauma and emergency surgery in Europe. Turk J Trauma Emerg Surg 14:5–9, 2008.

17. Tsekouras N, Avgerinos ED, Moulakakis K, et al: Vascular surgery training and its relationship to other surgical specialties. J Cardiovasc Surg (Torino) 52:47–51, 2011.

18. OECD Health Data 2011. http://stats.oeced.org.

19. Karadimas EJ, Nicolson T, Kakagia DD, et al: Angiographic embolisation of pelvic ring injuries. Treatment algorithm and review of the literature. Int Orthop 35:1381–1389, 2011.

20. Katsanos K, Sabharwal T, Carrel T, et al: Peripheral endografts for the treatment of traumatic arterial injuries. Emerg Radiol 16:175–184, 2009.

21. Hamilton G, Shearman C: Vascular surgical training. Ann R Coll Surg Engl 90:95–96, 2008.

22. Laukontaus S, Aho P, Pettilä V, et al: Decrease of mortality of ruptured aortic aneurysm after centralisation and in-hospital quality improvement of vascular service. Ann Vasc Surg 21:580–585, 2007.

23. Currie S, Coughlin PA, Bhasker S, et al: Vascular surgery is an unattractive career option for current basic surgical trainees: A regional perspective. Ann R Coll Surg Engl 89:792–795, 2007.

24. Keefer A, Hislop S, Singh MJ, et al: The influence of aneurysm size on anatomical suitability for endovascular repair. J Vasc Surg 52:873–877, 2010.

25. Schanzer A, Steppacher R, Eslami M, et al: Vascular surgery training trends from 2001-2007: a substantial increase in total procedure volume is driven by escalating endovascular procedure volume and stable open procedure volume. J Vasc Surg 49:1339–1344, 2009.

29

第29章　俄罗斯的血管创伤

IGOR M. SAMOKHVALOV, ALEXANDER A. PRONCHENKO, VIKTOR A. REVA

摘要

本章将介绍我们在 1979—1989 年、1994—1996 年
和 1999—2002 年冲突期间治疗血管损伤患者的经
验。早期战争所有受伤战斗人员的血管创伤率为
4.5%，20 世纪末期血管创伤率为 6%。根据不同的
急性缺血损伤类型采取了不同的手术方法：在可代
偿性缺血的情况下，没有指征行紧急血管重建，必
要时可以安全地结扎动脉；在不可代偿性急性缺血
时，需要紧急行血运重建，否则肢体会在 6～8 小时
内发生坏死。如果存在不可逆的缺血，截肢无法避
免，由于较长时间没有血液灌注，在野外条件下再
进行动脉重建可能因内毒素吸收而死亡。在这两次
冲突中，受伤点附近医疗单位的军事外科医师采取
了"损伤控制"的手术策略，例如对受伤动脉行临时
转流术。接下来，患者被转移到较大的前线军队医
院，由血管外科医师进行血管重建。在阿富汗，初级
血管外科手术的临时转流术率为 17.1%。在北高加
索第一次和第二次冲突中，转流术率分别为 25% 和
16%。在阿富汗接受血管创伤治疗的患者中，43%
的患者达到了令人满意的结果（33% 的血管创伤患
者重返岗位），45% 的患者被解雇，死亡率为 12%。
在北高加索地区，57% 的患者重返岗位，第一次冲
突和第二次冲突的死亡率分别为 9.4% 和 7.6%。

关键词：战场，肢体损伤，血管损伤，截肢，创伤，战
斗，战术医学，军事创伤，动脉修复，结扎

简介

俄罗斯外科医师为血管外科及血管创伤管理
做出了杰出贡献。Nikolai Pirogov 是军事外科的
创立者之一，他研究了实验性结扎腹主动脉的结
果（1832 年），并在他的著作《战争外科的原则》中
详述了有关主要血管创伤的诊断与手术治疗（1864
年）[1, 2]。Nikolai Eck 是第一位施行门 - 下腔静脉

分流吻合术的外科医师（1877 年）。此技术后来被
著名的内科学家 Ivan Pavlov 改进，发展为现在的
Eck-Pavlov 瘘 [3]。Alexander Jassinowsky 证实了
动脉侧面缝合可以保持动脉血管通畅（1889 年）。
Nikolai Korotkov 在研究结扎动脉治疗动脉瘤的可
能性时，发明了一种根据"Korotkov 音"测量血压
的方法（1905）[4]。1913 年，Yustin Janelidze 成为
了世界上第一个缝合升主动脉刺伤破口的外科医
师 [5]。1920 年，Sergei Brukhonenko 创造了第一台
人造血液循环机。在第二次世界大战期间，前苏
联外科医师积累了大量处理血管创伤的经验，包
括 1.4% 的重建手术 [6]。血管创伤护理科在军队医
院中广泛建立。1945 年，Vasily Gudov 和他的同事
一起发明了血管环状缝合器 [7]。战后，在俄罗斯的
大城市中，血管外科发展为一支独立的外科。心
血管外科研究所及医院的心血管科致力于诊治早
期以及急诊的血管疾病患者（例如 B.V. Petrovsky，
P.A. Kupriyanov，A.A Shalimov，V.S. Savel' ev，A.V.
Pokrovsky）。1987 年，Nikolai Volodos 教授在前苏
联哈尔科夫（现乌克兰）为一名创伤后降主动脉假
性动脉瘤患者施行了世界上首例腔内修复术 [8]。

在最近的几十年里，俄罗斯的军医在若干地区
冲突、紧急情况和自然灾害中为伤亡人员提供了医
护保障。圣彼得堡 Kirov 军事医学院全体师生为救
治伤员做出了重要贡献，特别是战争外科系以及位
于莫斯科的中心医院，例如 N.N. Burdenko 军事总
医院和 A.A. Vishnevsky 中心军事医院。地区军事
医院和前线要塞区医院的外科医师们付出着同样
重要的努力。同样，那些在前线的医疗小组，例如
医疗护卫队、独立的医疗营（类似于美国 2 级前线
外科小组和 3 级战场手术室）和特定目标医疗分队
也做出了重要的贡献。

对血管外伤患者最显著的医疗进步发生在
1979—1989 年、1994—1996 年和 1999—2002 年的
武装冲突中。血管外伤的流行病学研究、医护组

织和军事创伤系统都是在上述战争期间分化独立发展的。

阿富汗

特定地区流行病学

阿富汗期间主要血管外伤的发生率占所有战斗外伤的 2%～8%（平均 4.5%）。在战斗相关外伤中主要动脉损伤率平均为 2.7%。其中，颈动脉外伤占 3.9%，上肢和下肢外伤分别占 30.8% 和 60.6%，余下 4.7% 与胸腹部主要血管外伤有关。

动脉壁外伤中，子弹伤占 53.5%，碎片伤及爆炸伤分别占 31.6% 和 10.9%。动脉钝性外伤相对罕见（4%）。大多数发生在战斗期间的动脉外伤同时伴有伴行静脉外伤。动脉外伤有时与枪伤导致的骨折有关（42.6%），也与周围神经损伤有关（16.2%）。单一的主要静脉外伤只在 0.8% 的患者中发现，其中髂静脉及股静脉是最常被损伤的静脉。

有主要血管损伤的患者属于严重损伤患者组。这些患者中的大多数被转运至稳定的（24.1%）、受保护的（36.4%）、危险状态的（28.3%）或危机中（3.1%）的医疗机构。在血管外伤的患者中，只有 8.1% 被判定处于满意状态。严重休克（收缩压低于 70mmHg）发生在 42.9% 的患者中。大量失血与严重相关外伤，特别是爆炸伤常与受损意识相伴随。其中 30% 患者有抑郁心态，7% 的患者无意识，这使得早期准确诊断血管损伤变得困难。

特定地区医护体系

经过阿富汗武装冲突，3 级创伤医疗体系形成：①院前救助（自我救助、同伴救助、战斗伤员救护者和急救医护，以作为撤离前评估与准备）；②前线医疗单元中高级创伤管理，包括扩大到医疗救助站，医疗护卫队以及在 Bagram（图 29-1），Kunduz，Feizabad 和 Gelalabad 的独立的医疗营；③最终在喀布尔的军队多功能军事医院的外科救助。数年来，60%～90% 的患者由直升机从战斗区域直接撤离至高级救助地点。在阿富汗期间，一个战场撤离体系被建立，其可在无医护人员的条件下允许直升机转运伤员，或在有医护人员的特殊"等分线"直升机的条件下提供航空医疗撤离。这些撤离体系由航空医学（医院内）跟随，以"IL-76 Scalpel"和"AN-26 Spasatel"军事医学飞机进行战略撤离。结

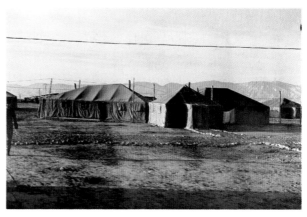

图 29-1　军营中的医疗区域，包括一间手术室、术前准备区、重症监护室（From Afghanistan, Bagram, 1980.）

果是，90% 的动脉损伤患者在受伤 6 小时内被转运给外科医师。61.8% 的血管损伤患者在伤后 3 小时内就送至外科医师处，这使得大量血管重建手术可实施，并且减少了一期截肢率。

在作战行动之前发给每个军人的医疗用品，是装有为控制出血而设计的无菌敷料和橡胶止血带的急救箱。军队医务人员配备含 15～20 层敷料的急救袋，4～5 条止血带，2 单位的晶体液体和维持 3 天的药物供应。额外量的晶体液由战斗救生员携带。

在战争中，未接受院前救护的血管外伤患者数量从 14% 降至 3.2%。多项院前救护改进被采用，如统一的止血系统、带渐进压力功能的止血带和可经皮穿刺结扎股动脉的特殊穿刺针。此穿刺针由 Nikolai Pirogov 改进，是一种罕见的在远端动脉损伤情况下经皮穿刺大腿中段结扎股浅动脉控制出血的方法（图 29-2）。此技术在于通过回拉一个无菌的特殊长弯针打结直至动脉血流阻断，此针需穿过股骨和血管鞘之间的肌肉（图 29-3）。伤口静脉出血可通过绷紧的绑带控制。此种缺血控制方法延长了热缺血时间，对动脉壁不会造成严重损伤[9]。

在阿富汗期间主要的暂时性控制出血的方法仍然是 Esmarch-Langenbeck 止血带——一种弹力橡胶绑带。在伤员抵达外科处理点之前，止血带被用于 50% 以上的肢体动脉外伤患者中（51.1%）。这导致许多并不令人满意的结果，在止血带应用下，44.5% 的患者后期因缺血时间过长而施行了截肢术。

自战场转运患者到直升机停机点或机场后立即在直升机或飞机边上进行伤员分类。需要抗休

克和控制出血的患者被立即转运至手术室。高级创伤管理在独立医疗营，医疗护卫队，甚至独立医疗排中实施，这种独立医疗排自从 1982 年就被设置于木制的可拆分的房间中。战争开始阶段，几乎所有的外科救助点均在帐篷里，温度高达 60℃，这使得外科干预十分困难。

由于缺少血管外科专家，普外科医师早期为血管损伤患者提供治疗。1985 年，一个血管专家

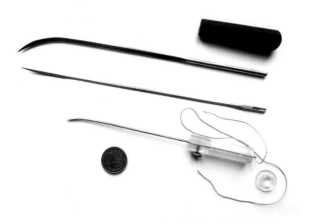

图 29-2 　不同尺寸的用来经皮股血管结扎的特殊器械（From the Museum of Department of Operative Surgery, Kirov Military Medical Academy, Saint-Petersburg, Russia.）

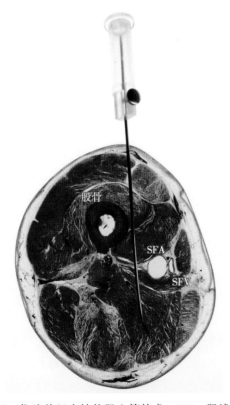

图 29-3 　住院前经皮结扎股血管技术。SFA，股浅动脉；SFV，股浅静脉

组在喀布尔军队医院建立，从此开始了为主要血管外伤提供治疗的新阶段。专家组包括两名血管外科医师，一名麻醉医师，一名麻醉护士和两名洗手护士。这个专家组在提高血管损伤患者医疗和预后上起到主要作用 [10]。

特定地区诊断注意事项

下列临床表现被认为是肢体血管外伤诊断的关键标准：外伤位于主要血管走行区（88.2%），集中出血区域（83.7%），动脉搏动减弱或消失（73%），或巨大或进行性增大的床上区域血肿（43.5%）。

诊断和处理急性肢体缺血的基本原则是根据 Vadim Kornilov 制定的分类（1971 年）（图 29-4）[11]。这个分类简单清楚，在军事撤离的早期阶段容易采用，这个分类发表在《苏维埃医学大百科全书》第 3 版（1974—1988 年）中俄罗斯军队战争外科指南之中（1988 年；2000 年）（表 29-1）。其与动脉栓塞或血栓形成导致的缺血分类的主要区别在于以下三点：

1. 动脉损伤与大量出血相伴，大量出血加剧组织缺血。
2. 不存在肢体前期慢性缺血并伴随组织适应缺氧环境。
3. 血管损伤更常发生在充满肌肉的年轻男性，导致产生大量内毒素，因此伴随缺血后血流再入血循环。

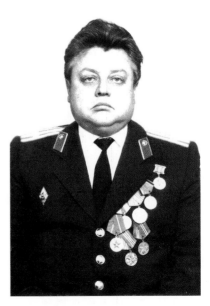

图 29-4 　Dr. Vadim Alexeevich Kornilov 1937—1993 年。陆军上校，圣彼得堡基洛夫军事医学院外科学教授。他在血管创伤方面有突出的贡献

表 29-1	动脉损伤急性肢体缺血的分型	
缺血严重程度	临床症状	手术方式
可代偿	可活动，疼痛，触觉存在	必要时动脉结扎且安全
不可代偿	可活动，疼痛，触觉消失	推荐急诊动脉重建（安全时间是 6~10 小时）
不可逆	缺血性肌挛缩（被动运动消失）	截肢不可避免

(From V.A. Kornilov, 1971.)[12]

在所有确诊为动脉损伤的患者中，未代偿的缺血症状出现在 27.6% 的患者中。代偿性缺血（由于侧支血管）占 63.6%。8.7% 的患者肢体存在不可逆的缺血性改变。新完成的造影相当少；只在可信的怀疑主要血管损伤的情况下才进行外科暴露。主要血管损伤和钝性动脉损伤患者术前血管造影的适应证更常见。这种诊断方法适用于 16.7% 的肢体动脉损伤患者。在独立的医疗营条件下，术中动脉造影最好在近段动脉暴露后进行。在最终的外科治疗中，91% 的患者受伤的下肢动脉在延长药物治疗后，用 Seldinger 法行股动脉插管进行血管造影（此方法将截肢率降低[13]）。由于缺少设备，颇有益处的多普勒超声检查无法进行。虽然在战争结束阶段可检查主要血管通畅性的便携式的超声设备已被发明（未发表数据），但其未能在北高加索武装冲突中被进一步地应用。

特定区域治疗策略

在阿富汗期间，主要血管损伤的治疗逐步形成。军事治疗机构由未经血管外科训练的医师组成。与"战争外科指南"一致，高级创伤管理包括急诊手术，主要为血管结扎和血管缝合。在最终手术阶段，标准或机械性的血管缝合被施行。在作战行动的最初几个月里，结扎血管和试图保存血管在不同医疗营或医疗护卫队中导致了很多并发症，特别是合并静脉移植的患者。在这种情况下，军队外科医师 Petr Zubarev 完成了"在军事医疗机构处理主要血管外伤的指南"（1981 年）。在高级创伤管理阶段最重要的血管操作是动脉结扎。血管重建手术只有在医护人员和医疗设施没有因挽救生命超负荷工作时才有可能施行。同时，考虑到大量威胁生命和无法处理的主要动脉永久止血的并发症，高级创伤管理阶段的外科医师被建议施行临时塑料转流管。这些转流管来自一次性 4.5mm 直径的输血器。患者被撤离至喀布尔的军队医院或在 Tashkent340 区医院。

当时，在高强度战斗行动中，开始出现配有经验丰富的外科医师的医疗支援队和设施。与独立医疗营普通外科医师进行的血管手术结果相比，医疗支援队的外科医师开展的血管重建手术具有更低的截肢率和更低的术后死亡率[14]。

所有明显失血或脱水的患者经历强制的术前重症监护。在很多患者中，此监护导致肢体缺血加剧，然而对未完成准备的患者进行手术则导致外伤相关死亡。考虑到之前战争中的经验，表现出结扎主要动脉后的高截肢率和越南保存动脉通畅后的戏剧般的降低截肢率（13.5%）[15]，前苏联外科医师在阿富汗更多地区开始用初级保存主要动脉通畅的手术（40.9%）[16]。

Eger 等[17] 发表了临时性转流管在战斗损伤血管条件下的良好结果，但在阿富汗此方法被第一次使用，总共有 17.1% 的肢体动脉损伤一期手术中应用。此手术被推荐至高级创伤阶段，也被最终手术阶段使用[13]。临时性转流管在大多数患者的治疗中起到了积极的作用。然而，随着普通外科医师实践经验的积累，在大多数情况下临时性转流管对他们而言是一项相当困难且长期的干预。因为临时性转流管需要 1~5 小时（平均 2.8 小时），它所需要的时间有时超过了同一个医师对患处进行侧面缝合或端-端吻合所需要的时间。另外，平均而言，40% 以上的塑料转流管在临时性转流中形成血栓。这些事件的发生不仅与即时修复术的缺点相关，也与其技术本身的不足相关。在临时性转流的患者中有 37% 以截肢为结局，超过所有肢体动脉损伤的截肢率（18.4%）[14]。同时，与结扎比较，临时性转流的结果比较令人满意。临时性转流技术本身也因不同医师的做法不同而不同。在大多数患者中，血管缺损是两端点中最短的连线，也是以后人工替代物的长度。血管壁被拉过转流管，并以两根结扎线固定在管子的两端，转流管随后被从真皮创伤处拿出。临时转流形成 40~50cm 长度的回路被更多地应用，因为转流管会发生早期转流管血栓。

根据我们 64 例临时性转流患者的个人数据，可以说 27.8% 的转流管血栓发生在 12 小时以内，38.5% 发生在 12~24 小时，还有 50% 发生在 24 小时以后。转流管平均血栓形成率为 39.1%，在股浅动脉损伤中此比率降至 27%，在肱动脉中此比率上升至 40%，在腘动脉此比率升至 71%。在动脉损伤相邻区域，没有动脉血栓形成。这个差异不仅与动脉直径有关，也与血管壁结构有关，即肱动脉或腘动脉肌性血管壁。此发现导致我们认为此技术在外周动脉中并不适合。临时性转流的血栓形成和截肢在动脉外伤的患者中的弹力蛋白类型和远端动脉的肌性类型区别是一致的：在第一组分别为 17.6% 和 22.2%，在第二组分别为 55.6% 和 44.4%（$P < 0.01$）。无菌塑料灌注管在 83% 的患者中应用，最后有 40% 的管子形成血栓。使用特制的内径为 4.5mm 的硅橡胶动脉转流管可取得更好的结果。暴露 120 小时后血栓形成率为 25%。临时性转流后静脉注射肝素并没有明显减少血栓形成的概率，也没有影响截肢率。

在 16 个患者中同时行动脉和静脉临时性转流，也在 6 例单独的静脉损伤患者中施行。在所有的主要静脉临时性转流患者中（22 例），只有 3 例在 5 小时、16 小时和 18 小时内表现出分流通畅。本组其余转流管在 1 天内形成血栓。

基于阿富汗的教训，血管临时性转流在俄罗斯战争外科成为常规方法。根据《战争外科指南》（1988 年），在创伤高级管理阶段进行临时性转流的指征是大动脉缺损伴无偿性缺血。不正确的动脉临时性转流对代偿性肢体缺血的患者导致血栓形成概率高达 50%；同时在很多患者中，由于同时并行的动脉分支痉挛，导致缺血增多。

对战斗创伤中结扎主要静脉的治疗理念也在变化。创伤中结扎静脉率从 86% 下降至 57%。影响血管外伤治疗成功的重要因素是清创术，早期筋膜切开术（在血管重建术中有 40% 施行此术），预防性使用抗生素，足量液体复苏和控制性使用抗凝剂（只使用普通肝素，并且其受血浆重新钙化时间的控制）。

枪伤引发的骨折常伴随血管损伤，骨折通常需要以石膏绷带固定（93.8%），而骨性牵引则罕见使用（3.8%）。外固定或髓内钉更是较少使用（1.2%）[10]。一期神经缝合在 13% 的伴有神经损伤的血管外伤患者中应用。在高级创伤管理阶段总截肢率在血管重建术后达到 18.4%。造成这些数据偏高的原因是肢体软组织因钝伤或相关损伤引发的严重损伤，以及在前线军事救护机构处理患者的普外科医师训练不足。

在先前接受过临时性出血控制的患者的最终手术中，通过应用侧缝线、端 - 端吻合、自体静脉移植或在必要时通过动脉结扎或肢体截肢术进行最终止血。在军队医院中，临时性转流的指征与高级创伤管理阶段不同。前者的指征是减少清创术和骨折制动时的肢体缺血时间，同时对因患者情况严重不得不延迟血管重建的重症患者提供"损伤控制"[10, 13]。有 17% 已经修复的血管形成血栓。几乎 50% 的血管损伤患者出现伤口感染。在阿富汗，由于对战斗中的大动脉损伤进行了损伤控制手术，使得 88% 的伤员得以生存。在外伤患者中，有 33% 重返军队执行任务，43% 显示出较好或令人满意的结果。

维持和训练下一代创伤外科医师的策略

从 1979 年起，在圣彼得堡的 Kirov 军事医学院的专家就直接参与了阿富汗患者的外科治疗，并作为第 40 军的主治外科医师。所有专家——P.N. Zubarev, E.V. Chernov, I.D. Kosachev, G.A. Kostjuk, and A.V. Nizovoj，特别关注严重血管损伤的患者。正是在他们的指导下，对血管损伤患者的治疗指南得以完善，有关临时性转流的教材得以出版。

战争外科医师，特别是血管创伤外科医师的培训明显不足。在阿富汗开始阶段，大多数外科医师尚未工作超过 1～5 年，他们的平均年龄为 29 岁。高达 85% 的外科医师需要上级医师的持续支持。与此同时，年轻医师缺少心理学训练和基本的伤员分类原则知识。这些缺点已被在大量伤亡人员情况下所证明。在战斗中，同时需要接纳的患者超过 25～30 个。

由于接受了额外的培训，外科医师的能力最终得到了改善。在被派往阿富汗之前，医师们被派往 Turkestan 军事区和喀布尔的第 40 军医院实习。同时，在战争中，来自军医学院和中心军事医院的有经验的外科医师常常派出代表到阿富汗。这些高年资医师加强了战斗相关疾病的训练并教会年轻医师如何在独立的医疗营和驻地军事医院里执行任务。

所有第 40 军的合同制人员，每两年全部轮换一次。在独立的医疗营和军事医院的手术室中，对顶尖的血管创伤专家进行训练。他们学习关于血管外伤治疗的课程，随后更广泛地跟随军医学院或军事医疗机构的教员学习。在随后的几年中，这些学员被派往战斗区域以提供医疗服务。

北高加索

特定地区流行病学

因为相似的战斗，两次北高加索地区的内部武装冲突（1994—1996 年、1999—2002 年）的主要特点没有明显不同。

战斗血管外伤率在本地区武装冲突中达到 6%。在战斗中，特别是在 1999—2002 年，爆炸伤导致的血管损伤明显增加（从早期的 29.2% 增至 40%）。这个变化反映了战斗的细节。对比而言，阿富汗的爆炸伤在血管损伤患者中没有超过 11%。

有相当一部分肢体动脉损伤（50.1%）伴随着相伴行的静脉损伤。枪伤导致的肢体骨折占所有患者的 48.4%。下肢动脉损伤常见。通常，大动脉损伤患者被认为处于严重状况。特别是腘动脉损伤的比率在这两次冲突中明显升高（从 8.6% 升高至 22.2%），反映出自杀爆炸的数量上升。与阿富汗相比，腹部血管严重损伤增加了 4 倍（8.3%），而颈部血管外伤比率降至 2.9%

特定地区医护系统

供参加战斗的军人使用的个人医疗用品包括无菌敷料和一根橡胶止血带（一根为两名战士使用）。一名医师，一名护士，四名医疗兵被派往每个军营。加强小组（两名外科医师，一名麻醉医师和一名洗手护士）被派往每个医疗站或医疗连队[16]。

对驻扎在医疗站或医疗连队的医师进行了更高级的培训，从而改善了对外部出血的护理。相比阿富汗（51.1%），止血带在第一次和第二次武装冲突中被较少使用（分别为 32.1% 和 22.2%）。压力绷带（33.3%），紧密填塞（9.5%），逆向指压伤口（4.8%）和血管阻断钳（3.2%）是控制出血的主要方法[18]。

装甲车将伤员从战场撤离到医疗站，并将医疗连队转运到前线。后续战术撤离至一个军事医院主要通过直升机（90%），公路转运只占 10%。

北高加索地区的武装冲突的情况和特点与阿富汗明显不同，能进一步减少一些重伤士兵的治疗阶段数。军事治疗设施的两阶段组织被认为是最佳的，将患者在接受急救后立即撤离以进行最终的手术治疗，从而使总死亡率降低[19]。

然而，在大量撤离被延迟的情况下，提供及时的手术治疗仍然是重要的。北高加索高级手术治疗组织的一个特征是使用 4 个特别目标医疗小组（图 29-5）。由地区军事医院建立的小组常处于戒备状态，随时准备提供救护。在这些北高加索地区的武装冲突中，他们被第一次派往战场。

所有能提供最终手术治疗的医疗机构被分成 3 个梯队。第一梯队（Mozdok and Vladikavkaz 军事医院）位于战场边。这些前线军事医院提供从军事医学院和中心军事医院来的有装备的军医加强小队，因此将这些前线医院变成多功能医院，与和平时期第二级创伤中心类似。第二梯队由北高加索军事区或其他俄罗斯地区的地区或驻地军事医院组成。第三梯队由中央军事医院和军事医学院门诊组成[20]。

特定地区诊断注意事项

与阿富汗相比，高级创伤管理阶段的主要血管损伤的诊断没有明显改变。在最终手术阶段使用超声检查变得可行，例如，29 名颈部外伤的战士中有 5 名使用了多普勒检查[21]。计算机断层扫描血管造影（CTA）没有被采用。传统的血管造影术仍然是诊断血管损伤的最常用工具。尽管有这些方法，临床体检仍然是主要诊断方法，特别是对一些怀疑血管损伤的患者，这点与阿富汗一样。一旦有相关损伤，伤员快速被专家进行检查。

根据科尼洛夫（V.A. Kornilov）的分类标准评估大动脉损伤病例中肢体缺血的严重程度。一半的患者（52.7%）患有代偿性缺血，34.4% 的患者有未代偿性缺血，12.9% 的患者有不可逆缺血。根据上述分类确定手术方式。

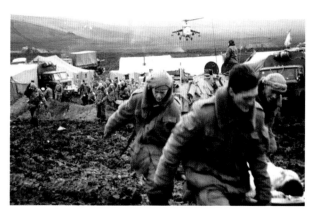

图 29-5　特殊医疗队从位于车臣的首都格罗兹尼郊区转运伤员（Russia, the North Caucasus, 1995, courtesy Dr. Michail Rogachev.）

特定地区的治疗策略

血管损伤患者撤离至高级创伤管理阶段的平均撤离时间不超过 2.7 小时。在最终手术治疗阶段，所有主要血管干预被普通外科医师施行；血管外科医师没有提供医护服务。动脉结扎手术比率下降（16%，阿富汗时此比率为 31%）。这个发现反映了医师在面对血管损伤时选择血管重建手术的偏好。然而，动脉结扎手术只在代偿性缺血的患者中被肯定，特别是合并有严重其他损伤时。

一期截肢率比阿富汗时增长 2 倍（表 29-2），这主要是由于北高加索地区血管损伤患者中爆炸伤明显增多，并且由于撤离时间减少了 1/3～1/2，导致更多的严重创伤患者被送达。

改进型的临时动脉转流继续大量应用（16%～25%）[22]。临时性转流在最终手术治疗阶段被应用在术中，是为了在那些延长的未代偿缺血的患者中最终保留血流。这种延迟发生在清创术或骨外固定期间或在多种紧急手术的情况下。加强的硅胶管更常被使用，而骨外固定更常使用原始的 KST 框架（图 29-6）[22]。所有这些导致临时性转流截肢数减少了 1/2（15%，阿富汗此比率为 35.1%）。

最终动脉重建率高（23%～29%）。侧面缝合较多（43.8%），而端 - 端吻合较少（31.2%），自体静脉移植占 25.0%。在高级创伤管理阶段无术后急性截肢等发生。所有伤员撤离至最终手术阶段平均用时（1.3±0.1）天。因此，高级创伤管理对血管损伤急诊干预的重要性依然高，这使得军队外科医师血管外科基础训练仍是必要的。

在第一梯队的军事医院里，伤员通常由军事医学院和中央医院来的加强医疗小组的血管外科医师来施行手术，最终动脉重建率为 40%～66%。在确定的血管外科手术中，自体静脉移植是运用最多的（60%），而端 - 端吻合（35%）和侧面缝合（5%）较少运用。代偿性缺血的患者进行主要动脉结扎占 14%，通常是结扎前臂或下肢成对动脉里的一支。

与高级创伤管理阶段比较，截肢率降至 8%；最终手术治疗阶段提供了很多医疗复原的可能性。

在两次高加索武装冲突中，第一梯队医院术后截肢率在最终手术治疗阶段不超过 4%～5%。感染并发症发生在 12.4% 的血管外伤患者中。所有血管外伤总死亡率在第一次高加索冲突中为 9.4%，第二次为 7.6%。在枪伤导致肢体血管损伤

表 29-2	大动脉损伤初期外科手术比例		
手术方式	1979—1989 年	1994—1996 年	1999—2002 年
结扎	31.0	15.9	16.1
动脉修复术	34.0	22.7	29.3
临时转流	17.0	25.0	16.0
初期截肢	18.0	36.4	38.6
综合	100.0	100.0	100.0

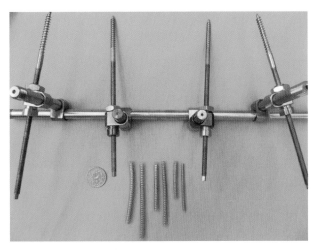

图 29-6 在北高加索冲突（1994—1996 年，1999—2002 年）中使用的单侧外固定支具（KST-1）和临时转流管（加固的硅化管）

的患者中，35% 的患者退出了军队，57.4% 的患者回到军队继续服役。对比阿富汗的结果（33% 回到军队继续服役），我们可以说明战斗血管创伤的患者短期结果有了明显提高。

维持和训练下一代创伤外科医师的策略

由军事医学院和中央医院组成的加强医疗小组与前线军事医院协作，在战争外科学系专家的指导下在临床医护和科学研究两个方面都做出了突出贡献。在冲突中，这些军事医院成为医学院的附属分支机构。这样可以大规模地在作战条件下训练外科医师，并且新的诊断和治疗战伤的方法显著改善了患者的预后。

有一些专家小组提供了血管手术治疗。这些小组作为加强医疗小组的一部分每 3 个月轮换一次。将血管外科医师派往前线医疗机构产生了新一代擅长处理血管战伤的外科医师。这些最新的发展

使得为外科医师进行主要血管创伤训练课程的组织在圣彼得堡的军事医学院战争外科学系成立。

结论

血管损伤患者的医护治疗提高是从俄罗斯（N.I. Pirogov，V.A. Oppel，B.V. Petrovsky，V.A. Kornilov）和外国（M.DeBakey，C. Hughes，N. Rich）血管军事外科医师的经验中得来的。然而，在战场条件下处理血管损伤患者的真实经验强调的是不只手术技巧，更是创伤系统所有组分的协同配合：最好的组织，可使用的医疗处理设施，医护人员训练，医护人员耐力和能力的提高。不幸的是，高科技的血管损伤诊断方法无法在战场使用（例如 CT 和 MRI），同样血管腔内治疗方法在前线医院也不能运用。尽管缺少高科技设备，而高素质的外科医师和完备的创伤系统使得血管战伤的死亡率从阿富汗时的 12% 降至北高加索冲突时的 7.6%。其他引起预后提高的因素包括院前护理，损伤控制外科的运用，减少严重外伤患者的转运时间，在阿富汗和在和平时期的创伤中心接受过培训的专家在前线医院为血管患者提供早期明确护理。

军事医学院战争外科部门的工作人员将数据库汇编成血管创伤登记册，其中包括有关 755 例患者的全面护理数据。这些花大价钱得来的手术经验，使得对普通公民的医疗护理取得进步。多普勒和 CTA 现在已经广泛地运用于损伤诊断，血管腔内治疗血管创伤已经逐渐地被采用。尽管在损伤的视觉诊断和高科技血管手术方面取得了进展，我们仍相信基于上述经验，通过临床表现快速诊断和有效的外科处理仍对 21 世纪尚无处理战争血管损伤经历的外科医师具有价值。

（商弢　牛帅 译　张鸿坤 校）

参考文献

1. Blair JS: Nikolai Ivanovich Pirogov (1810-1881). J R Army Med Corps 148(3):303, 2002.
2. Samohvalov I, Fomin N, Reva V, et al: Sõjakirurg Nikolai Pirogov. Eesti Arst 90(2):84–88, 2011.
3. Zubarev PN: Nikolaĭ Vladimirovich Ekk (1849-1908). Vestn Khir Im I I Grek 159(4):9–11, 2000.
4. O'Rourke MF, Seward JB: Central arterial pressure and arterial pressure pulse: new views entering the second century after Korotkov. Mayo Clin Proc 81(8):1057–1068, 2006.
5. Dzhanelidze Iulu: Wounds of the heart and their surgical treatment. 1927 (excerpts from the book). Vestn Khir Im I I Grek 157(3):107–110, 1998.
6. Konstantinov IE, Alexi-Meskishvili VV, Sergei S: Brukhonenko: the development of the first heart-lung machine for total body perfusion. Ann Thorac Surg 69(3):962–966, 2000.
7. Gudov VF: Technic in mechanical application of a vascular suture. Khirurgiia (Mosk) 12:58–60, 1950.
8. Volodos NL, Karpovich IP, Shekhanin VE, et al: A case of distant transfemoral endoprosthesis of the thoracic artery using a self-fixing synthetic prosthesis in traumatic aneurysm. Grudn Khir 6:84–86, 1988.
9. Fomin NF: An anatomicophysiological evaluation of the percutaneous ligation of the femoral vessels as a method for temporary hemostasis in trauma of the lower extremities. Voen Med Zh 7:32–34, 1994.
10. Makhlin IA, Khomutov VP: The organization of the delivery of specialized vascular trauma care for victims (1). Voen Med Zh 8:18–22, 1991.
11. Kornilov VA: On restoration on injuries of major arteries of the limb in acute ischemia. Khirurgiia (Mosk) 45(6):30–35, 1969.
12. Kornilov VA: Surgical tactics and techniques in major vascular injuries in terms of staged treatment of the wounded, Leningrad, 1971, Dissertation, Military Medical Academy, p 154.
13. Makhlin IA, Khomutov VP: The organization of the delivery of specialized vascular trauma care for victims (2). Voen Med Zh 1:35–38, 1992.
14. Eriukhin IA, Kornilov VA, Samokhvalov IM: The diagnostic and treatment characteristics of modern combat trauma to the blood vessels. Voen Med Zh 8:22–24, 1991.
15. DeBakey ME, Simeone FA: Battle injuries of the arteries in World War II; an analysis of 2,471 cases. Ann Surg 123:534–579, 1946.
16. Rich NM, Baugh JH, Hughes CW: Acute arterial injuries in Vietnam: 1,000 cases. J Trauma 10(5):359–369, 1970.
17. Eger M, Glocman L, Goldstein A, et al: The use of temporary shunt in the management of arterial vascular injuries. Surg Gynecol Obstet 132:67–70, 1971.
18. Gumanenko EK, Samokhvalov IM, Trusov AA, et al: Surgical care rendered to the wounded in the antiterrorist operations on the Northern Caucasus: premedical and initial medical care in the combat zone (Report II). Voen Med Zh 326(3):4–13, 2005.
19. Gumanenko EK, Samokhvalov IM, Trusov AA, et al: Principles of surgical care organization and structural characteristics of wounded in counter-terrorist operations in the Northern Caucasus (Report I). Voen Med Zh 326(1):4–13, 2005.
20. Gumanenko EK, Samokhvalov IM, Trusov AA, et al: Organization and contents of the specialized surgical care in multiprofile military hospitals of the 1st level during counter-terrorist operations on the northern Caucasus (report V). Voen Med Zh 327(3):7–18, 2006.
21. Reva VA, Pronchenko AA, Samokhvalov IM: Operative management of penetrating carotid artery injuries. Europ J Vasc Endovasc Surg 42(1):16–20, 2011.
22. Samokhvalov IM, Zavrazhanov AA, Kornilov EA: Results of usage of temporary prosthetics in cases of combat injuries of extremities. Voen Med Zh 327(9):29–33, 2006.

30

第30章 塞尔维亚的血管创伤

LAZAR B. DAVIDOVIC

摘要

在20世纪20年代初,塞尔维亚外科医师 V. Soubbotitch 报道了他在1912—1913年治疗血管损伤的经验。在20世纪末,前南斯拉夫经历了内战,并且由于这个不愉快的事实,包括作者在内的这一代血管外科医师有机会治疗大量的战争源性血管损伤。在没有国家统一登记的情况下,关于塞尔维亚血管损伤的最可靠数据只能在塞尔维亚医学中心的血管外科和腔内血管外科中心的数据库中找到。该数据库收集了590例外周动脉损伤(140例战争相关,273例民事相关和142例医源性血管性损伤)。这些数据显示,西巴尔干地区血管损伤的治疗存在两个主要问题。第一个是患者的运输效率低下;第二个是缺乏合格的血管外科医师,其次是大量的二次手术以及血管创伤后的功能障碍。在大多数血管损伤患者的治疗中,最常见的是开放性手术修复。另一方面,在大多数发达国家,居民和年轻血管外科医师在治疗血管创伤方面没有任何经验,开放性血管手术的教育和培训至关重要。而塞尔维亚的年轻血管外科医师和居民并不缺乏这种训练。

关键词: 血管创伤治疗,塞尔维亚,西巴尔干

区域特异性流行病学

手术的发展一直与战争有关。A.Pare 曾说过"唯一从战争中获益的人是年轻的外科医师"[1],尤其是在发生利益冲突将近一千年的巴尔干地区。数百年来,很多小国家一直是巴尔干地区的一部分,但它们也各自拥有悠久的传统,不同的经济、文化、语言和宗教,它们试图维护独立自主,这也影响了医学的发展。工业、交通和城市生活方式是20世纪欧洲血管损伤病因学的关键因素,而在巴尔干地区,驱动因素往往是战争。

巴尔干地区的血管创伤的外科治疗历史始于

1912—1913年。Vojislav Subotic,一名塞尔维亚外科医师,报道了贝尔格莱德军事医院在血管外科损伤方面的外科治疗经验,并于1913年在《柳叶刀》发表[2]。共有77例发生创伤性假性动脉瘤和动静脉瘘(AVF)的患者,在42%的患者中进行重建(19例动脉直接缝合修复,11例动脉端-端吻合,13例静脉修复)。Rudolph Matas 在评论中高度评价了 Soubbotitch[3]。后来,Norman M. Rich 博士表示,Soubbotitch 的技术和成果直到40年后才被超越[4]。在20世纪末的前南斯拉夫内战期间,这一悲剧提供了一代外科医师(包括本文作者)大量的机会来实践战争中的外伤治疗。

在发达的欧洲国家,工业损伤和交通事故是血管创伤的主要原因。通常认为,战时与和平期间的血管损伤的表现和管理在根本上是不同的,因为正面临战争的国家的血管创伤的原因与和平国家相比有显著差异[5]。

在前南斯拉夫过去的20年,治疗平民和战争动脉受伤的人数明显增加,达到流行病的程度[6~16]。但是在大多数巴尔干国家,包括塞尔维亚,血管创伤的实际发病率尚不得知。其中一个原因是这些伤害并不总是被血管外科医师治疗。在缺乏国家统一登记的情况下,有关发病率、流行病学、诊断率和血管损伤治疗的最可靠数据只能在塞尔维亚医学中心的血管外科和腔内血管外科中心的数据库中寻找。这是前南斯拉夫全境最大和历史最悠久的血管外科治疗机构,负责处理每天的急诊血管损伤患者以及择期手术。该中心的数据库包含1992—2001年发生的590例外周动脉损伤的患者。在这些患者中,140例是与战争相关的,273例是与民事相关的[17]。另外,在1992—2007年记录了医源性血管损伤142例。

患者的流行病学、损伤形态分类、机制、类型、损伤的解剖部位如表30-1所示。

在非医源性损伤组中,大多数患者为男性(战

表 30-1	人口统计、损伤类型分布、损伤机制、动脉损伤类型和动脉损伤解剖部位		
	战争损伤	**民事损伤**	**医源性损伤**
	数量（%）	数量（%）	数量（%）
损伤总数	140	273	142
人口统计学			
男	132（94.29）	237（86.81）	84（59.2）
女	8（5.71）	36（13.19）	58（40.8）
平均年龄	34.3 岁	34.7 岁	55.6 岁
损伤类型分布			
单独动脉损伤	65（46.43）	148（54.1）	135（95.7）
动脉静脉联合伤	75（53.57）	115（45.9）	7（4.93）
非血管相关损伤	91（65.00）	160（58.61）	0（0.00）
损伤机制			
枪伤	66（47.14）	99（36.26）	0（0.00）
爆炸伤	74（52.86）	10（3.66）	0（0.00）
钝器伤 *	0（0.00）	102（37.36）	0（0.00）
锐器伤 †	0（0.00）	62（22.42）	0（0.00）
诊断性损伤	0（0.00）	0（0.00）	90（73.8）
治疗性损伤	0（0.00）	0（0.00）	32（26.2）
动脉损伤类型			
撕裂伤	29（19.46）	62（20.74）	42（29.58）
横断伤	55（36.91）	115（38.46）	3（2.11）
挫伤	30（20.13）	70（23.41）	0（0.00）
假性动脉瘤	18（12.1）	29（9.7）	49（34.5）
动静脉瘘	17（11.41）	23（7.7）	7（4.93）
夹层	0（0.00）	0（0.00）	3（2.11）
血栓形成	0（0.00）	0（0.00）	36（25.35）
异物	0（0.00）	0（0.00）	9（6.33）
动脉损伤解剖部位			
颈动脉	0（0.00）	0（0.00）	4（2.8）
脊髓动脉	0（0.00）	0（0.00）	2（1.4）
锁骨下动脉	0（0.00）	1（0.37）	0（0.00）
腋动脉 / 肱动脉	27（18.75）	70（25.64）	14（9.8）
桡动脉 / 尺动脉	3（2.09）	16（5.86）	2（1.4）
髂动脉	0（0.00）	0（0.00）	18（12.7）
股动脉	54（37.5）	94（34.43）	97（68.3）
腘动脉	45（31.25）	82（30.04）	2（1.4）
小腿动脉	15（10.42）	12（4.4）	0（0.00）

* 包括交通和工业创伤。

† 包括切伤和咬伤。

争：男性：女性 =132：8；民事：男性：女性 =237：36），而在具有医源性损伤的组中，男性和女性之间无显著性差异（男性：女性 =84：58）。战争相关的血管创伤的最常见原因是爆炸伤（53%），这些损伤往往是开放性损伤。与此相反，车祸和工业事故（在民事环境中造成血管损伤的最常见原因）往往导致钝器损伤。3/4 的医源性损伤发生在诊断性的血管造影术后，26% 发生于心脏介入或血管介入术后。在战争相关（37%）和民事创伤（38%）患者中，血管横断是最常见的动脉损伤类型。假性动脉瘤是医源性损伤最常见的血管损伤类型（34%）。最常见的损伤血管是股动脉（战争：38%；民事：34%；医源性：68%）。腘动脉损伤的发生率也相对较高，占战争组的 31%，民事创伤组的 30%。

特定区域的护理系统

塞尔维亚和西巴尔干地区血管创伤的治疗存在两个主要的问题。第一个是伤员的运输速度慢、效率低下，特别是在战争情况下。1918 年，匈牙利军队的主外科医师 Geza de Takach 描述了没有及时接受治疗的受伤士兵状况："从萨洛尼卡到贝尔格莱德的巴尔干前线的狭窄山路上，山顶上的游击队伍监视着我们并不停地骚扰，我还听到马车轮子的喀吱声和马匹的嘶叫声，还闻到肢体坏疽的恶臭"[18]。

在 20 世纪，伤员的运输速度和效率明显改善，从 12 小时到只有 1 或 2 小时。在大多数具备紧急状况服务的发达国家都会有"抢到伤员迅速转运"培训，伤员的运输只有 30～45 分钟。

然而，在南斯拉夫内战期间，运输时间又延长至 12 个多小时。在这场冲突中，疏散时间的延长部分原因在于敌方人员和位置的不确定性[6~12, 14, 15, 17]。由于巴尔干西部地区交通条件不好，救护车服务有限，即使在和平时期，血管创伤患者的运输效率也不高。根据我们的一项研究结果，血管损伤 12 小时以上患者的截肢率明显高于 6 小时内的截肢率[17]。

塞尔维亚和大多数西巴尔干半岛国家的血管创伤治疗的另一个挑战是缺乏足够的合格的血管外科医师。南斯拉夫内战期间，血管损伤是通常由经验较少的普通外科医师治疗，不幸的是和平时期仍然如此。正因为缺乏经验的外科医师未能成功治疗战争相关血管损伤，导致大量的二次手术治疗[6~12, 14, 15, 17]。西巴尔干地区的一些研究表明，经验不足的医师缺乏足够的技能处理复杂的战争相关的血管创伤，导致高截肢率（19%）[6~12, 14, 15, 17]。在本章的第四部分，将介绍与血管损伤管理程序有关的一些不足之处。

特定区域的诊断注意事项

普通外科医师和血管外科医师共同遇到的一个挑战是如何在没有所谓"硬性指征"的情况下识别和诊断血管创伤。举一个例子，严重的血管损伤通常可能隐藏在看起来是轻微的浅表伤口之下（图30-1）。图30-2所示的诊断思路用于评估贯通性肢体损伤。在此思路中，血管造影和多普勒超声检查通常用于具有"软性指征"的血管损伤[21]。此种情况下的软性症状有以下情况：大出血病史，远端脉搏减弱，非进行性扩张的血肿，与解剖相关

的神经受伤，以及与大血管解剖结构邻近的伤口。出现低血压并具有血管损伤"硬性指征"的患者需要立即进行外科手术，而无需额外的诊断程序。此种情况下的硬性指标有以下情况：急性肢体缺血，远端动脉搏动消失，动脉性出血，进行性扩张的血肿，以及局部出现震颤或杂音[21]。本文作者倾向于对有血管损伤"硬性指征"但血流动力学稳定的患者进行血管造影检查（图30-2）。

血管造影不仅可以证实血管损伤的诊断，而且也提供了关于损伤位置、严重程度和复杂程度等细节。有时一些不同寻常的和有意思的血管造影结果也有助于指导手术入路和血管修复的类型（图30-3）。在塞尔维亚和西巴尔干地区，普通或增强MRI或CT等更复杂的检查使用率低，而且多用于生命体征平稳但病情复杂的患者。

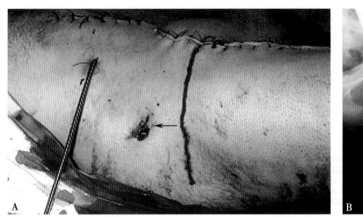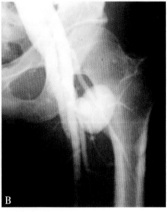

图30-1　（A）大腿表面的一个枪伤小伤口（箭头）;（B）隐藏着股总动脉和股总静脉之间的动静脉瘘

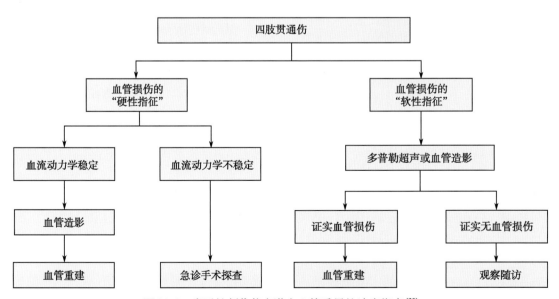

图30-2　穿透性创伤伴有潜在血管受累的治疗指南[22]

区域特异性治疗策略

塞尔维亚和西巴尔干地区对 448 例外周动脉损伤的研究分析提供了血管创伤最常见的手术方法（表 30-2）[17]。仅有 3% 的患者接受了高位截肢，最常见于不可逆转的缺血或广泛的组织损伤。无论是战时创伤（68%）还是民事患者（60%）中，动脉损伤段的插管或旁路移植物置换是最常见的血管重建手术。另一方面，大多数医源性动脉损伤（60%）采用直接或一期缝合或用补片进行血管修复。一般来说，战时创伤和民事受伤患者的修复手术比医源性损伤的修复手术更复杂。

在需要血管重建的情况下，54% 的患者使用自体静脉移植（优选健侧大隐静脉）。相比之下，只有 7% 的战时和民事受伤患者使用了诸如涤纶或聚四氟乙烯（PTFE）等人工导管。动脉结扎也少见（战争相关创伤的 5%；民事受伤的 6%；医源性损伤的 4%），而且只有损伤股深动脉其分支，或胫（小腿）动脉的情况下才行动脉结扎。在结扎肢体动脉之前和之后进行评估，以确保只有轻微症状或无肢体缺血症状的情况下才能结扎（图 30-2）。关于修复血管创伤应考虑的其他重要变量还包括肢体缺血的持续时间，血管重建和导管的选择以及任何相关的静脉损伤的治疗。

由于塞尔维亚和其他西巴尔干国家机动车车祸的性质，加上当地救护车服务的限制，导致许多肢体血管损伤患者的转移、病情评估和血运重建的延迟。如果在延误的情况下进行患者血运重建，则往往导致缺血 / 再灌注损伤的发生，包括骨骼肌和周围神经的损伤坏死。与其他人一样，研究者观察到长时间的缺血（大于 6 小时）后肢体再灌注通常导致骨筋膜室综合征、区域性疼痛综合征、神经功能障碍以及局部肢体截肢[23]。以往的经验是，30% 的战争和民事的血管损伤患者需要接受小腿筋膜切开术以治疗或预防骨筋膜室综合征[17]。而在专业中心以外进行的血管重建手术患者中，骨筋膜室切开往往不够充分，没有完全切开小腿肌肉的 4 个腔室[23]。创伤性肢体损伤后的数周和数月内可能发现慢性假性动脉瘤（即创伤性假性动脉瘤）和 / 或动静脉瘘。这些血管损伤是在创伤时发生的，但直到后来才发现。作者观察到在某些患者中这些慢性血管损伤导致了关节挛缩或水肿明显。治疗这些病症具有较大的挑战，包括矫形手术和长期术后物理康复治疗，以及血管损伤本身的治疗。

表 30-3 显示了 448 例与战争相关以及民事血管损伤手术后肢体截肢相关因素的分析[17]。报告分析了 54 例术前和围术期的相关因素。单因素分析发现了与截肢相关的 8 个危险因素：①血运重建失败；②合并伤；③二次手术；④爆炸损伤；⑤战时治疗环境；⑥动脉挫伤合并血栓形成；⑦腘动脉损伤；⑧伤后 6 小时以上接受手术。然而，多因素分析结果显示，导致截肢的独立危险因素只有血运重建失败、合并伤和二次手术[17]。这项研究的进一步分析描述了塞尔维亚和西巴尔干地区血管创伤治疗管理所面临的各种挑战。

表 30-2 动脉重建的方法或类型

	战争损伤	民事损伤	医源性损伤
	数量（%）	数量（%）	数量（%）
损伤总数	140	273	142
动脉重建类型			
缝合 / 修补	18（12.85）	39（14.29）	85（59.86）
端 - 端吻合	20（14.28）	56（20.51）	4（2.82）
移植物	95（67.86）	163（59.7）	26（15.49）
结扎	7（5.00）	17（6.23）	5（3.52）
取栓	0（0.00）	0（0.00）	22（15.5）
早期预后			
死亡率	1（0.7）	10（3.7）	8（5.7）
截肢率	25（17.9）	20（7.3）	2（1.75）

表 30-3 与截肢相关因素的统计分析

相关因素	单因素分析[*]（P）	多因素分析[†]（P）
血运重建失败	<0.01	0.000 0
合并伤	<0.01	0.001 3
二次手术	<0.01	0.007 5
爆炸伤	<0.01	NS
战伤	<0.01	NS
动脉挫伤	<0.05	NS
腘动脉损伤	<0.05	NS
术前时间 >6 小时	<0.05	NS

From Mubarak SJ, Hargens AR: Acute compartment syndromes. Surg Clin North Am 63: 539-565, 1983.

NS：无意义。

[*] 卡方检验和单因素方差分析的 54 个变量。

[†] 八变量的 logistic 回归分析。

爆炸性损伤和高速度子弹伤常伴有骨折和血管损伤 [8~10, 24~26]。复杂损伤的治疗往往需要多学科联合治疗及手术（如普通外科、整形外科和血管外科）。四肢长骨合并血管损伤的患者对临床治疗的选择具有很大挑战。在这种情况下，应该优先修复受损的动脉还是骨折的骨头？如果为了预防出血和避免长时间缺血，应首先修复动脉。然而，骨折断面的活动或下肢牵引可能损害，甚至破坏任何之前已修复的血管 [6~10, 12, 14, 17]。与世界各地的报道一样，研究者发现在这种情况下使用临时血管重建可以减少缺血时间 [22]。这种治疗方法中，在控制了血管损伤段的近端及远端后，实施临时血管重建可以恢复血流灌注。随着血流灌注的恢复，肢体缺血得到缓解，骨折可以得到修复。一旦骨折修复完成，损伤的血管可接受二次手术，去除临时血管重建装置并进行血管修复。

血管修复的最佳选择是用最简单的方法实现技术上最优异的效果。在损伤局限并且血管长度没有损失的情况下，侧缝修补或端 - 端吻合可能是最好的办法。然而，这些简单的方法只能在血管损伤较小的情况下使用。例如，损伤的股总动脉和股浅动脉的断端仅可以移动 1~2cm。因此，在复杂的血管损伤患者中，这类血管的部分损伤的侧面修复或一期端 - 端吻合的可能性很小 [6~15, 17, 19, 23~29]。在更复杂的损伤中，或在血管损失一定长度的患者，则需要血管替代或旁路转流手术 [6~15, 17, 19, 23~29]。在对于严重的血管损伤患者进行一期修复后，可能出现许多技术问题或并发症，这通常是由于血管限流性狭窄并发血栓形成。如果血管较细或损伤导致血管痉挛，血管一期修复尤其困难。为了减少并发症的发生率，外科医师必须清楚地看到血管壁和血管的位置关系。研究者建议使用著名的 Carell 三角缝合法或斜缝技术来改善小血管修复的缝合范围和操作空间 [30]。

研究者还发现，在进行损伤血管段的重建之前，需要注意并清除远端动脉内的血栓。未能清除血管近端和远端的血栓会影响血液流入和流出，并最终导致血管修复失败 [10, 12, 17]。为了防止出现这种情况，研究者在控制损伤血管近端和远端后使用 Fogarty 取栓导管移除血栓，然后在血管重建的最后一步恢复血流前再次取栓。来自远端动脉段的回血良好和从近端动脉的剧烈喷血表示手术技术的成功。动脉损伤修复前的创面清创不当也可能导致并发症，如血栓形成或吻合口破裂。研

究者发现，在复杂或血管损伤范围大的情况下，需要大量切除血管，以确保将血管缝合位于正常和未受伤的血管壁。在许多患者中，动脉损毁组织切除不完全或在动脉壁受损部位缝合是手术治疗失败的根源（图 30-3）[12, 17]。

在严重污染或复杂软组织损伤的情况下，对受伤动脉进行原位或解剖重建是不可取的。在这种情况下，用一期修复技术——腔内介入或旁路转流修复损伤的血管甚至可能是危险的，因为感染会导致修复失败。由污染或感染伤口引起的吻合口破裂和大出血是一种破坏性并发症，导致截肢率甚至死亡率升高 [10, 12, 17]。对上肢和下肢血管复合性损伤的患者，使用转流导管以超解剖方式转流血供，从而避开感染区域，可能是最合适的处理办法（图 30-4）。

相关的静脉损伤的修复是有争议的。静脉的修复改善了动脉修复后的通畅性，并最大限度地减少了肢体肿胀、骨筋膜室综合征和潜在的与静脉流出阻塞有关的长期并发症。静脉结扎的唯一已证明的好处是减少手术时间。因此，作者建议有选择性地进行静脉修复。在可能的情况下，当患者具有良好的生理学和血流动力学指标时，大静脉或区域性静脉的近心端，如腘静脉、股静脉和髂静脉应予以修复 [10~12, 14, 15, 17]。大中型静脉可以用静脉移植物修复，或根据血管口径采用自体大隐静脉移植 [31]。

用于修复血管创伤的材料可以是自体组织或人造材料。首选材料是自体未受伤的下肢大隐静脉。在创伤情况下不建议使用诸如 PTFE 或 Dacron 之类的合成材料移植物。因为在创伤的环境下，人工材料相关的感染发生率较高 [10~12, 14, 17, 25]。但是，在没有可用的自体大隐静脉或没有时间取大隐静脉的情况下，则需要人工血管。人造材料移植物适用于受伤区域以外的旁路重建，以及髂动脉损伤的重建。根据文献报道和研究者的经验，战时情况下血管创伤修复的感染发生率高于民事或医源性创伤 [5~17]。这些历史经验在今天可能不成立，因为许多民事血管损伤也伴有大量软组织损伤，可能导致感染发生。如前所述，血管修复部位感染率的升高，增加了截肢的风险 [12]。因此，在软组织损伤和污染的情况下，减少感染发生率（即预防）的措施非常重要，包括足够的创面清洗和清创以及避免皮肤一期缝合。

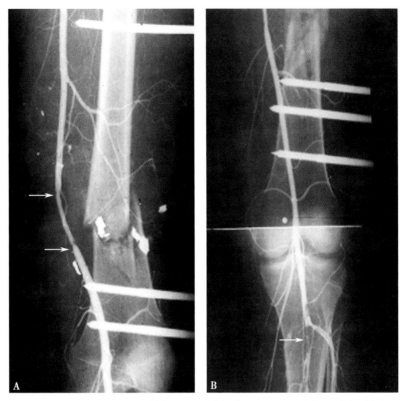

图30-3 （A）大隐静脉移植修复股浅动脉损伤，可见血流动力学狭窄（箭头）；（B）腘动脉损伤后进行近端动脉充分重建后，远端动脉仍有血栓残留（箭头）

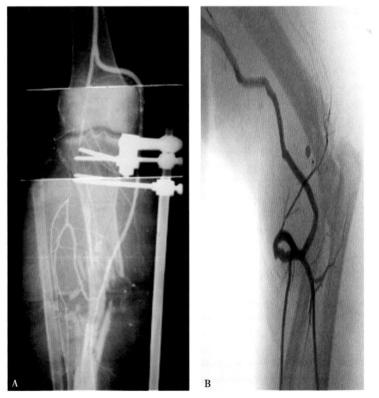

图30-4 （A）复杂腘动脉损伤的原位旁路重建；（B）伴有大量软组织缺损的上肢肱动脉损伤的解剖外旁路重建

血管损伤的腔内修复

关于塞尔维亚血管创伤的血管腔内治疗，有三个不同的问题和疑问。第一个（不仅只是关于塞尔维亚），没有长期的随访结果显示血管损伤的腔内治疗的疗效和耐用性。第二个挑战涉及血管腔内技术起步较晚——塞尔维亚起步于 2007 年 [32]，主要由于南斯拉夫内战及其产生的政治和经济危机，而在那十年间或更长时间内世界各地的血管腔内治疗技术飞速发展。第三个挑战是所有发展中国家都需要面对的。目前，塞尔维亚国内生产总值（GDP）的 9% 用于国家医疗保障系统，这比率与发达国家相当。然而，塞尔维亚的国内生产总值低于欧洲的发达国家。因此，在塞尔维亚，包括血管腔内技术在内的创新技术和昂贵的医疗技术发展缓慢。塞尔维亚卫生系统的机制也限制了血管腔内技术的发展，因为它是全民医疗，并由税收提供资金。虽然这为社会所有公民提供医疗覆盖，但它不容易接纳尚未得到长期有效性保障的昂贵的医疗技术和设备。

鉴于这些事实，塞尔维亚血管创伤的血管腔内治疗仅适用于某些复杂损伤的危重患者。例如，在某些情况下，可采用血管腔内技术治疗钝性主动脉损伤。在这些情况下，是否使用相关治疗技术主要取决于治疗指南。通常来说，65 岁以下、血流动力学稳定、能耐受开放手术的单纯主动脉损伤患者，将接受传统的开放式修复手术。相对地，多发性动脉硬化患者、65 岁以上（即不能耐受开放手术）或血流动力学不稳定的患者，会考虑采用胸主动脉支架植入术治疗 [32]。除钝性主动脉损伤外，绝大多数血管创伤病例都接受开放手术治疗。尽管不同血管腔内手术的数量不断增加，但是对于年轻的外科医师来说，积累血管创伤开放手术方面的经验仍然是非常重要的。

现在，在贝尔格莱德，血管外科培训采用 6 年制的专业化培训，其中有 2 年接受普通外科培训，4 年接受血管外科培训。血管外科部分包括 3 年的开放性血管手术训练和 1 年的血管腔内治疗训练。此外，由于前文提到的有限预算，塞尔维亚的血管手术中有 75% 采用开放手术治疗，血管腔内途径仅有 25%。虽然这种比例在这种现代血管腔内时代似乎是矛盾的，但塞尔维亚的年轻血管外科医师在治疗包括血管创伤等开放性血管手术方面没有任何问题或缺陷。

（王晓辉 译　张鸿坤 校）

参考文献

1. Schwartz A: The historical development of methods of hemostasis. Surgery 44:604, 1958.
2. Subbotitc V: Military experiences of traumatic aneurysms. Lancet 2:720–721, 1913.
3. Matas R: The surgery of the arterial system. In International congress of medicine, section VII: surgery, part II, 1913-1914, London, 1914, Oxford University Press.
4. Rich N, Clagett P, Salander JM, et al: The Matas/Soubbotitch connection. Surgery 93(1):17–19, 1983.
5. Fingerhut A, Lappaniemi A, Androulakis G, et al: The European experience with vascular injuries. Surg Clin North Am 82(1):175–188, 2002.
6. Lovrić Z: Reconstruction of major arteries of extremity war injuries. J Cardiovasc Surg (Torino) 34(1):33–37, 1993.
7. Lovrić Z, Wertheimer B, Candrić K, et al: War injuries of major extremity vessels. J Trauma 36:248–251, 1994.
8. Radonic V, Baric D, Petricevic A, et al: Military injuries to the popliteal vessels in Croatia. J Cardiovasc Surg (Torino) 35:27–32, 1994.
9. Radonic V, Baric D, Petricevic A, et al: War injuries of crural arteries. Br J Surg 82:777–783, 1995.
10. Davidovic L, Lotina S, Kostic D, et al: Popliteal artery war injuries. Cardiovasc Surg 5:37–41, 1997.
11. Davidovic L, Lotina S, Vojnovic B, et al: Post-traumatic AV fistulas and pseudoaneurysms. J Cardiovasc Surg (Torino) 38:645–651, 1997.
12. Velinovic M, Davidovic L, Lotina S, et al: Complications of operative treatment of injuries of peripheral arteries. Cardiovasc Surg 8:256–264, 2000.
13. Ilijevski N, Radak D, Radević B, et al: Emergency surgery of acute traumatic arteriovenous fistulas. Cardiovasc Surg 8(3):181–185, 2000.
14. Dragas M, Davidovic L, Kostic D, et al: Upper extremity arterial injuries: factors influencing treatment outcome. Injury 40(8):815–819, 2008.
15. Marković M, Davidović L, Kuzmanović I, et al: Giant postraumatic pseudoaneurysm of the peroneal artery with arteriovenous fistula and fibular notch. Am Surg 75(7):627–629, 2009.
16. Davidovic LB, Banzic I, Rich N, et al: False traumatic aneurysms and arteriovenous fistulas: retrospective analysis. World J Surg 35(6):1378–1386, 2011.
17. Davidovic L, Cinara I, Ille T, et al: Civil and war peripheral arterial trauma: review of risk factors associated with limb loss. Vascular 13(3):141–147, 2005.
18. De Takats G: Vascular surgery in the war. War Med 3:291–296, 1943.
19. Neel S: Army aeromedical evacuation procedures in Vietnam. JAMA 204:99–103, 1968.
20. Demetriades D, Theodoru D, Murray J, et al: Mortality and prognostic factors in penetrating injuries of the aorta. J Trauma 40:761–763, 1996.
21. Feliciano DV, Herskowitz K, O'Gorman RB, et al: Management of vascular injuries in the lower extremities. J Trauma 28:319, 1988.
22. Reber PU, Patel AG, Sapio NL, et al: Selective use of temporary intravascular shunts in coincident vascular and orthopedic upper and lower limb trauma. J Trauma 47:72, 1999.
23. Mubarak SJ, Hargens AR: Acute compartment syndromes. Surg Clin North Am 63:539–565, 1983.
24. Fasal R, Irvine S, Zilla P: Vascular injuries caused by anti-personnel mines. J Cardiovasc Surg (Torino) 30(1):467–472, 1989.
25. Sfeir RE, Khoury GS, Haddad FF, et al: The injury of the popliteal vessels: the Lebanese War experience. World J Surg 16(6):1156–1159, 1992.
26. Sherif A: Vascular injuries: experience during the Afghanistan War. Int Surg 77:114–117, 1992.
27. Frykberg ER: Popliteal vascular injuries. Surg Clin North Am 82(1):67–89, 2002.
28. Clouse WD, Rasmussen TE, Perlstein J, et al: Upper Extremity vascular injury: a current in-theater wartime report from Operation Iraqi Freedom. Ann Vasc Surg 20:429–434, 2006.
29. Zellweger R, Hess F, Nicol A, et al: An analysis of 124 surgically managed brachial artery injuries. Am J Surg 188:240–245, 2004.
30. Carrel A: The surgery of blood vessels. Johns Hopkins Med J 18:18, 1907.
31. Rich N, Baugh J, Hughes C: Acute arterial injuries in Vietnam:1000 cases. J Trauma 10:359–369, 1970.
32. Davidović L, Končar I, Marković D, et al: Povrede grudne aorte i njenih grana. Vojnosanit Pregl 68(3):257–265, 2011.

第 31 章　以色列的血管创伤

AARON HOFFMAN, TONY KARRAM, SAMY NITECKI

摘要

血管创伤在以色列是很常见的，就像在其他西方国家一样，它包括各种各样的病因，如交通事故、四肢骨折、跌倒、枪伤以及越来越多的医源性原因。然而，除了平民日常导致血管损伤的原因，以色列武装冲突频繁；平民血管机构处理战争损伤，如子弹、弹珠和其他碎片和爆炸装置的异物穿透伤。在血管损伤的以色列的经验表明，血管损伤可能是由钝性外伤引起的；但更多的时候他们是穿透伤的结果且是严重的出血、缺血、残疾、截肢和死亡的主要原因。血管损伤在治疗模式中占据首要地位，因为缩短出血时间和缺血时间对于挽救受伤者的肢体和生命至关重要。识别特定的损伤动脉和静脉有助于精确地控制失血量，并能正确修复血管。应不限制筋膜切开术的使用以防止骨筋膜室综合征和改善功能预后。为了减少感染和血栓形成的风险，首选单纯修复血管和使用自体静脉，而非人工血管。在战场上和在转运过程中，橡胶和临时止血带用于危及生命出血的止血；但在手术室应尽快取出止血带防止神经和其他软组织持续缺血。在以色列的现代专业血管设施中，血管损伤修复成功率高，截肢率低，持续不断下降。送到外科设施的患者死亡率接近零。

关键词：血管创伤，血管外科，腔内血管外科，出血控制，转流

流行病学

在以色列，血管损伤发生的常见原因和与其他西方国家一样。其中包括钝器穿透伤、交通事故、长骨骨折和跌倒。值得注意的是，最近医源性血管损伤的情况越来越多。奇怪的是，其中一些与"微创"和腹腔镜技术的使用增加以及血管造影的不限制使用有关。另一方面，在以色列，犯罪行为造成的血管损伤比西方国家少，但这种原因导致的血管损伤似乎也在增加。在以色列，平民最常见血管损伤的原因是该国正经历的战争导致的战争相关的损伤。

以色列是一个只有 700 万人且地理政治地位特殊的西方小国家。以色列经常发生日常防卫行动，且平均每 6～10 年就会发生小规模或大范围的战争。在 21 世纪刚开始的一段很短的时间内，以色列遭受了多次战争和恐怖袭击。这些冲突总共造成大约 1 500 人死亡和 8 000 人伤亡，其中大部分是平民。这些伤员的血管损伤发生率较高。不幸的是，由于没有和平协定，在中东发生重大政治变革之后，预计会有更多此类事件发生。

在这一类的敌对行动中，即使是平民医疗中心（自己处理伤员）也被自杀式轰炸机和短程和中程火箭所攻击。事实上，以色列的所有大型医院都在周围冲突国家和恐怖团体的导弹和火箭的射程之内。此外，公共场所、公共汽车、餐馆和旅馆是蓄意攻击的目标，以最大限度地造成伤亡。武器的设计也采用大量弹丸或其他碎片包裹高爆炸药的火箭以增加破坏（图 31-1）。这些火箭大多是定位不准确的，但如果它们碰巧在人群中坠落，可能会造成致命的杀伤力。在一个火车站，有 8 名平民流血致死，另外 12 名士兵死于出血性血管损伤。

由于目前公众安全受到严重威胁以及大规模杀伤性武器的运用，以色列正在准备为今后造成更多伤亡建造大量伤亡的避难所和修建地下强化医院。一座有 1 000 个床位地下急救医院在特拉维夫市已建成，另一座有 2 000 个床位的避难所医院已在海法市 Rambam 医疗中心完成（图 31-2）。今后将建立更多这样的设施，并定期进行军事和平民医疗训练，以增加应急能力。

关于血管损伤领域的另一个考虑是，由于从周边地区和前线到大医院的距离相对较短，指定

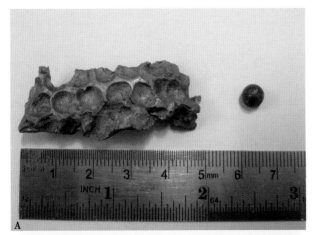

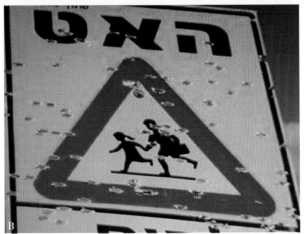

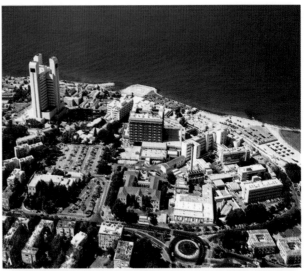

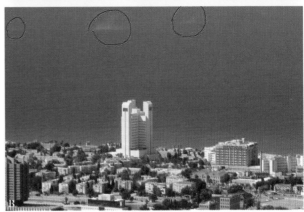

图 31-2　炮火中的拉姆巴姆卫生保健中心和医学院,总共有 60 枚火箭炮击中医院附近区域,图中可以看到 3 枚火箭炮射入医院附近的水域(红色圈出)。(A)被炮击的医院;(B)被炮击的医学院大楼

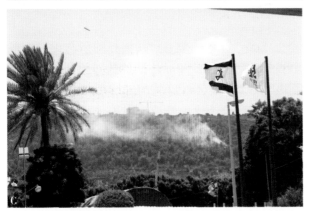

图 31-1　2006 年拉姆巴姆卫生保健医院发现的一枚火箭炮射击出的榴霰弹及弹丸。每一个火箭炮弹头携带有数千枚弹丸以增强破坏力。(A)榴霰弹;(B)被击中的路牌;(C)被炮击的医院

血管损伤发生率

　　血管损伤虽然相对少见,但在公民创伤经历中,它的发生率差异很大,从所有患者的 0.6% 到特定损伤如膝关节后脱位的 30%[1]。在战场创伤中,据报道血管损伤发生率已处于历史低位,只有 0.2%～4%[2, 3]。一部分的低发生率可能是由于,在时间较长的转运途中血管损伤患者死亡率较高且可选择的治疗方法有限。最近的报告显示,由于应急抢救技术的提高和将患者从战场撤离的速度更快,血管损伤的发生率增加到 6.8%[4, 5]。在最近更是如此,血管损伤率在所有人员伤亡中增加至 7.6%,在士兵中增加至 10.8%[6]。血管损伤大部分

　　直升机转运伤者是首选(图 31-3)。例如,Rambam 医疗中心到黎巴嫩边境不到 50 公里,到叙利亚边境不到 80 公里。这些因素减少了转运时间,有助于降低血管损伤的死亡率和肢体损失。

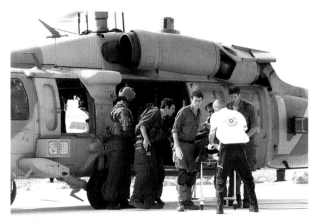

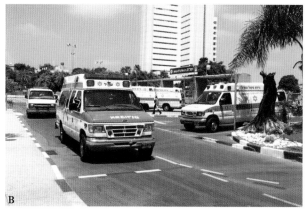

图 31-3　武装冲突中从前线把伤亡人员撤送到拉姆巴姆卫生保健中心。(A) 直升飞机将伤亡人员空中转移至滨海停机坪；(B) 救护车一般用于就近地点的人员转移

是由穿透碎片、高速子弹和弹粒导致的穿透伤引起的(图 31-1)。钝性外伤导致的血管损伤不太常见。在现代军队中，先进的陶瓷防弹衣能更好地保护士兵的躯干。躯干防弹衣的使用会增加非致死肢体血管损伤的发生率，并会导致连接处血管损伤(例如躯干和四肢之间的损伤)。约 46% 的战斗有关的血管损伤影响下肢，约 25% 影响上肢。现在所有级别的血管损伤都已经被认识到，且有更好的诊断和治疗。这些范围包括不需要立即干预的小内膜瓣到可经导管栓塞止血的出血源，再到有生命危险的大血管的完全横断。

血管损伤的转运方法

从受伤现场迅速转运到最近的外科治疗室在血管损伤(治疗)中至关重要。当应用止血带时，时间因素在减少持续性出血和受伤肢体的组织缺血时间中尤为重要。如果转运不及时就可能导致

死亡。当外科治疗室较远时，直升机转运是最快速的方法。然而当医院较近时，车辆会更快[13]。

以色列血管系统的护理

以色列范围内血管损伤的治疗机构应置于前面描述的复杂环境中。几乎以色列公立医院中都有专业的血管检查设备和训练有素的血管外科医师，并已经准备好日常提供全天候直接血管保健。然而，有些重大武装冲突，大部分患者被指定转运到Ⅰ级创伤和血管中心。在以色列的北部有一所这样的中心，国家人口中心的有三所，耶路撒冷有一所，南部有一所。事件发生时，军事医疗人员主要利用空中转运患者，组织和设定优先转运的优先级(图 31-4)。

在这些Ⅰ级创伤中心，创伤和血管专家之间有着密切的联系和良好的合作，以便为血管损伤患者提供最佳的方法并争取最佳的结果。这些合作在复杂的休克患者、多系统损伤和血肉模糊的肢体中极为重要。血管修复总是由一个合格的血管外科医师完成的(图 31-4)。

诊断方法思考

体格检查是诊断血管损伤的主要依据。经典的"硬指标"包括活动性出血；大的、逐渐扩大或搏动性血肿；可扪及震颤或杂音；远端缺血(6P：疼痛、麻痹、感觉异常、苍白、脉搏消失和皮温改变)。准确地识别血管损伤对治疗成功至关重要。然而，

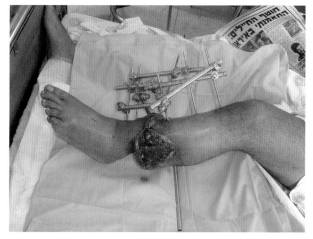

图 31-4　一个多学科团队(包括血管外科、骨科和整形外科医师)合作救治一个接近截肢的肢体

在有多个穿透性伤口的复杂现代血管损伤中，准确度、严重程度和伤害的位置并不总是一目了然的。高质量的血管成像有助于识别损伤（图31-5）。在其他情况下，血管成像可以排除重大损伤，尤其是对低血容量性休克、大出血和大骨骨折的患者。这些患者可以避免不必要的检查。在以色列，血管双功能超声扫描很少使用，因为这种方法结果与检查者有关，且特异性低，耗时较长。

之前的金标准造影由于其耗时（可能检查几个小时）、风险较高、固有的不精确性（假阴性率15%），其不再作为常规检查[7, 8]。取而代之的是，多层螺旋CT血管造影（CTA）快速重建是所有血管损伤患者血管成像的首选方法[9, 10]。CTA快速、准确，并能提供额外的信息，如血肿大小、意想不到的动脉周围血肿的存在、骨块压迫、额外的受伤、穿透碎片到患处的距离，和其他的细节（图31-6）。以色列的所有血管中心都配备了现代化的多排CT扫描仪。血管造影在血管创伤中的应用仅限于治疗性干预，如栓塞、指征时使用覆膜支架和外伤性动静脉瘘闭合术。

治疗策略

在血管损伤中，治疗目标是双重的：首先，停止继续出血，防止可能的死亡；然后，恢复缺血组织的血流并重建血管。速度是一个很重要的因素，因为在休克的设定中，6小时或更少的时间内就会产生不可逆损害。

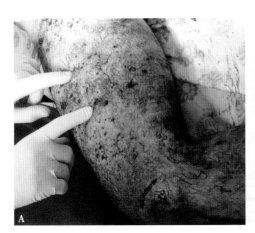
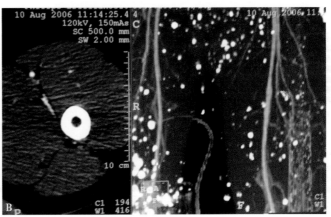

图31-5　一个患者腿上数百个穿透性弹片伤，CTA可以精准地定位左侧股浅动脉上的损伤位置。（A）从皮肤到动脉的穿透伤；（B）CTA上呈现的"枪林弹雨"

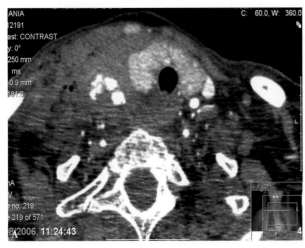
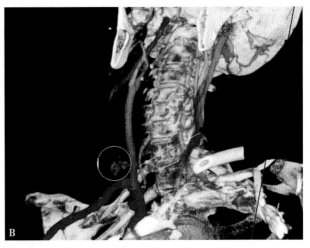

图31-6　弹丸引起的颈动脉损伤，地方医院的CTA提示假性动脉瘤压迫气管。（A）颈部CT扫描；（B）三维重建

控制出血

四肢血管损伤的患者常常因供所有的医护人员和几乎每一个战场上的士兵自由使用的橡皮止血带而避免死于失血。简易止血带很少被需要（图 31-7）。局部持续的手部止血压力只能在止血带应用之前暂时使用。专门的压迫设备正在研究中，但尚未得到实际应用。止血带的自由使用和到达医院后及时去除可以拯救生命并且似乎没有继发性缺血或神经损伤的严重不良反应。

四肢血管损伤的患者中 9%～10% 死于失血。止血带是以色列每一个医疗团队的基本设备以控制平民和战场的出血。正确使用止血带可能挽救生命。然而，不必要或长期使用可能会导致肢体缺血和瘫痪，这可能导致截肢。此外，使用不当也不能发挥止血作用。在以色列，3%～8% 的肢体损伤中使用了止血带。在以色列国防军，每个士兵都可以在需要时使用止血带，即使没有医疗队在场。根据 2006 年的经验，止血带在四肢血管损伤患者中大量使用（占 39%），且只在操作室中解除[6]。止血带使 11 例患者受益，并且有 2 例患者使用时间过长但无不良影响[8]。在最近的一份出版物，止血带在坎大哈机场基地被使用：5 例拯救了生命，1 例是误用的[11]。院前使用止血带利于更好地控制出血并无不良结局[12]。这些发现支持止血带的自由使用并且批驳将止血带视为最后手段的政策。

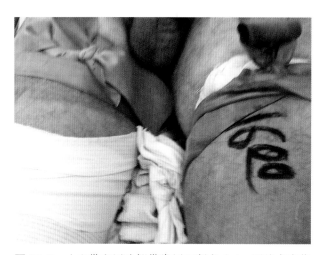

图 31-7 止血带和压迫绷带常用于紧急止血，压迫点应位于损伤部位附近，当血止住后应及时解除压迫，以减少继发的缺血损害

急诊室的分诊

血管损伤在治疗模式中占有优先地位，因为缩短出血时间和缺血时间对于挽救受伤者的生命和肢体至关重要。当发现血管损伤时，应立即将患者送往手术室。如果体格检查怀疑这种损伤但不能确定时，则需要进行血管成像。一个简单的手持式多普勒设备对识别足背动脉或胫后动脉的血流很有帮助，特别是在低皮温血管痉挛患者或血压降低的患者。复杂的双功能超声机尚未证明在检测血管损伤的治疗程序中的有效性。

手术室的优先级

手术室的首要任务是控制失血量。如果止血带仍在使用，应尽快在可控制的条件下解除。如果再次出血，采用压迫出血点止血，并阻断动脉近心端，也需要控制远端以减少出血。随后找到血管损伤部位并通过标准血管治疗方法开始修复。如果患者病情稳定，没有出血，我们静脉使用肝素避免血管损伤的继发性血栓形成。只有在确保出血停止和血管重建后，其他必要的固定和修复才能进行。由于失血性休克、再灌注损伤、低温和出血因素等风险，建议手术后 ICU 观察 24 小时。

血管修复方法

推荐损伤血管的单纯修补（图 31-8）。侧方缝合和端 - 端吻合，快速有效，并发症少。较长一段动脉的损伤时可使用静脉替换和搭桥。应尽量避免使用人工血管搭桥。所有血管修复都要有可存活的干净组织覆盖，以防止晚期感染和出血。在我们的经验中，在 38% 的患者中使用了静脉移植置换，23% 的患者端 - 端吻合，16% 的患者侧位修补或补片，剩余采用保留小动脉和静脉的一期结扎术（8%）。搭桥很少需要（图 31-9）。

介入治疗方法

覆膜支架对动脉损伤的腔内修复有时会被滥用，因为和单纯修复一样有效的，且很少并发感染。然而，在一个特定的类型的损伤，即胸主动脉损伤，支架似乎优于开放手术（图 31-10）。在最近的战斗中，虽然更多的患者被治疗，但使用血管内方法治疗战斗伤害仍然很少。在我们的经验中，开放性肢体血管损伤的方法比任何血管内治疗更直接、迅速和有效。与此相反，选择躯干血管损伤

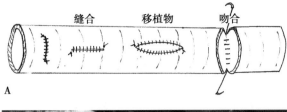

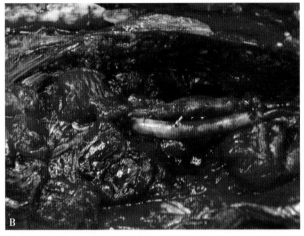

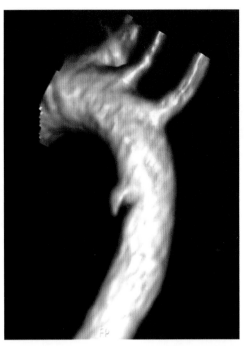

图 31-8 血管损伤的修复方法。(A)小范围清创,无张力缝合,有效地避免狭窄,快速完成血运重建。如果需要端-端吻合或置入移植血管,要注意避免吻合口的缩窄;(B)考虑留下一种"生长因子":打结时和管壁间留一点距离,以利于日后的再适应和扩张

图 31-10 减速伤引起的左侧锁骨下动脉开口以远的主动脉管壁撕裂,在这个部位置入覆膜支架,既有效又微创,优于开放手术

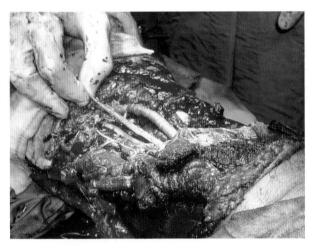

图 31-9 复杂的血管修复包括利用静脉移植物修复动静脉损伤,以及必要时修复神经损伤。及时的血管、神经修复可以有效地挽救肢体

的治疗方法时尽可能地选择血管内治疗方法。除了相对不易到达的部分,如胸降主动脉和锁骨下动脉,覆膜支架很少使用。在最近的 2006 年冲突中,我们只在一个锁骨下动脉损伤使用四肢血管损伤的覆膜支架(图 31-11)。在最近 13% 的患者中,我们使用血管内方法控制出血,无论是栓塞还是球囊阻塞。我们在髂动脉和静脉等血管中选择性地使用了其他血管内方法(图 31-12)。

骨筋膜室综合征和筋膜切开术

腿的四室筋膜切开术证明缺血/再灌注后在保肢治疗中有效(图 31-13)。不确定时,应进行一次预防性筋膜切开术。准确监测筋膜室压力意义不大。预防性筋膜切开术经典指征是肢体缺血时间延长(超过 6 小时),合并动脉和静脉损伤以及大量的软组织损伤(如挤压)[14~16]。然而,骨筋膜室综合征也可能在短时间缺血的情况下发生,特别是在静脉损伤或那些接受大量液体复苏治疗的患者。首选临床判断,在大多数情况下不需要监测筋膜室压力。我们的目的是防止骨筋膜室综合征的发生,而不是确诊后立即治疗,却导致不可逆的神经损伤[14]。如果不立即进行筋膜切开术,静脉注射高渗甘露醇治疗经常被认为是用于防止以后的骨筋膜室综合征的发生[17, 18]。

应在以下临床表现时采用治疗骨筋膜室综合征的筋膜切开术:疼痛、水肿、感觉异常。一旦诊断骨筋膜室综合征,筋膜切开术是保肢的紧急程序[14~16]。应该指出的是,78% 的战斗导致四肢血管损伤患者行筋膜切开术治疗[6]。

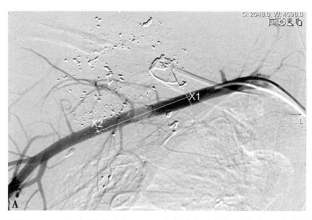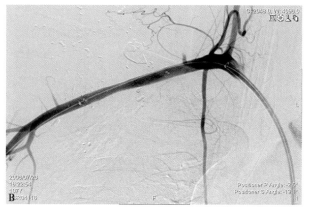

图 31-11 腔内覆膜支架置入治疗右侧锁骨下动脉的冲击伤。锁骨下动脉的解剖分离比较困难,因此首选腔内修复技术

静脉损伤

四肢动脉损伤表现为危及生命的出血或缺血导致的截肢。与此形成鲜明对比的是,严重的静脉损伤表现为出血而不是缺血。出血可以是内出血或外出血,很少会导致低血容量性休克。不像动脉损伤,四肢大静脉修复一直是一个争议的话题[18~20],目前的教学是为了避免对一个不稳定的或多发患者行静脉修复。2006 年的经验使我们更倾向于采用静脉修复而不是结扎,即使是在需要行静脉置换而不是单纯修复的情况下[21]。过去采用远端动静脉瘘的方法增加血流量,但该方法的有效性没有得到证实。损伤静脉的血栓形成率可能较高,但很少有二次干预。相反,需要采用长期抗凝治疗且未来可能发生静脉炎后综合征。

临时外部转流

在文献中,使用临时血管转流术仍然存在争议。以色列的 Eger 等首次报道了运用临时血管转流术[22]。虽然肢体缺血的处理优先级比大出

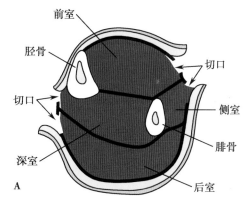

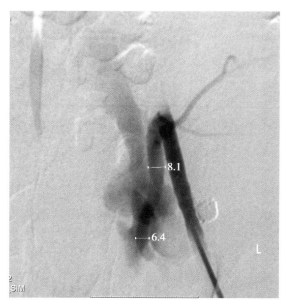

图 31-12 子弹损伤导致的双侧髂动脉-髂静脉动静脉瘘,通过动静脉双入路进行栓塞和注入胶水得以有效治疗

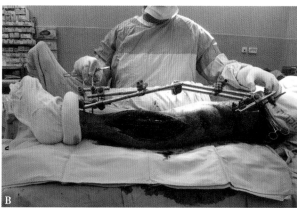

图 31-13 肢体外伤后引起的骨筋膜综合征需要进行骨筋膜切开,切开 1 周内将通过整形手术或植皮手术来修复皮肤切口

血低，临时转流可以快速插入。这种转流通过恢复腿部的血液流来进行临时的血运重建，从而减少缺血时间，直到在最终修复血管时可以切除分流为止。在最近动物模型研究已经证实临时血管转流的生物学有效性[23~27]。早期转流避免肢体继续受缺血损伤，从而减少循环组织损伤的标志物。在我们的经验中，转流主要用于非常不稳定的骨折和复杂的损伤，需要多学科协作重建。

截肢

截肢的主要血管风险因素有损伤严重程度评分（ISS）、肢体损伤严重程度评分（MESS），缺血超过 6 小时。根据我们的经验，在缺血时间为 12 小时或以上或腘动脉和静脉合并损伤且血管重建失败的情况下，截肢率可能达到 50%。血管损伤导致截肢率随时间逐渐降低[21]。结果持续改进似乎是由于多种因素共同作用的结果，比如血管损伤的高度怀疑指数，更好的成像技术，由多学科小组中有经验的血管专家进行的快速而细致的干预。

晚期并发症

血管创伤后的晚期并发症是罕见的。血栓性闭塞的自体血管修复几乎不会采用，但移植合成血管的修复闭塞确实采用过。根据我们的经验，溶栓治疗对这类疾病治疗有效，类似于闭塞性旁路治疗老年性周围血管疾病。晚期发现假性动脉瘤和动静脉瘘可通过手术或介入方法治疗成功。既往创伤肢体行血管修复后可能发生晚期或二次截肢血管修复，通常是神经系统的原因如顽固性疼痛或无神经支配的、无功能肢体。

血管损伤死亡率

由于在以色列很少进行尸体剖检，所以该领域的血管损伤导致的真实死亡率尚不清楚。然而，那些活着送到 I 级创伤中心的患者的死亡率现在很低。在 1982 年，死亡率为 1%；在 2006 年死亡率为 0[6]。

未来展望

未来预期的血管受伤人数和现有训练有素的血管外科医师人数之间似乎存在着令人不安的差距。尽管专业要求发生了重大变化，但最近在以色列申请接受血管外科培训的人数有所下降。这些变化包括缩短手术训练期至 6 年，缩短普通外科手术所花费的时间，增加血管内训练的时间，缩短值班时间。如果这种趋势继续下去，该国的血管外科医师可能会面临短缺的危险。这个问题迫切需要解决。

结论

在以色列最近的血管治疗经验中，尽管有转运时间较长，但仍取得了很高的患者存活率和保肢率。对可能的血管损伤的高度怀疑和意识，CTA 在诊断中的广泛应用，以及多学科小组内快速、细致、明确的血管干预共同促成了良好的结果。

（李栋林　狄长安 译　张鸿坤 校）

参考文献

1. Barmparas G, Inaba K, et al: Pediatric vs adult vascular trauma: a national trauma databank review. J Pediatr Surg 45:1404–1412, 2010.
2. DeBakey ME, Simeone FA: Battle injuries in World War II: an analysis of 2,471 cases. Ann Surg 123:534–579, 1946.
3. Rich NM, Hughes CW: Vietnam vascular registry: a preliminary report. Surgery 62:218–226, 1969.
4. Clouse WD, Rasmussen TE, Peck MA, et al: In-theater management of vascular injury: 2 years of the Balad Vascular Registry. J Am Coll Surg 204:625–632, 2007.
5. Starnes BW, Beekley AC, Sebesta JA, et al: Extremity injuries on the battlefield: tips for surgeons deploying to war. J Trauma 60:432–442, 2006.
6. Nitecki SS, Karram T, Ofer A, et al: Vascular injuries in an urban combat setting: experience from the 2006 Lebanon War. Vascular 18:1–8, 2010.
7. Miller-Thomas MM, West OC, Cohen AM: Diagnosing traumatic arterial injury in the extremities with CT angiography: pearls and pitfalls. Radiographics (Suppl 1):S133–S142, 2005.
8. Fleiter TR, Mervis S: The role of 3D-CTA in the assessment of peripheral vascular lesion in trauma patients. Eur J Radiol 64:92–102, 2007.
9. Ofer A, Nitecki S, Braun J, et al: CT angiography of the carotid arteries in trauma to the neck. Eur J Vasc Endovasc Surg 21(5):401–407, 2001.
10. Ofer A, Nitecki S, Lin S, et al: Multidetector CT angiography of peripheral vascular disease: a prospective comparison with intraarterial digital subtraction angiography. Am J Roentgen 180:719–724, 2003.
11. Beekley AC, Sebesta JA, Blackbourne LH, et al: 31st Combat Support Hospital Research Group, Prehospital tourniquet use in Operation Iraqi Freedom: effect on hemorrhage control and outcomes. J Trauma 64(2 Suppl):S28–S37, discussion S37, 2008.
12. Tien HC, Jung V, Rizoli SB, et al: An evaluation of tactical combat casualty care interventions in a combat environment. J Am Coll Surg 207(2):174–178, 2008.
13. Fox CJ, Starnes BW: Vascular surgery on the modern battlefield. Surg Clin North Am 87:1193–1211, 2007.
14. Arató E, Kürthy M, Sínay L, et al: Pathology and diagnostic options of lower limb compartment syndrome. Clin Hemorheol Microcirc 41(1):1–8, 2009.
15. Dente CJ, Feliciano DV, Rozycki GS, et al: A review of upper extremity fasciotomies in a Level I trauma center. Am Surg 70(12):1088–1093. 2004.
16. Misovic S, Ignjatovic D, Jevtic M, et al: Extended ankle and foot fasciotomy as an enhancement to the surgical treatment of patients with prolonged ischemia of the lower extremities. Vojnosanit Pregl 62(4):323–327, 2005, [Serbian].
17. Fox CJ, Gillespie DL, O'Donnell SD, et al: Contemporary management of wartime vascular trauma. J Vasc Surg 41:638–644, 2005.
18. Oredsson S, Plate G, Qvarfordt P: The effect of mannitol on reperfusion injury in skeletal muscle. Eur J Vasc Surg 8(3):326–331, 1994.
19. Mullins RJ, Lucas CE, Ledgerwood AM: The natural history following venous ligation for civilian injuries. J Trauma 20:737–743, 1980.
20. Rich NM, Hughes CW, Baugh JH: Management of venous injuries. Ann Surg 171:724–730, 1970.
21. Nitecki SS, Karram T, Hoffman A, et al: Venous trauma in the Lebanon War–2006. Interact Cardiovasc Thorac Surg 6(5):647–650, 2007.

22. Eger M, Golcman L, Goldstein A, et al: The use of a temporary shunt in the management of arterial vascular injuries. Surg Gynecol Obstet 132: 67–70, 1971.

23. Gifford SM, Eliason JL, Clouse WD, et al: Early versus delayed restoration of flow with temporary vascular shunt reduces circulating markers of injury in a porcine model. J Trauma 67:259–265, 2009.

24. Chambers LW, Green DJ, Sample K, et al: Tactical surgical intervention with temporary shunting of peripheral vascular trauma sustained during Operation Iraqi Freedom: one unit's experience. J Trauma 61:824–830, 2006.

25. Rasmussen TE, Clouse WD, Jenkins DH, et al: The use of temporary vascular shunts as a damage control adjunct in the management of wartime vascular injury. J Trauma 61:8–12, 2006.

26. Subramanian A, Vercruysse G, Dente C, et al: A decade's experience with temporary intravascular shunts at a civilian Level I trauma center. J Trauma 65:316–324, 2008.

27. Taller J, Kamdar JP, Greene JA, et al: Temporary vascular shunts as initial treatment of proximal extremity vascular injuries during combat operations: the new standard of care at Echelon II facilities? J Trauma 65:595–603, 2008.

32 第32章 南非的血管创伤

KENNETH BOFFARD

摘要

血管损伤有各种原因。一般由钝伤以及锐性伤引起。在南非,因为人际创伤的数量逐渐减少,随之锐性伤也减少。目前在大多数医院看到的大部分血管损伤是由于钝性创伤引起的,主要继发于机动车事故,矿山和工业事故。城乡之间的卫生保健质量有很大的差异,这与在农村将患者转送至有血管专科的医院距离长和转送经常延误有关。血管损伤的治疗遵循国际公认的指南,在其他地方实行的大多数技术在南非也同样实行。

关键词:南非,血管,损伤,止血,腔内,分流

区域特异性流行病学

南非是一个拥有近 5 000 万人口的大国,国土面积约 1 200 000 平方公里。其中 50% 的人居住在城市,另 50% 的人居住在农村。因此,不同区域不可避免地会出现普通和专科医疗保健的巨大差异。

多年来,南非处于一个暴乱的环境中。其中一部分可归因于种族隔离时代的政治和其他原因,但相当大的比例是由于犯罪和部族起源。约翰内斯堡医院自 1984 年开始登记创伤,每年有 1 000 人次的重大抢救[伤害严重程度评分(ISS)> 15],其中大约有 300 人为锐性伤。在 20 世纪 80 年代,这些主要是由于刺伤导致,通常与酒精有关。

人际暴力最初出现高涨是在 1994 年全面民主的到来之前,部分原因是武器相对更容易获得,部分原因是在民主选举之前初期政治制度的不稳定。那时不仅枪伤数量高涨,而且在农村和城市环境中很大一部分比例都是由于突击步枪(AK-47)的子弹造成的。到 1994 年,在约翰内斯堡医院的 2 000 人次抢救中,其中有 1 000 人为锐性伤;到 1999 年,共有 2 500 人次抢救,2 000 人为锐性伤,其中大多数是由枪弹造成的。到 1999 年,在约翰内斯堡的两所主要教学医院[在索韦托的克里斯·哈尼·巴拉格沃尼特医院和在约翰内斯堡市中心的约翰内斯堡医院(图 32-1)],锐性伤大约占所有创伤的 85%,而其中有 70% 是枪伤,其余大部分是刺伤。

自 1994 年,政府开始重视低收入人群的初级卫生保健,尤其是在农村地区。政府投入的卫生保健资金不得不从其他地方筹集。尽管总预算大幅增加,当成千上万的农民接受医疗关注时,一些著名的城市医院像巴拉格沃尼特医院和在开普敦的格鲁特索尔医院就被忽视了,而这些农民中许多人都是有生以来第一次享受到卫生保健。

最近 10 年在各地的凶杀率已经下降,严格的枪支法也使枪械的使用显著减少。刺伤的数量略有增加。但总体而言,尤其是在约翰内斯堡地区,无论是凶杀案还是锐性伤都较 10 年前下降到一半。2011 年,约翰内斯堡医院的创伤登记册登记了 1 700 例患者,其中 800 例为锐性伤。开普敦地区枪伤的下降率没有那么明显,部分原因可能为帮派文化和毒品文化的提高从而使得火器伤也增加了。

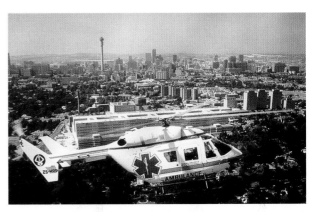

图 32-1 急诊医疗(EMS)直升机飞越 Charlotte Maxeke 约翰内斯堡学院医院和约翰内斯堡大都市

在南非境内可以看到许多血管损伤伴有其他损伤，患者可出现低血容量性休克。患者的预后也会受到艾滋病高发生率的影响。

钝性创伤的常见损伤机制与其他国家相似，与长骨骨折、颈部直接冲击和压迫性损伤有关。南非机动车造成的行人损伤发生率很高，并伴有骨盆、股骨和下肢骨折，其中许多骨折会造成血管损伤。

其他受伤包括勒颈，动物叮咬（非锐性伤区域），机动车弹射，高位颈椎骨折和横突孔骨折导致的颈内动脉钝性损伤。

在锐性伤中，目前50%的血管损伤与枪伤有关，尤其在躯干中常见，常有纵隔、腹部损伤和股血管损伤。较大的血管刺伤常见于颈部，特别是Ⅰ区和Ⅱ区（同时伴随气道消化道损伤）[1-4]。

相对较多的心脏刺伤患者可以活着到医院。我们的经验和其他地方类似，如果他们能活着到医院，那么他们也很可能活着离开医院（图32-2）。

最后，南非拥有重要的黄金和煤矿业。最深的矿山位于西威斯特金矿（托那金矿和姆波尼格矿），距离约翰内斯堡以西约50英里（80公里）。主要采矿区为地面以下17 000英尺（约5 000英里）处。在这个深度，岩石的未冷却温度可以达到60℃，气压可以达到海平面的两倍多。岩石运动是很常见的。虽然矿业具有良好的安全纪录，但岩石崩塌引起的碾压和筋膜室综合征很具有挑战性，因为从地下回到地面花费的时间很长（多至2小时），情况通常会变得更为复杂。

在南非进行随访往往很困难，小损伤的保守治疗（非手术治疗）也经常不可行或不可能。高水平治疗的床位短缺，所以许多创伤将不得不在其他地方进行手术治疗，包括血管腔内治疗。由于社会经济因素，南非各机构进行长期随访很困难，

特别是创伤治疗后的随访。只有约1/3的患者可能在出院后2个月内返回复查。

区域特异性治疗体系

在南非的农村地区，平均每25 000名患者约有1名医师，而在城市每700名患者有1名医师。在南非注册的血管外科的专科医师有43名，注册的创伤外科的专科医师有25名，他们几乎都集中在城市，大多数在学术中心[5]。南非约有800名开业的普通外科医师，大多数在大的中心，大多数的血管创伤由他们进行治疗。

目前，南非共有8所医学院校，每年有1 500名毕业生。不幸的是，每年其中的700名医师都会离开南非去加拿大和澳大利亚，其中许多人已经被培训为专科医师，包括外科。因此，在南非医师非常短缺，特别是外科医师。在大多数情况下，有资质的普通外科医师提供各种创伤的治疗服务，一些需要专科治疗或技术（例如血管内支架移植物）的患者才可能被转到有血管外科或创伤外科专科的医学中心，但因为某些疾病的特点和紧迫性，许多创伤由地方或区域医院的普外科医师进行处理。

私人健康服务发展很快，相对公共服务，不可避免地提高了个人的治疗费用。总体上，私立机构的设备和人员配备更佳。许多中心能开展先进的外科手术（如立体定向神经外科，心肺移植）。在这些私人机构中，血管腔内和微创手术一样，影像诊断技术更先进，也更容易进行。有相当一部分人（1/3）有私人医疗保险，如机动车事故的受伤者由汽油税支付医疗费用，工人由工伤保险支付医疗费用。因此，有许多创伤是由私立医疗机构处理的。南非创伤学会认证的第一批两家Ⅰ级创伤中心就是由私人基金全部投资的。

许多乡镇手术，包括基础手术和产科手术，都由全科医师实施。虽然全国各地都有公立和私立医院，但实际情况是，大多数创伤，特别是主要城市中心以外的大部分创伤都是由政府雇用的医师在公立医院处理，其中许多都是低年资医师，缺乏高级医师指导、足够的基础设施和合格的培训。

与许多其他发展中国家一样，主要城市的院前处理部分都很好，公共和私人救护服务、辅助医疗人员、相关的道路和空中救护以及综合的处理系统能互相结合。然而，在农村，培训水平往往比

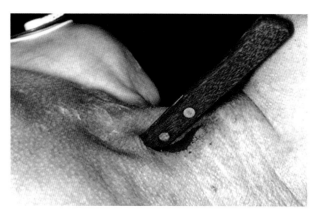

图32-2　胸部刺伤

较差，车辆装备不善，距离长，导致院内运送时间可长达 8 小时。与澳大利亚类似，全国许多地方都有农村飞行医疗服务，但有时仅能在白天进行。

治疗技术

在南非，提高创伤治疗水平和对血管损伤的认识的短期课程相当受重视。美国外科医师学院的高级创伤生命支持计划（ATLS）已经实施 20 年，已有 3 万多名医师接受过培训。除了外科专业培训，专科培训如血管外科和创伤手术等以外，还有创伤危重患者治疗专业的培训。南非医学院还提供 2 年高级外科文凭课程，在基本外科手术包括抢救生命伤害控制手术方面，为乡村医师提供额外的培训和支持。

国际创伤外科和重症监护协会（IATSIC）的确定性外科创伤治疗（DSTC）课程非常受欢迎，现有大约 500 名外科医师和外科医务人员接受了先进的急救和保肢技术的训练，包括伤害控制，血管分流和基本血管修复[6]。

急性血管出血的治疗

急性血管出血一般使用常规技术止血，有时会使用辅助器械如 Foley 导管来进行阻塞[7]。这项技术已经被证明是有用的，特别是在颈部 I 区的刺伤中，可以为患者转移到更合适的医疗中心赢得更多的时间。手术止血带没有广泛使用。锐性伤通常是低速枪伤或刺伤，几乎所有伤口都可以通过直接压迫或使用血压计袖带来控制（图 32-3）。

急性缺血的治疗

不能识别急性缺血，特别是在钝性损伤中发生的，仍然是目前面临的一个难点，由于未能早期识别急性缺血并转送患者导致患者截肢，仍然是一个现实的问题。国家公立机构的康复设施仍然处于初级发展阶段。

区域特异性诊断的思考

在培训和治疗的推广中有许多方面的考虑也同样适用于诊断成像。在一些主要的城市医院，计算机断层扫描血管造影（CTA）通常与 B 超或多普勒超声相结合，是首选的诊断方法。磁共振血管造影（MRA）也是一种常用的检查方法，而介入血管造影相对不常用。虽然前文中很好地描述了

急诊室的血管造影术技术，但血管造影仅少数中心能进行[8]。

低剂量 X 线设备（图 32-4）最初是由南非的采矿业开发出来的，用于检测吞咽的钻石，非常快速及有效[9]。Statscan 能够以超低辐射剂量在短达 13 秒内产生高质量的数字全身 X 线图像（图 32-5）。Statscan 的使用使整个急救时间减半。在我们中心 Statscan 安装在急救单元中，所有 X 线检查可以在到达后 120 秒内完成，而且不需要进一步的 X 线检查。尤其是使用 Lodox Statscan 设备，急诊室血管造影仅使用不到 20ml 的造影剂就可以获得高质量的肢体血管影像（图 32-6）。

然而，在农村地区，24 小时的常规 X 线并不是每家医院都有，甚至连手提式多普勒超声也不一定具备，因此很多患者的诊断需要转送到最近的有条件的医疗中心，而这些转送经常会导致迟发性或继发性肢体损伤，急救设施很少且相距甚远。尽管矿业和私营部门可以使用它们，但它们通常不用于贫困患者。

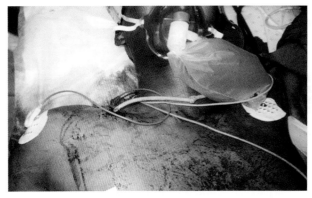

图 32-3　被刀刺伤颈部的患者使用 Foley 导管阻塞

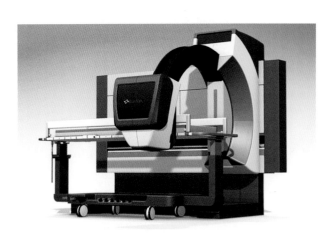

图 32-4　Lodox Statscan 装置的图片

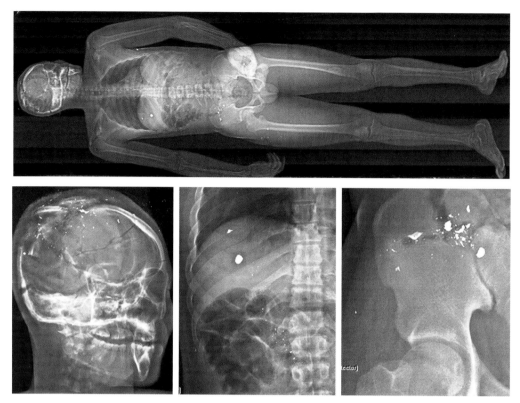

图 32-5　Lodox 全身扫描，扫描显示高压气瓶爆炸后颅骨、腹部和骨盆的情况

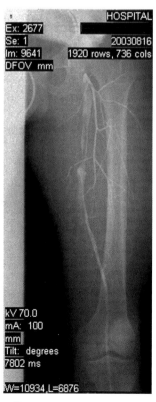

图 32-6　使用 Lodox Statscan 行下肢动脉造影

区域特异性治疗策略

血管损伤所采用的治疗技术及设备与大多数西方国家相同，包括直接修复，静脉补片及使用人工血管或自体静脉搭桥。对于不完全动脉破裂和分离，可以通过血管造影和腔内支架置入来治疗，自膨式腔内移植物是一个很好的选择。

颈部

约翰内斯堡对颈部锐性伤的治疗倾向于选择性的保守治疗至少二十年了，一方面是因为伤势太重而采取非手术治疗，另一方面是资源有限。在我们所观察到的颈部锐性伤的那些患者中，6%～9%的患者在 24 小时内接受延迟手术，通常是食管或喉部损伤。多普勒超声检查用于血管造影已确诊而不需要手术的小的颈动脉损伤的随访。较一致的观点是对Ⅰ区和Ⅲ区损伤的不稳定患者有持续出血或需要探查其他伤处的患者进行手术。在其他情况下，颈部锐性伤采用保守治疗或血管腔内治疗[10, 11]。

颈部纵隔损伤

颈部纵隔静脉伤非常难以控制[12~14]。在一篇 49 例患者的报道中，45% 表现为低血容量性休克，Nair 等认为对血流动力学不稳定的患者行颈静脉结扎也是一个可选择的治疗手段[15]。

纵隔或腹腔躯干损伤

大多数胸腔或腹腔内主动脉损伤患者在到达医院前就死亡了，但随着腔内支架置入术的开展，使得很多患者得以幸存。随着躯干的穿透性枪伤增多，相关的损伤也增多了（如食管）。

钝性胸主动脉夹层的诊断主要基于 CT 而不是造影，其原因与其他国家相似。治疗方法也相似，腔内支架置入术为首选。

心脏损伤

大多数心脏的锐性伤患者在到达医院前就去世了，但是能活着到医院的患者一般预后良好[16, 17]。大多数的南非住院医师在完成住院医师培训前都已经完成了许多急诊室开胸术（ERT），包括前外侧开胸和胸骨正中切开术。修复技术与其他地方相似。一个有趣的挑战是曾经进行过心脏修复患者的再次心脏刺伤。特别是先前有胸骨切开并使用钢丝缝合的情况下，通常需要不同的方法来处理。

维持和培养下一代创伤外科医师的策略

南非的医疗培训通常为 5~6 年，然后是为期 2 年的实习，再是进一步在农村或社区医院进行义务社区医疗服务。这是在任何专业培训之前必须进行的。

与许多西方国家类似，一般手术训练（包括至少 3~6 个月的特别危重治疗培训）有 5 年培训期，并且有可能在血管外科手术或创伤手术中进一步进行 2 年的专科培训，包括创伤危重治疗及相关培训，从而获得独立的专科医师资质。

作为普通外科培训的一部分，大多数普通外科学员需花费 5 年中的至少 1 年时间去处理创伤专科中心送来的创伤患者。和美国的急诊手术不一样，在南非，所有急诊外科手术都由同一个受过训练的外科医师处理，除了处理烧伤患者、创伤或重症监护外，还将处理普通外科手术和急诊创伤。许多专科中心，特别是与学术机构相关的专科中心有独立的急诊血管处理服务。急症手术病例和需要手术治疗的创伤病例数量都很大，足以保留手术技巧。

创伤和急诊医学都是目前热门的朝阳专业，需要把危重治疗和创伤作为一项事业的热心的从业人员。否则，大多数血管创伤作为其职业的一部分，将继续由普通外科医师来处理。

（何杨燕 译　张鸿坤　罗小云 校）

参考文献

1. Plani F: Vascular trauma. In Nicol A, Steyn E, editors: Handbook of trauma for Southern Africa, ed 3, Oxford, 2010, Oxford University Press, pp 258–272.
2. Veller MG, Pillai J: Vascular injuries. In Adeloye A, Adekunle OO, Awojobi A, editors: Davey's companion to surgery in Africa, ed 3, Uruwa Nigeria, 2009, Acecool Medical Publishers, pp 33–40.
3. Degiannis E, Levy RD, Sofianos C, et al: Arterial gunshot injuries of the extremities: a South African experience. J Trauma 9:570–575, 1995.
4. Franklin J, Hatzitheophilou C, Pantanowitz D: Vascular trauma. In Pantanowitz D, editor: Modern surgery in Africa: the Baragwanath experience, Johannesburg, 1988, Southern Book Publishers.
5. Bowley DMG, Degiannis E, Goosen J, et al: Penetrating vascular trauma in Johannesburg, South Africa. Surg Clin North Am 82(1):221–235, 2002.
6. Boffard KD, editor: Manual of Definitive Surgical Trauma Care (DSTC), London, 2011, Hodder.
7. Navsaria P, Thoma M, Nicol A: Foley catheter balloon tamponade for life threatening haemorrhage in penetrating neck trauma. World Journal of Surg 30(7):1265–1268, 2006.
8. MacFarlane C, Saadia R, Boffard KD: Emergency Room Arteriography: a useful technique in the assessment of peripheral vascular injuries. J Roy Col Surg Edin 34:310–313, 1989.
9. Boffard KD, Goosen J, Plani F, et al: The use of low dosage X-ray (Lodox/Statscan) in major trauma: a comparison between low dose X-ray and conventional X-ray techniques. J Trauma 60(6):1175–1181, discussion 1181–1183, 2006.
10. Veller MG, Le Roux D: Carotid, jugular and vertebral blood vessel injuries. In Velmahos GC, Degiannis E, Doll D, editors: Penetrating trauma. Heidelberg, 2012, Springer, pp 229–238.
11. Demetriades D, Stewart M: Penetrating injuries of the neck. Annals R Coll Surg Engl 67:71–73, 1985.
12. Robbs J, Baker LW, Human R, et al: Cervico-mediastinal arterial injuries. Arch Surg 116:663–668, 1981.
13. Du Toit DF: Penetrating trauma to the subclavian vessels. In Velmahos GC, Degiannis E, Doll D, editors: Penetrating trauma. Heidelberg, 2012, Springer, pp 229–238.
14. Robbs J, Baker LW: Subclavian and axillary artery injury. S Afr Med J 51:227–231, 1977.
15. Nair R, Robbs JV, Muckart DJ: Management of penetrating cervico-mediastinal venous trauma. Eur J Vasc Endovasc Surg 19:65–69, 2000.
16. Robbs J, Baker LW: Cardiovascular trauma. Curr Prob Surg 21:7–87, 1984.
17. Degiannis E, Loogna P, Doll D, et al: Penetrating cardiac injuries: recent experience in South Africa. World J Surg 30(7):1258–1286, 2006.

第33章　拉丁美洲的血管创伤

LUIS A. MORENO, OSWALDO BORRAEZ, AND JORGE H. ULLOA

摘要

在拉丁美洲，人际暴力是最常见的造成创伤死亡的原因。血管外伤占所有创伤入院患者的 0.65%～1.14%，通常是锐性伤。医源性的经皮血管入路损伤正在逐渐增多。大多数伤害部位在四肢。院前时间通常很短，但有些地区院前时间可能要长很多。较大的医院可以进行计算机断层扫描（CT）和放射检查，但是手持多普勒也是除了这些设施以外的评估外周血管创伤的重要工具。转流和早期筋膜切开术是已被明确的技术。在某些情况下，血管腔内治疗正在逐渐替代开放手术。截肢率为 5%，总体死亡率为 7.5%。为了降低这种复杂创伤模式的病死率和发生率，拉丁美洲各国将受益于区域或国家创伤登记的发展，正确的血管腔内技术的普及和相关方面的创伤外科医师的培训。

关键词：创伤，血管，拉丁美洲，Bogota 袋

流行病学

全世界每年约有 500 万人死于创伤或伤害。创伤引起的死亡占全球死亡总数的 9%，其中 90% 的死亡发生在发展中国家，这是一个公共健康问题。几乎在所有国家，创伤或伤害是 15～44 岁人群死亡的主要原因[1~4]。在 1996 年至 2010 年的拉丁美洲，创伤是所有年龄组中继心血管疾病和恶性肿瘤之后排第三位的死亡原因。凶杀是拉丁美洲最常见的创伤死亡原因（60%），机动车事故其次（19%），接下来是自杀（6%）和战斗伤害（6%）（图 33-1）[5,6]。

虽然导管操作过程中引起的股动脉损伤导致的死亡更不常见，但在过去十年里腔内操作已经是血管创伤的一个越来越常见的原因[7]。拉丁美洲最大的创伤登记处是在哥伦比亚和巴西，而其他国家由于病源有限或缺乏政治决心，所以没有资料储存库。总的来说，拉丁美洲的创伤并发症

率和死亡率与世界上发达国家相似[8~11]。

在所有因创伤入院的患者中，血管损伤的患者相对较少。在拉丁美洲人口集中区域，血管创伤占所有创伤入院患者的 0.65% 至 1.14%，在男性中更加常见（88%）（男女性别比例为 12∶1）。在拉丁美洲几乎有四分之三的血管损伤（71%）患者处于 15 至 45 岁之间。锐性伤占血管创伤的 88%，其中枪伤最为普遍（占穿透性创伤的 60%）。刺伤约占锐性伤的 28%，非锐性血管创伤仅占 8% 左右。血管创伤的一小部分原因是医源性，如血管腔内治疗是血管入路损伤[9]。大多数情况下，在哥伦比亚和拉丁美洲的大多数城市和人口集中地区，愈演愈烈的暴力是血管创伤的主要原因（78%）。在过去的一段时间里，官方军事行动中出现的血管创伤只占很小比例（5%）[12,13]。

类似于世界上其他地方的血管创伤的经验，四肢血管比躯干和颈部区域血管更容易受损伤。在哥伦比亚和拉丁美洲，几乎三分之二的血管损伤（62%）发生在四肢（33% 下肢和 29% 上肢）。腹部和盆腔血管创伤占血管损伤的 17%，其次是胸

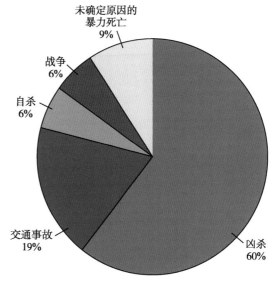

图 33-1　1996—2010 年拉丁美洲的创伤原因分布图

部（12%）和颈部（9%）。虽然近四分之一的病例（22%）有多种血管损伤，但大部分血管创伤（62%）是动脉性的。血管创伤病例中，静脉损伤占 10%，同其他解剖位置相比，腹部和骨盆部位静脉更容易损伤（表 33-1）[9, 10]。虽然在哥伦比亚和拉丁美洲的其他地区，实现长期随访很难，但肢体血管损伤后的截肢发生率约为 5%。与高截肢率和死亡率相关的损伤包括钝性腘动脉创伤和锐性损伤造成的动脉和静脉复合损伤。在这些更复杂的损伤模式中，不同的研究中，截肢率在 4% 至 12% 不等 [9~11]。

区域专门治疗体系

在哥伦比亚和拉丁美洲，血管创伤由普通外科医师处理，因为在这一地区损伤模式较广泛，普通外科医师最为合适。如世界其他地方一样，在急诊科不可能有接受过专门训练的血管外科医师在 1 天 24 小时，一周 7 天值班 [14]。但是，随着专科中心的增多，以及越来越多的血管外科医师对创伤产生兴趣，受过专业培训的血管外科医师在许多地方更多地参与了血管创伤的诊治。这些中心拥有一个多学科的团队，包括普通外科医师、血管外科医师、介入放射医师、血管技师，可为血管损伤提供迅速和全面的诊治。

血管创伤诊断与处理的区域考量

在哥伦比亚和拉丁美洲，大约有 70% 的血管创伤患者表现出一定程度的血液动力性休克。65%的患者在初步临床评估后被立即送往手术室 [8~10]。剩余的患者做影像学检查，大多数通常做计算机断层扫描（CT）或血管造影。在更先进的医疗中心，即使在手术室也有 C 臂机，可进行血管造影。有了这样的设备，对某些患者可以在术中进行血管造影和血管腔内治疗。在拉丁美洲偏远地区或小的医疗中心，手术室没有 C 臂机。在这些医疗机构，外科医师必须依靠临床检查和手术探查来诊断血管创伤。

在哥伦比亚和拉丁美洲的医院，连续多普勒使用更加普遍，它是一种有效地评估创伤肢体血流灌注的基本方法。对于血流动力学正常的患者，多普勒可以用来计算受伤肢端指数（IEI）或踝肱指数（ABI），这足以评估受伤肢体的血流受损的动脉损伤。在低血压或低温患者中需要重复检查多普

表 33-1	血管创伤的因素
变量	比例（%）
性别	
男性	88
女性	12
年龄	27 岁
损伤机制	
穿透	88
钝性	8
其他原因	4
枪击伤	60
刺伤	28
部位	
上肢	29
下肢	33
颈部	9
胸部	12
腹部和盆腔	17
外科治疗	
一期修补术	30
静脉移植物	55
人工血管	10
结扎	5
截肢	5
死亡	7.5

勒，因为这些病症导致外周灌注减少，也可能会导致 ABI 测量偏倚。在拉丁美洲的一些中心，有血管创伤的患者接受双相超声作为非侵入性诊断检查。这个检查模式比单纯多普勒更为敏感，而且通常是由血管外科医师或血管技术人员在血管外科医师的监督下进行。在大多数医疗机构符合血管造影标准的患者在受伤最初的 48 小时内接受该项操作。近年来，血管损伤如假性动脉瘤和动静脉瘘，都可能由基于导管的血管腔内技术如覆膜支架置入术来修复 [15, 16]。一些拉丁美洲的专业中心有能力进行的 CT 血管增强造影检查，而且已被证实对创伤具有 95% 的高敏感度 [17]。

在作者生活的地理区域大多数创伤发生在居民集中区域，因此从受伤到手术的时间相对较短，80% 的患者在 3 小时内都可以得到救治 [10]。院前

时间减少的趋势表明在拉丁美洲许多城市第一反应人员及救护人员的训练和准备工作均有所提高。应该指出的是院前时间差异很大，有些更偏远或欠发达区域院前时间超过 3 小时，在极少数情况下甚至可能延长 12～24 小时。在一些拉丁美洲国家，患者从受伤地到医院急诊科的转运由当地警察或执法人员执行。

在拉丁美洲国家，通常急救人员不会对严重受伤患者应用止血带，而是应用直接压迫法，并且用衣服来进行止血，止血带只有在有条件的情况下应用。在医院里，迅速开腹、开胸或者应用床单或外固定减少复杂的骨盆骨折来控制躯干的出血。通过开胸进行主动脉阻断是心血管功能已衰竭的最后使用的方法。主动脉腔内球囊阻断在拉丁美洲的应用还不是很广泛，尽管其效果在世界上的其他地方已经得到证实。不用说，控制血管创伤中的出血，应用全血或血制品是这些措施中非常重要的部分，常需要辅助应用自体输血和血细胞回收装置。

大血管损伤并伴有生理损害的患者（如低体温，严重酸中毒，休克）通常使用临时或自制的血管转流管。作者的经验是常使用鼻胃管或小口径胸管跨大血管损伤部位的转流来恢复供血（图 33-2）。在这些情况下，将临时转流管用带子固定在每个血管端，并最终在正式进行血管重建时去除。

如果不可能使用临时转流管，可能需要结扎损伤动脉，这也是公认的损伤控制方式。在患者有其他危及生命的损伤或严重受损的生理机能情况下，这种操作尤其必要。根据作者的经验，初次结扎后 50% 的患者可采用大隐静脉完成动脉重建。通常在间隔时间数小时至 1 天后，患者已经得

抢救，污染伤口已经得到控制的情况下可进行延迟的动脉重建。根据作者的经验，27% 的静脉损伤在初次手术中被结扎，无需后续重建静脉。在极少数情况下，动脉被用来进行自体重建（例如，近段颈内动脉损伤患者，颈外动脉向颈内动脉远段转流）。

在自体大隐静脉不能获取的患者中，不得不采用人工血管或移植物如 ePTFE（不到 10% 的血管重建）。血管损伤的患者中有 7% 的患者出现肢体筋膜室综合征，通过全身体格检查就能诊断。根据作者的经验，大约 1/3 的累及肢体血管的严重创伤患者都接受预防性的下肢筋膜室切开。对于动静脉联合损伤或复杂的骨折挤压伤，筋膜室切开都非常重要。对于缺血时间较长（4～6 小时或更长）或接受大抢救的患者，作者推荐在血管重建后可放宽筋膜室切开指征[18]。对于合拢腿部筋膜室切口或腹部延迟关闭的切口，作者经常采用的方式是用弹力橡胶带将皮肤边缘逐步拉拢，这样随着水肿的消退切口就能合拢（图 33-3）。应用这种方法，作者能让大部分患者的延迟切口愈合，避免了皮肤移植[19]。如果要进行腿部切口或者腹部中线切口延迟合拢，那么作者会尽可能地尽快实施，以避免活动受限（通常在 1～3 天内）。

损伤控制性剖腹术后临时关闭腹部（即 Bogota 袋）于 1995 年由作者首先报道，仍用于重大腹腔内污染和 / 或大抢救后，以减少腹腔内高压的出现。在这些情况下，作者使用两个 ViaFlex 袋构成 Bogota 袋子，并放置在腹腔上方和筋膜下，以减少器官与腹壁之间形成粘连。对于腹腔探查术，这个步骤起到在重大创伤和大抢救后能够最终关闭合拢腹腔的作用（图 33-4 和图 33-5）[20, 21]。

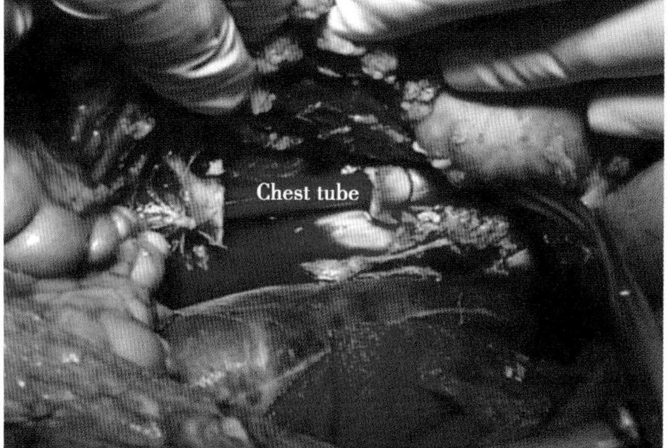

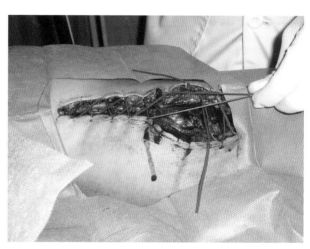

图 33-2 在髂动脉损伤的患者中应用小口径胸管作为转流管

图 33-3 血管圈鞋带技术

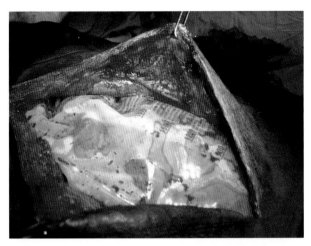

图 33-4　腹腔内活动性 Bogota 袋，在腹壁下和肠子上方

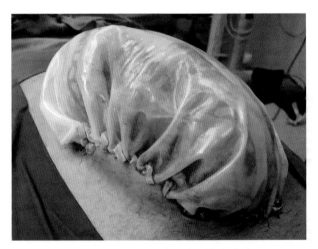

图 33-5　Bogota 袋连续缝合固定在皮肤上

　　虽然血管腔内治疗血管创伤和严重休克还没有被广泛接受或使用，但在哥伦比亚和拉丁美洲越来越多。在早期阶段，使用血管腔内治疗处理血管创伤的方法通常用于血流动力学正常并且有适当的时间可以进行准备情况下的患者。血管腔内技术处理创伤的推广是转化研究的体现，在这个领域已有动物研究的报道[22]。大多数情况下，血管腔内治疗应用于血管外伤如动静脉瘘、稳定的假性动脉瘤或局限性动脉夹层。使用血管腔内栓塞控制椎体、盆腔血管出血和固体器官损伤方面已经积累了越来越多的经验[15]。在少数情况下，血管腔内治疗肢体血管创伤甚至能比开放手术缩短恢复时间[23]。与世界许多国家一样，在拉丁美洲这点也已经得到承认，就是血管腔内治疗有巨大的潜力，能在血管创伤以及终末期休克中起到挽救生命的作用。但是，同世界上许多其他国家一样，血管腔内治疗的充分应用目前还没有得以实现。

培养下一代创伤外科医师的策略

　　在哥伦比亚和拉丁美洲，对血管创伤而言最重要的方面是认识到其作为公共卫生问题的地位和已经造成的对社会、经济、家庭和工作的影响。需要创伤登记部门（在拉丁美洲尚未发展起来）充分了解和沟通这一具有挑战性的损伤疾病带来的发病率和死亡率影响，并促进制定对策。建立一个国家和区域登记部门并维持其存在是必需的。

　　在哥伦比亚和拉丁美洲，当普通外科或创伤外科医师与血管外科医师密切合作时，血管创伤通常能得到有效的处理。可能现在和未来，对血管创伤的最佳处理将会要求外科医师提高他 / 她的技能和院前处理能力。由于血管创伤和出血的后果严重，救治策略必须针对出血的控制和及时运输到有能力救治的医疗场所。一旦到达医院，诊断和处理血管创伤的临床操作流程并启动正确的急救可能会增加患者生存的概率。本文作者的观点是训练一群创伤外科医师（一些但不是全部），使他们能使用双相超声，透视，基础血管内介入操作技能，甚至 CT 成像，可以在紧急环境中更好地诊断和治疗血管创伤。在这种情况下，让普通外科和创伤外科医师掌握血管腔内操作技能，并在紧急环境中灵活应用这些工具将非常重要。在哥伦比亚和拉丁美洲，为了降低血管创伤的发病率和死亡率，作者的目标是倡导培养对复杂的损伤模式进行预防、控制、护理和康复方面具有丰富知识的工作人员。

（吴子衡 译　张鸿坤　罗小云 校）

参考文献

1. World Health Organization: Global burden of disease: 2004 update, Geneva (Switzerland), 2008, World Health Organization. Krug EG, Mercy JA, Dahlberg LL, et al: The world report on violence and health. Geneva (Switzerland): World Health Organization; 2002.
2. WHO: Global burden of disease attributable to injuries, 2000 estimates. In World Health Report, Geneva, 2001, World Health Organization.
3. Krug EG, et al, editors: World report on violence and health, Geneva, 2002, World Health Organization.
4. Health Situation in the Americas: Basic Indicators, Washington, 2005, Pan American Health Organization.
5. Gonzalez G: Epidemiología del Trauma: Trauma. Editorial Universidad de Antioquia. In Morales CH, Isaza LF, editors: Medellín, Colombia, 2004, pp 3–12.
6. Health Situation in the Americas: Basic Indicators, Washington, 2006, Pan American Health Organization.
7. Griswold ME, Landry GE, Taylor LM, et al: Iatrogenic arterial injury is an increasingly important cause of arterial trauma. J Am Surg 187:590–592, 2004.
8. Morales CH, Sanabria A: Vascular trauma in Colombia. Experience of a Level I trauma center in Medellin. Surg Clin North Am 82(1):2002.
9. Sonneborn R, Andrade R, Bello F, et al: Vascular trauma in Latin America. A regional survey. Surg Clin North Am 82(1):2002.

10. Costa-Val R: Reflexões sobre o trauma cardiovascular civil a partir de um estudo prospectivo de 1000 casos atendidos em um centro de trauma de nível I: a prospective study from 1000 cases. Rev Col Bras Cir 35(3):162–167, 2008. ISSN 0100-6991; [online].

11. Quiroz F, Garcia A: Trauma vascular periférico revisión de 577 lesiones vasculares. Rev Colomb Cir 13(2):100–103, 1998.

12. World Health Organization: Global burden of disease: 2004 update, Geneva (Switzerland), 2008, World Health Organization.

13. Forensis 2010: Forensis datos para la vida. Herramienta para la interpretación, intervención y prevención de lesiones de causa externa en Colombia 12(1):2011. ISSN 2145-0250.

14. Espinoza R, Dietz P: Trauma arterial de extremidades: resultados del manejo por el cirujano no especialista. Rev Chilena de Cirugía 54(3):225–230, 2002.

15. Angotti Furtado C: Endovascular management of extremity arterial trauma. J Vasc Bras 7(1):56–61, 2008.

16. Cerezo M, Cuacci O: Utilization of endovascular proceeding for vascular trauma treatment. Actas Cardiovasc 10(2):99–111, 1999.

17. Morales CH, Ochoa M, Suarez T: Multidetector CT (MDCT) angiography: new gold standard for the diagnosis in vascular injuries in the extremities? Iatreia 20(4):2007.

18. Gomez J, Morales C: Fasciotomía profiláctica y síndrome compartimental de extremidades: ¿existen indicaciones justificables? Rev Colomb Cir 26:101–110, 2011.

19. Reyes A, Siegel S: Afrontamiento primario con elásticos vasculares en el manejo del cierre progresivo de fasciotomías. Rev Chilena de Cirugía 62(4):377–381, 2010.

20. Feliciano D, Moore E, Mattox K: Trauma Damage Control. 5ª. Edición.

21. Borráez O: Abdomen Abierto. Utilización del Polivinilo. Rev Colomb Cirugía 16:1, 2001.

22. Belczak S, Erasmo I: Endovascular treatment of peripheral arterial injury with covered stents: an experimental study in pigs. Clinics 66(8):1425–1430, 2011.

23. Soto JA, Múnera F, Morales CH, et al: Focal arterial injuries of the proximal extremities: helical CT arteriography as the initial method of diagnosis. Radiology 218:188–194, 2001.

34

第34章 巴西血管创伤外科的启示

ROSSI MURILO, RINA PORTA

摘要

和世界其他地方一样，在巴西这个拥有1.9亿人口的国家，治疗多发性损伤患者的血管损伤最具有挑战性。血管损伤的复杂性包括其引起休克或缺血的倾向，以及与其他组织或器官相关联的损伤，需要多学科的方法治疗，重点在挽救生命和保存肢体上。在巴西，城市暴力、车祸以及工作事故都是造成血管损伤的主要原因。近十年来，在人口持续增长的背景下，城市暴力造成的伤害已趋于稳定或下降。巴西的血管创伤的评估、诊断和处理在很大程度上取决于患者是在偏远的乡村环境中，还是在医疗设施更好的城市医疗中心。在巴西的大都市区，血管损伤的分类、诊断和处理与世界其他发达国家相似。现代成像方法如多层CT增强扫描和血管造影可辅助体格检查。对于组织和教学目的，在这一国际性的文章中，血管创伤通常以下解剖部位来分类，每一类都有轻微的不同的诊断和处理方法：①颈或颈动脉；②腋锁骨下；③胸；④腹部；⑤肢体。虽然大多数血管损伤是通过开放手术来治疗，但在大都市区，血管腔内技术使用很普遍。在解剖学上具有挑战性的区域，像胸腔和胸部出口的血管，支架置入术通常用于治疗或"封堵"破裂的血管。在巴西，挑战存在于采用何种"最佳训练模式"来培训创伤和血管外科医师。然而，许多巴西医疗中心和急救医疗系统，连同许多专业协会[如：巴西创伤协会，巴西综合护理学会（SBAIT）]组织的会议和课程越来越强调创伤全方面治疗的重要性。

关键词：巴西，创伤，南美，血管损伤，出血

简介

与世界其他地方一样，在巴西治疗多发伤患者的血管损伤最具有挑战性。血管损伤的广泛性和复杂性包括其引起休克或缺血的倾向，以及与其他组织或器官相关联的损伤，需要多学科的方法治疗，重点在挽救生命和保存肢体上。正在迅速发展的诊断和治疗方法，包括无创计算机断层扫描（CT）和微创血管腔内治疗使得世界范围内血管损伤处理更复杂化。与损伤控制血管外科有关的新概念也在不断发展，随着急救的进展，为复杂的损伤模式之后更好地生存提供了更多的机会。作者认为，在血管创伤的所有变化模式中，损伤模式的管理应该集中在患者和生理上，而不是仅仅关注血管破裂的解剖方面。这篇综述的目的是提供在巴西的血管创伤的流行病学和意义。在这一章中，作者还讲述了诊断和治疗这种损伤模式的区域独特性（图34-1）。

流行病学

巴西的创伤流行病学在军事和平民环境中都有其根源。目前，城市暴力、车祸和工伤事故是在巴西造成伤亡的最大原因。这些损伤的大部分都是大血管[1-3]。伴随着这一经验，巴西许多大型急诊室建立了更好的急救干预措施和早期复苏策略。和其他国家一样，在更大、装备较好的中心和更偏远或更为严峻的地方，血管创伤处理能力相差悬

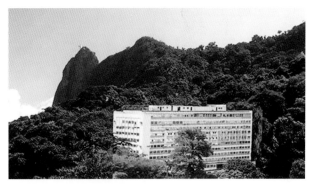

图34-1 位于里约热内卢的州立心脏病中心（IECAC），这是作者认为具有国际视野的主要的医疗中心

殊。此外，由于缺乏标准化的数据检索和归档机制或数据库，对血管创伤流行病学的全面理解受到阻碍[1~3]。

巴西的创伤

根据巴西地理和统计研究所的统计，巴西只有1亿9 000多万人居住。直到最近十年（2000—2010年），巴西某些城市地区和地区的暴力和创伤的程度在不断上升（表34-1）。但这一趋势最近有所减少，相对人口增长比例，包括凶杀在内的暴力犯罪率保持稳定或下降。在巴西，自2003以来，凶杀案的死亡率有所下降；自2005以来，凶杀率一直在26/100 000左右波动[1~3]。

城市冲突

与世界其他地区一样，巴西的血管创伤机制也有很大的不同，这取决于损伤是发生在军事环境还是城市暴力[4,5]。他们血管创伤的严重程度也各不相同；军事或与战斗有关的弹药造成的伤害通常会造成更广泛的损害。在缺乏最近的重大战争的情况下，巴西外科医师处理由包括爆炸装置在内的军事弹药造成严重伤害的大规模经验实际上已经没有了。在城市环境中零星使用军用武器是令人遗憾的事情，但并非巴西独有的新现实。武器装备的知识可为特定类型创伤提供发射体或弹药的速度和类型的信息。武器如AR-15，AK-47，M16，甚至手榴弹造成的血管损伤虽然不常见，在巴西的一些地区仍有零星发生（图34-2）。

Municipal Souza Aguiar 医院收集的受伤数据（1995—2000年）显示了巴西军用武器伤害的重要

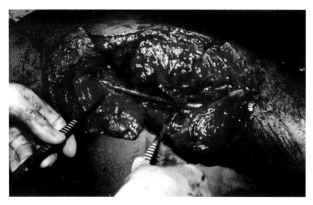

图34-2　高速枪弹伤后左下肢大隐静脉的原位移植治疗。广泛软组织损伤提示是军事弹药造成的创伤，这个病例是由AR-15步枪造成的创伤

表34-1	凶杀率（每十万人）的各州排名（巴西2010年和2000年的数据）			
州	2000年		2010年	
	发生率	位置	发生率	位置
Alagoas	25.6	11°	66.8	1°
Espirito Santo	46.8	3°	50.1	2°
Pará	13.0	21°	45.9	3°
Pernambuco	54.0	1°	38.8	4°
Amapá	32.5	9°	38.7	5°
Paraíba	15.1	20°	38.6	6°
Bahia	9.4	23°	37.7	7°
Rondônia	33.8	8°	34.6	8°
Paraná	18.5	16°	34.4	9°
Distrito Federal	37.5	7°	34.2	10°
Sergipe	23.3	12°	33.3	11°
Mato Grosso	39.8	5°	31.7	12°
Amazonas	19.8	14°	30.6	13°
Ceará	16.5	17°	29.7	14°
Goiás	20.2	13°	29.4	15°
Roraima	39.5	6°	27.3	16°
Rio de Janeiro	51.0	2°	26.2	17°
Mato Grosso do Sul	31.0	10°	25.8	18°
Mato Grosso do Norte	9.0	24°	22.9	19°
Tocantins	15.5	19°	22.5	20°
Maranhão	6.1	27°	22.5	21°
Acre	19.4	15°	19.6	22°
Rio Grande do Sul	16.3	18°	19.3	23°
Minas Gerais	11.5	22°	18.1	24°
São Paulo	12.2	4°	13.9	25°
Piauí	8.2	25°	13.7	26°
Santa Catarina	7.9	26°	12.9	27°

Source: SIM/SVS/MS.
*2010年：初步的数据。

性或相关性。在研究期间，发现为高速弹药受害者提供的服务下降了近50%。虽然下降率令人鼓舞，但这是在该地区总体犯罪率下降时统计出的，凶杀率仍在上升。这些有冲突的统计数据表明，高冲击速度的武器仍然是创伤包括大血管损伤的重要致死原因。一个最近的令人鼓舞的趋势表明，暴力和高速枪伤发生率目前已急剧下降[1~3]。

血管创伤在农村的情况

巴西农村地区血管创伤的发生率很难统计，因为在数据记录和记录保存方面存在着极大的独立性和局限性。但有报道，在巴西偏远地区的受伤人数中，有1%～4%的人有血管创伤因素。在农村下肢创伤通常是由于汽车事故导致，而上肢损伤通常发生在工厂或工业事故，农业灾祸，或家庭纠纷（即刀或玻璃割伤）。在家庭纠纷的情况下，玻璃割伤更常见，上肢血管损伤常见于桡动脉（34%）或尺动脉（36%），这些经常可以通过吻合术代替修复或重建。

车祸伤

世界卫生组织（WHO）对巴西车祸事故的数字感到震惊，并暗示了国家卫生的紧迫性。WHO估计，到2020年，在巴西会有近200万人可能由于汽车事故而死亡。在城市环境中一样，车祸是30～44岁巴西人的第三大死因，是4～14岁年龄段的第二大死亡原因，是15～29岁年龄段的主要死亡原因。在2010年，近2/3的交通受害者是行人、骑自行车的人和/或骑摩托车的人。然而，在过去的十年中，全国的趋势是汽车撞人的事故减少，并且死亡率略有降低。在这个时期，自行车事故导致的死亡人数有增加，摩托车事故导致的死亡率显著增加。

巴西血管创伤的评估和诊断

在巴西偏远和较小的城镇，创伤患者能获得的资源和较大城市医疗中心的患者所能获得的资源存在着很大的差异。在巴西的大都市地区，对血管损伤的常规分类、评估和诊断与世界其他发达国家相似。详细描述巴西农村和城市医疗中心之间的资源差异超出了这篇文章的范围。因此，本报告着重于里约热内卢的血管损伤的诊断和处理，里约热内卢人口超过600万，是巴西的第二大城市。在这种背景下，对创伤患者的院前急救的评价分为四个阶段，全部由消防部门（急救医师）进行。

1. 快速评估：在几分钟内完成，这个阶段的目的是诊断和治疗危及生命的情况，并评估患者是否危急。
2. 紧急干预和转运：往里约热内卢七个创伤转诊

中心的转运应在患者情况稳定后立即进行。
3. 非必要程序：这些程序可以推迟到患者被送往创伤转诊中心后。
4. 详细检查：本次检查是对快速评估中未观察到的损伤进行诊断。对于危重患者，这一阶段必须在运输过程中进行，而对于稳定的患者，可以在不到5分钟的时间内在现场进行。

在里约热内卢市创伤转诊中心都有现代化的抢救室，这为院前急救车辆和人员提供充裕的空间，可以进行多学科团队快速分类和执行一系列的诊断和抢救操作。这些抢救室配备了放射摄影和超声设备来对患处进行成像，从而明确诊断，并协助建立血管通路，以及进行急救（如输血）、骨折固定和立即挽救生命的手术设备。根据不同的损伤，只要初步检查和急救措施一完成，患者通常就会转移到下述三个地点之一：额外的放射影像学检查、ICU监测和急救，或手术室进行急救和修复。在大多数情况下，明显的血管损伤患者会从抢救室转到手术室里，在这里，影像检查和修复可以与抢救同时进行。

地区特异性的治疗策略（急性出血和急性缺血）

Souza Aguiar市立医院（拉丁美洲最大的急救中心之一）的一项回顾性研究报告了1998—2008年1 236例患者的1 478处血管损伤。像世界其他地区一样，这项研究的结果显示血管损伤在巴西常见于40岁以下（69%）的男性（73%）。血管损伤的主要机制是枪伤（73%），低速弹比高速弹更常见（分别为83%和17%）。血管损伤最常见的解剖部位是下肢，其次是上肢（分别为54%和33%）。大约5%的血管损伤位于颈部，腹部（5%）和胸部（3%）的比例很小。血管损伤的外科治疗包括一期吻合术（39%）、移植物重建（21%）、结扎（16%）和缝合修补（12%）。仅1.5%的肢体血管损伤患者接受了截肢手术。作为血管替代物的主要材料是自体静脉，只有5%的重建用人工移植物。在实际中，绝大多数患者（90%）采用大隐静脉（图34-3）。值得注意的是，头臂静脉在一些患者中也被用作重建的自体移植物（1.3%）。毫不奇怪（像世界的其他地区），有血管和非血管损伤（即多发伤）的患者在这篇回顾性研究中死亡率最高，而且在这些患者中，血管损伤伴颅、胸损伤的患者死亡率最高。

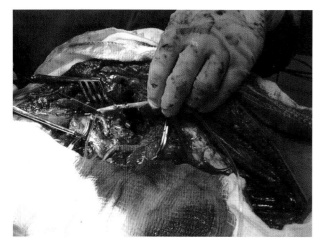

图 34-3　在儿童创伤中运用股浅静脉重建动脉

特异性血管损伤模式

所有解剖部位的血管创伤的处理在其他章节已有描述，这里不再赘述。然而，为了完整起见，以下是根据作者的经验简述了一个或两个不同的伤害损伤模式。值得一提的是，与世界其他地区一样，血管腔内技术（即球囊、支架和支架移植物）在处理某些模式的血管创伤发挥了越来越重要的作用，尤其是在巴西规模更大、装备较好的三级创伤中心（图 34-4）。一般来说，血管腔内支架置入术用于治疗主动脉及其近分支血管的中央血管损伤，如锁骨下动脉、胸内颈动脉，甚至偶尔用于肠系膜血管损伤。

颈动脉损伤

颈总和颈内动脉病变可能导致血栓形成和 / 或出血，特别是当伤口处于血管旁或内膜下病变，这可能会被忽视，并在以后可能导致相关问题（如假性动脉瘤）。作者认为，即使有神经症状的患者，开放手术进行动脉重建也是最好的方法。术前和术后对患者进行神经评估是确定最佳治疗方式并评估其结果的关键。对于颈外动脉及其分支损伤，腔内栓塞治疗已经取得很好的疗效。

锁骨下动脉损伤

像其他作者一样，锁骨下动脉三个不同节段的手术方式具有显著差异。锁骨下动脉的胸段通常采用高前外侧开胸术，加或不加锁骨上动脉远端动脉的暴露。由于暴露和控制胸锁骨下动脉困难，作者发现这些损伤部位特别适合使用覆膜支

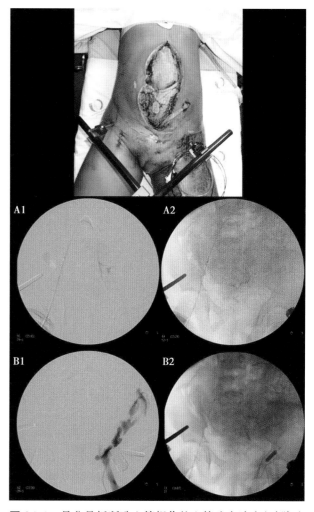

图 34-4　骨盆骨折所致血管损伤的血管腔内治疗（动脉造影及栓塞治疗）

架进行腔内治疗。远心段的锁骨下动脉在第 1 肋骨的远端，可以经由锁骨上窝切口进行暴露，通常连同腋动脉一起暴露。与胸段一样，作者发现在某些情况下血管腔内修复更远端的锁骨下动脉甚至腋动脉比较适合。

胸主动脉创伤

鉴于巴西汽车事故的高发生率，钝性胸主动脉损伤的经验相当丰富。像世界上其他发达地区一样，这种损伤的诊断几乎完全是基于增强 CT 成像和 / 或 MRI。造影通常用于拟采用支架移植修复钝性主动脉损伤的时候，这已成为大多数此类损伤的首选方法。作者观察到，血管内支架移植术对闭合性胸主动脉损伤的修复大大地降低了这种血管损伤的并发症发生率和病死率。与世界上其他城市与农村地区医疗能力相差甚远的地区一

样，巴西面临的最大挑战是使这种治疗方法和修复更多地用于患者。

腹部血管损伤

腹主动脉损伤通常会导致腹膜后出血或偶尔腹腔内活动性出血。不像降主动脉的钝性伤，术者更喜欢开放的方式（如开腹）修复腹主动脉损伤（钝性或锐性）。因为有需要大抢救的可能性和空腔脏器或实体器官损害的倾向，损伤控制手术原则是作者所支持的。与世界其他地方一样，这种简化手术的方法主要集中在患者的生理和急救上，同时控制出血和感染，并可在稍后的时间回到手术室进行更确切的修复。

四肢血管损伤

肢体穿透性损伤会导致组织破坏和血管破坏，常常需要多学科的方法，包括血管、创伤和整形外科医师。与其他部位的血管损伤一样，处理四肢血管损伤的首要任务是控制出血和恢复灌注。然而，与其他解剖部位不同的是，肢体创伤常常需要考虑骨折复位和稳定。出血控制后，骨折复位和固定通常随之完成。如果骨折固定术（内固定或外固定）是必要的，而且预计需要一些时间，作者通常首先进行恢复肢体灌注。这可以通过正式的血管重建或使用临时血管转流术来完成。如果使用分流，则在骨折固定完成后取出并进行血管修复。另一个需要着重考虑的是要有足够的软组织覆盖修复的血管。如果组织的破坏较大，血管修复则不能在原位上完成，Rossi Murilo 和 Rina Porta 赞成在解剖外的位置建立隧道（即解剖外旁路）减少感染和破坏的风险。由于获取合适的假肢和截肢后康复的困难，相关的巴西医疗中心强调最大限度地为四肢血管损伤患者实施保肢手术，这要求团队付出极大的努力（图 34-3）。

维持和培训下一代创伤外科医师的区域战略

我们从自己的经历中，以及从世界各地的军事经验和报告中学习到，巴西的创伤中心和系统已经形成了两种不同的方式[6~8]。第一种是依附于医学院的附属医院，出于学术兴趣开始接受创伤患者。另一种包含更多医院，大多为公立医院，有

长期照顾创伤受害者的经验，但在创伤外科领域的没有研究和学术的倾向。要成为巴西的普通外科医师，医师必须至少做 2 年的普外科手术。巴西的法律规定，2 年的普通外科住院医师，可以被认可作为一个普外科医师来实施急诊手术。为了纠正这个问题，一些住院医师计划把普通外科住院医师分为两部分：基本的普通外科手术 2 年和高级普通外科手术 2 年。所有其他外科专业需要 2 年的普通外科手术，2 年或 3 年的情况视专业而定（如血管外科）。巴西专科外科医师有两种名称：普通外科医师和另一个反映他们的专业名称。

在巴西，有 55 个创伤外科住院医生的职位空缺，分布在 9 个州。这些住院医师计划包括 2 年的普通外科加上 1 年的创伤训练。由于该专业的复杂性，创伤外科教学仍存在不足。然而，创伤急救手术还是巴西医疗保健系统一个重要的问题，因为创伤急救手术通常由只接受 2 年普通外科训练的外科医师进行，或有 2 年的普通外科和进一步的 2 年或 3 年的专科培训的专科医师进行。为了应对这些挑战，1984 年巴西创伤学会创建，其年度会议和许多创伤课程面向所有卫生保健人员开放。

总之，作者的观点认为血管外科特别是血管创伤外科，在巴西很有前途。有很好的迹象表明，国家和地区的城市暴力的总体指数正在下降，已建立和有能力的创伤中心的数量正在增加。为创伤和血管外科建立"最好的培训模式"依然是一个挑战。然而，随着损伤控制急救的改进，以及基于导管的腔内技术治疗一些血管损伤的快速认可，这一具有挑战性的损伤模式将会有更好的预后。

（郑诚飞 译 张鸿坤 罗小云 校）

参考文献

1. Araujo GR, Mathias SB, Junior GF: Dados epidemiológicos (Epidemiology). In Rossi M, editor: Trauma Vascular, Revinter, 2006, Rio de Janeiro, pp 74–82.
2. Waiselfisz JJ: Novos padrões da violência homicida no Brasil, São Paulo, 2011, Mapa da Violência. Instituto Sangari.
3. Rossi M, Loureiro E, Villas-Boas R: Traumatismo Vascular (Vascular Trauma). In Brito: cirurgia vascular, Revinter, 2013, Rio de Janeiro, pp 1651–1688.
4. Stannard A, Brown K, Benson C, et al: Outcome after vascular trauma in a deployed military trauma system. Br J Surg 98(2):228–234, 2011.
5. White JM, Stannard A, Burkhardt GE, et al: The epidemiology of vascular injury in the wars in Iraq and Afghanistan. Ann Surg 253(6):1184–1189, 2011.
6. Eastridge BJ, Mabry RL, Seguin P, et al: Death on the battlefield (2001-2011): implications for the future of combat casualty care. J Trauma Acute Care Surg 73(6 Suppl 5):S431–S437, 2012.
7. Rasmussen TE, Gross KR, Baer DG: Where do we go from here? J Trauma Acute Care Surg 75(2 Suppl 2):S105–S106, 2013.
8. Bailey JA, Morrison JJ, Rasmussen TE: Military trauma system in Afghanistan: lessons for civil systems? Curr Opin Crit Care 19(6):569–577, 2013.

图书在版编目（CIP）数据

Rich 血管创伤外科学 /（美）托德·E. 拉斯穆森
（Todd E. Rasmussen），（英）奈杰尔·R. M. 塔伊
（Nigel R. M. Tai）原著；张福先，赵珺，张鸿坤主译
. —北京：人民卫生出版社，2023.12
ISBN 978-7-117-32681-0

Ⅰ. ①R… Ⅱ. ①托… ②奈… ③张… ④赵… ⑤张…
Ⅲ. ①血管外科学－创伤外科学 Ⅳ. ①R654

中国版本图书馆 CIP 数据核字（2021）第 268872 号

| 人卫智网 | www.ipmph.com | 医学教育、学术、考试、健康，购书智慧智能综合服务平台 |
| 人卫官网 | www.pmph.com | 人卫官方资讯发布平台 |

图字：01-2020-0578 号

Rich 血管创伤外科学
Rich Xueguan Chuangshang Waikexue

主　　译：张福先　赵　珺　张鸿坤
出版发行：人民卫生出版社（中继线 010-59780011）
地　　址：北京市朝阳区潘家园南里 19 号
邮　　编：100021
E - mail：pmph @ pmph.com
购书热线：010-59787592　010-59787584　010-65264830
印　　刷：北京瑞禾彩色印刷有限公司
经　　销：新华书店
开　　本：889×1194　1/16　印张：23
字　　数：680 千字
版　　次：2023 年 12 月第 1 版
印　　次：2024 年 3 月第 1 次印刷
标准书号：ISBN 978-7-117-32681-0
定　　价：249.00 元
打击盗版举报电话：010-59787491　E-mail：WQ @ pmph.com
质量问题联系电话：010-59787234　E-mail：zhiliang @ pmph.com
数字融合服务电话：4001118166　　E-mail：zengzhi @ pmph.com